复旦文史丛刊

形神之间
早期西洋医学入华史稿

董少新 著

上海古籍出版社

"复旦文史丛刊"编纂说明

复旦大学文史研究院成立后,致力于推动有关中国文化与历史的研究,近期重心是围绕着"从周边看中国"、"批评的中国学研究"、"交错的文化史"和"域外有关中国的文字资料与图像资料"、"宗教史、思想史与艺术史的综合研究"等课题进行探讨,同时,也鼓励其他相关文史领域的各类研究。为此,复旦大学文史研究院与上海古籍出版社合作,出版这套"复旦文史丛刊",丛刊不求系统与数量,唯希望能够呈现当前文史研究领域中的新材料、新取向、新视野和新思路,并特别愿意鼓励和收录年轻学人的著作。

本丛书基本体例如下:

(一)本丛刊收录有整体结构和完整内容的有关中国文史的研究专著,不收论文集。

(二)本丛刊内所收专著,一般字数在25—40万字,个别情况可以超过此限。

(三)接受国外以其他语言写成的专著的中文译本。

(四)注释一律采用页下注,书后要有《引用文献目录》,如有《人名索引》和《书名索引》,则更为欢迎。

（五）本丛刊设立匿名审稿制度，由复旦大学文史研究院聘请两位国内外学者担任匿名审稿者，如两位审稿者意见和结论彼此相左，则另请第三位审稿者审查。

（六）本丛刊由上海古籍出版社负责编辑出版。

2008年5月

周振鹤序

对于晚明至清前期中外文化接触的研究近年来已渐渐深入,与半个多世纪前的情形相比大有改观。此前中外都只有少数人在从事这一研究,许多原始史料尚未被发现,或是已被发现,而未能得到正确的解读,或者已经解读,但尚未体会到其重要性及其在中国绵长历史上的作用。现在则除了从一般文化交流的意义来探讨这一时期中西文化接触过程外,还从天文学、地理学、数学乃至语言学等专门学科来详析这一过程对双方文化发展的深刻影响。虽然在中西医学接触方面的研究还有待于深化,但不少论文已经接触到这方面的问题,而董少新这部早期西洋医学入华史稿或许是目前该领域比较全面且比较深刻的著作。历史编纂学的一个重要任务就是揭示我们尚未知晓的真象,填补前人未曾注意的空白。这部书可以说基本上完成了这一任务。

与上述所提到的天、地、数等学科不同,西洋医学入华引起的动静显然比较小,这是有其原因的。中国传统历法的不够精密在晚明已经表现得十分突出,所以在天算之学方面以西法来补中法之不足,显然是一个迫切的要求。在晚明已经有崇祯历书的编纂,到清初虽然有杨光先引起的迫害传教士的历狱,但西法的优胜终究压倒"宁可使中土无好历法,不可使中土有洋人"的谬论,所以天主教传教士在清中期以前实际上一直起着钦天监监正的作用。在地理学方面,利玛窦入华最引起一般中国士人震动的,就是他所绘制的几幅世界地图。这些地图使先进的中国人从只知道有天下——即由中国与四夷所组成的世界,跃进到对中国不过是世界万国之一的理解。这是晚明地理学近代化的一个重要表征。[1] 而且有些人更进一步在思想上产生了"声教广被,是耶非耶"的怀疑,不再以为中国文化是独步于世界的最优越的文化。至于数学方面的几何学,更是中国数学史上从未有过的学问。《几何原本》头六卷的翻译将中国人带进了一个新的数学世界里。无怪乎译者之一的徐光启,惊呼这是人人必须要学的学问。[2]

至于医学则情况有所不同。中国医学源远流长,数千年来已经自成一个体系,而且在大多数情况下一直行之有效,以至于今日西洋医学仍不能完全取而代之,尽管近来又有中医不科学的呼声再起。因而虽然从晚明起,西洋医学已经随天主教传教士入华,但在学术领域远不如天、地、数诸学对中国文化影响之钜。也正因为如此,要充分揭示西洋医学入华以后的行医实践以及医学理论影响中国士人的程度也就不那么容易。另外的一层难度,则是专门学科的知识所引起的。梁启超曾说过专门史应该由专门家来写作,这自然是不错的。因为物理学史如果不由物理学家来写,那不但是水平要大打折扣,恐怕还会出现谬误。但由历史学家写专门史却也有个好处,那就是历史学家比较善于发现史料,善于阐幽抉隐,对于复原历史本来面貌比较有可靠的保证。董少新是学历史出身,于这一点有天然优势。其次是他为了研究医学史,下了功夫去读专门书。由此而懂得了不少医学知识。他在翻译一本伯驾的传记时,就表现了对医学知识与术语的熟练掌握。在写作本书时,更体现了这一点。在自己专业以外的领域中,为了不说一句外行话,就必须研读大量的内行书,这是专

---

[1] 参见拙文《中国地理学近代化的两个表征》,载《九州》第四辑,商务印书馆,2007年。
[2] 参见拙文《翻译〈几何原本〉的文化史意义》,载《中西文化会通第一人——徐光启纪念论文集》,上海古籍出版社,2006年。

门史作者成功的不二法门。第三是他有比较扎实的外文基础,除了熟练的英文以外,对葡萄牙文有相当程度的掌握,大大有助于对晚明天主教传教士文献的解读。有此三点,他的这本书稿就自然而然地建立在可靠的学术基础上。

东西方文化的巨大差异在16世纪西方传教士到达中国以后,才被西方人士充分意识到。在此之前的马可·波罗游记多少还带有天方夜谭的性质,不少西方人是当成故事来读的。天主教传教士发回欧洲的信件与报告才使他们深切地感受到世界文化的多样性,知道在东方有一个与自身文明程度差不多但在哪一方面都不相像的文化存在。同样,天主教带来的形而下的器物,以及形而上的学术,也让中国知识分子大受冲击,意识到西方的天、地之学有补儒的作用,增长了中国士人的知识。而对于与天地参的人,中国的儒者也很希望能有西方新知的引进。这一点从毕拱辰为传教士邓玉函所译的《人身说概》的序里可以读出来。毕云:"甲戌岁(1634)余得交汤道未先生于京毂。一日乘间请之,谓贵邦人士,范围两仪,天下之能事毕矣;独人身一事,尚未睹其论著,不无缺望焉。"毕拱辰认为只有了解了西方关于人身的著作,才能全面了解西方文化,才能做到"仰观之,俯察之,近取之,三才庶几无缺漏之憾矣"。

尽管"近取之"的西洋人身之学在中国始终没有"仰观之"的天学与"俯察之"的地学影响大,但并非就不重要。早期入华的西洋人身之学在具体的行医活动、医学和药学知识传播方面都起了相当大的作用。这一点我们从本书以及董少新准备继续出版的另一本关于早期入华的西洋药学专著可以明显看出。具体说来,本书上编即揭示传教士在华行医事迹,及其与传教之关系;下编则集中探讨早期西洋医学理论与观念的传入与影响。或者简而言之,上篇所探讨的大致是形而下的问题,下篇则讨论形而上的问题。

在中国古代,医生的地位并不高,与儒者不可相比。再著名的医生也只能入艺术传或方伎传,而不能入儒林传或文苑传。艺术的本意与今之技术同,艺术传所收都是有一技之长的人物,医技不过是众技之一。这一点与古代欧洲颇有相似之处,理发师亦可兼作医生,同样视医术为小技。也因此,除非医术特别高明,如扁鹊华陀之流,否则休想青史留名。因而于具体行医活动而言,无论是中国人本身,抑或是来华的西洋人,在历史上留下记载并不丰富。非下大功夫,不能揭示其面貌。而从本书上篇的叙述,我们对晚明至清前期这一段比较隐晦的传教士行医史实有了相对清晰的了解。

下篇的难点则除了史料以外,还有对作者思辨能力的考验。董少新通过研究,深刻地认识到,"历来无论是传统中医还是传统西医,其理论都具有较强的哲学思辨色彩,与具体的诊断、治疗技术往往貌合神离。传统中医中的阴阳五行、气等理论如此,传统西医中的四元素、四液说也是如此。传统医学比现代医学有着更为丰富的内涵,往往与宗教神学、伦理道德、思想观念等有着非常紧密的联系,因此传统中西医学的交流史,也往往体现出宗教、思想和伦理等方面交流的内容"。所以下篇所论不仅仅局限于医学的层面,而更加注重随天主教神学思想传入的西洋医学给中国传统思想和观念带来的变化。

这种观念的变化自然首先发生于一些追求新知的中国士人身上,所以董少新很细致地分析了这些变化发生的过程。在医学领域里对异文化最容易接受的应该是在药学方面,因为只要能治好病,什么药都是可以接受的,而不管它是产于本土或异域。何况对症下药本来就是中医最重要的古训,在古代西方亦是如此。arte medicinal 一词是医学或医术的意思,但究其词源,似可直译为用药的技术。什么病以什么药来治,是最要紧的实践,病理学、生理学的发达则是近代科学昌明以后的事。所以接受西方的药物远比接受西方医学的其他内容要容易(上编写康熙皇帝对西药的兴趣已足以说明此点),而诸如解剖学一类的新知识逡入中国,就必须要有一个过程。中国人不容易接受解剖学,倒还不见得尽是拘于身体发肤受之父母不敢毁伤的古训,可能还因为中国的医者向来将人看作一个整体,一处发病就可能牵涉到全身,因此治病未必是就患处而治,那也许只是治标,以至头痛而可以医脚,因为那有可能是治本。这一点与西方可能

周振鹤序

大异其趣。虽然西方将人看成机器是在18世纪以后才明确地以专门著作的形式出现,但这种思想却是早就有所本的。当然中国的医家与学者也并不完全拒绝了解人体的奥秘,本书以不小的篇幅来分析《人身说概》与《人身图说》在中国所产生的影响,还专门辟有一章记述人体解剖图在中国的传播情况,不但在医学接触史上有意义,在更广泛的文化交涉史上也是很重要的。

对于近代汉语新词的产生,我有浓厚的兴趣,十年前所写的《中日欧语言接触研究——以历史、封建、经济为说》就是这种兴趣的表现,尽管那只不过是一个粗浅的开端。近十数年来这一课题也引起中外学者的广泛注意,但研究者多以晚清以来英语与汉语的接触为说,深入到晚明清初其他欧洲语言与汉语接触的较少。一则因为资料较少,二则受外语训练所限。新词语的产生代表新观念的出现,其意义不可小觑。有些新词语可能昙花一现,有些却能长期存留下来,不管是哪一种情况,都会在中外文化交涉史上留下印记。本书以第一部中外对照词典——罗明坚、利玛窦所编《葡汉词典》为据,将16世纪末收入此词典的医学词语逐一作了分析,不但可以使读者更深入地理解西洋医学入华的一个侧面,同时也成为中外语言接触史一个很好的实例。但晚明至清前期入华的西洋医学词语自然超出《葡汉词典》的范围,希望有人能更深入地钻研,以让我们了解这个领域里尽可能多的内涵。

我于医学全然外行,不能对少新这部书的意义有深入的阐发。但最后有一点还值得一提。对于中医是否科学近来有相当热烈的讨论,但这一提法本身或许就存在问题。因为我们所定的科学标准就是西方的医学科学。这是一。其次,我们还往往以为正确的才是科学,而谬误就不算科学。在这种情况下,要判中医为不科学真是易如反掌。这里先不来对此事作一个评判,而只请读者注意一下本书提到西医学习与利用中医的一些地方是很有意思的。

总体说来,"尽管许多西洋传教士对中医很不以为然,但是其中也有一些传教士对中医采取了认真研究的态度。他们通过中国医生的帮助,了解了中医脉法、针灸、人痘接种术、性病治疗法以及许多中药知识,将其用于传教,并把这些知识介绍到了欧洲。鲁日满在江南传教期间,曾多次请中国医生为其治病,亦多次购买中药材;在禁教期间,也有西洋传教士利用中医传教的例子,如乾隆四十九年(1784)九月,在湖广总督特成额奏呈的'湖北襄阳盘获西洋人物件清单'和'起获私藏天主教经像清单'中,分别有'小锡盒一个,内贮膏药'、'残医书一本,系刊本,书名《一盘珠》;杂抄药方一小折'。《一盘珠》乃是康熙年间新淦人洪金鼎撰写的一部医药学歌诀,而其中'杂抄药方一小折'的内容可能也是各类中药药方"。

而且中西医生合作至迟在康熙年间就见于记载。"康熙四十四年(1705)七月中旬,朝臣陈秉恒患'搭背疮',康熙帝派西洋大夫诊治,又命御医孙志定一同治疗。……八月下旬,清宫中的苏麻拉姑生命垂危,腹内绞痛,便血,不思饮食。罗德先及太医院大夫刘声芳、李颖滋等共同出诊,否决了康熙帝用西白噶瓜那的提议。罗德先认为,用西白噶瓜那,稍泻呕吐,虽治痢疾,但不可用于年老体弱者。"中医医生为传教士治病同样常见于文献,例如"康熙帝曾命御医前往诊治翟敬臣神父;康熙四十六年,清宫西洋医生宝忠义(鲍仲义)修士和张诚神父均患热病,御医李颖滋、张福贵曾前往治疗。马国贤神父有一次在热河骑马摔伤,康熙命一位满族医生给他治疗"。医学是一门实践性极强的学科,只要能够治好病,即使西洋人士也是不会拒绝中国医学的。

但在我们注意到中医仍有其重要价值的同时,我们也不能不注意到,即使在中国文化的这个最古老、受西方科学体系影响看来最少的领域,其话语也逐渐西洋化了。从理论到临床,中西医结合的结果似乎不是西医的中化,而是中医的西化。我曾在《中国文化的变与不变》中提及从物质的到制度的以至部分的精神文化都是可变的,只有最核心的精神文化与心态层面的文化才是不变的。中医的将来恐怕并非人为的废除,而是发生深刻的适应性的变化,而成为一种全新的中医。

人体的奥秘一点不亚于宇宙的奥秘。基因密码的破解直到最近才取

周振鹤序

得重大进展,而中医的经络系统则至今未能有所解释。人身之学的确是与天地之学同样重要的学问。东西方对于这一学问的认识过程及其相互的交融,需要有许多专门著作来予以阐释。董少新这本书只是这些著作中的一部,希望能引起读者的注意。同时也希望他本人能尽快将中西药学接触的专著写成,以让我们看到早期入华医学产生影响的全貌。是为至盼。

目 录

周振鹤序 / 1
绪言 / 1
    一　选题意义与研究角度 / 1
    二　学术史回顾 / 6
    三　治病之术与认知之途：初次相遇时的中西医学 / 19
    四　葡萄牙海外扩张与西医东渐 / 24
    五　耶稣会与医学 / 38
    六　奥尔塔《印度香药谈》与东西方医学文化交流 / 48

上编　行医与传教

第一章　由教会到世俗：澳门西医事业的发展 / 64
    一　澳门早期自然环境与社会发展概况 / 64
    二　澳门仁慈堂与贫民医院 / 69
    三　澳门圣保禄学院的医疗事业 / 78
    四　方济各会士在粤澳地区的医疗活动 / 89
    五　议事会参与社会医疗事务及军事医院的建立 / 99
    六　澳门与西医入华 / 108

第二章　治疗身体还是拯救灵魂
    ——西洋传教士在中国民间的行医传教活动 / 124
    一　行医传教之普遍性及其形式 / 126
    二　严厉禁教与行医传教 / 137
    三　奇迹治疗之阐释 / 141
    四　善待恶疾患者 / 151
    五　传教士与中国女性患者 / 173
    六　传教士与弃婴及儿童患者 / 182

第三章　清宫中的西洋医学 / 193

一　康熙对医学的兴趣及南怀仁的响应 / 194
  二　西医入京与清前期天主教政策之关系 / 199
  三　宫廷行医与教派斗争 / 216
  四　康熙皇帝学西医与西洋解剖学著作的翻译 / 234
  五　宫廷西医与中医之关系 / 240
  六　宫廷行医与传教之关系 / 246

下编　医学与性学

第四章　性学 / 255
  一　入华西学的体系 / 255
  二　理学的性学与神学的性学 / 262
  三　医学与性学 / 276
  四　传教士性学作品对王宏翰之影响 / 283
  五　方以智对传教士性学知识的扬弃 / 296
  六　中国士人对《人身说概》和《人身图说》的评价 / 300

第五章　医学 / 313
  一　天地人神之关系 / 315
  二　人的生命历程 / 344
  三　外官与内职 / 374
  四　脏与腑：西洋解剖学与中医脏腑理论的相遇 / 393
  五　脉、络、筋：西洋生理学与中医经络理论的相遇 / 399

第六章　译词的选择与创造 / 407
  一　《葡汉辞典》中与医学有关之词汇 / 411
  二　传教士性学作品中的医学词汇 / 419

第七章　西洋解剖图的传入、传播与演变 / 435

余论 / 461

参考文献 / 464

后记 / 493

绪　言

一　选题意义与研究角度

在史前时期,人类通过迁徙散居五洲,在一些环境适宜之地独立向文明迈进,进而形成了各自的文化;同时,不同地域、不同文化之间的交往似乎一直存在。随着技术的发展和文化的进步,一种文化的影响范围逐渐扩大,对外产生影响所需要的时间逐渐缩短,相隔较为遥远的两个文明之间的交流从无到有,从偶尔到频繁,从通过中间环节到直接交往。文化交流是人类社会发展的动力之一,正如罗素所言:"一般总有这么一条规律,任何文明如果不同其他高于自己的文明保持交融,就必然导致自身的灭亡。人类历史上罕见有出现自发兴盛的时期和地区。"[1]

展卷世界地图,横亘北半球的亚欧大陆让人感觉庞大而古老。东亚文明、南亚文明、西亚文明和地中海文明镶嵌在这块大陆上,它们各具特色、自成系统,但是通过漠北草原、西域和南海交通,它们之间的交往从未停止。尽管这种交往过程险象环生,无数人丧生于途中,但正是这种交往,才最终造就了今日之世界。由于中国地处亚欧大陆东端、太平洋西

---

[1] 罗素:《罗素文集》,北京:改革出版社,1996年,第217页。

岸,一部中外交流史,除了与东瀛的交往外,基本上就是一部中西交流的历史。这部历史在明朝中叶发生了重要的转折,此前的中西关系以中国与西域的关系为主,中外关系表现为中央帝国与四夷的关系;而此后则以中国与西洋的关系为主,中国开始迈开融入近代世界的步伐。此前中国与地中海文明的交往需要通过粟特人、波斯人和阿拉伯人的中间环节,[1]此后中欧之间实现了直接的接触。交往的形式、内容以及东西方力量的对比都发生了根本性的变化。

16世纪西人东来对中国的影响,通史家以"天崩地裂"来概括,意在说明传教士带来的天文学知识和地理学知识对中国固有的天地观与天下观的颠覆性冲击,"传统的合理性依据被西洋传来的新知动摇,很多旧的知识、思想和信仰就会发生'多米诺'骨牌式的连锁坍塌"。[2]当然,这一过程并非真的如多米诺骨牌一样一蹴而就,而是从16世纪初开始,经历了500年的历程,在这五个世纪中,中华民族一直在中西之间、传统与现代之间彷徨着、挣扎着、探索着、奋进着,渴望找到一条属于自己的路。就西方文化对中国的影响而言,16至18世纪远不及19世纪和20世纪大。但是,明末清初是东西方文化的初次直接相遇,此前两者相对独立发展,均达到了一定的高度,形成了各自的体系,那么这两种在当今世界上仍居重要地位的文明,在其相遇之初,相互产生的第一印象是什么样的?相互又产生了什么样的影响?为什么影响会是这样的?这些都是令研究者着迷的问题。这就像两个素昧平生、尔后又关系密切的人,他们的初次见面以及最初的相处时光总是值得回忆的。不仅如此,研究中西文明初次相遇的历史,将会为两者未来之交往与交融提供重要的参考,因为在相遇之时两者都是"原汁原味"的,发展水平不分高下,且交流过程不像清后期那样以武力强迫为主要手段(晚明所受到的武力威胁主要来自文化

---

〔1〕 明以前中西交往中中间环节发挥着重要作用,参见蔡鸿生:《仰望称寅恪》,北京:中华书局,2004年,第76—77页。

〔2〕 葛兆光:《中国思想史》第二卷,上海:复旦大学出版社,2001年,第344页,并参考第328—379页。

绪　言

上远远落后于自己的满人），其最初的相遇与相互反应因而也具有典型性。

中西文化根本性区别之一，在于对"人"的认识的差异。大体而言，西方文化认为人是二元的，即肉体与灵魂的结合，肉体短暂，灵魂永生，两者对立存在；古代东方人相信有死后之灵魂，却没有详细说到生前之灵魂。无论东方人还是西方人都追求永恒，但是西方人的不朽，在于其死后到另一个世界去，中国人的不朽观念则是现世的，希望在其死后，其生平、事迹和思想能为后人所称道。[1] 中国人在危难时会说"大不了一死"，以表示视死如归的大无畏精神，也就是说在一般中国人看来，没有什么比死更为重要的了，若可置生命于不顾，那么再没有什么是可以顾虑的了；孟子说"舍生取义"，为义献生，这里的义也是现世的。而在西方人的观念中，生命诚可贵，但更重要的是永生的灵魂，他们最为关注的是死后灵魂是进入天堂享永福，还是进入地狱受永苦。就人与天地万物的关系而言，西方人认为万物为我所用，而人是上帝的有罪的奴仆，并通过人所独有的灵魂感知上帝的存在；中国人则认为天人合一，人生于天地之间，是天地的一个组成部分，而且人体各部分与天地是一一对应的关系。对"人"的认识的根本差异，导致了中西社会伦理和人身观念的不同，也就有儒家思想与基督宗教教义、中医与西医的区别。

传教士带到中国的西方知识具有整体性，其对中国文化的冲击也是全面的，包括"天地人"各方面。西方文化中"人"的观念来到中国后，对中国固有的"人"的观念产生了冲击，这是以往的研究所不曾注意的。对"人"的认知无法以医学来概括，但是医学却在多个方面反映着不同文化中"人"的观念。医学是否可以作为传教的手段？拯救灵魂的事业是否可以通过治疗身体的途径得以实现？中国人对于来世的灵魂得救与现世的身体得救持什么样的态度？医学在西方的神学与中国的儒学中处于什么样的地位？基督教神学体系中的西洋医学是否能够迎合中国士人所持

---

[1] 钱穆：《灵魂与心》，桂林：广西师范大学出版社，2004年，第1—15页。

有的儒医观？中国学界能够将新来的医学知识融入儒学或理学的体系吗？来华的西医知识，特别是正经历由传统向近代科学转变的西方解剖生理学知识，是否对中国固有的医学理念产生根本性的冲击？这些问题在明末清初中西文化首次接触过程中都有着突出的表现。故此，本书将"行医与传教"和"医学与性学"分列两编，尝试对这些问题加以探讨。

作为医学的一个分支，药学一般以是否有效为取舍的标准，与医学相比要"形而下"得多。药物的交流属于物质文化交流，医学的交流则较多地表现为思想文化的交流。所以药物在不同文化之间的传播时，较少遇到文化差异的阻力（当然也不是完全没有）。明末清初域外药物大量入华，成为早期西洋医学入华史的重要组成部分，但考虑到西药入华史更多地表现为物质文化交流的层面，与"形神之间"的主题关系不甚密切，故本书暂不将这部分内容纳入讨论的范围，只在涉及行医传教所使用的药物时才略加探讨。本人已收集大量此期西药入华的文献资料，拟日后撰成专书。

《内经》第一篇《上古天真论》云："饮食有节，起居有常，不妄作劳，故能形与神俱，而尽终其天年，度百岁乃去。"[1]清初西班牙多明我会传教士赖蒙笃（Raimundo del Valle,1613－1683）著《形神实义》，向中国人介绍西方的身体与灵魂观念，明末意大利耶稣会士毕方济（Francesco Sambiasi,1582－1649）《灵言蠡勺》、艾儒略（Giulio Aleni,1582－1649）《性学觕述》所述均为同一主题。康熙年间墨西哥方济各会士石铎琭（Pedro de la Piñuela,字振铎,1650－1704）辑有《本草补》一卷，因"旅人九万里跋涉，原为救人灵魂，非为肉躯计也"而不欲出版，江西南丰教徒刘凝劝曰："神哀矜者，亦形哀矜。见颠连困苦者，不问其人之淑慝，苟可援手而拯之，未有靳焉者。"[2]石铎琭遂同意出版此书。中国传统思想中

---

〔1〕 张志聪：《黄帝内经集注》，杭州：浙江古籍出版社，2002年，第2页。本书对《内经》多有引述，均出自张志聪释本，故此后引文仅在文中注明《内经》篇名，不再另注。

〔2〕 刘凝：《本草补·序》，见钟鸣旦、杜鼎克编：《耶稣会罗马档案馆明清天主教文献》（以下简称《罗马天主教文献》）第12册，台北：利氏学社，2002年，第110页。

绪　言

的形与神,与西方天主教神学中的形与神,有着不同的内涵,但探讨的都是身体与精神(或灵魂)之关系。明末清初之西医入华,无论其传播途径、传入内容还是影响方式,均不出形神关系的范围。本书名为《形神之间》,盖取此义。

与西洋天学、历算、地理学等相比,明末清初传入的西洋医学不是主流,在中国医学领域中所产生的影响也非常有限。若仅从医学史的角度对其进行研究,恐难有更多创见;况且按照梁启超先生的观点,"治专门史者,不惟须有史学的素养,更须有各该专门学的素养;此种事业,与其责望诸史学家,毋宁责望各该专门学者",[1]本人未曾专研医学,作严格意义上的医学史不免要自讨苦吃。本书虽会对中西医学略作比较,但不会对中医这个唯一存活的传统科学[2]的未来进行预测,而只能另辟蹊径,试图从医学"外史"的角度进行探讨。葛兆光先生曾在一篇书评中提出这样一个问题:"像医药学这样的知识史的研究,是否也可以支持看上去形而上的思想史的研究?"[3]我想答案是肯定的。就中西医学比较而言,一个根本性的区别就在于中西人体观念的不同,中西解剖学及其发展方向的差异尤其能够体现这一点。同样的人体部位,同样的脑、心、血管、神经、脏器、四肢等,在中西医学与文化中都表现出不同的内涵。近些年来中外学界兴起了身体史的研究,无论是中国传统的人身观还是西方的人身观,乃至中西人身观的比较,都有不少论著出现,[4]各类新观点和新视角可谓叹为观止。但是关于明末清初中西两种人身观念的相遇及其相互产生的影响,研究得不够充分,尚有较大的提升空间。从观念史的角度解读明末清初由西洋传教士带来的西方人体知识,并分析其对中国固有人

---

[1] 引自陈邦贤:《中国医学史·绪言》,上海书店出版社,1984年,第2页。
[2] 廖育群:《医者意也——认识中医》,桂林:广西师范大学出版社,2006年,第206页。刘长林先生也说:"中医学体现了中国哲学的基本观念,集中了中国文化的特点和优点,是古代唯一保存下来的完整的科学体系,在中国文化的各个门类中,很具有典型性。"见徐仪明:《性理与岐黄·刘序》,北京:中国社会科学出版社,1997年,第6页。
[3] 葛兆光:《域外中国学十论》,上海:复旦大学出版社,2002年,第93页。
[4] 有台湾学者整理了一份长长的"身体史文献书目",可以在网上下载,网址:http://www.ihp.sinica.edu.tw/~medicine/book/body.PDF。

体知识的影响,相信是一条切实可行的研究路径,而不仅仅是一种跟风之举。

明末清初西洋医学通过三种途径传入中国:传教、贸易和外交使团,其中以传教为主要的途径。通过这一途径,明末清初的西医入华主要体现在两个方面:一是传教士在华的行医传教活动;二是传教士向中国介绍西洋医学和药学知识。后者或可在观念史和文化交流史方面进行发挥,而前者可以从宗教传播史和社会史的角度进行研究。与天文学、地理学不同,医学与社会的接触是全方位的。疾病对人类之侵染不分阶级,因此所有人对医疗都有需要。每一个患者对康复的渴望都很迫切,并且愿意为此付出相应的代价,甚至接受一些附加条件,行医传教因而行之有效。西洋传教士借助行医这一手段,与中国社会各阶层的患者发生了关系。传教士的行医活动是否具有普遍性?他们采取了哪些具体的形式?这些活动对传教产生了什么样的影响?对于传教士以慈善的形式在中国社会开展免费医疗和救助,中国人是如何看待的?这些问题与宗教史和社会史关系密切。社会医疗史是目前当红的学术领域,是所谓新史学的一个重要前沿。[1]但是对明末清初西洋传教士在华的行医活动,无论是医学史家还是社会医疗史家,都未曾进行过系统研究。从宗教传播史和社会史的角度探讨传教士在华的行医史活动,而避免"使徒行传"式的陈述,或许更能够揭示历史的真实情况。

二 学术史回顾

任何研究都需要站在前人研究成果的基础上进行。在人文学科领域中找一个完全无人研究过的空白领域谈何容易;同时,将一个题目研究到穷尽也几无可能。一个时代有一个时代的学术,对于历史问题的研究程度总是随着时代的发展、新资料的出现和新观念的形成而不断推进。故

---

[1] 参见杜正胜:《医疗、社会与文化——另类医疗史的思考》,《新史学》(台北)第8卷第4期(1997);杜正胜:《作为社会史的医疗史——并介绍"疾病、医疗和文化"研讨小组的成果》,《新史学》第6卷第1期(1995);林富士:《"疾病的历史"研讨会纪要》,《中华医史杂志》第30卷第4期(2000),第247—248页。

绪　　言

此，前人业已研究过的题目，亦有再研究之必要，以求对该题目的认识更全面、更深入。

西医入华有悠久的历史和丰富的内容，明以前印度、波斯、阿拉伯、大秦等西域医药学知识都可以在中国医学文献中找到记载，这方面的通史性论述可以参考范行准《古代中西医药之关系》、[1]马伯英等著《中外医学文化交流史——中外医学跨文化传通》、[2]李经纬主编《中外医学交流史》[3]等书，专门的研究亦有陈明《殊方异药——出土文书与西域医学》、[4]宋岘《回回药方考释》[5]等著作。明以前的西医入华主要体现在域外药物的输入，丰富了中国药学的内容；西域的一些外科技术，如眼科、骨科等方面，也间有传入，这些都逐渐为中医所容纳，成为中医自身体系的组成部分；至于佛教四大思想、六识之论以及医病观念等对中国医学到底产生了哪些影响，尚有待进一步的研究。[6]

明末以后，西洋医学渐次传入中国。明清时期的西医入华又可以1805年西洋牛痘法的传入为界，分为前后两个时期。1805年以前，西医主要是通过天主教传教士传入中国的，当时西洋医学正经历由传统西医向近代科学医学转变的过程，入华西医无论在医院建制还是在解剖学知识等方面都显示出其过渡的性质，对中医的冲击和影响不大。1805年以后，英美新教传教士成为西医入华的主要媒介，到19世纪，近代科学医学基本建立起来，传入的西医知识基本上不再具有中世纪传统西医的色彩，对传统中医的冲击几乎是颠覆性的，中西医之间开始了长期的争论，这一

---

[1]　范行准：《古代中西医药之关系》，《中西医药》第1卷(1935)第1、2期，第2卷(1936)第1、3、4、5、10、11、12期。
[2]　马伯英、高晞、洪中立：《中外医学文化交流史——中外医学跨文化传通》，上海：文汇出版社，1993年。
[3]　李经纬主编：《中外医学交流史》，长沙：湖南教育出版社，1998年。
[4]　陈明：《殊方异药——出土文书与西域医学》，北京大学出版社，2005年。
[5]　宋岘：《回回药方考释》，北京：中华书局，2000年。
[6]　马伯英等认为，中医"三焦"的概念可能来自印度，但否认中医眼科"五轮八廓"之说源于印度眼论，凡此种种，多有争论；马伯英还认为，佛家之论真正影响于医学为甚大者，当推"轮回报应"之下衍生出的医学伦理道德某些准则，这一观点大约合乎实情。关于佛教医学之传入及其影响，参见马伯英、高晞、洪中立：《中外医学文化交流史——中外医学跨文化传通》，第113—183页。

争论一直延续至今。[1]

关于19世纪以来的西医入华史,中西文各类文献资料数量繁多,尽管已有不少论著出现,但尚未全面和深入,值得研究的问题还有很多。概况性的了解可参考李经纬《中外医学交流史》和马伯英等《中外医学文化交流史》;关于新教传教士的医疗活动,可以参阅《入华新教医学传教士》[2]一书;杨念群尝试从空间政治的层面研究中国近代以来的医疗史,其《再造病人》[3]一书可视为大陆学者对近年兴起的身体史和社会医疗史研究的积极参与和回应;新近的论著有何小莲《西医东渐与文化调适》,[4]但此书错误较多,而少有新义。另外,各种专题性的研究论著还有很多,例如关于医学传教士的传记性著作,[5]关于博济医院的研究,[6]关于合信中文著述的研究,[7]等等,恕不一一列举。在研究明末清初西医入华史过程中,上述论著为我提供了一个整体性的背景知识。

中国学者对于早期西洋医学入华史的研究,始于20世纪初,是在中西医论争的背景下开展的。最早一篇关于西医入华的文章是陈垣先生发表于1910年的《高嘉淇传》,[8]此文根据新会那伏高氏族谱《高氏宗祖贵显徙居捷录》,考证康熙年间学习西医的新会人高嘉淇的生平事迹。本人在阅读西班牙文和葡萄牙文文献过程中,发现一位叫做João Baptista Lima 的中国医生,曾随西洋人学医多年,通过中西文献对比研究,可认定

---

[1] 关于近代中西医论争,参见赵洪钧编著:《近代中西医论争史》,合肥:安徽科学技术出版社,1989年;郝先中:《近代中医存废之争研究》,华东师范大学人文学院历史系博士论文,2005年4月。中西医之争在近些年来又"战火重燃",各种观点在报刊、网络、电视等媒体上都可以见到。

[2] CHOA, G. H., *"Heal the Sick" was Their Motto*, *The Protestant Medical Missionaries in China*, Hong Kong: The Chinese University Press, 1990.

[3] 杨念群:《再造"病人"——中西医冲突下的空间政治(1832—1985)》,中国人民大学出版社,2006年。

[4] 何小莲:《西医东渐与文化调适》,上海古籍出版社,2006年。

[5] GULICK, Edward V., *Peter Parker and the Opening of China*, Cambridge, Massachusetts: Harvard University Press, 1973。中译本:吉利克:《伯驾与中国的开放》,桂林:广西师范大学出版社,2008年。

[6] CADBURY, William Warder and JONES, Mary Hoxie, *At the Point of a Lancet*, *One Hundred years of the Canton Hospital*, Shanghai, Kelly and Walsh, Limited, 1935.

[7] 赵璞珊:《合信〈西医五种〉及其在华影响》,《近代史研究》1991年第2期。

[8] 陈垣:《高嘉淇传》,《光华医事卫生杂志》第2期,1910年9月。此文收入陈智超编:《陈垣早年文集》,台北:"中央研究院"中国文哲研究所,1992年,第325—327页。

绪 言

此人就是高嘉淇。20世纪二三十年代,出现一批关于明末清初西医入华的文章,发表于当时的一些医学期刊上,例如周济的《新医东渐史之研究》等。[1] 1943年在中华医史学会的资助下,范行准先生的力作《明季西洋传入之医学》出版,成为此前关于明末清初西医入华史研究的总结,问世后一直被奉为该研究领域的经典著作。但这部书出版时仅印200部,流传不广,且至今从未再版过。[2] 故在此有必要对范行准先生及其《明季西洋传入之医学》略作评介。

范行准(1906—1998)名适,字天磐,浙江汤溪(今属金华)人,我国著名的医学史家,一生著述甚丰,有《中国医学变迁史》(1933)、《中华医学史》(1947—1948)、《中国医学史略》(1961年撰成、1985年出版)、《中国病史新义》(1989)等;关于东西方医学文化交流史方面,除前举之《古代中西医药之关系》外,还有《中国古代外族医家考》(1935)、《胡方考》、《李珣〈海药本草〉的研究》、《汉唐以来外药输入的历史与外药之国药化》(1937)、《中国与亚拉伯的药物交流史实》(1952)等,而其中最为学界所称道的,当属《明季西洋传入之医学》。其书斋名为栖芬室,藏有大量珍本,1984年范氏将栖芬室藏书计720册捐献给了中国中医研究院。[3]

《明季西洋传入之医学》九卷15万言。卷一为人物列传,其中利玛窦(Matteo Ricci, 1552 – 1610)、邓玉函(Johann Terrenz Schreck, 1576 – 1630)等传教士的传略现在价值不大了,但毕拱辰、方以智、王宏翰、赵学敏、黄履庄等传略,是范氏大量检阅中文文献所得,这些人与西医的关系,

---

[1] 周济:《新医东渐史之研究》,《中西医药》第2卷第4期,1936年4月;石增荣:《中日二国西医输入之经过》,《民国医学杂志》第9期,1929年9月;伍连德:《西医入中国史考》,《东北防疫站处报告》第7期,1931年8月;WONG, K. Chimin (王吉民), WU, Lien-teh (伍连德), *History of Chinese Medicine*, Shanghai, 1932, 相关部分;大公:《西医在中国的沿革》,《广西卫生旬刊》1935年6—7月,第1—4期;姚伯麟:《明清两代西洋医学传入中国之史的考察》,《日新治疗》第121期,1936年4月;陈邦贤:《西洋医学传入中国的经过》,《出版周刊》第225期,1937年3月。
[2] 范氏是著现已有再版。范行准:《明季西洋传入之医学》,牛亚华校注,上海人民出版社,2012年。
[3] 伊广谦:《范行准传略》,《中华医史杂志》第28卷第4期(1998年10月),第244—245页。

均为范氏首次揭示,故至今仍有很大的参考价值。卷二至卷四以现代解剖学的分类标准,详述明末清初入华的西洋解剖学,是全书的核心内容。其中卷二"前期传入之解剖生理学",主要将来华传教士性学作品如《性学觕述》《主制群征》之中的人体知识,按照现代解剖学进行归类;卷三、卷四"后期传入之解剖生理学"分别将邓玉函《人身说概》、罗雅谷(Jacques Rho,1593－1638)、龙华民(Niccoló Longobardi,1565－1655)《人身图说》中的解剖学知识进行归类。随着近年来对明末清初天主教中文文献的大批发掘和出版,范氏在这三卷中所使用的传教士作品现在都不难找到,而且我们现在所掌握的涉及人体知识的传教士中文作品,比范氏所见过的要多得多。例如,范氏在研究王宏翰(1648—1697/1700)《医学原始》中所包含的西医知识之来源时,对于很多内容无法找到出处,而只能将其总归于传教士"性学书",我通过对比《医学原始》和赖蒙笃《形神实义》(该书为范氏所未见)发现,前者许多内容均来自后者。其次,范氏用现代解剖学观点研究此期传入之西洋人体知识,无法全面反映当时西医入华的途径和内容,亦为研究这些知识在华之影响造成了一定的局限,关于这一点,祝平一先生已经指出,[1]而本书对此将有进一步的论述。另外,范氏将明末西洋解剖学传入过程分为前后两个时期,亦不准确。总之,这种在不适当的观念下对当时部分传教士作品中人体知识的简单罗列,作为此领域中的早期研究,具有一定的意义,但是现在有必要对其进行重写了。

《明季西洋传入之医学》卷五"药物学"又以传统中药学的分类法将此期入华西药分为石、水、木、草、兽、虫等类,从传教士作品及中药文献中检出来自西方之药物19种,另外根据熊三拔(Sabatino de Ursis,1575－1620)《泰西水法》讲述药露之功能与制法。19种西药有11种来自赵学敏(1719—1805)《本草纲目拾遗》,而赵氏引自石铎琭《本草补》,惜范氏

---

[1] 祝平一:《身体、灵魂与天主——明末清初西学中的人体生理知识》,《新史学》第7卷第2期(1996),第49—51页。

绪　言

未见《本草补》；近人根据新影印之《本草补》撰文，[1]欲补范氏之不足，然疏于考证，价值不大。而此期入华之域外药物及西洋药物学远不止这些，清宫中有西药作坊之建、有满文《西洋药书》之译；澳门圣保禄学院耶稣会士进行过长期药学研究；西人供品中亦有大量域外药物，等等。这些都将在本书中略加考述。六、七两卷为"病理与治疗"、"医事教育"，除"四液为病"、"占星医术"等内容较详外，其他多为汇集传教士作品中的只言片语而成。由于范氏未参考西文史料，故对澳门医事所论甚简，而对传教士的行医活动更甚少涉及，我对这两方面的研究主要是建立在大量葡文、西班牙文文献基础上的，中文文献虽记载不多，但亦为本书研究传教士行医活动的重要参考。卷八"探原"中，范氏主要根据日人所著之西洋医学史，考察此期入华西医知识之渊源流变，由于现在关于西洋医学史的著作可资参考者很多，故此卷之内容已失去其重要价值。卷九"反响"中，范氏将此期中国人对入华西医之态度分为接纳、抵拒和折衷三种，分别以数人为代表。此卷尤其显示范氏中文文献功底，乃全书最有价值的部分。本书之研究，虽亦发现一些范氏未曾使用过的中文史料，但是在讨论中国人对西医态度方面，仍以范氏之研究为基础。

范氏《明季西洋传入之医学》是迄今为止研究明末清初西医入华史的唯一专著，在这一领域中具有奠基性的地位。此后中国医学史界的相关研究几乎均是对范著中部分内容的重复，新的内容不多，[2]故不一一

---

[1] 甄雪燕、郑金生：《石振铎〈本草补〉研究》，《中华医史杂志》第32卷第4期(2002年10月)，第205—207页。

[2] 相关的论著除前揭之马伯英等《中外医学文化交流史》和李经纬《中外医学交流史》中明末清初部分外，还有邓铁涛、程之范主编：《中国医学史·近代卷》相关部分，北京：人民卫生出版社，2000年；张慰丰：《早期西洋医学传入史略》，《中华医史杂志》第11卷第1期(1981)，第1—5页；赵璞珊：《西洋医学在中国的传播》，《历史研究》1980年第3期，第37—48页；丁珏：《方以智——中西医学会通思想的启蒙者》，《中华医史杂志》第24卷第2期(1994)，第85—90页。另外，在一些明末清初西学东渐的著作中，在谈到西医入华时，其内容亦大略不出范著范围，例如方豪：《中西交通史》第四册第五章"生物学与医学"，长沙：岳麓书社，1987年；曹增友：《传教士与中国科学》，北京：宗教文化出版社，1999年，第346—366页；有的著作则干脆不谈西医入华，如吴伯娅：《康雍乾三帝与西学东渐》，北京：宗教文化出版社，2002年。

详举。如果说学界之相关研究对范著有所超越的话,则有两方面:一是祝平一、钟鸣旦(Nicolas Standaert)和牛亚华等人对明末清初入华西方身体知识的研究和对王宏翰医学思想的研究;二是有关康熙宫廷西医的研究。

关于早期入华之西洋人体生理知识,祝平一先生舍弃了用现代解剖学的视角进行研究的思路,从当时西方医学的宗教脉络和传教士在中国传教的需求,分析这些人体生理知识在入华传教士的宗教论述中所扮演的角色,讨论了传教士所理解的16、17世纪西方医学,以及宗教和医学间的关系,并说明耶稣会士如何利用中世纪以来盖仑医学传统中人体功能的目的论解释,结合理学中"格物致知"的概念,经由人体结构诉说天主教信仰。[1] 相比范著而言,祝氏对明末清初入华人体生理知识的研究显然有了较大的提升,但祝氏当时未见《人身图说》和康熙年间法国耶稣会士巴多明(Dominique Parrenin, 1665-1741)所译之满文《钦定格体全录》,而且过于强调医学知识的宗教内涵,从而忽视了此期入华西医知识中所包含的近代解剖学内容,并不恰当地认为"《说概》乃是一个完全的文本,并不因缺乏介绍人体的其他部位而有所缺憾"。而事实上,《说概》并非一个完整的译本,之所以没有译完,完全是因为邓玉函突然被调入北京修历,并不久便英年早逝于京。而据牛亚华的研究,《说概》和《图说》合起来,才是德国耶稣会士汤若望(Jean Adam Schall Von Bell, 1591-1666)所言的《人身全书》,《图说》之译乃是罗雅谷、龙华民等耶稣会士继续了邓玉函未竟之业,而两者合一,便构成了维萨里《人体解剖学》的完整体系,这一点仅将两书之目录与《人体解剖学》对比便不难看出。[2] 其实范氏《明季西洋传入之医学》之末亦有如是之推测,[3] 而据比利时鲁汶大学

---

[1] 祝平一:《身体、灵魂与天主——明末清初西学中的人体生理知识》,《新史学》第7卷第2期,1996年,第47—112页。

[2] 牛亚华:《〈人身说概〉与〈人身图说〉研究》,《自然科学史研究》第25卷第1期(2006),第50—65页。

[3] 范行准:《明季西洋传入之医学·后记》,中华医史学会钧石出版基金委员会,1943年,第4页。

绪　言

钟鸣旦先生之研究，《说概》和《图说》中出现的"上帝"、"天主"等词语，并非传教士为传播教义而有意添加，而是当时欧洲解剖学著作之原有面貌。[1]

台湾学者郭文华对《人身说概》及其序作者毕拱辰进行了初步研究，其中对毕拱辰之研究比范著中的传略细致得多，但是对《说概》成书的推测，认为乃汤若望等人为传教之目的而专门抽出神经系统方面的知识加以翻译，而略去了其他内容，郭氏并没有提供确凿的证据。[2]此外，还有一位德国学者曾以邓玉函《人身说概》为题撰写了一篇硕士论文，[3]由于我尚未读到此文，故无法作出评论。

范氏之后研究王宏翰的主要有祝平一和徐海松两位学者。祝平一《通贯天学、医学与儒学：王宏翰与明清之际中西医学的交会》[4]一文认为，王宏翰将传教士性学书中的医学知识嫁接到儒学中"格物"的概念，进而将自己刻画成儒医的身份，以这些域外的医学知识，为他在竞争激烈的江南地区提高自己的地位；他指出，"'性学'等语辞除了使王宏翰得以沟通儒学与医学外，也是王氏沟通中、西医学的桥梁"。[5]这确实是一语中的之高见，而整篇文章将对王宏翰及西医入华之影响的研究推入了更高的层次。但祝氏对"性学"一词在中西文化中的内涵似讨论得尚不充分。另外，对王宏翰接触传教士与西学的经历亦缺少深入的发掘，在这方面，徐海松《王宏翰与西学新论》[6]中有较为详细的考证。徐氏使用了浙江大学图书馆所藏孤本王宏翰《乾坤格镜》以及《医学原始》等著作，综

---

[1]　钟鸣旦：《昂布鲁瓦兹·帕雷〈解剖学〉之中译本》，《自然科学史研究》第21卷第3期(2002)，第269—282页。

[2]　郭文华：《〈泰西人身说概〉初探——以毕拱辰与其成书为中心》，龙村倪、叶鸿洒主编：《第四届科学史研讨会汇刊》，"中央研究院"科学史委员会，南港，1996，第85—106页。

[3]　HOLLER, Ursula, "Taixi renshen shuogai: Ein anatomischer Text aus dem frühen 17. Jahrhundert in China", Ludwig-Maximilians-Universität, München, Magisterarbeit, 1993.

[4]　祝平一：《通贯天学、医学与儒学：王宏翰与明清之际中西医学的交会》，《中央研究院历史语言研究所集刊》第七十本第一分(1999)，第165—201页。

[5]　祝平一：《通贯天学、医学与儒学：王宏翰与明清之际中西医学的交会》，第180页。

[6]　徐海松：《王宏翰与西学新论》，黄时鉴主编：《东西交流论谭》第二集，上海文艺出版社，2001年，第131—147页。

合考察了王氏的信仰问题、对西学的接受以及与儒学的会通,但该文毕竟不是专门探讨西医入华之作。

康熙时代西医入华达到了一个高潮,无论是入华西洋医生的人数,还是在西洋医学著作的翻译方面,都是明末清初西医入华史中最为突出的。范氏《明季西洋传入之医学》对此基本上没有涉及,这主要是因为当时整理公布的清宫档案还很有限,且范氏未曾使用西文文献。故此前对康熙朝之西洋医学不过仅知道金鸡纳、底野迦等西药以及个别西洋医生的名字而已。20世纪80年代以后出现一批关于康熙皇帝与科学的文章,[1]大都谈到了康熙学习西洋医学的事迹,其中以潘吉星《康熙帝与西洋科学》为代表;[2]该文根据白晋《康熙帝传》、《张诚日记》和法国学者裴化行(Henri Bernard-Maitre, 1889－1975)的研究,讲述了法国传教士为康熙治病、康熙医学及宫廷化学制药实验室等问题。近年又有关雪玲利用已整理出版的康熙朝满、汉奏折等资料,对西洋传教士在中国宫廷中的医疗活动、配制西药和传授西医知识等方面进行了论述。[3]这些研究对西文资料发掘得都还不够,而且多为历史事实之罗列。本书将在这些研究的基础上,更多地利用葡萄牙文、西班牙文资料,对康熙时代的西洋医学作全面的研究,不仅包括宫廷,也考察传教士在民间的行医活动;不仅注重对入华耶稣会医生的研究,而且亦注意方济各会士和多明我会士的相关活动,以及耶稣会士与法国传教士之矛盾在西医入华问题上的体现,西学东渐一度由天文学向医学转变及其原因,并将康熙朝的天主教政策、礼仪之争等问题与西医入华进行综合考察,在研究的深度和广度上力求比前人研究有较大的推进。但是,本书的研究也存在一个相当大的不足之处,那就是由于我不懂满文,无法对满文本《钦定格体全录》及《西洋药书》做

---

[1] 如汪茂和:《康熙皇帝与自然科学》,《南开学报》1980年第3期,第59—67页;林华:《康熙皇帝与西医西药》,《新视野》1997年5月,第55—56页;晏路:《康熙和在华西洋传教士的科学技术活动》,《满族研究》1993年第3期,第17—25页。
[2] 潘吉星:《康熙帝与西洋科学》,《自然科学史研究》第3卷第2期(1984),第177—188页。
[3] 关雪玲:《康熙朝宫廷中的西洋医事活动》,《故宫博物院院刊》2004年第1期,第99—111页。

绪　言

深入的研究,而只能根据前人研究成果略加阐述。[1]

关于明清间西医入华史的研究,欧美学者中葡萄牙学者有较多的介入,但他们的研究基本上是在葡萄牙海外扩张史或澳门史的框架中进行的,主要研究教会和葡萄牙官方在澳门开办的医疗事业及葡萄牙医学在澳门的传播与发展。

最早从事此项研究的是澳门议事会和仁慈堂医生索亚雷斯(José Caetano Soares),他于1927年出版《澳门仁慈堂医院》一书,[2]该书其实是索亚雷斯受聘仁慈堂医院第一个合同期(1916—1926)的报告,书后附有"澳门贫民医院简史",利用有限的资料对该医院的历史轮廓作了简要的勾勒。1948年葡萄牙军人兼医生科斯塔(P. J. Peregrino da Costa)撰成《16—20世纪葡萄牙医学在远东：暹罗、摩鹿加、日本、交趾、北京和澳门》一书,[3]研究了葡萄牙医学随着葡萄牙海外扩张在南亚和远东的传播与影响。该书首先概述了葡萄牙医学在印度各据点、暹罗、摩鹿加、日本、交趾和北京的传播情况,然后用了三分之二强的篇幅集中探讨了澳门西医的发展,考述了澳门历史上出现过的医院、麻风病院和澳门历史上的医生,该书最后简要地谈及了澳门历史上的卫生、健康状况和流行疾病,虽然篇幅很简短,但可视其为将澳门医疗史与社会史结合研究的开端。

---

〔1〕 BERNARD, Henri, "Notes on Introduction of the Natural Sciences into the Chinese Empire", *Yenching Journal of Social Studies* 3 (1941), pp. 220 – 240. SAUNDERS, John B. de C. M. & LEE, Francis R., *The Manchu Anatomy and its Historical Origin*, Taipei: Li Ming Cultural Enterprise, 1981. YOUNG, Kue-Hing T. & SASK, Regina, "French Jesuits and the 'Manchu Anatomy': How China Missed the Vesalian Revolution", *Canadian Medical Association Journal* 111 (1974), pp. 565 – 568. WALRAVENS, Hartmut, "Medical Knowledge of the Manchu and the Manchu Anatomy", *Études mongoles et sibériennes* 27 (1996), pp. 359 – 374. JOHNSSON, J. W. S., *L'Anatomie Mandchoue et les Figures de Th. Bartholin, Étude d'Iconographie Comparée*, København, 1928. HANSON, Marta E., "The Significance of Manchu Medical Sources in the Qing", in WADLEY, Stephen and NAEHER, Carsten (eds.), *Proceedings of the First North American Conference on Manchu Studies* (Portland, OR, May 9 – 10, 2003), Harrassowitz Verlag, Wiesbaden, 2006, pp. 131 – 176. 李欢：《清宫旧藏满文〈西洋药书〉》,《紫禁城》(1999年第4期)。

〔2〕 SOARES, José Caetano, *O Hospital da Santa Casa de Misericórdia em Macau, Relatório do 1.º Periodo contratual (1916 - 1926) com uma "Notícia Histórica" apensa*, Macau: Tip.: Mercantil de N. T. Fernandes e Filhos, 1927.

〔3〕 COSTA, P. J. Peregrino da, *Medicina Portuguesa no Extremo-Oriente, Sião, Molucas, Japão, Cochichina, Pequim, Macau, Séculos XVI a XX*, Bastorá: Tipografia Rangel, 1948.

1950年索亚雷斯《澳门及其社会救助——社会医疗概况》一书出版,[1]澳门医疗与社会史的研究得到了一定程度的深化。但是此书的研究并非澳门医学史与社会史的有机结合,而是将澳门医学史与社会史分别考察;其中专讲澳门各项医疗事业的部分,包括仁慈堂医院、麻风病院、圣保禄学院药房和诊所、方济各修道院诊所、议事会医生等内容,与本书有直接的关系。此书在葡国学术界产生了一定的影响。1975、1976年文德泉(Manuel Teixeira, 1912 - 2003)神父《澳门医学》四卷出版,[2]这部著作虽然篇幅巨大(共计1400多页),但是书中有关1950年以前的内容与索亚雷斯的著作大量重复,而且基本上是罗列史料,拼凑和堆砌感很强,条理也比较混乱。这或许与文德泉神父一生过于多产有关,其已出版的著作就有一百数十种之多,而且尚有很多未刊的文稿。就澳门史研究而言,文德泉功过参半,他几乎将各类相关的课题都作过文章了,但是就整体水平而言,精品不多。上述葡国学者的研究基本上仅参考了葡文史料,多为史实的罗列,在叙述上则表露出一种对葡国大航海事业的赞美与怀念情结。

里斯本"中国研究中心"教授阿玛罗(Ana Maria Amaro)女士对中西医学在澳门流传与交融的历史有着长久的关注和研究。早在1965年,她便发表《澳门药用植物研究》一文,[3]从她调查所得的985种澳门药用植物中,选取11种芸香科植物,分析其在澳门民间的使用方法,证明了澳门民间医学深受中西医学影响的事实。此后阿玛罗一直从事澳门民间医学的研究,并在1988年最终完成长达三千页的博士论文《澳门民间医学》。[4]论文用社会学和人类学的方法,以澳门民间医学为视角,回答了

---

[1] SOARES, José Caetano, *Macau e a Assistência (Panorama Médico-Social)*, Lisboa: Agência Geral das Colónias, 1950.

[2] TEIXEIRA, Manuel, *A Medicina em Macau*, Vol. I – IV, Macau: Imprensa Nacional, 1975 – 1976.

[3] AMARO, Ana Maria, *Contribuição para o Estudo da Flora Médica Macaense*, Macau: Imprensa Nacional, 1965.

[4] A MARO, Ana Maria, *Medicina Popular de Macau*, Lisboa: Tese de Doutoramento Apresentada na Faculdade de Ciências Sociais e Humanas da Universidade Nova de Lisboa, 1988.

绪　言

这样一个问题：像澳门这样的不毛之地，且流行多种疾病，而当时的葡萄牙人对这些疾病既不认识，也没有免疫力，葡萄牙人是如何得以在此建立一座城市的？作者根据大量的多方面的文献数据以及多年的实地考察记录，认为以中医为基础的澳门民间医学起到了很大的作用，而通过耶稣会士传入澳门的西方医学，后来也演变成为澳门民间医学的一部分，直到今天仍为澳门居民所使用。尽管阿玛罗对中西医学传统所进行的大篇幅的考察有累赘之嫌，但是她对中西医学在澳门的交融与演变所进行的细致入微的研究，的确为我们提供了一个中西医学融合的绝好案例。其中第一卷"西医传入澳门及其演变"一节与本书的研究尤其有关。这一节的部分内容已经以单篇论文的形式陆续发表，如关于保心石的研究、[1]关于圣保禄学院耶稣会秘方的研究[2]和中医对圣保禄学院药房的影响[3]等。这些研究无论是从医药学史角度还是从中西文化交流史的角度、天主教传播史的角度，都对以往葡萄牙学者的研究有了很大的超越，尤其是对澳门民间医学中的中医因素的研究，发前人所未发，也成为本书的重要参考。但与其他葡国学者一样，其研究仍局限于澳门史的范围，明清间西医在中国其他地方的情况并未被纳入其研究之列。本书在研究澳门西医史方面，除了使用中文资料对葡国学者的研究进行补充外，亦使用了部分葡国学者未曾引用的原始档案资料；在研究视角上，本书将澳门作为西医入华的主要途径进行研究，而不仅仅局限于对澳门西医历史情况的考察。

有欧洲学者在20世纪70年代以前对西方医学在亚洲和中国的传播作过介绍性的研究，[4]这些研究基本上已为近年的研究所超越。在对方

---

[1]　阿玛罗：《著名的果阿强心石》，《文化杂志》第7、8期，1988年10月，1989年5月。
[2]　A MARO, Ana Maria, *Introdução da Medicina Ocidental em Macau e as Receitas de Segredo da Botica do Colégio de São Paulo*, Instituto Cultural de Macau, 1992.
[3]　阿玛罗：《中医对圣保禄学院药房的影响》，杨平译，《文化杂志》第30期（1997年春），第81—91页。
[4]　VAN HÉE, Louis, "Les anciens Jésuites et la médecine en Chine", *Xaverania* 135 (1935), pp. 67 – 89. HUARD, Pierre, "La diffusion de l'anatomie européenne dans quelques secteurs d'Asie", *Archives Internationales d'Histoire des Sciences* 32 (Paris 1953), pp. 266 – 278. HUARD, Pierre, "L'Asie Orientale et le Corps Humain", *Aesculape* 39 (1956), pp. 3 – 22. ROSNER, Erhard, "Über die Einflüsse der Jesuitenmission des 17. und 18. Jahrhunderts auf die Medizin in China", in *Medizinhistorisches Journal* 5 (1970), pp. 106 – 114.

济各会士行医传教活动的研究方面,西班牙学者阿尔科本达斯(Severiano Alcobendas)曾依据大量的西班牙语文献作过非常详细的研究,[1]其中关于方济各会士在菲律宾、澳门和广州行医传教活动的内容,是本书相关内容的主要参考。意大利学者马尔吉奥蒂(Fortunato Margiotti)对来华行医传教的方济各会士安哆呢(Antonio de la Concepción)作过专门的研究,[2]其中讨论了安哆呢与广东地方官员的接触,特别是将Concepción考证为中文文献中的安哆呢,纠正了以前学者的错误。关于来华方济各会士的医疗活动,中国学者崔维孝根据西方学者的研究以及近年来公布的方济各会档案文献,有专门的研究,[3]惟其论著发表之时,本书关于方济各会行医传教的章节已写成。

著名历史学家博克塞也曾关注过西医入华问题,他写过一篇论文,名为《16—18世纪葡中两国医学在澳门和北京之互动概要》,[4]运用葡文文献,简要考察了西医传入澳门的一些历史事实,以及澳门、北京和圣彼得堡之间关于医学问题的联络,多有前人未论及者。比利时耶稣会士曾向康熙皇帝介绍西洋药物吸毒石,其撰写的中文和满文小册子《吸毒石原由用法》至今保存在法国国家图书馆,比利时有两位学者对这两份手稿分别进行了研究,[5]可谓目前关于吸毒石的最全面的研究。

在本书研究与写作过程中,努力做到详人之所略,同时,由于以往对早期西洋医学入华史之研究,除了范行准先生60多年前出版的《明季西

---

[1] ALCOBENDAS, Severiano, "Religiosos médicos de la Provincia de San Gregorio Magno de Filipinas", in *Archivo Ibero-Americano*, Tomo 36/37, 1933/1934.

[2] MARGIOTTI, Fortunato, (Bernward H. Willeke, trans.) "Ein Bruder für die Brüder: Antonio de la Concepción", in Arnulf Camps & Gerfried W. Hunold (eds.), *Erschaffe mir ein neues Volk: Franziskanische Kirchlichkeit und missionarische Kirche*, Mettingen: Brasilienkunde Verlag, 1982, pp. 214 – 235.

[3] 崔维孝:《明清之际西班牙方济各会在华传教研究(1579—1732)》,中华书局,2006年,相关章节;崔维孝:《石铎琭神父的〈本草补〉与方济各会在华传教研究》,《社会科学》2007年第1期,第124—133页。

[4] Boxer, Charles Ralph. *A Note on the Interaction of Portuguese and Chinese Medicine at Macao and Peking (16th – 18th)*, Macau, Imprensa Nacional, 1974.

[5] LIBBRECHT, Ulrich, "Introduction of the Lapis Serpentinus into China, a Study of the *Hsi-Tu-Shih* of F. Verbiest, s. j.", in *Orientalia Lovaniensia Periodica* 18 (1987), pp. 209 – 237. TALPE, Lode, "The Manchu-text of the *Hsi-Tu-Shih* (吸毒石) or Lapis Serpentinus", in *Orientalia Lovaniensia Periodica* 22 (1991), pp. 215 – 234.

洋传入之医学》外，至今尚无一部全面的研究性著作出现，而且以往国际学界的相关研究文章有多种语言形式，发表在各类期刊杂志上，收集齐全绝非易事，因此本书不过多地追求略人所详的做法，而是会尽量将以往的所有相关研究进行综合处理，融入本书的结构体系之中，以求使本书对早期西洋医学入华史有一个全面的反映。

三 治病之术与认知之途：初次相遇时的中西医学

传统中医与传统西医是在各自的自然环境和社会文化中发展起来的两种医疗体系。尽管两者的形成过程不同，理论体系也存在着巨大差异，但是在两者的发展过程中有一个相似之处，那就是都曾由原来的以治疗疾病为目的的医学变为主流思想的附庸，成为一条认知的途径。西方医学的这一转变发生在基督教传入欧洲之后，而中国医学的这一转变则在理学兴起以后。

西方医学在古希腊时代，有着伟大的成就和优良的传统。被称为西方医学之父的希波克拉底（Hippocrates，公元前460－公元前377），摈弃各种神学思想，将医学建立在自然科学的广泛基础之上。希波克拉底使医学摆脱迷信和哲学思辨，引导医学走向其直接而唯一的目的：治愈病人。他以丰富的临床经验，清晰而合乎逻辑的推理，以及崇高的道德观念，使西方医学有了一个科学性的开端。西方医学在盖仑（Claudius Galen，138－201）时代达到了又一个高峰，他在解剖、生理和临床方面都取得了前所未有的成就，建立了一个庞大的医学体系。而同时，盖仑又是一个目的论者，他认为每一个器官完全是相应于其功能而构成的，而机体的每一部分都与一种预先定好的目的相对应。于是在原因和目的之间，就有一种完善的关系，这种完善的关系证明了上帝的全知。盖仑认为身体只不过是灵魂的工具。显然，他的学说基本上与基督教的教义相符合，故而很快便得到教会的支持，具有权威性。这使得他的学说一直到文艺复兴为止都没有改变，他的解剖学著作一直被奉为经典，不允许人们批判，而那些敢于对其学说的真实性加以质疑的人，便被当成异端。以盖仑教条为基础的医学成为基督教神学体系的附庸。人体的各个器官都具有神学内涵;疾病不再被看作是人体自然平衡失调的结果,而成为上帝对人的罪恶的惩罚;因此祈祷便成为治疗的主要甚至是唯一的手段。医生不再是值得人们尊敬的职业,而神父们却扮演着拯救灵魂和治疗身体的双重角色,圣物、圣油和圣水等取代了药品,修道院和教堂成为人们希求获得健康的场所。基督教对医学的介入导致西方医学的停滞甚至倒退,或许只在一个方面是例外,即救治病人成为基督教的一种慈善行为,这促使了欧洲各地大量医院、传染病患者收容院(隔离院)和疗养院的出现。

16世纪欧洲医学具有典型的过渡期特征:一方面,盖仑的传统教条仍被奉为经典,医学在相当程度上仍是基督教的附庸;另一方面,作为文艺复兴的重要组成部分,医学领域也发生了重大的变化,尤其在解剖学和生理学领域,盖仑的体系已被冲破,基督教的束缚也在新知识的冲击下开始松动;而随着西方航海事业的开展,世界各地传统医学和药学相互交流、融通,极大地丰富了人类医学的内容。西方医学也因此开始由中世纪的基督教医学向近代的科学医学转变。也正是在这时,西洋医学出现在中国人的面前。研究早期西洋医学入华史,入华西医所表现出的由传统西医向近代科学医学转变的特征是尤其值得注意的。

文艺复兴时期,对人本身的关注以及对人体美的追求,激起了人们对人体的研究兴趣,进而推动了解剖学的发展。根据基督教教义,人体是灵魂的宫殿,属于上帝而非自己,因而神圣不可侵犯,罗马教廷曾明令禁止尸体解剖。但是这一禁令到16世纪已逐渐失去效用。意大利著名艺术家达·芬奇(Leonardo da Vinci,1452-1519)为了研究人体,解剖过30具尸体,绘有约750幅解剖图,不过由于这些都是私下完成的,当时并没有公开发表,因此没有对医学发展产生多大影响。1537年教皇克莱蒙七世(Clement VII)最终允许将尸体解剖用于教学。正是在这一年,比利时解剖学家维萨里(Andreas Vesalius,1514-1564)开始任教于帕多瓦大学。他通过解剖实践,推翻了盖仑的解剖学理论基础,指出盖仑的记述只适用于动物,关于人体的记述多数是不够的或不正确的,认为解剖学的研究有从头开始的必要。1543年,年仅29岁的维萨里出版了划时代的解剖学著作《人体的构造》,尽管立刻遭到了包括他的老师在内的很多盖伦主义者的强烈反对,他本人也不得不离开帕多瓦,前往马德里作了卡罗斯五世(Carlos V)的御医,但是该书在欧洲逐渐受到了重视,并成为近代解剖学的开端。

16世纪后期至17世纪前期,生理学也发生了划时代的进步,这主要体现在血液循环的发现。1553年西班牙医生塞尔韦图斯(M. Servetus, 1511-1553)发表《基督教之复兴》一书,提出了肺循环的假说,同一年他因该书对"三位一体"的攻击而被烧死在火刑柱上。1558年意大利解剖学家柯伦波(Mateo Realdo Colombo, 1516-1559)在其《论解剖学》一书中已经清楚地说出了血液循环的概念,并指出心脏中隔上不存在盖伦所说的孔道,对肺循环的整个概念也有了清楚的了解;他还进一步确切地说明动脉输送血液,而不是如过去所猜想的那样输送空气。而盖伦所认为的肝脏是血液运动的中心这一观点,也被意大利医学家切萨尔皮诺(Andrea Cesalpino, 1519-1603)所推翻。这一切都为英国伟大的生理学家哈维(William Harvey, 1578-1657)发现血液循环奠定了基础。哈维于1628年出版《心血运动论》,完整地描述了血液循环的规律,成为近代科学生理学的开端。

在对疾病的认识以及临床治疗方面,也兴起了一股反对盖伦体系的思潮。意大利的达·蒙特(G. B. da Monte, 1498-1552)等人恢复了在患者床侧的临床教授法;巴黎大学内科教授费内尔(J. Fernel, 1497-1558)不仅对击破盖伦在法国的权威有重要作用,而且其《医学全集》(1554)成为欧洲的标准著作,包括生理学、病理学及治疗法三部分,被誉为"第一部可称为病理学的医学著作"。德国的朗格(J. Lange, 1485-1565)、法国的布里索(P. Brissot, 1478-1522)等人高举希波克拉底主义的旗帜,重视研究古典作品,而且反对阿拉伯主义者。瑞士医学家帕拉塞尔萨斯(P. A. T. B. Paracelsus von Hohenheim, 1493-1541)是当时最为激烈的改革者。他在任巴塞尔大学教授期间,曾当众烧毁阿维森那(Avicenna, 980-1037)、盖伦等人的著作,以表示与传统医学的决裂。他用德文讲授药理学、内科学、希波克拉底的格言及外科疾病学,是最早提倡在治疗上应用化学物质的人。他还广泛使用愈疮木和菝葜治疗梅毒。

中世纪的外科技术基本上掌握在理发匠的手中,到了文艺复兴时期,训练有素的外科医生开始受到重视。意大利外科医生维戈(Giovanni da Vigo, 1460-1525)曾任教皇的御医,他在 1514 年出版了《外科技术操作》一书,此书共印行了 40 版以上,并被译成法、意、西、德、英诸国文字。佛罗伦萨人圭迪曾担任过法国国王的御医及巴黎大学的教授,他于 1544 年出版了《自希腊文译成拉丁文的外科学》,其中附有许多精美插图,表现出文艺复兴时期的人们是怎样模仿古罗马人的器具及手术的。另一位伟大的外科学家是帕雷(Ambroise Paré, 1510-1590),著有《创伤治疗法》、《外科学两种》以及《皇家顾问、首席外科医师帕雷著作集》等,在伤科和产科等领域都有重要贡献。

16 世纪的欧洲医学开启了科学医学的进程,但是就当时的整体医疗状况而言,中世纪的医疗传统仍占主流,占星医学、放血疗法、江湖医生和理发匠医生仍然盛行,盖仑和阿维森那的教科书仍然是大学医科的必修课程。西医近代化、科学化的历程还要经过整个 17 和 18 世纪,至 19 世纪才基本完成。[1]

反观传统中医的发展历程,在《内经》的时代,重参天、地、人之关系,目标是人体的健康状态,与希波克拉底时代的希腊医学有一定的相似之处,而这一传统在中国一直延续到唐五代时期。理学兴起后,医学发生了两方面的重要变化:第一,医学成为理学家格物致知、穷理尽性的一门学问,理学家大都通晓医学,其目的在于通过人体来认识天地,进而达到致知、尽性的目的。《黄帝内经》曾备受理学中人的瞩目,并进行了反复的探究,使之成为他们构造理论体系、发明心性义理之辨的重要参考书,而

---

[1] 此处有关西医史的知识,主要来自卡斯蒂廖尼:《医学史》上册,程之范主译,桂林:广西师范大学出版社,2003 年;罗伊·波特:《剑桥医学史》,张大庆译,长春:吉林人民出版社,2000 年;谢德秋:《医学五千年(外国医学史部分)》,北京:原子能出版社,1992 年;薛公绰编著:《世界医学史概要》,北京:学苑出版社,1995 年。

理学成熟后又反转对医学产生影响。《二程外书》卷十一云："世之人务穷于天地之理，不知反之一身，五脏、六腑、毛发、筋之所存，鲜或知之。善学者，取诸身而已，以一身以观天地。"[1]这与《内经》的出发点是相反的，一是由天地到人，一是由人到天地；这一研究取向的变化有类于西洋医学被纳入天主教神学体系，只不过通过医学所要探寻的目标有所不同：一个在于感知上帝的存在，一个在于穷理尽性。到了明代，理学成为医学的一个重要指导思想，如著名医家张介宾（约1562—1639）在《类经图翼序》中说，要做合格的医生，"惟有穷理尽性，格物致知，以求圣人之心，斯可也"。[2]他的这一观点在明清医家中颇具有代表性。第二，医学被纳入儒学的伦理系统，成为尽忠尽孝、成仁行义的重要技艺。宋吴曾《能改斋漫录》卷十三载，范仲淹少年时即有不为良相、便为良医的强烈愿望。[3]"不为良相，则为良医"与"先天下之忧而忧，后天下之乐而乐"两句，成为范仲淹的旷世箴言。明末潘楫《医灯续焰·医乃仁术》云："医以活人为心。故曰：医乃仁术。有疾而求疗，不啻求救焚溺于水火也。医乃仁慈之术，须披发缨冠，而往救之可也。"明儒医徐春甫《古今医统·医儒一事》云："医为儒者之一事，不知何代而两途之。父母至亲者有疾而委之他人，俾他人之无亲者反操父母之生死。一有谬误，则终身不复。平日以仁推人者，独不能以仁推于父母乎？故于仁缺。"很多士人是为治疗双亲疾病而走上习医之路的，甚至不惜剐股疗亲。[4]

根据医史学家范行准（1906—1998）先生的观点，明清时期的中国医

---

[1]《二程外书》卷十一，《四库全书》子部儒家类。
[2] 张介宾：《类经图翼》序，《四库全书》子部医家类。
[3] 吴曾：《能改斋漫录》卷十三，《四库全书》子部杂家类，原文为："范文正公尝诣灵祠求祷，曰：'他时得位相乎？'不许。复祷之，曰：'不然，愿为良医。'亦不许。既而叹曰：'夫不能利泽生民，非大丈夫平生之志。'他日，有人谓公曰：'大丈夫之志于相，理则当然；良医之技，君何愿焉？无乃失于卑耶？'公曰：'嗟呼！岂为是哉！古人有云：常善救人，故无弃人；常善救物，故无弃物。且大丈夫之学也，固欲遇神圣之君，得行其道，思天下匹夫匹妇，有不被其泽者，若己推而内之，沟中者及小大生民者，固惟相为；然既不可得矣，夫能行救人利物之心者，莫如良医，果能为良医也，上以疗君亲之疾，下以救贫民之厄，中以保身长全。在下而能及小大生民者，舍夫良医，则未之有也。"
[4] 关于理学与传统中医的关系，徐仪明先生有深入的探讨，参见氏著：《性理与岐黄》，中国社会科学出版社，1997年。

学进入了一个屠守期,传统文化对医学的束缚在这一阶段表现得尤为突出,不过在传统药学、免疫学及临床治疗方面取得了不少进步。传染病在各个历史时期中,一向占重要地位,而到了明清时期,随着中外交流日趋频繁,许多新的、旧的传染病,如鼠疫、天花、梅毒、白喉、猩红热、真性霍乱等接踵而来,流行极其严重,增加了传染病学的内容,使该医学门类变得更为重要。传统中医在这一时期的重要变化便是温病学的突起。此前温病一直是伤寒类病的附庸,但自北宋中叶以后,由于庞安时在《伤寒总病论》中的重视,渐见抬头。明初王履看到传染病泛滥,确非仲景《伤寒论》的理论范畴所能解决,故把温病从伤寒中划分出来而自立门户。他认为伤寒是由于"寒邪在腠理,可用辛甘温剂,而热病温病,寒邪在里,发时自内而达外,非辛凉或苦寒酸苦之剂不可"。温热病之邪气"自内达外"是王履的创见,也是温病从伤寒中独立的主要论点。大概由于明季传染病的猖狂,正伤寒的地位已降低到最低的限度。如明萧京说,他在严冬看到正伤寒的,"二十年来于千百人中仅见两人",故"伤寒非大病,而温病方为大病也"。从此,温病逐渐占据主导地位,而伤寒则降为附庸地位。温病学的出现和发展既是对传统经典的一次否定,也是传统中医对新疾病的回应。在临床治疗方面,治疗梅毒的药方的出现、人痘接种术的发明,在药学方面李时珍《本草纲目》的出现,都是16世纪中国医学所取得的重要成就。[1]

中西医学都有着朴素的自然主义发端,亦都曾变为主流宗教哲学思想的附庸,然而在16世纪,正当西方医学开始与宗教分离、走上近代科学医学发展道路的时候,中国医学却在宋明理学的体系中越陷越深。正在此时,随着西方航海技术的进步,西方人的东来,中西医学首次相遇了。

四 葡萄牙海外扩张与西医东渐

由葡萄牙和西班牙两个国家开启的大航海时代全面推进了人类文明的交流与进步,随着欧洲人的东来,西洋医学被带到了东方,东方各地的

---

[1] 关于明清时期中医进入屠守阶段以及这一时期的成就,参见范行准:《中国医学史略》,北京:中医古籍出版社,1986年。

绪　言

传统医学也引起了欧洲人的重视，东西方医学的交流与融会促进了世界医学的发展。

1. 葡萄牙航海事业与航海医学

欧洲人的大航海事业自从15世纪末开展以后，在相当长的一段时间内远航都是充满风险的。在蒸汽船发明以前，靠风力和人力航行的帆船不仅航速慢，而且受洋流和季风的制约，航程十分漫长。每年从里斯本前往东方的船队（一般由4—6艘船只组成），需要在2、3月间出发，乘大西洋的顺风，绕过好望角后乘印度洋东南季风，到达印度一般需要5—7个月时间，若途中发生意外或错过季风，整个航程甚至会持续一年半。而前往中国和日本的航程比这还要长一倍。漫长的航程使船上的饮食无法得到保证，总是缺乏新鲜食物和水，加之船上卫生条件极差，导致很多严重的疾病在船上流行。

曾在巴西行医的著名葡萄牙医生亚布留（Joseph Rodriguez de Abreu，1682-1752以后）曾著有《船上外科医生之光》（里斯本，1711），将船员容易患病归结为四个原因：首先，在海上的食物只有饼干、咸鱼、豆类、咸肉、大米和葡萄酒，用橄榄油煮熟。这些食物咸且油腻，不利消化。船上所饮用的水，用木桶装载，在经过7、8个月甚至10个月后，早已发臭。而即使是这样的水也是短缺的，有的士兵不得不喝自己的尿，更不利消化。其次，航行过程中天气恶劣，有时极为炎热，有时又很寒冷，使人很容易发热和患伤寒。第三，船上的人一般都睡在地板上，有时乘客们醒来发现躺在水里，因为海水从炮口灌进来，但是若将炮口关闭，则舱内无法通风，闷热的船舱会使人窒息而死。第四，缺少锻炼，缺少新鲜空气，空间狭小，这足以导致很多严重的疾病。败血病和黄热病是威胁船员生命的两种最主要流行疾病，而当时船上的医生对这类疾病缺乏足够的认识和预防方法。[1]

---

[1] ABREU, Joseph Rodriguez de, *Luz de Cirurgioens embarcadissos que trata das doenças epidemicas de que costumão enfermar ordinariamente todos, os que embarcão para as partes ultramarinas, Offerecida Á Magestade do Serenissimo Rey de Portugal D. João V Nosso Senhor pelo Doutor Joseph Rodriguez de Abreu, médico Ulyssiponense.* Lisboa: Officina de Antonio Pedrozo Galram, 1711, p.13.

疾病以及经常发生的海难和武装冲突造成了船员的高死亡率。葡萄牙航海家达·伽玛（Vasco da Gama, 1460 或 1469 – 1524）开辟印度航路的航行，返回后只剩下 4 艘船中的两艘，170 名船员也只剩下 54 人；麦哲伦船队的人类首次环球航行，5 艘船中只有一艘最后返回了欧洲，230 人中有 208 人丢掉了性命，其中包括麦哲伦本人。1528 年，库尼亚（Nuno da Cunha）的船队携带了 2 500 人出海，经桑给巴尔时有 200 人因病留在那里，在麻木（Melinde）留下 150 个病人，在慢八撒（Mombasa）有 200 人因瘟疫而留在那里，在莫桑比克埋葬了 400 人。[1] 据葡印总督塔沃拉（D. Lourenço de Távora）说，当年有一支船队在船长梅内泽斯（D. Manuel de Menezes）的率领下抵达果阿，船队由四艘 2 000 吨的船只组成，每艘船上有 1 000 人，抵达果阿时只剩 300 多人了，而其中有一半人也虚弱不堪，因为他们已经有 8 个月没有接触地面了。另据一位在科钦的意大利人萨瑟蒂（Filippo Sassetti）说，在 1583—1586 年间，每年都有 2 500—3 000 人前往亚洲，其中有四分之一至一半的人死于途中。1633 年 1 431 名军人乘船前往印度，171 人在抵达前死去，到达后有很多人住进了果阿医院，其中一些人死在了医院里，最后能够正常服役的只有 547 人，仅占总人数的 38%。1629—1634 年利尼亚雷斯（Conde de Linhares）任葡印总督期间，据官方名单，共有 5 228 名士兵前往印度，然而根据果阿所登记的名单，只有 2 495 人到达那里，减少了 52%。[2]

如此高的死亡率使很多船员、士兵丧失了远航的勇气，影响葡国海外事业的进程。为此，葡王和船队船长逐渐意识到船上医疗的重要性，并采取医疗措施以降低航海的死亡率。1507 年国王曼努埃尔（Manuel）在给即将前往印度的索亚雷斯（Fernão Soares）船长的谕令中要求对船上的伤病员精心治疗和照料。[3] 1538 年，葡王发布诏书，其中规定远航印度的

---

[1] PINA, Luiz de, *Na Rota do Império*, *a Medicina Embarcada nos Séculos XVI e XVIII*, separata do IV volume do *Arquivo Histórico de Portugal*, Lisboa, 1940, pp. 30 – 31.
[2] AMARO, Ana Maria, *Medicina Popular de Macau*, p. 669.
[3] AMARO, *Medicina Popular de Macau*, pp. 650 – 651.

绪　言

船队要携带正规的医生,以充任总督或者当地所建医院的主治医生。首位被任命的医生为洛佩斯(Duarte Lopes),他是里斯本众圣医院(Hospital de Todos-os-Santos)的解剖学教授。但所有被任命的医生均留在了印度,没有被派往澳门的医生。[1] 1593年葡印总督阿尔布克尔克(Matias de Albuquerque)颁布"普通执照章程"(Regimento da Matrícula Geral),要求每艘船上配备一名外科医生,薪水为10谢拉芬(xerafins,葡萄牙古币)。尽管船队配备医生有了强制性规定,但是大量的船队仍然在没有医生、药房甚至连放血师也没有的情况下便起航了。很多时候,由见习水手充当放血师,由传教士为生病的船员看病。这主要因为当时葡萄牙本国具有文凭的医生很稀缺,他们一般不愿意放弃在国内行医的优厚条件而冒险随船远航为船队服务。

通常情况下,大型舰队中船长所在的船上,或船上有总督前往,可以随船携带具有大学文凭的医生。例如佩德罗·欧维士·卡布拉尔(Pedro Álvares Cabral)船长就携带了国王御医若望(João);弗朗西斯科·德·阿尔梅达(Francisco de Almeida)船长令每艘船上配有一个药房,并有一名理发匠放血师和一名医师。在16世纪中叶,跟随总督的主治内科医生年薪44 800里尔(réis 葡萄牙古货币,币值因时代而不同),外科主治医生年薪29 800里尔,跟随总督的药剂师负责为舰队及海外要塞制药,年薪24 000里尔,跟随总督的理发匠医生年薪19 800里尔。[2]

16世纪,著名的葡萄牙随船医生有:迪奥戈·德·洛佩斯(Diogo de Lopes),他曾是葡国王宫内科医生,曾两次被遣往印度;卡斯特罗(Diogo de Castro),曾任索萨(Tomé de Sousa)总督船队的医生,他曾将他的药房搬到了船上;加西亚·德·奥尔塔(Garcia de Orta),在印度行医30年,著有《印度香药谈》,开创了热带医学,下文还将对此人及其著述进行专门的讨论;克里斯托旺·达·科斯塔(Cristóvão da Costa)1568年到达印度,

---

[1] COSTA, *Medicina portuguesa no Extremo-Oriente*, p. 122.
[2] PISSURLENCAR, Panduronga S. S., *Regimentos das Fortalezas da Índia*, *Estudos e Notas*, Bastorá: Tip. Rangel, 1951, p. 58.

在当地以及商船上行医。著名的随船药剂师有：欧维士（Simão Álvares），1509 年 3 月 20 日随船队从里斯本出发，奉命在所到之处研究和收集海外药物；[1]在印度的药剂师，例如在加纳诺尔（Cananor）的萨望特斯（Francisco Savantes），在科钦的皮雷斯（Gaspar Pires）和米利亚（Fernão Mealha）都常为船队效力。1512 年药剂师皮莱资（Tomé Pires）到达印度，收集海外药物，后来成为葡萄牙第一位赴华使节，并在华去世。[2] 1560 年迪亚斯（Henrique Dias）随船前往印度，准备担任果阿仁慈堂的药剂师，在离开里斯本一个月后，"他记录了 24 名发热和生肿块的病人，由于缺少合适的医疗设施，患病士兵经过四五次放血后，被安排在了上甲板上，暴露在太阳下或风雨中。由于其中有些人难以忍受，想跳下海里，所以需要将这些人捆绑起来。尽管迪亚斯只是一名药剂师，但是他也懂一些医学知识，并行过医，所以患者得到了较好的治疗。在船上所有 500 多人中，只有 15 人没有生病；不仅一名理发匠，而且引水、副引水和一名见习水手都在他的指导下为船上的人放血。他药房中的药物消耗得很多，而里斯本的军需库仅为他提供了三四种药膏，而且都是不管用的东西，所以他只能利用自己药房中的有效药物来救死扶伤"。[3]

1610 年，即将前往印度的船长瓦斯孔塞卢斯（Luiz Mendes de Vasconcellos）向王家财政部建议，希望往来印度的每一艘船都配备医生以治疗伤病员。但财政部回答说，没有资金用以招募医生。1647 年 5 月 21 日葡王诏令："对患者的治疗与照料应比已往要更加精心……每支船队要携带两名合格的医生，每艘船上配备正规的理发匠和外科医生各一名，而不像以往只配备一些学徒，另外每艘船上设一个装备齐全的药房，

---

[1] WALTER, Jaime, "Simão Alvares e o seu rol de drogas da Índia", in *Studia*, n° 10, Julho de 1962, Lisboa, C. E. H. U., pp. 117-149; CATANHEDA, Fernão Lopes de, *História do Descobrimento & Conquista da Índia pelos Portugueses*, 3ª ed., Coimbra, 1924, Livro II, pp. 479-480.

[2] 关于皮莱资，参见 SILVA, Pedro José da, *Elogio Histórico e Noticia Completa de Thomé Pires*, Lisboa: Typ. Franco-Portugueza. 1866.［葡］亚马多·高德胜：《欧洲第一个赴华使节：佩莱斯及其东方志》，澳门文化学会，1990 年。

[3] MACHADO, F. (ed.), *História Trágico-Marítima*, Vol. III, Porto, 1937, p. 9. 参见 AMARO, *Medicina Popular de Macau*, pp. 672-673。

绪　言

备有各种药品和外科器械,由两名仁慈的神职人员负责管理该药房。"[1] 但是,仍很难招募到医务人员为船队服务。为了鼓励医务人员随船队远航,国王决定由国库负担医生的开销,并增加此项支出,同时引导医务人员前往印度投资贸易,利用国家出资的往返贸易来致富。

1646 年前往中国的船队允许医生以私人名义投资,携带两吨货物和三桶葡萄酒。1649 年,这样的安排开始形成制度:理发匠可以携带 5×2.5×2.5 掌(长度单位,每掌约合 23 厘米)的一个箱子和 12 担(每担相当于 60 公斤)桂皮;引水人和外科医生可以携带两个同样大的箱子,两个奴隶,两担桂皮,除此之外里斯本的印度之家(Casa da Índia)还为他们提供旅行生活必需品。然而对此有兴趣的医务人员仍不满足,于是 1652 年 3 月 11 日又规定:每个理发匠医生每次往返可以领到 1.8 万里尔的薪水,起航前先支付 3 千里尔,还可以自由携带一箱价值 12 万里尔的货物, 10 担桂皮,以及 1 万 5 千里尔的购药津贴。因为有了这些优厚条件,随船队航行的理发匠和医生逐渐多了起来。然而,他们这些人的医学知识并不先进,其中有一些人只比文盲略懂得多一些而已。而且,因为这些人参与贸易,甚至奴隶贸易,所以往往无法尽到医务人员的责任。[2]

从 18 世纪开始,船上的医务人员的数量似乎比较稳定了。就我们所见到的文献而言,18 世纪前往印度的船队所携带的外科医生、药剂师和放血师的数量基本上都是一样的。从里斯本地理学会图书馆(Biblioteca da Sociedade de Geografia de Lisboa)所藏 18 世纪的手稿文献来看,前往印度的商船船队中,每艘船一般都携带有两名外科医生、一至两名放血师和一名药剂师。[3] 1709 年,在一支前往果阿和澳门的船队中有一个卡菲尔人理发师兼外科医生。在前往巴西的商船上,常有黑人充任理发匠外

---

[1] CARVALHO, A. Silva, "Elementos para a História da Medicina Naval Portuguesa", in *Anais da Marinha*, Tomo IV, n°2, Abril, 1941, p.26. 参见 AMARO, *Medicina Popular de Macau*, p.670。

[2] AMARO, *Medicina Popular de Macau*, pp.671-672。

[3] ESPARTEIRO, A. Marques, "A Higiene nas Naus de Viagem em meados do século XVIII", in *Boletim da Soc. de Geografia de Lisboa*, Out-Dez. de 1958, p.293.

科医生,通常是个奴隶,或许其主要职责是为其他奴隶治病。1758 年前往美洲、亚洲和非洲的船队,除了其他许可证外,还需要获得海军主治外科医生(cirurgião-mor da Armada)的许可证,该许可证须写明船队随行的外科医生经海军主治外科医生考核合格。

  从 16 世纪开始,远航的船上一般设有药房,但仅有一些简单的医疗用品,如葡萄酒、橄榄油、烧酒、一些草药、放血或手术用的柳叶刀和剃刀、用于灌肠的锡筒、包扎用的亚麻布和线绳等。当时船上还没有医务室。葡萄牙国家图书馆保存的一份 1571—1593 年间的手稿中,有一份药房的清单,该药房是一艘前往印度的船上的,该船载有 100 人,吨位在 550—600 吨之间;该清单上只有 23 种药物,与当时陆地上的药房相比少很多。[1] 在当时无论是船长、旅客还是水手,一般都会随身携带一些药品,随行的传教士也会由其所属传教会提供一些药品。到了 18 世纪,船上的药房装备已经有了改善,通常由王家药剂师来配备船上的药房设施和药品。18 世纪初,一支前往巴西的 4 000 人的船队,只有在王家药剂师为其配备了一个齐全的药房后方可起航。1775 年,新的章程规定,即使诸如前往几内亚和佛得角这样的短程航行,也必须携带一名健康的药剂师。[2] 直到 19 世纪,船上的卫生医疗条件才有了较大的改善。船上的药房与陆地上相仿。汽船的航行速度提高,航程缩短;航海医学的进步,包括治疗败血症、黄热病的有效方法的出现;保存食物新鲜的技术;这一切使航行已经比较安全了,远航的人甚至带上自己的妻子和孩子。[3]

  随着大航海事业的发展,航海医学应运而生,从无到有,再到规范化、体系化。尽管在整个帆船时代,航海医学相对落后,且无法满足航海需要;但是它的确也为航海事业提供了一定程度的医疗保障,使远航船员的死亡率逐渐降低,而这对于小国寡民的葡萄牙及其海外扩张事

---

[1] Mss. da Biblioteca Nacional de Lisboa, Secção de Reservados. Cod. 637, fls. 125, 126, e 130.
[2] AMARO, *Medicina Popular de Macau*, p. 675.
[3] AMARO, *Medicina Popular de Macau*, pp. 678 - 679.

业来说,无疑具有重要意义。航海医学发展的另一个意义在于,西方医学通过船上的医生和药房,传播到了葡萄牙海外各据点。随船医生不仅为船队提供服务,而且在到达目的地后,往往在那里行医,除了医治葡国官员和商人外,也会治疗当地人。随船医生成为医学传播的一种重要媒介。

除葡萄牙外,当时的西班牙以及稍后的荷兰、英国和法国在海外扩张中,都相当重视航海医学。但就其对西医东渐的影响而言,在16—18世纪期间,葡萄牙航海医学对东方的影响最为显著,从19世纪初开始,英美等国的随船医生在西医东传过程中才逐渐发挥重要作用。

2. 葡萄牙海外据点的医疗机构

新航路开辟以后,葡萄牙人通过武力和外交手段很快在东方建立了很多据点,以方便和维护其在东方的商业和传教利益。1510年,葡萄牙人占领了印度西海岸的商业重镇果阿(Goa),仅一年后又攻占了东西方贸易的咽喉马六甲。在此后的一个世纪中,葡萄牙人在好望角以东曾建有数十个商业或军事据点,通过这些据点,一个东西方贸易网络被构建起来。

葡萄牙人在多数据点上拥有行政和军事管制权,以保障其贸易的正常开展。随着商贸的进一步发展,一些据点的人口增长迅速,逐渐发展成为具有一定规模的城市。葡国人在这些据点上大都建有医疗及慈善机构,以服务于当地各国居民和过往商旅。这些医疗机构对当时葡国的海外扩张发挥了重要作用。西方人初到东方,对东方的各种自然环境和气候条件一时难以适应,而且对当地的一些流行性疾病缺乏免疫力,建立医疗机构首先为在殖民据点占统治地位的葡萄牙人提供医疗服务;其次,每支抵达海外据点的船队都会带来大量的伤病员,这些医疗机构负责接待和治疗他们,为商业贸易提供保障;再次,遇到战争,这些医疗机构便能充当军事医院,为受伤的士兵治疗;此外,这些医疗机构一般都接收当地病人,这无疑有利于调和葡萄牙人与当地人之间的关系,亦有利于东西方医学之间的传播与交流。

中世纪基督宗教医学的最大贡献便是在整个欧洲范围内建立了很多医院。但中世纪的医院与现代医院的概念有很大区别,那时的医院更像是收容院,收留残疾人、乞丐、严重的传染病患者(麻风、梅毒患者等)、弃儿、流浪汉,等等,是一种慈善机构。至文艺复兴时期,情况有所改变,医院逐渐摆脱其收容所的性质,而成为专门治疗病人的医疗机构。从15世纪中叶开始,受意大利之影响,葡萄牙进行了长期的医疗体制改革,使其医疗机构与制度向近代转变。

这一改革的重要成果之一,是1501年里斯本众圣医院的建成,它取代了43座小医院或疗养院。1504年众圣医院的章程出台。众圣医院起初由三部分构成:圣维森特(S. Vicente)部以治疗热病为主;圣科斯默(S. Cosme)部以治疗创伤为主;圣克拉拉(Santa Clara)部则治疗妇女患者。1551年,成立了专门收治梅毒患者的部门,以及一个由方济各会士管理的诊疗所。该医院医生人数不断增加,1564年有3名外科医生、2名医生。还曾有许多女医,如1517年获得行医准可证的戈麦斯(Maria Gomes)曾通过十字架和草药治愈很多人。[1]尽管该医院于1564年由仁慈堂接管,但是王室仍对其拥有所有权,即该医院的性质是王家医院(Hospital Real)。医院是一座大型复合式建筑,教堂占据了四个边楼中的一个。病人首先被带到教堂,在那里进行忏悔,以及接受圣事,然后才被带到诊疗所住下。医院中建有教堂,或者医院建于教堂附近,这是欧洲中世纪医院的特色,直到18世纪仍然如此。这源于他们对疾病的理解,即疾病是上帝对人的罪恶

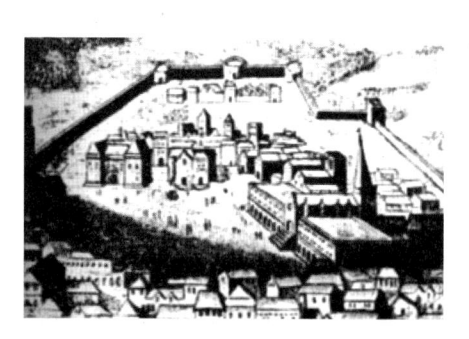

16世纪的里斯本众圣医院

──────────
〔1〕 MIRA, Ferreira de, *História da Medicina Portuguesa*, Lisboa: Empresa Nacional de Publicidade, 1947, pp. 97 – 99.

的惩罚;因此治疗过程中首先要使患者忏悔,而日常的宗教义务也是必需的。众圣医院是文艺复兴时期典型的医院,其建立乃是受了佛罗伦萨圣玛利亚医院的影响。[1] 尽管该医院的宗教色彩仍很浓烈,但是毕竟不同于中世纪的疗养院和收容院。[2]

此时期葡萄牙医疗改革的另一成果是正规医生数量逐渐增加,这些医生或者在葡萄牙大学中获得学位,或者在国外获得医学学位。1521年通过了内科主治医师章程(Regimento do Físico-mor)和药剂师章程(Regimento dos Boticários),药剂师章程中包含了一个外科主治医师章程(Regimento do Cirurgião-mor)。内、外科主治医师早在13世纪便已存在,至此通过章程规定了他们的权利和义务,形成了一项较为完善的医疗体制。医学学生只有通过主治医师主持的考试,方可从主治医师那里领取行医执照。

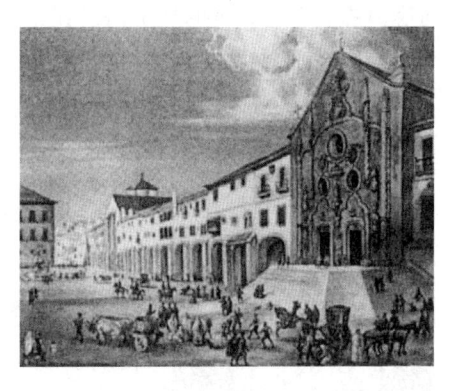

17世纪里斯本众圣医院图(里斯本城市博物馆藏)

1524年,葡国政府通过了"小教堂和医院章程"(Regimento das Capelas e Hospitais),以规范所有医疗机构的职能,从而使葡国医疗改革的范围进一步扩大。这一关于医院的国家正式法规规定,医院不接收不可治愈的患者(指麻风等恶疾患者),除非接收不可治愈的患者是该医院的特殊目的;应该有固定的医生每天两次探望病人;药房不必在医院建筑之中;需要有一个完备的管理机构,包括一个院长、总管、医生、书记员和医院驻院神父;应完善卫生设施;需要有病人登记簿,登记病人的基本情

---

〔1〕 SILVA, Vítor de Albuquerque Freire, *O Hospital Real de Goa, 1510 – 1610, Contribuição para o Estudo da sua História e Regimentos*, Dissertação de Mestrado em História dos Descobrimentos e da Expansão Portuguesa, Universidade de Lisboa, 1997, pp. 9 – 11.
〔2〕 关于里斯本众圣医院,参见 CARMONA, Mário, *O Hospital Real de Todos-Os-Santos da Cidade de Lisboa*, Editora não definita, 1954。

况;可以收留乞讨者,但要在另外的场所进行,并且最多只能一天一夜。[1] 从这些规定可以看出,当时医院已经具有近代医院的一些特征,对麻风患者和乞讨者的规定,表明医院已经与传统的收容院区分开来。

与此同时,葡萄牙慈善机构的医疗功能并没有丧失,而且随着里斯本仁慈堂的建立,善会的医疗功能有所加强。15世纪末,正值葡萄牙海外扩张的黄金时期,然而与权力和利润一同而来的是苦难。前往印度冒险的海员和战士,很多都一去不返。战争、暴风雨和坏血病造成了大量水手死亡,留下了很多孤儿寡母。里斯本仁慈堂便是在这样的背景下产生的。1498年8月15日,葡国王后唐娜·莱昂诺尔(D. Leonor, 1458 – 1525)在里斯本主教堂正式组建仁慈堂,而其组织形式则来源于1350年佛罗伦萨建立的仁慈堂。[2] 仁慈堂成立后,在葡萄牙国内迅速发展,到王后唐娜·莱昂诺尔去世时,葡萄牙已经有61所仁慈堂。[3]

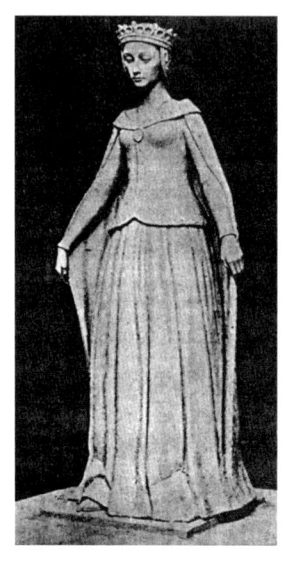

葡萄牙王后莱昂诺尔雕像

里斯本仁慈堂创立伊始,便制定了一些简单的规章。第一个正式而全面的章程制定于1500年。在这个章程中,效仿意大利慈善组织的章程,首先规定了十四项基本善功(*xiiij obras de misericordia*),其中七项精神方面的善功(sete spirituaees)为:

教育无知者(ensynar hos simpres)

向咨询者提供好的建议(dar bõ conselho a quen o pede)

以慈善的方式教导有过错的人(castiguar com caridade os que erram)

---

[1] SILVA, Vítor de Albuquerque Freire, *O Hospital Real de Goa, 1510–1610*, pp.12–13.
[2] MIRA, Ferreira de, *História da Medicina Portuguesa*, p.106.
[3] SOUSA, José Manuel de, e CARVALHO, Faro Nobre, *IV Centenário da Santa Casa da Misericórdia de Macau, 1569–1969*, Macau: Impressa Nacional, 1969, p.9.

绪　言

安慰痛苦者与悲伤者(consolar os tristes e desconsolados)

原谅有过错者(perdoar a quem errou)

耐心忍受别人的辱骂(sofrer as jnjurias com pacientia)

为所有活着和死去的人向上帝祈祷(rogar a deos pellos vivos e mortos)

七项身体方面的善功(sete corporaes)为:

拯救俘虏与囚徒(Remir cativos e presos)

看望并治疗病人(Visitar e curar os emfermos)

为衣不蔽体者提供衣物(Cobrir os nuus)

为饥饿者提供食物(Dar de comer aos famyntos)

为口渴者提供饮品(Dar de beber aos que tem sede)

为远游者和贫穷者提供住处(Dar pousada aos perygrinos e pobres)

安葬死者(Emterar os fynados)[1]

这十四项善功是仁慈堂的最基本工作,也是仁慈堂精神的集中体现,此后无论是在葡萄牙本土还是在海外所建立的仁慈堂,其章程中都列入了这十四项善功。

仁慈堂因海外扩张的需要而出现,又因海外扩张而被传播至世界各地。比如桑给巴尔、霍尔木兹、科钦、果阿、马六甲、澳门、长崎、巴西等地在16世纪都建立了仁慈堂。葡萄牙人建立仁慈堂的兴趣非常浓厚,当时在巴西流行着这样的诗句:"两个葡萄牙人相遇,是一个拥抱;三个葡萄牙人相遇,是一桌酒宴;四个葡萄牙人相遇,建立一个仁慈堂。"[2]里斯本仁慈堂后来管理众圣医院,而葡萄牙人在海外建立的仁慈堂也往往有其附属医院,以实行"看望并治疗病人"的善功。

从16世纪初开始,随着葡萄牙人的海外扩张和一批商业、军事据点

---

[1] SOUSA, Ivo Carneiro de, "O Compromisso primitivo das Misericórdias Portuguesas (1498-1500)", em *Revista da Faculdade de Letras. História*, Universidade do Porto, II.ª Série, Vol. XIII, Porto, 1996, p.295.

[2] SOUSA, José Manuel de, e CARVALHO, Faro Nobre, *IV Centenário da Santa Casa da Misericórdia de Macau, 1569-1969*, p.10.

的建立,从莫桑比克一直到日本的印度洋西岸、北岸和太平洋西岸,曾出现过许多医疗机构。葡萄牙人在海外建立的医疗机构主要有三种形式:一是王家医院的形式,其主要功能为治疗葡国士兵、官员;二是仁慈堂医院,主要收治贫穷的当地患者;三是教会组织建立的医院,以耶稣会医院为主,主要治疗教徒患者。尽管各有其主要的治疗对象,但是一般情况下,医院对患者并不加以区分,各类患者都可以前往治疗,比如耶稣会建立的医院通常也治疗异教徒,而且这成为其传教的一种重要手段。另外,耶稣会也在海外建立仁慈堂及其附属医院,有时还获得管理王家医院的权力。关于耶稣会在东方建立的医疗机构,下文还会专门阐述。这里首先讲述一下葡萄牙人在果阿等地建立的王家医院和仁慈堂医院。

1500年佩德罗·欧维士·卡布拉尔率舰队抵达莫桑比克,在那里建立了一座大诊所。这是葡萄牙人在好望角以东建立的第一个医疗机构。1505年葡印总督弗朗西斯科·德·阿尔梅达在科钦建立了一座王家医院,名为圣克鲁兹医院(Hospital de Santa Cruz),此为葡人在东方建立的最早一间医院。与里斯本的医院一样,该医院与教堂邻近,以便病人们听弥撒。内设内科医生、外科医生、护理员和服务员,费尔南德斯(Gonçalo Fernandes)任院长。起先主要为葡国人服务,但也为皈依天主教的印度人提供医疗服务。1507年,在建设加纳诺尔要塞的同时,总督弗朗西斯科·德·阿尔梅达也在那里建立了一座王家医院,拥有一间药房,紧邻维多利亚小教堂。同一年莫桑比克王家医院也建立起来,由葡王曼努埃尔出资兴建,用以治疗往返于印度航路的船上病人。该医院与圣加布利埃尔(S. Gabriel)教堂相邻。

1510年11月25日,葡萄牙将领阿丰索·德·阿尔布克尔克(Afonso de Albuquerque, 1453 – 1515)率军攻占了果阿,并在这里建立了一个牢固的商业和军事重镇。这一占领对整个葡萄牙在亚洲的扩张具有深远意义。果阿迅速发展成为一个繁荣的城市,在所有葡萄牙东方据点中占有领导地位。果阿的总督是葡王在东方的最高代表,果阿大主教统领其他亚洲教区。在建设果阿要塞的诸多工程中,1510年建立了一座医院,即

绪　言

著名的果阿王家医院(Hospital Real de Goa)。医院旁边建立了圣卡特琳娜教堂,因为11月25日攻占果阿的这一天便是圣卡特琳娜主保日。医院除有内科主治医师、外科主治医师和药剂师外,还有院长、书记员、服务人员、买办等,均是仿照里斯本众圣医院。首任院长为安东尼奥·科埃略(António Coelho)。

1516年,葡萄牙人在果阿建立了一座仁慈堂,它是东方最重要的仁慈堂。1542年,仁慈堂接管了王家医院。1543年,果阿爆发了严重的霍乱,死亡惨重,由仁慈堂管理的王家医院在这次瘟疫中发挥了一定作用。同年,在果阿王家医院中进行了首例尸体解剖。王家医院还负责治疗葡国船队带来的伤病员。从1546年开始,王家医院在接收来自葡国船上的病人方面已显得空间不够了,1562年葡国船队一下子带来了600多名病人,医院只好将一些人安排在当地人的家中治疗。

1578年,很可能是出于资金方面的原因,果阿仁慈堂放弃了对王家医院的管理。1579年,总督委托耶稣会管理医院。1582年仁慈堂重新接管医院,而1591年耶稣会再次将医院置于其管辖之下。[1] 到了17世纪初,据意大利旅行家拉瓦尔(Francisco Pyrard du Laval)游记记载,那是当时"世界上最好的医院",据法国地理学家杜瓦尔(Duval)神父说,果阿王家医院"比罗马圣灵医院(Hospital do Espirito Santo)和玛尔塔(Malta)诊所更漂亮、更富有,而且提供的服务也更好"。[2]

16—17世纪,从波斯湾以东直到日本,葡国人和传教士共在东方建立了40多座医院和麻风病院,包括波斯湾马斯喀特(Mascate)和霍尔木兹,印度的第乌(Diu)、大芒(Damão)、阿塞林(Asserim)、贝辛(Baçaim)、绍尔(Chaul)、果阿、加纳诺尔、Cranganor、Mangalor、科钦、Barcelor、Coulão、Maduré、Manar、Colombo、Gale、Candia、Jafanapatão、Negapatão、Puncale、

---

〔1〕 关于此医院,参见 SILVA, Vítor de Albuquerque Freire, *O Hospital Real de Goa, 1510 - 1610, Contribuição para o Estudo da sua História e Regimentos*, Dissertação de Mestrado em História dos Descobrimentos e da Expansão Portuguesa, Universidade de Lisboa, 1997。

〔2〕 COSTA, P. J. Peregrino, *Medicina Portuguesa no Extremo-Oriente*, pp. 9 - 10。

Ugulim、马六甲、摩鹿加的安汶(Amboino)、特尔纳特(Ternate)和蒂多尔(Tidor)、中国的宁波双屿[1]和澳门、巽他群岛的帝汶(Timor)和Larantuca、日本长崎、江户、大阪、浅草、丰后等地,均建有医院,在有些地方葡人所建的医院不止一座。[2]

葡萄牙人不仅在东方建立了大量的医疗机构,而且在美洲殖民地巴西也建立了很多医疗机构。同样,另一个早期从事海外扩张的国家西班牙也在美洲建立了一些医疗机构,在亚洲的菲律宾也建立了王家医院和其他医疗机构。16、17世纪,随着葡、西两国的海外扩张,以及天主教在亚洲、非洲和美洲的传播,西方的医疗机构和医学在世界范围内散播开来,推动了世界各民族医学的融合和整个世界医学的发展。

五 耶稣会与医学

在中世纪,基督教会与医学的关系十分暧昧,一方面由于认为疾病为上帝对人的罪恶的惩罚,患病之人是有罪的,从而不主张对患者进行医学上的治疗,而强调引导病人进行忏悔和祈祷,以获得上帝的宽恕;耶稣会进一步认为,身患病苦是上帝所赐之恩,"有病者,患病之时,然显己谦逊忍耐之德,该顾有无患感,发于来顾问安慰之人,仍如清健之日,为多显主之容福,然亦该用仁爱言语所感发人善,并明指其病而要受之,如由吾主造物者之手所授之恩,乃病苦比安好之态恩不小也"。[3]另一方面,从慈善的角度,又倡导对病人的照顾与救助,成立了很多病院,并要求教士到病院中服务。多个世纪以来,教会曾禁止神职人员行医,特别是外科。12世纪初叶的兰斯公会(Council of Rheims)下令禁止修道士对法律和医学的研究,此后许多次会议也执行了这一教令。拉特兰第四次公会(1215)

---

[1] 目前仅有葡萄牙旅行家平托在其游记中提到过此医院,其他中西文献均未曾记载,故此医院是否真的存在过还有待进一步确定。参见费尔南·门德斯·平托:《远游记》下册,金国平译,葡萄牙航海大发现事业纪念澳门地区委员会、澳门基金会、澳门文化司、东方葡萄牙学会出版,1999年,第699页。

[2] 参见葡国学者皮纳(Luis de Pina)所绘的医院分布图,见 *Broteria* Vol.37,1943。

[3] 殷铎泽:《耶稣会例》卷上,第1节第50条。法国国家图书馆(以下简称BNF),Chinois 7445。《耶稣会例》上卷为《耶稣会会宪》之译本,下卷为《神操》之译本,但均非完整译本,且译文粗糙,似未经过中国士人润色和修订。

绪　　言

禁止神父、执事和副辅祭给人做外科手术。教皇格里高利九世(1227—1241)曾引用拉特兰第四次公会的决定,支持了这一禁令。1243年,多明我会禁止把医学论文带入他们的修道院,并且最终有效地防止了神职人员参与任何与医学和医术有关的事情。然而,这一禁令在16世纪出现了松动。在1576年2月11日,教皇格里高利十三世允许所有精通医学的耶稣会士在会长的许可下,在任何难以找到世俗医生的地方行医,不过外科仍不在允许的范围之内。[1]

耶稣会于1540年成立以后,有关医学问题,在其《耶稣会会宪》第452条有着明确的规定:"医学和法学与我会宗旨距离较远,在我会的大学中不设此类科目,或者至少我会决不搞这类事务。"[2]与此同时,罗耀拉对身体健康问题又是十分关注的。《耶稣会会宪》第292—306章中,全是讲如何保障他的会士的健康,并要求要像听从会长一样听从医生和护理人员。如规定"有病之时,各位不但当以多纯守听掌神修者之命,为治己灵,还以多谦当听医士及顾病者之命,为治己躯"。[3]而且,耶稣会从一开始便在慈善事业上花费很多精力。罗耀拉在1550年的"会规"(*Formula Instituti*)中宣称:本会要"帮助监狱中的囚犯和医院中的病人"。罗耀拉及其会友,在1537—1539年冬季的几个月中,在威尼斯等待前往耶路撒冷圣地的时候,在医院中开展了很多慈善活动。罗耀拉认为这类服务非常重要,要求申请入会者有在医院中服务约一个月的经验。很多耶稣会士曾为病人提供服务,尤其在瘟疫流行期间,而且其中不少耶稣会士因此而献出生命,例如罗耀拉首批会士之一的布鲁埃特(Paschase Broet)以及贡萨格(Luis Gonzaga)。[4]照顾病患不但是会士修行的一种形

---

[1] O'NEILL, Charles E., & DOMÍNGUEZ, Joaquín M., *Diccionario Histórico de la Compañía de Jesús*, Institutum Historicum, S. I., Roma, 2001, "Medicina", p.2601. 该书是新近出版的关于耶稣会历史最权威的辞典。
[2] 罗耀拉:《耶稣会会宪》,侯景文译,台北:光启出版社,1967年,第140—141页。笔者在引用时根据原文对译文略作修订。
[3] 殷铎泽:《耶稣会例》卷上,第1节第49条。
[4] 参见安德鲁·迪克森·怀特:《基督教世界科学与神学论战史》,鲁旭东译,桂林:广西师范大学出版社,2006年,第476—482页;O'NEILL, Charles E., & DOMÍNGUEZ, Joaquín M., *Diccionario Histórico de la Compañía de Jesús*, "Medicina", p.2601。

式,而且也是传播教义的一种手段,对此罗耀拉是很清楚的。如《耶稣会会宪》中规定:"凡得会长之准,为顾慰病人者,不但该以轻言细语,尚欲要言少言,为不烦琐,有欲论所能安慰其病者,并可以能感发傍人观听者。"[1]

一些耶稣会士在入会前已经是医生或者外科医生了,例如托雷斯(Baltasar de Torres)、邓玉函、古铁雷斯(Blas Gutiérrez)、孟特内戈罗(Pedro Montenegro)、弗科纳(Thomas Falkner)等。有些耶稣会士留下了医学方面的著作,例如基歇尔(Athanasius Kircher)和勒修斯(Leonardus Lessius)。耶稣会士药剂师斯顿胡夫(H. Jan Steinhofer)写了一部厚达700多页的传教士与药剂师使用医学手册《诸病药方选集》(*Florilegio Medicinal de Todas las Enfermedades*,墨西哥,1712)。入华耶稣会士卜弥格(Michael Boym,1612 – 1659)对中国医学有较深的研究;法国来华耶稣会士殷弘绪(François-Xavier d'Entrecolles,1662 – 1741)曾研究过中国人痘接种术;贝奇(Costanzo G. Beschi)曾在马拉巴尔研究过当地医学;罗曼·阿斯希莫(Roman Astheimer)著有《人体如机器》一卷;克拉维拉(José Clavera)写过80种关于医学的小册子;荣格(H. Abraham Jung)对他的会长所患的肿瘤进行了医学研究;弗科纳著有医学著作多部,其中一部题为《用美洲药物治疗美洲疾病》(*American Distempers Cured by American Drugs*);尽管基歇尔没有像巴斯德(Pasteur)那样对传染病作出解释,但是曾谈到过病毒,在科学史家帕奇尼(A. Pazzini)看来,这迈出了医学史的重要一步。[2]

在海外扩张方面,罗马教廷与葡萄牙王室相互需要。面对宗教改革势力的挑战,天主教会急需向东方拓展势力范围,葡萄牙的海外扩张为教会势力的东进提供了条件;葡萄牙王室对东方的财富有着无限的追求,而教廷的参与无疑为其武力扩张披上了合法外衣。早在15世纪末,教皇便赋予了葡国东方保教权,通过这种形式,双方在东方的利益被紧密捆绑在

---

[1] 殷铎泽:《耶稣会例》卷上,第2节第29条。
[2] 此段参见 O'NEILL, Charles E., & DOMÍNGUEZ, Joaquín M., *Diccionario Histórico de la Compañía de Jesús*, Institutum Historicum, S. I., Roma, 2001, "Medicina", pp. 2601 – 2602。

绪　言

了一起。耶稣会成立以后,很快成为教廷和葡王向东方扩展的重要力量。他们组织严密、训练有素,1542年耶稣会士首次前往东方后,不久便后来居上,在好望角以东的范围内(除菲律宾外),取代了较早到达的方济各会,成为传教主导,成绩斐然。耶稣会的传教手段十分灵活,甚至可以说是为达目的不择手段。而行医传教便是他们所一贯采用的传教方式之一。在西医东渐方面,尤其是将西医传入远东方面,耶稣会的作用甚至远远超出了葡萄牙殖民者和商人。

从1542年开始,耶稣会士经常搭载前往东方的葡萄牙船只。他们在航程中除了为船员进行宗教服务外,也照顾伤病员。东来的耶稣会士中亦有出色的医生,为船员提供医疗服务。例如1618年金尼阁(Nicolas Trigault,1577－1628)前来东方的旅途中,据他说是一次愉快的旅程,因为船上636人仅有50人死于途中,而据同船的一些人记载,这要归功于同船前来东方的名医邓玉函神父。[1]更重要的是,耶稣会在东方各葡萄牙据点上建立的很多医疗机构,一方面为本会成员及葡国商人、官员提供医疗服务,另一方面在当地人中行医。这成为耶稣会在东方传教的一种十分重要的手段。

1546年葡王若望三世给果阿主教瓦兹(Miguel Vaz)神父的训令中指出:"您让那里的神父们为当地的穷苦之人建一些医院,并尽力为他们提供最好的服务。"[2]耶稣会在那里建立医院可以视为是对葡王号召的响应,但同时也符合该会的利益。这一年,果阿耶稣会士保罗·卡梅尔特(Paulo Camerte)在刚建起来的圣保禄学院附近建立了一座医院。与王家医院相对照,该医院被称为贫民医院(Hospital dos Pobres),以治疗贫穷的印度教徒,也有专门的地方收留麻风病人。该医院位于果阿著名的"右街"(Rua Direita),医院开销则主要来自捐献。[3]保罗·卡梅尔特神父

---

[1] AMARO, *Medicina Popular de Macau*, p. 664.
[2] SILVA, *O Hospital Real de Goa, 1510－1610*, p. 45.
[3] ROCHA, Leopoldo da, *As Confrarias de Goa, Séculos XVI－XX*, Lisboa: Centro de Estudos Históricos Ultramarinos, 1973, pp. 80－81.

是与沙勿略神父一起抵达果阿的,他在该医院担任医生和护理员共12年,直到去世为止。1552年12月8日雷芒(Reimão)神父致路易斯·贡萨尔维斯(Luis Gonsalves)神父的信中写道:"保罗·卡梅尔特神父还经管着一间医院,该医院与本学院(指圣保禄学院)相连,他在那里开展了大量的慈善事业,在我主的一贯关照下,该医院接收当地的各类男女病人,……该医院的病人数一直维持在30—40名。"[1]保罗·卡梅尔特去世后,由在俗修士佩德罗·阿丰索(Pedro Afonso)接管医院,据弗朗西斯科·德·索萨(Francisco de Sousa)记载,他是好望角以东最出色的外科医生。他在贫民医院中服务了22年,根据他自己写的一封信,他治疗过的病人"有的患脓肿,有的身上患溃疡并往外渗液体,有的受伤,有的呕吐不止,有的头部溃烂,有的四肢跌打损伤,以及各类其他的病症,其中有一些我也无法治疗,因为这些疾病古代医生并没有记录过……"。后来由于撒尔塞特(Salsete,今属果阿一区)的偶像被捣毁,当地人对传教士十分愤恨,医院不得不从果阿搬到马尔干(Margão,亦为果阿一区),佩德罗·阿丰索修士也随医院来到了马尔干。在一次与伊斯兰教徒的战争中,马尔干的教堂和学院均被摧毁,只有该医院完好地保留下来。在佩德罗·阿丰索之后,又有一位在印度学医的外科医生拉匝罗·里贝罗(Lázaro Ribeiro)继续管理医院。[2]

耶稣会士医生除了在本会建立的贫民医院中行医外,也常到王家医院服务,例如意大利耶稣会士洛甫雷达(João Baptista Lofreda)曾在果阿王家医院中服务过数月,而其他耶稣会士也经常在医院中照顾病人。1542年5月6日,耶稣会创始人之一圣方济各·沙勿略抵达果阿,曾住在王家医院中为病人服务。这时果阿已经有了一座麻风病院,每到周日,沙勿略便前往那里主持麻风病人进行忏悔和祈祷。而在入会前的见习期间,在医院中做一些护理、清洁工作是耶稣会所倡导的。1559年,当时耶稣会

---

[1] Biblioteca da Ajuda(葡萄牙阿儒达图书馆,以下简写为BA), *Jesuítas na Ásia*, Cod. 49-IV-49, fl. 162v.
[2] COSTA, P. J. Peregrino, *Medicina Portuguesa no Extremo-Oriente*, pp. 6-7.

绪　言

印度教省会长席尔维拉(Gonçalo da Silveira)决定,耶稣会士要参与救助从葡国抵达的船只中的病员。由此,新会士救助病人成为一项传统,每年9月开始,都有一些教士住在果阿王家医院中服务一两个月,服务的项目包括干很多"低下的"粗活,如搬运病人、打扫卫生,乃至清洗便盆。耶稣会士的这些活动为他们赢得了声誉。[1]

耶稣会士在印度积极参与医疗活动的现象引起了该会上层的注意。在他们看来,过多地从事医疗活动、拯救人们的身体,这必然会影响到灵魂拯救事业,而后者才是传教的根本目标所在。1567年,耶稣会总会长布尔亚(Francisco Borja)神父致函首任印度巡按使神父,要求耶稣会士不准治疗病人,不准储存药方,甚至不准住在果阿贫民医院中,但可以对医疗活动进行检查。1575年,印度教省大会上,在巡按使范礼安(Alexandre Valignano, 1538-1606)神父的面前,所有与会者都同意放弃对耶稣会医院的暂时管理,不过医院的移交必须获得总督的同意。但是,将管理医院的责任交给教徒团体也不现实,因为绝大部分教徒都很贫穷,也缺少管理医院的必要准备。耶稣会士所创建的医院将仍在耶稣会的指导下开展医疗活动,并在一定程度上由当地教徒参与其中。1576年,在谈到撒尔塞特医院时,范礼安说:"现在不能放弃对医院的管理,等将来教友会壮大以后,才有条件放开对医院的管理。然而,这里的人们非常贫弱,类似医院这样的设施又非常缺乏,所以不能够仓促行事,而要采取一种谨慎的方式。"[2]

耶稣会在果阿所建立的医院是葡国在亚洲第一座以治疗皈依的天主教徒为主的医院,此后其他地方纷纷效仿。1550年,恩里克斯(Henrique Henriques)神父在捕珠口(Costa da Pescaria)的普尼卡尔(Punicale)城建立了一座医院。当时捕珠口有4万居民,多以捕珠为生。一位懂得印度医学的教徒医生在那里治疗病人,并管理医院;后来又组建了一个慈善委

---

[1] SILVA, *O Hospital Real de Goa, 1510-1610*, p.48.
[2] SILVA, *O Hospital Real de Goa, 1510-1610*, pp.47-48.

员会来管理医院。捕珠口的第二座医院是若望·德·陡斯(João de Deus)神父建立的,附属于天使圣母堂(N. Sra. dos Anjos);还有一座医院,用来治疗士兵的。在贝辛附近的Taná城,耶稣会士也建立了一座医院,在他们的学院附近,有专门的药房。1558年,该医院的外科医生是一名耶稣会修士,还有一名非教徒的印度医生。在16世纪的亚洲,欧洲近代医院的观念与传统的印度医学结合在一起,形成了一种非常新奇、独特的共生现象。[1] 16—17世纪,耶稣会士在印度东西海岸建立的医疗机构还有很多,[2]无论对传教、东西方贸易和医学文化交流都发挥了重要作用。

在东南亚,耶稣会的医疗活动也十分普遍。1552年马六甲爆发鼠疫,沙勿略神父亲手将染鼠疫的人送往医院和耶稣会驻地,而这些地方已经拥挤不堪了。沙勿略将废弃船只拆除,用船板在医院中给病人搭床位。该医院由耶稣会管理,1554年贝尔西奥·努内斯(Belchior Nunes)神父和平托(Fernão Mendes Pinto)在前往日本的途中经过这里,曾在医院中探望病人。1605年有8名耶稣会士来到马六甲,他们获得一万克鲁扎多(Cruzado),用以购买药品及药房等其他设备。由于该城的医院已经不够用了,他们便在那里找了几间房子,建立了一座医院,由这些传教士管理。[3] 1546年,传教士们抵达摩鹿加群岛。佩鲁·马士加路也(Pero Mascarenhas)神父在Tidor建立了一座仁慈堂,附有医院,以治疗穷人;甲必丹末迪奥戈·德·阿赞布亚(Diogo de Azambuja)是首任主席,捐献一千克鲁扎多用于仁慈堂开销。在安汶,甲必丹末建有一座军事医院,塞巴斯蒂昂·达·维戈(Sebastião da Veiga)神父在该院服务。在安汶也有一个仁慈堂,附有医院和小教堂。该城有葡国居民约900户,另有几百户当地居民。1605年2月23日荷兰海军上将范德哈根(Van der Hagen)占领

---

[1] SILVA, O Hospital Real de Goa, 1510-1610, pp. 45-46.
[2] 关于耶稣会士在印度其他地方建立的医院,参见COSTA, P. J. Peregrino, Medicina Portuguesa no Extremo-Oriente, p. 12。
[3] Livro das Monções, no. 10. 参见COSTA, P. J. Peregrino, Medicina Portuguesa no Extremo-Oriente, p. 13。

绪　言

该城要塞,摧毁了 3 座教堂,只有仁慈堂及其医院和小教堂保留了下来。[1]

16 世纪,除果阿之外,耶稣会士在东方医疗活动的另一个重要中心是日本。早在 1549 年首批耶稣会士抵达日本之前,就有一名葡萄牙医生在大分行医三年,曾治疗过大内义隆。沙勿略及其随从在日本期间(1549—1551)为传教而开展了很多医疗活动。[2] 而 16 世纪将西医传入日本的最重要人物是葡萄牙耶稣会士医生路易斯·德·阿尔梅达(Luís de Almeida, 1525 - 1583)。他生于里斯本的犹太人家庭,父母是富有的新教教徒。1546 年 3 月,阿尔梅达获得在整个葡萄牙王国行医的许可证。1548 年他乘船前往东方行医及经商,在印度已经是甲必丹末,并曾是一名出色的军人,后来到远东经商。1552 年乘船从马六甲前往日本。1554 年,在日本入会,成为助理修士。

到达日本后,阿尔梅达发现日本的弃婴、杀婴情况很严重,因此于 1555 年在丰后大名大友义镇的资助下,在丰后开办了一间孤儿收容院。一年后,传教士在丰后府内又建立了日本第一所西式医院。据维勒拉(Gaspar Vilela)在 1557 年 10 月 14 日的信中写道:"在穷人中建立一间医院似有助于服务上帝,医院与地位低下且不讲卫生的穷人打成一片,这在日本人中间尚属新鲜事物。我们将此想法与国王(大名)谈了……我们立刻在教堂前的一块空地上开工。我们在那里建了一个大屋,有两个房间,一个接收受伤者以及可以很快被治好的患者,另一间接收麻风病人;该地区有很多麻风病人。医院很快就为很多人进行了治疗,并由一位在这里入会的修士负责,该修士放弃了很多俗务,专心为上帝服务。与医院的穷人和伤病者的接触增多了,他们对上帝的赞扬也增多了,医院使他们深受感化。前来医院的各种类型的人均可得到治疗,我们将自己配制的

---

[1] COSTA, P. J. Peregrino, *Medicina Portuguesa no Extremo-Oriente*, p. 14.
[2] SCHILLING, Dorotheus, O. F. M., *Os Portugueses e a Introdução da Medicina no Japão*, Coimbra: Instituto Alemão da Universidade de Coimbra, 1937, p. 17.

药物发给他们,因为他们大多数都很穷。"[1]这里提到的修士即外科医生阿尔梅达。

1559年,在阿尔梅达修士的倡议下,根据其提供的方案,在贫民医院前面为贵族阶层建立了一间医院;这些贵族,包括武士和僧侣,不愿意与穷人在一起治病。这间医院有16个房间,包括医生卧房、小礼拜堂、手术室和诊疗室。关于该医院,戛戈(Baltazar Gago)神父在写于丰后的信(1559年11月1日)中说:"我们在丰后建有两座医院,一座接收受伤者,以及患溃疡的病人;另一座接收其他类型的患者。后者今年才完工,以圣母访问节(Visitação da Santa Virgem)的名义建的,木质结构。医院有16间房,与医生的住所相连。医生由熟悉治疗的人提供帮助。从夏天到现在,已经有两百多患者得到了治疗。保护病人的圣神科斯默不拒绝任何人,无论其病情多么严重;肿瘤、长达17—20年的瘘病,在那里都得到成功的治疗,这应该更多地归功于神的仁慈,而不是医生的治疗。在我们的团队中有一名出色的外科医生,他有很多门徒,其中一个门徒有双重德行,既用药物治疗身体,也用精神良药治疗灵魂。而且,他通日语,在患者中发展了很多教徒。"[2]这里所谈到的医生也指阿尔梅达。

戛戈神父在另一封信中对该医院又提供了一些新的信息:"医院紧连医生住所,该医生负责照顾病人;住所有一阳台,病人在那里接受治疗,其他人看不见。一个日本老人负责治疗患溃疡的病人,并负责给病人灌肠。该日本人也是一个传教者,其足迹甚至到了江户,即全日本的首都。各地都有人慕名前来医院。今年夏天以来,已有200多患者在这里接受了各种方式的治疗。医院向所有人开放,包括各种被抛弃的绝症患者……一些患者60多岁了,已在床上躺了20年,患有癌症和瘘。"这位日本老人教名保禄,在皈依天主教前曾是一个和尚,也读过一些中医书籍,府内医院建立后,慕名前来帮忙。该医院所有治疗均为免费,医院开销来

---

[1] COSTA, P. J. Peregrino, *Medicina Portuguesa no Extremo-Oriente*, p.17.
[2] COSTA, P. J. Peregrino, *Medicina Portuguesa no Extremo-Oriente*, pp.17-18.

自葡国人、日本人、教会及大名们的捐助。1587年丰后被摩萨攻破、烧毁,医院可能也毁于战火之中。[1]

除了在丰后的医院外,传教士还在江户建立了一座医院,附属于外科医校;在大阪、浅草也建有医院。在长崎,据盖雷罗(Fernão Guerreiro)说,有一个仁慈堂和一座名为圣地亚哥的医院(Hospital de S. Tiago),在那里,"日本人在耶稣会士的指导下,按照欧洲的样式建立了仁慈堂,为穷人和患者提供了大量帮助"。长崎的仁慈堂、医院和收容所一直存在到1620年遭到破坏为止。[2]

由于耶稣会章程规定,耶稣会士不准行医,因此阿尔梅达便通过向日本教徒传授医学来达到行医传教的目的。1568年,大名织田信长不仅准许传教士传教,还准许他们在江户建立南蛮寺(Nanbanji),懂医学的两个传教士格利高里(Gregorio)和阿尔梅达将该寺变成了一座医院,收治病患,为他们治病,给他们施舍,并立即开设了一个外科医校,一些学员在那里学习医术,同时也是传教员。医校很快成为一个皈依活动的中心,一些被治好的人成为教徒,并马上在医校中学习外科知识。学员既有葡国人,也有日本人。该医校的一些外科器具至今在东京还有保存。织田信长还给他们划了一块地作为药圃,葡国人带来很多外国药用植物在那里栽培。这是西方人在远东开办的第一所医学教育机构。[3]

阿尔梅达晚年奉范礼安之命抵达澳门,在他55岁时由贾尼劳(Melchior Carneiro, 1516 - 1583)主教祝为神父。1583年10月5日在澳门圣安东尼堂去世,享年58岁。他所治疗的疾病大多数为肿瘤、创伤、瘘等,尤其是枪炮伤,但也曾治疗过不少内科疾病。据耶稣会士卡罗斯(Pierre Charles)说,阿尔梅达所用的药方主要为中药药方,他是从中医书中获得这些药方的。稍后也使用一些来自印度的药物。他从葡国带来了一些必要的外科器具。17世纪初丰臣秀吉开始禁教,葡人建的南蛮医校

---

[1] COSTA, P. J. Peregrino, *Medicina Portuguesa no Extremo-Oriente*, pp. 18 - 20.
[2] COSTA, P. J. Peregrino, *Medicina Portuguesa no Extremo-Oriente*, p. 21.
[3] COSTA, P. J. Peregrino, *Medicina Portuguesa no Extremo-Oriente*, pp. 26 - 27.

和所有医院、孤儿院、收容院都被夷为平地,入教的麻风病人甚至被活活烧死和斩首。这样,16世纪传入日本的西方医学几乎没有留下印记,很快被遗忘了。[1]

六 奥尔塔《印度香药谈》与东西方医学文化交流

海外葡萄牙人为了适应当地的环境,不仅建立了大批的医疗结构,还结合已有的西方医学知识,对当地传统医学进行了研究,促进了世界医学的新发展。葡萄牙人在巴西、印度、中国和日本都进行过医学和药物学的研究,其中在地处热带的果阿创建了影响较大的热带医学,对传统的西方医学、印度医学、波斯医学和阿拉伯医学进行了批判式的继承和发展,为海外医疗事业提供了医学基础。

在葡印总督的协助与督促下,果阿圣保禄学院聚集了很多精英学者,其中有一些人专门从事医药学研究。该学院除了开展拉丁语法、哲学、修辞学和神学等教育外,也进行医学研究与教育。例如,据1550年弗洛伊斯(Luis Froes)的一封信中说,果阿圣保禄学院的院长卡布拉尔(Francisco Gabral)神父(此人后来在澳门成为耶稣会日本副省会长)每天早晨7—9点讲授医学。[2]

16世纪的果阿,东西方医学逐渐结合在了一起。葡国医生尝试使用当地的药物,治疗在印度特殊环境中所存在的疾病;而当地的医生也逐渐学会了一些西方医学知识。据经常向当地医生求医的葡印总督巴莱多(António Moniz Barreto)说:"当地的异教徒医生不仅治疗本地人,而且也为葡萄牙人提供治疗,总督本人、主教以及其他教士对这些医生比对欧洲医生抱有更大的信心。"而据意大利旅行家拉瓦尔的游记记

---

[1] 此处关于16世纪西方医学在日本的详细情况,参见 SCHILLING, Dorotheus, O. F. M., *Os Portugueses e a Introdução da Medicina no Japão*; COSTA, P. J. Peregrino, *Medicina Portuguesa no Extremo-Oriente*, pp. 17–38;东野利夫:《南蛮医アルメイダ:戦國日本を生きぬいたポルトガル人》,東京:柏書房,1993年;戚印平:《日本早期耶稣会史研究》,北京:商务印书馆,2003年,第148—158页;NOGUEIRA, Fernando A. R., "Luís de Almeida and the Introduction of European Medicine in Japan", in MARQUES, Mário Gomes & CULE, John (eds.), *The Great Maritime Discoveries and World Health*, Escola Nacional de Saúde Pública Ordem dos Medicos Instituto de Sintra, Lisboa, 1991, pp. 227 – 236。

[2] COSTA, P. J. Peregrino, *Medicina Portuguesa no Extremo-Oriente*, p. 9.

载,在17世纪初已经有婆罗门教僧侣按照葡萄牙或欧洲的方式行医和制药了。[1]

果阿圣保禄学院的药房积极研究当地的药材,结合欧洲的配制方法,制造出许多新药。其中最著名的要属保心石(pedra cordial)了。该药又称"果阿石",在16、17世纪的亚洲和欧洲都很有名,曾被耶稣会士带到北京,又从那里由耶稣会士寄往俄国宫廷。在欧洲,人们将保心石颗粒放入醋中溶解,用来治疗疫病。在果阿,医生用保心石以及蔷薇水和底也迦来治疗霍乱。[2]墨西哥来华方济各会士石铎琭在所著《本草补》中有"保心石"一条,对此石专门作了介绍,说保心石有天然生成者,有泰西名医至小西洋采珍药制成者。[3]其制成者,据说是根据佛罗伦萨化学家、在俗修士加斯帕尔·安东尼奥(Gaspar António)的秘方合成的,所以这种药物又被称为加斯帕尔石。这种药石大量销往欧洲和远东,使圣保禄学院获利颇丰,以至于有果阿当地的药剂师伪造保心石销售。果阿耶稣会总管神父向政府请求授予圣保禄学院药房保心石独家制造权,1691年3月21日他们获得了这项权利。此外,该药房还制造了很多其他种类的药剂,以及各类秘方,用以供应耶稣会在东方建立的各个医院。

在这种东西方医学交汇的环境中,16世纪中叶诞生了一位著名的医学家加西亚·达·奥尔塔(Garcia da Orta, 1499 – 1568)。他于1563年在果阿出版了《印度香药谈》一书,标志着热带医学的创立。奥尔塔1499年(一说1500年)出生于葡西边境小城埃尔瓦什(Elvas)的一个犹太人家庭。他自小对医学感兴趣,大约1515—1523年期间,在西班牙萨拉曼卡(Salamanca)大学和阿尔卡拉·德·埃纳雷斯(Alcalá de Henares)大学攻读艺术、哲学和医学,所学医学课程主要为欧洲、阿拉伯古典医学,包括希波克拉底、盖伦和阿维森那的著作。[4]获得学士学位后,于1523年返回

---

[1] COSTA, P. J. Peregrino, *Medicina Portuguesa no Extremo-Oriente*, pp. 9 – 10.
[2] MIRA, Ferreira de, *História da Medicina Portuguesa*, pp. 126, 133.
[3] 石铎琭:《本草补》,《罗马天主教文献》第12册,第125—126页。
[4] FICALHO, Conde de, *Garcia da Orta e o Seu Tempo*, Lisboa: Imprensa Nacional, 1886, p. 14.

葡萄牙。他在卡斯特罗·德·维德城(Castello de Vide)通过葡萄牙主治内科医师的考试,并在那里行医几年。1526年到里斯本,1532年在里斯本大学谋得教席。

1534年3月,为了躲避葡萄牙人对犹太人的宗教迫害,奥尔塔作为未来葡印总督玛尔丁·阿丰索·德·索萨(Martim Affonso de Sousa)的私人医生,乘"王后"号船东迈,于9月抵达印度果阿。1534—1538年期间,奥尔塔跟随索萨,足迹遍及次大陆沿海的葡萄牙各据点。从1538年直至1568年去世,他一直在果阿行医,较少离开。他在果阿开有诊所,也是果阿王家医院的医生。他一度成为德干王国的御医,且是多任印度总督的私人医生。他在行医的同时,也做药材、珠宝和玉石买卖。[1]

奥尔塔一生只写过一部著作,即《印度香药谈》,[2]但却是西方药学史上的一个里程碑,奠定了"热带医学"的基础。全书共59章,以对话的方式讲述了80多种印度及远东药物,并谈到每种药物在各种语言中的名称、性状、用法以及市场行情,等等。对话主要是在奥尔塔和鲁阿诺(Ruano)之间进行的。鲁阿诺是奥尔塔虚构的人物,是希腊、罗马古典医学的代表,奥尔塔则通常以阿拉伯、印度医学和自己的实践经验,对古典医学进行修正。《印度香药谈》不仅是世界药学史的重要文献,对语言学、贸易史亦有重要参考价值。

在奥尔塔所研究的药物中,甚至包括一些著名的中药,如土茯苓、高良姜、大黄等,其中土茯苓是治疗梅毒的特效药,被称为中国根。明朝中叶外科家薛己(1480—1558)在他著的《外科心法》(1525)中,已经有用土茯苓治疗杨梅疮的记载。[3]奥尔塔说:"中国人用它治疗梅毒,并于

---

[1] BOXER, C. R., *Two Pioneers of Tropical Mecicine: Garcia d'Orta and Nicolás Monardes*, The Hispanic & Luso-Brazilian Councils, London, 1963, pp. 8 – 9.

[2] 完整书名为 *Colóquios dos Simples, e Drogas da Índia, e assi dalgumas frutas achadas nella onde se tratam algumas cousas tocantes amediçina, pratica, e outras cousas boas, pera saber cõpostos pello Doutor garçia dorta: fisico del Rey nosso senhor, vistos pello muito Reuerendo senhor, ho liçençiado Alexos diaz: falcam desenbargador da casa da supricaçã inquisidor nestas partes*, Goa, 1563. 我使用的版本为菲卡略(Conde de Ficalho)的校注本, *Coloquios dos Simples e Drogas da India* por Garcia da Orta, Lisboa: Imprensa Nacional, 1891。

[3] 薛己:《外科心法》卷六"草藓汤"条,湖北科学技术出版社,1984年。

绪　言

1535年将其带到这里以治疗此病。"[1]当时奥尔塔的终生朋友索萨在第乌(Diu)军事据点,坎贝(Cambaia)苏丹卜哈多尔(Bhadur)在被土茯苓治愈后,将该药赠送给索萨。土茯苓在印度很快传播开来,使奥尔塔从葡萄牙带来的美洲大陆新药愈疮木(guaiacam)降低了声誉。开始时,土茯苓的价格昂贵,每甘达(ganta,相当于24盎司)要10克鲁扎多,但后来由于商人大量贩入,价格大大降低了。

1563年初版的《印度香药谈》封面

土茯苓传到印度后,于同年便传到了欧洲,并因为治愈了西班牙国王卡罗斯五世而誉满欧洲。著名解剖学家维萨里于1546年发表文章,赞扬土茯苓的治疗功能。[2]梅毒是由哥伦布船队第二次从美洲大陆返回西班牙(1494)时携带至欧洲的,[3]法国国王查理三世(Charles III)入侵意大利时,军队中有许多西班牙人,梅毒随之传入法国和意大利。葡萄牙人到达印度后,将梅毒带到了亚洲,并于16世纪初传入了中国。关于梅毒的传播,有一个有趣的现象,那就是它的名称不断随着地域而发生变化,先后被称为"西班牙疮(morbo hispanico)"、"高卢疮(morbo galico)"、"那不勒斯疮(morbo napolitano)",传到印度后,由于穆斯林称葡萄牙人及欧洲白种天主教徒为"佛朗机(franguy)",便将梅毒称为"佛朗机疮(mal dos frangues)"。[4]梅毒传入中国之始,由广东而入,便被称为"广疮"。[5]这在世界疾病史上可说是独一无二的现象。梅毒在中国的迅速流行,引起了中国医学界

---

[1] Orta, Garcia da, *Coloquios dos Simples e Drogas da India*, Vol. II, p. 260.
[2] FICALHO, Conde de, *Garcia da Orta e o Seu Tempo*, p. 294.
[3] 这只是一种比较流行的看法,对于梅毒起源问题,尚有很多争论。
[4] ORTA, Garcia da, *Coloquios dos Simples e Drogas da India*, Vol. II, pp. 115 – 116, notas 4.
[5] 俞弁《续医说》"草薢条"云:"弘治(1488—1505)末年,民间患恶疮,自广东人始;吴人不识,呼为广疮,又其形似,谓之杨梅疮。"上海科学技术出版社,1984年。

的震惊,并很快研究出"轻粉"(汞剂)药方,但由于该方容易引起汞中毒,于是多采用以土茯苓为主药的药方。[1] 大航海使一些传染病在世界范围内泛滥,同时也使治疗该病的药物药方在世界范围内得到迅速传播。

《印度香药谈》出版后,在欧洲医药学界引起强烈反响,不久便有了多种译本。1567 年由卡罗罗·克鲁西奥(Carolo Clusio,1526 - 1609)译成拉丁文,该版本于 1574、1579、1593 和 1605 年再版;1576 年意大利文版问世,至 1605 年,意大利文译本至少有 8 个版本;1602 年首个法文本出版;[2]1577 年出版英译本,并有一个珍贵的西班牙文译本行世。[3]《印度香药谈》被译成多国文字后,其译本,尤其是拉丁文译本的影响,反而超过了葡萄牙文原著。拉丁文译者卡罗罗·克鲁西奥是弗兰德人,早年在比利时根特(Ghent)大学和鲁汶(Louvain)大学学习,于 1559 年毕业于蒙彼利埃(Montpellier)大学,获医学博士学位。毕业后周游西欧各国,1564 年 9 月至 1565 年 1 月期间居住于葡萄牙,并得到一部奥尔塔的《印度香药谈》。[4] 从此直到去世,他共编译出版了五个《印度香药谈》的拉丁文本。他的拉丁文译本并非原著的直译,保留了原著中医药学内容和对话体的形式,而删除了与印度生活及政治等有关的一些内容。

奥尔塔的著作为另一个葡裔非洲人克里斯托旺·达·科斯塔(Christovão da Costa)所继承,他以《印度香药谈》为基础,用西班牙文著成《东印度医药》[5]一书,于 1578 年出版。科斯塔 1568 年 9 月抵达果阿,那时奥尔塔刚去世不久。科斯塔研读过《印度香药谈》,他自己承认奥尔塔的著作是《东印度医药》的依据。但科斯塔的行迹要比奥尔塔广

---

[1] 参见李时珍:《本草纲目》卷十八"草部"七,"土茯苓"条,人民卫生出版社,1957 年影印本。
[2] FICALHO, Conde de, *Garcia da Orta e o Seu Tempo*, pp. 367 - 383.
[3] LEJEUNE, *As Contribuições de Portugal para a História da Medicina*, Lisboa, 1938, p. 9.
[4] BOXER, C. R., *Two Pioneers of Tropical Mecicine: Garcia d'Orta and Nicolás Monardes*, p. 25.
[5] COSTA, Christovão da, *Tractado de las drogas y medicinas de las Indias Orientales*, Burgos, 1578, Edição de Jaime Walter, Junta de Investigações do Ultramar, 1964.

阔,他到过马六甲和中国,[1]他的著作中也包括了一些自己的观察。《东印度医药》同样被弗兰德人卡罗罗·克鲁西奥于1582年译成拉丁文,并附于以后几个《印度香药谈》版本之后。

西班牙塞维利亚(Sevilla)著名医生尼古拉·莫纳尔德斯(Nicolás Monardes)与奥尔塔一起,被博克塞(C. R. Boxer)誉为两位"热带医学的先驱"。莫纳尔德斯于1569年在家乡出版《西印度医药》[2]一书。有葡萄牙学者认为此书中的许多内容,如关于龙涎香、保心石的论述,是根据奥尔塔的著作,博克塞持相反的意见。[3]《西印度医药》与《东印度医药》一样,于1582年由卡罗罗·克鲁西奥译成拉丁文,也附于《印度香药谈》以后几个版本之后。

关于这几部药学著作之间的关系及版本,诸家说法不一,这里之所以进行一番概述,是因为《印度香药谈》的第五个拉丁版本、《东印度医药》的第三版及《西印度医药》的一个拉丁文本,由传教士于明代带到了中国,今见于《北堂书目》。[4]同条目录中还包括卡罗罗·克鲁西奥、莫纳尔德斯的其他几部医学著作。这些书很可能是由金尼阁1619年重返中国时带来的。

17世纪以后,《印度香药谈》在西方仍然受到重视。一位名为雅格·德·邦特(Jacques de Bondt)的荷兰医生在巴达维亚行医多年,并对奥尔塔的著作深有研究,他在巴达维亚留下多部著作,出版于1642年的《印度医学》[5]中第一部分,便是对《印度香药谈》的注释。[6]《北堂书目》中收有邦特《东印度自然与医学史》(*Historiae naturalis et medicae Indiae*

---

[1] FICALHO, Conde de, *Garcia da Orta e o Seu Tempo*, p.387.
[2] MONARDIS, Nicolai, *Dos Libros, El Vno Qve Trata de todas las cosas que traen de nuestras Indias Occidentales, que siruen al vso de la Medicina, y el otro que trata de la Piedra Bezaar...*, Sevilla, 1569.
[3] BOXER, C. R., *Two Pioneers of Tropical Mecicine: Garcia d'Orta and Nicolás Monardes*, pp.21-22.
[4] Mission Catholique des Lazaristes à Pékin, *Catalogue de la Bibliothèque du Pé-T'ang*, Pékin, Imprimerie des Lazaristes, 1949, Société d'Edition "Les Belles Lettres", Paris, 1969, pp.585-586.
[5] BONTII, Jacobi, *Medicina Indorum Lib. IV*, Lugduni Batavorum, 1642.
[6] FICALHO, Conde de, *Garcia da Orta e o Seu Tempo*, p.385.

Orientalis)一书,[1]其内容很可能涉及《印度香药谈》。

这些医书是在华传教士继续学习医学的参考,并通过学习医学以便行医传教。例如比利时耶稣会士鲁日满(François de Rougemont,1624－1676)于1658年到达澳门后,曾给荷兰安特卫普(Antwerp)一教授寄过一个治疗肾结石的方子,而他所根据的医书就是克里斯托旺·达·科斯塔《东印度医药》一书。[2]鲁日满可能在欧洲并没有看过此书,而是在澳门读到了此书,当时澳门圣保禄学院有一个相当好的图书馆。在科斯塔的书里,共有四个可以治疗结石的药方,主要药物分别为土茯苓、山扁豆、马鲁古木和马尾藻,[3]前两种均采奥尔塔《印度香药谈》,后两种为科斯塔新增的内容。由于鲁日满信中称药方为"Moluca",则他所寄者,应为以马鲁古木(Pau de Maluco)为主药的药方。而他的医药学知识中,包括了奥尔塔和科斯塔的医学研究成就。

16世纪中国伟大的药学家李时珍于嘉靖三十一年(1552)开始编撰《本草纲目》,成书于万历六年(1578),首版以后曾多次再版。对比1534年到达印度、1563年在果阿出版《印度香药谈》的奥尔塔,尽管李时珍及其《本草纲目》略为晚出,但可以将他们归为同一时代的人。而《印度香药谈》与《本草纲目》一西一中,是16世纪问世的两部重要的药学著作,在东、西方药学史及世界医学史上产生了深远的影响。奥尔塔与李时珍的知识结构中有一个交集,就是波斯、阿拉伯及印度医学(西域医学)。奥尔塔在西班牙读大学时,除希腊、罗马古典医学外,接受最多的便是阿拉伯医学家阿维森那的著作。到达印度后,由于远离欧洲正统的学术气氛,奥尔塔得以利用在印度所接触到的波斯、阿拉伯和印度医药学的理论知识与实践经验,对欧洲古典医学传统,特别是盖伦医学理论,提出挑战

---

[1] *Catalogue de la Bibliothèque du Pé-T'ang*, *Pékin*, p. 723.
[2] GOLVERS, Noël, *François de Rougemont*, *s. j.*, *Missionary in Ch'ang-Shu*(*Chiang-Nan*), *a Study of the Account Book*(*1674－1676*), Leuven University Press & Ferdiand Verbiest Foundation, 1999, p. 530.
[3] COSTA, Christovão da, *Tractado de las drogas y medicinas de las Indias Orientales*, pp. 54, 87, 223, 241.

与修正。这一点明显地体现在奥尔塔与其虚构的人物鲁阿诺之间的对话当中。李时珍撰《本草纲目》亦旨在对旧有本草著作的修正,《本草纲目·序》云:"古有《本草》一书,自炎黄及汉、梁、唐、宋,下迨国朝,注解群氏旧矣。第其中舛谬、差讹、遗漏不可枚数,乃敢奋编摩之志,僭纂述之权。"《本草纲目》所收海药甚多,而凡涉及海药,多征引李珣《海药本草》一书。李珣为波斯后裔,且弟玹为海药商人,故《海药本草》中多载西域医药学知识。李时珍虽未游西方,但足迹远至江西、江苏、河南、安徽、河北等地,且注意收集海外信息。奥尔塔与李时珍知识结构中的交集,体现了 16 世纪东西方医药学的交流。

上 编
行医与传教

世界各地的传统医学均与宗教有着密切的关系。宗教所试图解决的一个重要问题,就是身体与精神(或灵魂)的关系,而医学的主要目的在于维持身心的健康状态。近代科学病理学建立以前,身体的疾病往往被归结为超自然的神秘力量,要么是得罪了上帝而遭到惩罚,要么是邪魔缠身不能自拔,甚至两者都有。[1] 这时,宗教的干预并辅以一些经验医学的治疗手段,便成为寻求身体重返健康状态的一种重要方式。这种宗教仪式加经验医学的"治疗",无论结果如何,往往都成为宗教扩大影响的途径,因为如果患者成功康复,便能增强其对神的信仰程度,而一旦患者没有康复甚至最后导致死亡,那也是患者之罪过重或信仰尚不虔诚的恶果,从而成为教育他人的反面典型。这是古代人关于身体与信仰的较为普遍的逻辑。无论是在东方的道观佛寺中,还是在西方的神庙教堂中,身体的健康都是向神祈祷的重要内容,神既是人的精神的主宰,也是人的身体的主宰。

世界上各种主要的宗教都曾将行医作为传教的手段,就域外医学的

---

[1] 相关论述可参见安德鲁·迪克森·怀特:《基督教世界科学与神学论战史》下册,鲁旭东译,第453—455页。

传入与传播而言,无论是西域医学还是西洋医学,主要都是通过宗教传播的形式传入中国的。佛教中有医僧,穆斯林对阿拉伯医学的传入也起到了重要作用,即使唐代入华的祆教、景教和摩尼教以及元代的也里可温,其教士或教徒也都曾通过掌握一定的医术来传播宗教。晚明以后,西洋医学则主要通过明末入华的天主教传教士和 19 世纪初入华的新教传教士传入中国。可以说,西医入华史是西方宗教入华史的一个重要组成部分。

行医传教是基督宗教的一种传统的传教方式。《圣经》中记载耶稣及其门徒经常通过医治患者来达到使其皈信上帝的目的。《马太福音》第八章讲到耶稣曾"治百夫长的仆人"、"治彼得岳母"、"医治瘫子"等,《使徒行传》中也记载了彼得、保罗等耶稣门徒给人治病的事例,如第十四章"保罗治好生来腿瘸的"中说:"路司得城里,坐着一个两脚无力的人,生来就是瘸腿的,从来没有走过。他听保罗讲道。保罗定睛看他,见他有信心,可得痊愈,就大声说,你起来,两脚站直。那人就跳起来而且行走。"〔1〕《圣经》中的这些记载成为基督宗教传教士在华采取行医传教方式的重要依据。

总体而言,行医是传教的一种有效手段,但是在具体的文化背景与历史情境中,行医与传教之间的关系亦表现得颇为复杂,有时教士的行医活动不仅不利于传教,甚至可能给传教事业带来灾难,异文化间所具有的排斥性在传教士为人治病失败的时候会凸显出来,从而成为冲突的导火索。而且,治疗身体毕竟只是一种手段,其目的在于使人入教。手段与目的之间可以相辅相成,有时也相互矛盾。在中世纪基督教义中,疾病是上帝对人类罪恶的惩罚,治病则相当于对上帝旨意的违抗;另一方面,对患者,特别是贫穷患者的帮助和治疗,又是基督宗教慈善本性的应尽义务。传教士通过拯救身体,使患者感受到教会的仁慈,并怀着感激之情入教;但是,如果在治疗身体上花费过多时间,势必会影响拯救灵魂的工作。所以对

---

〔1〕《使徒行传》,《新旧约全书》,香港:圣经公会,1984 年,《新约》第 166 页。

于传教士是否可以采取行医的手段进行传教这一问题,各传教会一直持非常谨慎的态度。行医与传教之间既相辅相成又相互矛盾的关系,体现了基督宗教思想中形与神的二元对立。无论是天主教传教士还是新教传教士,在行医过程中都需要解决拯救灵魂与治疗身体之间的矛盾,尽力将行医完全服务于传教的目的,避免行医对传教可能产生的不利影响。

是否应该对患者进行医学意义上的治疗,这在基督教会中一直存在着争论。但是,为遭受疾苦之人提供帮助、开展慈善事业又是教会所大力倡导的,因为慈善活动体现着上帝的仁慈。明末来华传教士曾大力宣扬天主教的慈善精神,主张"神哀矜"与"形哀矜"并重,并组织实行了许多善举,这是天主教传行中国下层社会的一个重要基础。

中世纪意大利慈善机构章程中所规定的14项善功,不仅为葡萄牙本土及其海外所建立的数目众多的仁慈堂所继承,而且随着耶稣会士的到来,他们也将这14项善功的内容介绍到中国,作为其所宣扬的基督教义的组成部分。1605年利玛窦《圣经约录》中首次罗列"形神哀矜之行十四端"的内容,其中形哀矜七端为:"一食饥者,二饮渴者,三衣裸者,四顾病者,五舍旅者,六赎虏者,七葬死者。"神哀矜七端为:"一启诲愚蒙,二以善劝人,三责有过失者,四慰忧者,五赦侮我者,六恕人之弱行,七为生死者祈天主。"此后王丰肃(Alfonso Vagnone,1568/1569‐1640,1623年改名为高一志)《教要解略》、无名氏《天主教要》等许多中文教义作品中均将这14项善功列入其中。[1] 1624年来华的意大利耶稣会士罗雅谷曾著有《哀矜行诠》三卷,[2]专门详论"形神哀矜十四端"。耶稣会士所宣扬的形神哀矜思想在中国引起强烈反响,李祖白、程廷瑞为《哀矜行诠》作序跋;1634年有《仁会》[3]一书出版,内中多转录《哀矜行诠》之语,前有泾阳王徵(1571—1644)《仁会约引》一篇。徐光启(1562—1633)曾著《规

---

[1] 利玛窦《圣经约录》、王丰肃《教要解略》、无名氏《天主教要》,均见《罗马天主教文献》第一册。
[2] 罗雅谷:《哀矜行诠》,《罗马天主教文献》第五册,第1—255页。
[3] BNF, Chinois 7348.

诫箴赞》，[1]亦全录此十四端之名。

《哀矜行诠》于探讨形哀矜之顾病者一节中，在天主教神学框架下阐释和解决了患病与治病的关系问题。首先认为，疾病乃"人类原祖罪根之蔓也。大主造人，本欲贻以永安。惟原祖初享安佚，而即叛主命，故诸患蔓焉"。[2]既然疾病是上帝对人类的惩罚，那么是不是患病就不应治疗，以免与上帝之旨意抵触呢？罗雅谷以一位"专以视病立功"的笃修圣人对一位病人的诊治为例，得出"病者自当坚忍，见病者，不可不顾恤也"[3]的结论。持斋与顾病都是教徒的功德，那么如果两者发生冲突无从兼顾又该怎么办？罗雅谷认为："视病半日，虽绝食六日，功弗敌也。何者？视一病，谦德、信德、爱德、克己之德毕俱焉。"对于传染病，"倘以视病染病，反成两损，一则不能救彼，一则我待救于人，不如以药饵遗之，如何？"罗雅谷认为，"视病有二势：有属本分当视者；有不属本分当视者。本分当视，不得不视；不属本分当视而我视之，功德更大。盖只知救人，自忘其躯故也。"又引圣嘉禄牧羊之比喻，说"真牧其羊者，虽死不惧；假者，一遇虎狼，辄弃羊而走"。并总结道："故西国会士，多以视病为本职，且暮行之，罔懈焉。"[4]顾病者不仅限于看望、救济，还包括治疗，尽管这种治疗与宗教仪式相伴；而且即使是传染病，也要不怕危险，救助病人。

但是传教士的根本目的在于灵魂拯救，无论神哀矜还是形哀矜均是拯救灵魂的手段，而神哀矜又重于形哀矜。法国耶稣会士洪度贞（Humbert Augery,1618-1673）重定《圣母会规》中有一条云："形哀矜不如神哀矜，所以在会兄弟以劝人为本。未在教者，劝领洗；在教不守诫者，劝其迁改。"[5]康熙丁丑（1697），西班牙来华方济各会士石铎琭著成《本草补》，南丰刘凝《序》中赞其淑性保身之旨云："乌呼！淑性诸撰，可补伏羲；保身之编，可补神农。厥功伟矣！岂曰小补哉？"并进而请振铎刊行

---

[1] 徐光启：《规诫箴赞》，《罗马天主教文献》第八册，第31—39页。
[2] 罗雅谷：《哀矜行诠》卷二，《罗马天主教文献》第五册，第121页。
[3] 罗雅谷：《哀矜行诠》卷二，《罗马天主教文献》第五册，第129—130页。
[4] 罗雅谷：《哀矜行诠》卷二，《罗马天主教文献》第五册，第127—129页。
[5] 洪度贞：《圣母会规》，《罗马天主教文献》第十二册，第450页。

上编　行医与传教

其著曰：

"海外诚多奇方异药,曷若广为搜辑,以福我中邦乎?"先生愀然曰:"旅人九万里跋涉,原为救人灵魂,非为肉躯计也。且人遭艰难虞,类多向道,生于忧患,死于安乐,子舆氏之言非诬。况身体康泰,半溺嗜欲而寡寅畏,非所谓瘠土民勤,沃土民淫乎?"凝喟然于其言,而更窃有请焉:"人之无良虽备,尝苦楚而顽冥如故。国宪非不严密,小者鞭笞,大者刀斧,蹈之者踵相接也。神哀矜者,亦形哀矜。见颠连困苦者,不问其人之淑慝,苟可一援手而拯之,未有靳焉者。"先生曰:"是亦足矣。姑布枣梨,以诏来许……"遂付诸剞劂氏。[1]

振铎本不愿刊布《本草补》,因为与"原为救人灵魂"的宗旨抵触;但最终为刘凝说服。刘凝的理由是"神哀矜者,亦形哀矜"。

天主教所宣扬的疾病观,受到了中国士人的批判,许大受《圣朝佐辟》云：

而经年重病,谓之天主爱我,福慧之谓何? 诘之,则曰:"病所以福之而报在后世。"既曰"后世",谁人来见?[2]

重现世还是重后世? 治疗身体还是拯救灵魂? 中西文化传统的差异使西洋传教士与中国人对此有着不同的理解。这也注定了行医对传教是利弊兼有的。因接受治疗而入教的中国人,对上帝的认识可能会令传教士大失所望。

---

[1] 刘凝:《本草补·序》,《本草补》一卷原版现存两本,一本藏罗马耶稣会档案馆(以下简称 ARSI),Japanica-Sinica II, 86,另一本藏 BNF, chinois 5332,原版影印本见《罗马天主教文献》第十二册,第104—144页。
[2] 夏瑰琦编:《圣朝破邪集》,香港:建道神学院,1996年,第219页。

第一章 由教会到世俗：
澳门西医事业的发展

一 澳门早期自然环境与社会发展概况

葡萄牙人绕过好望角以后，通过武力很快在南亚和东南亚建立了一系列商业和殖民据点，从阿拉伯人手中夺得了东西方贸易的主导权。但是他们在中国却不那么顺利。葡人早在1514年便到达了中国沿海，几经周折后，直到40年后才通过谈判和贿赂的手段在珠江口西边的一个小半岛上获得了居留权。葡人成功定居澳门，成为16世纪后期葡萄牙人海外扩张过程中最为重要的事件之一。从此，葡人获得了直接与中国商人贸易的合法权利，而中国在当时世界上最具吸引力的商品——茶叶、瓷器、丝绸，以及大黄、麝香、土茯苓等中药，成为葡人所经营的最重要的贸易品种，不仅为他们带来了丰厚的利润，而且使他们成为东西方贸易的主要参与者和经营者，也标志着以葡萄牙商人为主的东西方贸易网络的最终形成。[1]

与葡人刚到果阿一样，初到澳门的葡人也面临着对环境的适应问题。

---

[1] 关于葡人在澳门经营贸易的情况，参见张廷茂：《明清时期澳门海上贸易史》，澳门：澳亚周刊出版有限公司，2004年。

第一章　由教会到世俗：澳门西医事业的发展

澳门地处珠江三角洲一隅，是一个东北至西南走向的小半岛，位于北纬22度12分，东经131度32分，属亚热带气候。16—17世纪的澳门，面积不足3.5平方公里。总体而言，早期澳门的自然环境不利于居民的身体健康。岭南地区本是历史上有名的卑湿之地，瘴疠之乡。屈大均《广东新语·天语·气候》云："岭南之地，其属韶阳者，秋冬宜寒而反热，春夏宜热而反寒。青草、黄茅二瘴，即土著亦有染者。"同书同卷《瘴》云："岭南之地，愆阳所积，暑湿所居，虫虫之气，每苦蕴隆而不行。其近山者多燥，近海者多湿。海气升而为阳，山气降而为阴，阴尝溢而阳尝宣。以故一岁之中，风雨燠寒，罕应其候。其蒸变而为瘴也，非烟非雾，蓬蓬勃勃，又多起于水间，与山峦相合，草莱沴气所郁结，恒如宿火不散，溽熏中人。其候多与暑症类而绝貌伤寒，所谓阳淫热疾也。故入粤者，饮食、起居之际，不可不慎。"事实上，岭南地区的确是很多流行疾病频繁爆发的区域，〔1〕屈大均提醒从外地来粤的人们要注意饮食起居，以免染病。

来到澳门的外国人很早就注意到澳门的气候问题。早期来澳门的传教士佩雷斯（Peres）神父在1564年12月3日的一封信中说："澳门是一个有益于健康的地方，但气温并不适宜，因为有时天气闷热得令人窒息，随后4、5天会降瓢泼大雨。有时狂风大作，从北、东和南方吹来，席卷此地的每个角落。12月的一部分，以及1月和2月，这里十分寒冷，尤其是1563—1564之间的这个冬天，据当地人说很久没有这么冷过了；在1—3月的3个多月中几乎不见太阳、月亮和星星，只有个别几天例外。接下来的几个月，从4月至6月，则降雨量很大，这导致很多人患热病，好在上帝保佑，仅有少量人去世。"〔2〕尽管他对澳门气候的总体评价认为有益于健康（或许是相对于果阿和马六甲而言），但接下来对澳门气候的描述则看不出澳门气候有多宜人，相反有时这里的气候很容易使人患病。

---

〔1〕 参见萧璠：《汉宋间文献所见古代中国南方的地理环境与地方病及其影响》，《中央研究院历史语言研究所集刊》第六十三本第一分，1993年4月，第67—171页。

〔2〕 参见 PIRES, Benjamim Videira, S. J., "Nasce o dia em Amacao", in *Brotéria*, Vol. LXXIX, nº6, Desembro, 1964, Lisboa, p. 560。

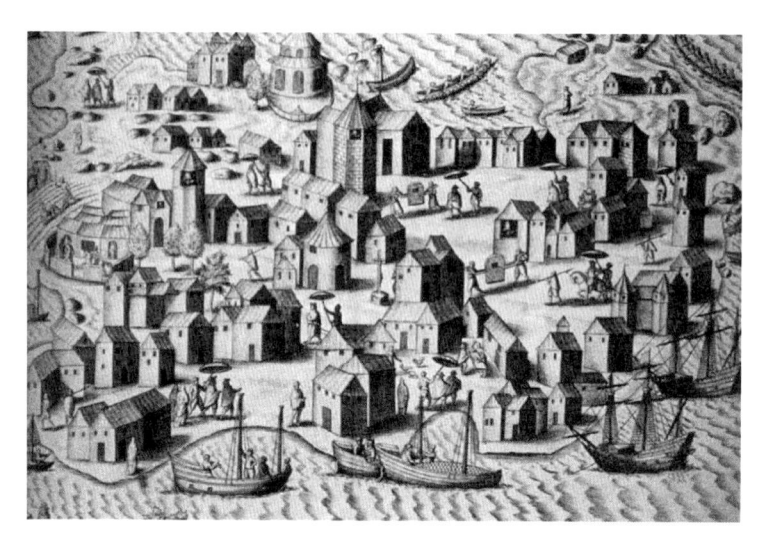

澳门早期全景(约1598年,铜版画,迪奥多·德·布里绘)

19世纪初曾在广州和澳门行医多年的英国东印度公司医生皮尔逊(Alexander Pearson)写过一篇关于广东地区气候状况的报道,其中谈到澳门的风:"关于风的情况,主要由季候风的风向来调节,其他情况一般受其规律的支配,但其中间点亦有相当变化,尤其是在澳门,跟海岸一样。东北季候风常向东吹,当风吹得越强,大风越频繁时,越向东面吹风越强烈。这种风向使人讨厌并有不良影响,别的地方都会抱怨,特别是有病的人和那些患间歇病的人。季候风在不同的季节变化大,尤其在它流行的最后两个月,经常转向南吹,其结果是气温必然发生变化。总的来说,在这种变化最少的季节,气候最有利于健康。冬天常刮南向风,尤其是来自东南风向的风,对身体最为不利。"[1]澳门经常遭受飓风、海潮之害,[2]亦不利于身体健康。陈兰芝辑《岭海名胜记》载有《澳候》诗一首,写道:"海崖多异迹,风物记殊闻。毒畏雷公马,红惊飓母云。浪翻蛟室动,波撼蜃楼

---

[1] 龙思泰:《早期澳门史》,吴义雄、郭德炎、沈正邦译,章文钦校注,北京:东方出版社,1997年,第230页。
[2] 见印光任、张汝霖:《澳门纪略》卷上《形势篇·潮汐风候附》,广州:广东高等教育出版社,1988年,第14—18页;并参见谭达先:《〈澳门纪略〉风信传说试析》,载《澳门杂志》第16、17期,第34—42、57—67页。

第一章　由教会到世俗：澳门西医事业的发展

分。况复黄茅瘴,炎威到日曛。"[1]正是这种恶劣气候条件的体现。

澳门第一份官方气候报道(1837)中也谈到了风和湿气对健康的威胁："一年四季以东风为主,一年两次季风,即东北季风和西南季风。东北季风开始于秋分,这时天气开始凉爽;然而由于正处于季风转换的时期,天气仍很炎热,风向不定;9—10月总是刮台风。9月末至10月的气温多变,有时接连两天的气温差10—20华氏度,天气干燥,空气清朗;随后的几个月气温比较有规律,北风更加强劲,最高气温40华氏度,东北季风伴随着其他风向,主要是由东向南吹的风,这时总会导致疾病流行,尤其是对那些正在恢复健康的人和体弱多病的人。西南季风开始于春分,主要吹南风,带来了大量湿气,空气中弥漫着蒙蒙细雨,地面湿漉漉的,且持续很长时间,因此非常不利于健康。"[2]

澳门自开埠之日便已成华洋杂处之地。所谓"无多莲瓣地,错杂汉蛮居"[3]是对澳门华洋杂处局面的真实写照。初来之西人对澳门自然环境有一个适应过程,所谓水土不服的情况是经常发生的。《澳门纪略·澳番篇》谓黑人"初至时与之火食,累日洞泄,谓之换肠,或病死,若不死即可久蓄,渐为华语"。这是一种水土不服的表现。另一方面,华洋杂处的人口构成状况,为一些流行疾病在中外居民之间的传播造成了条件。岭南地区经常爆发的天花便对居澳西人构成不小的威胁;而外来人口也将一些疾病带到这里,梅毒虽非始于澳门,但却是西人将其携带至广东的;流行于印度的真性霍乱曾在1820年代在华南爆发,亦是西人将疾病带至东方的例子。[4]

葡萄牙人初次到达澳门的时候,这里还只是一个小渔村,居住着为数不多的信仰妈祖的渔民。最初葡萄牙人只是在澳门建立了一些临时性的

---

　　[1]　中国第一历史档案馆、澳门基金会、暨南大学古籍研究所合编:《明清时期澳门问题档案文献汇编》第六册,北京:人民出版社,1999,第772页。
　　[2]　AMARO, *Medicina Popular de Macau*, pp.22-24.
　　[3]　李珠光《澳门诗》,见《澳门纪略·形势篇》,第4页。
　　[4]　参见拙文:《澳门早期的流行疾病与中西医学文化交流》,《澳门杂志》第26期,2002年2月,第58—69页;《澳门杂志》第27期,2002年4月,第78—83页。

茅草屋，贸易结束离开澳门时便将这些茅草屋付之一炬。1554 年葡萄牙人索萨(Leonel de Sousa)与中国官员签订协定获准居住澳门后，葡人便在此建一些较为稳固的房屋，开始在这里过冬，与中国人贸易，葡人离开澳门后也会留下其奴隶和未售完的货物。根据耶稣会士的记载，在他们于澳门建立第一个驻地(1565 年 12 月末)时，在圣安东尼小教堂的附近开始聚居了一些居民。至 1568 年贾尼劳到达澳门的时候，这里的居民人数仍很少。然而，7 年过后，根据贾尼劳的记载，澳门人口已经增长到一个中等城市的规模了，所建的房屋也很牢固。1582 年澳门葡人建立了行政管理机构议事会，成员由市民选举产生。在 1585 年，澳门从葡王那里获得了与科钦和埃武腊一样的特权。此后，更多的葡人来此居住，从事利润丰厚的贸易，澳门城市也逐渐以一个 X 形状向外扩展。[1]

16 世纪后期至 17 世纪上半叶是澳门贸易发展的黄金时期，澳门城市也出现一派繁荣的景象。据澳门人特林达德(Paulo da Trindade)修士描述，澳门"是一座很大的城市，除了果阿之外，她是葡人在东方所拥有的最大的城市。这里有很多高大华丽的建筑，很多大型住宅、庭院和菜园，属于十分富有的大商人。除了大堂和仁慈堂之外，还有四座修道院，分属于四个修会——方济各会、多明我会、奥斯定会和耶稣会，此外还有医院和麻风病院，以及一些小堂区。"[2]

澳门虽然很小，但其人口呈不断增长的趋势，人口密度不断增大。1561 年在澳门的欧洲人数约 500—600 人，一年后增至 900 人；至贾尼劳主教到达澳门的时候，澳门的欧洲人仍约有 900 人，另有 5 000—6 000 基督徒。到 1635 年，包括奴隶和士兵在内澳门人口已经达到了 25 000 人，至 1644 年更是增加到了 40 000 人。此后至整个 18 世纪，由于澳门贸易停滞不前，人口数量再也没有增加，在某些时期反而有所下降。[3]

---

[1] AMARO, *Medicina Popular de Macau*, pp. 110 – 144.
[2] TRINDADE, Paulo da, *Conquista Espiritual do Oriente*, III, Lisboa: Centro de Estudos Históricos Ultramarinos, 1967, p. 509.
[3] 关于历史上澳门人口的数量，不同数据的记载差别比较大。1561—1980 年间有关澳门人口数量的记载，见 AMARO, *Medicina Popular de Macau*, pp. 269 – 274。

第一章　由教会到世俗：澳门西医事业的发展

在这样一个空间狭小、自然环境较为恶劣、人口逐渐稠密而中外交往频繁的地方，要维持澳门城市的稳步发展，开展适当的医疗事业是必需的。但或许因为澳门的生存环境没有地处热带的果阿恶劣，或许最初澳门定居的葡人为数不多，他们并没有一开始就在澳门建立医疗机构。直到1568年葡萄牙耶稣会士贾尼劳主教来到澳门，才建立了仁慈堂和医院。与果阿不同的是，澳门早期的医疗机构均是耶稣会开办的，包括澳门仁慈堂医院和圣保禄学院的诊所和药房。澳门议事会直到18世纪才开始插手医疗事业。与耶稣会开办的医疗机构相对应，中西医相互融合所形成的澳门民间医学一直发挥着主要作用，即使在教会医疗机构中，所采用的医疗形式也是中西医结合的。

耶稣会在澳门开办的医疗事业首先为前来东方传教和经商的西方人提供了一定的医疗保障，同时也服务于当地的中外居民；传教士的医疗活动，不仅有利于初来乍到的天主教在中国领土上站稳脚跟，对华洋杂处的澳门社会也起到了稳定和保障作用。澳门西医属于葡萄牙海外医疗事业的一部分，同时西医又以澳门为桥梁传入中国内地。

二　澳门仁慈堂与贫民医院

1568年5月，受罗马教皇之命，葡萄牙耶稣会士贾尼劳[1]抵达澳门，担任日本和中国教区代牧主教。他在到达澳门后不久，便建立了一座仁慈堂和两座医院。这成为中国领土上建立的最早的西式医疗机构。关于这些慈善医疗机构最初的情况，目前可见到的文献中很少有较为详细的记载。贾尼劳在1575年的一封信中回忆说：

> 我于1568年5月末抵达之时，这里只有很少的葡国居民，以及一些当地天主教徒家庭……我们没有给异教徒们任何轻蔑基督教的机会，我

---

[1] 此名有多种中译形式，如卡内罗、贾尼路、加奈罗等，2000年6月澳门特区政府在仁慈堂右侧为创建人立纪念雕像一座，铭文译作"贾尼劳"，本书从之。关于贾尼劳，参看 TEIXEIRA, Manuel, *Melchior Carneiro, Fundador da Santa Casa da Misericórdia de Macau*, Composto e Impresso na Tipagrafia da Missão do Padroado, 1969。

们的富人和豪商也没有引起当地人们的不满,这是我们首获的成果。

我一到达这个岛(引者按:应为半岛),便命令为本地人和基督教徒建立两所医院,收治所有天主教徒和异教徒。我还建立了一所仁慈堂,与罗马的慈善组织相仿,为这里所有赤贫的人们和其他贫困地区提供帮助。这可以对中国人产生良好影响。据我观察,他们中没有人对病人抱有同情心,即使是亲密的朋友和亲属也不例外。比如,如果婴儿生了病,他们的父母便弃之于垃圾和粪土堆中。如果谁有些可自助的东西,这只对他自己有好处;那些一无所有者,便处于痛苦之中,并伺机抢劫。[1]

1569年12月2日,克利斯多万·达·科斯塔(即前述《东印度医药》的作者)在马六甲写给耶稣会总会长的一封信中,提及贾尼劳所开办的仁慈堂和医院:

今年没有船从中国来。我们知道去年那里的情况与以往一样。我们的(耶稣会士们)在澳门与葡萄牙人共处,在精神上帮助他们,祈求天主的仁慈。

贾尼劳主教在其职位上,犹如上帝的忠诚奴仆,待我们的教士如同兄弟一样,邀请他们到家中与他一同进餐,并趁机给他们精神食粮。这种方式人人喜欢。他与教外人同样相处融洽,并用善良的话语和仁慈的典范来劝戒他们……(中缺)很少惩罚他们,[2]也从不接他们到家中,而是将他们送到一个医院中去。该医院是他命令为麻风病人建的,那个国家有很多麻风病人:通过这种途径,麻风病患者们的灵魂得到了拯救。[3]

---

[1] *Lettere dell' India Orientale, scritte da'Reverendi Padri della Compagnia di Giesu...*, In Venezia, appresso Antonio Ferrari, 1580, pp. 215 - 219, 引自 TEIXEIRA, Manuel, *A Medicina em Macau*, Vol. 1, p. 240.
[2] 此处应是指代麻风病人。
[3] "Del Padre Christoforo d'Acosta, di Malaca al Padre General. 2 - XII - 1569", in *Lettere dell'India*, p. 71, 引自 TEIXEIRA, Manuel, *A Medicina em Macau*, Vol. 1, pp. 240 - 241.

第一章　由教会到世俗：澳门西医事业的发展

贾尼劳所建立的两所医院,一个是科斯塔在信中所说的收留麻风病人的麻风病院;另一个,贾尼劳也没有说医院的名字。据戈列高里奥·冈萨雷斯(Gregorio Gonzalez)致西班牙驻里斯本大使胡安·德·博尔阿(Juan de Borja)的信函(1573 年 11 月下旬)说：

> 因此在十二年的时间,在称为 Maguao(引者按：此为澳门的早期西文拼写形式之一)的一陆地顶端形成了一巨大的村落。有三座教堂,一所贫民医院(Hospital de Pobres)及一所仁慈堂。现在已成为拥有五千基督徒的村落。[1]

冈萨雷斯于 1569 年或 1570 年受马六甲主教的命令,离开澳门,他所说的应该是医院建立之初的情况。这里他第一次提到了医院的名字,叫做"贫民医院",但他只提到一所医院;这是因为当初贫民医院中有一个隔间,专门收留麻风病人。[2]

通过上述引文所提供的信息来看,澳门仁慈堂和两所医院是贾尼劳主教于 1568 年[3]建立的。在时间上虽晚于果阿、长崎等地的仁慈堂和医院,但亦构成葡萄牙海外慈善医疗体系中的一部分,其建立之根本动机无非为澳门的西方商人和传教士以

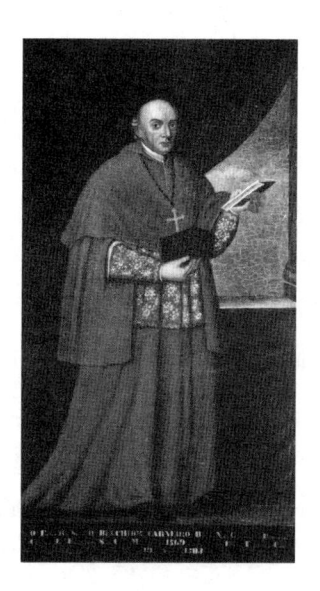

贾尼劳像

---

〔1〕 转引自金国平、吴志良：《葡人入据澳门开埠历史渊源新探》,载《文化杂志》中文版,第 43 期,2002 年夏季刊,第 48 页。
〔2〕 P. FRANCO, *Imagen da Virtude*, 引自 TEIXEIRA, Manuel, *Melchior Carneiro, Fundador da Sta. Casa da Misericórdia de Macau*, p. 108.
〔3〕 关于建立时间,贾尼劳在信中明显说是 1568 年刚到达澳门之时,科斯塔所提到的麻风病院也是 1568 年的情况。但不知道何故,葡国学者索亚雷斯推测其建立时间为 1569 年或 1570 年(参见 SOARES, José Caetano, *Macau e a Assistência*, p. 147),而文德泉神父则直接说建于 1569 年(参见 TEIXEIRA, Manuel, *A Medicina em Macau*, Vol. 1, p. 241)。

及中外居民提供医疗保障,以为葡国的海外贸易和宗教扩展服务。

澳门的中国人在数量上一直占有绝对优势,入居澳门未久的葡萄牙人,要想在此站稳脚跟,首先要与这里的中国人和睦相处。从贾尼劳的记述来看,当时澳门社会并无安全保障,特别是那些赤贫的中国人,在无法生活下去的时候会"铤而走险"。建立仁慈堂和医院,救助贫穷的中国人,对葡萄牙"富人和豪商"有安全保障作用。耶稣会士对商人的帮助,也由单纯的"祈求天主的仁慈"而落到了实处。此外,天主教要在澳门扎根,便要在华人中扩大其影响。救助和治疗穷苦之人,是达到此目的的最佳方式。事实上,澳门仁慈堂及其附属医院的建立,确实收到了非常好的效果,其发挥的作用被贾尼劳称为"首获的成果",即天主教没有引起异教徒的轻蔑,葡萄牙富人和豪商也没有引起当地人的不满。

此外,贾尼劳一来澳门便有如此的举措,或许也想借此树立个人的威望。他在来澳门之前虽是尼斯主教(Bispo de Nicea),但只是埃塞俄比亚教区总主教(Patriaca)若奥·努内斯·巴雷多(João Nunes Barreto)手下的第二副主教,第一副主教是安德莱·德·奥维埃多(André de Oviedo)。1566 年,教皇庇护五世(Pio V)发布敕令,命奥维埃多到日本,开辟日本和中国教区,由贾尼劳协助其工作。但奥维埃多辞而不就,开辟日本和中国教区的任务便落在了贾尼劳的身上。[1] 贾尼劳到达澳门后,并未去日本,而是留在了澳门。想必初来乍到的贾尼劳在已来澳多年的传教士中并没有多少威信,故需邀请教士们到自己家中进餐,以笼络人心。当时澳门的耶稣会士在进入中国内陆传教问题上意见分歧很大,曾有两个西班牙耶稣会士在未得到广东官府同意的情况下,偷偷进入广州,后来被他们的上级强行带回澳门,引起不小的争执。[2] 贾尼劳"新官上任",其建立仁慈堂及医院等机构,或许是为了向其他传教士表明,应首先立足澳门,在澳门充分开展传教活动,而不应急于进入中国内地。

---

[1] TEIXEIRA, Manuel, *Melchior Carneiro*, *Fundador da Santa Casa da Misericórdia de Macau*, pp. 21-31.

[2] TEIXEIRA, Manuel, ibid., p. 42.

第一章 由教会到世俗：澳门西医事业的发展

贫民医院有内、外科医生和放血师，正如《澳门纪略》所言："别为医人庙，于澳之东，医者数人。"[1]他们"有义务给仁慈堂制药膏，总管要给他们提供制药所需的设备与原料"。[2]贫民医院设有药房。医院总管对药房管理很严，"未经仁慈堂药剂师允许，任何男仆都不得入内；只有经过医生检查了数量，才能把药物交给男仆带出"。[3]历史上，贫民医院的人员和部门也是根据实际情况而不断变化的，缺医少药的情况时有发生。

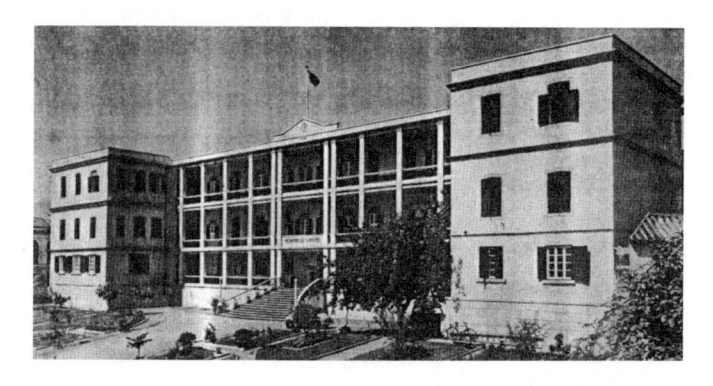

澳门仁慈堂医院建筑

贫民医院隶属于仁慈堂。澳门仁慈堂现存最早一份档案，是仁慈堂书记员安东尼奥·格拉塞斯（Antonio Graces）于1592年8月6日记录下来的一份遗产捐赠书。[4]捐赠人安东尼奥·巴依斯（Antonio Pais）在妻子去世后，将她曾住过的两座房产捐给贫民医院，"作为病人的伙食费"。葡萄牙富商对仁慈堂的捐赠，是医院开销的主要来源。果阿方面本应负责一部分开销，但常无法兑现。曾在澳门养病的葡萄牙传教士曾德昭（Alvaro de Semedo, 1586－1658）神父，在其《大中国志》（1638）中写道："澳门的济贫院每年要花8千或9千克朗。这里有两所医院，三座教堂，

---

[1]《澳门纪略》卷下《澳蕃篇》，第63页。
[2] *Compromisso da Mizericordia de Macau, Ordenado, e Acceitado em Janeiro de MDCXXVII para Maior Gloria de Deos, e da Virgem Nossa Senhora*, Macau: Typographia Activa de João José da Silva e Sousa, 1843, p. 25.
[3] *Compromisso da Mizericordia de Macau*, p. 102.
[4] 澳门历史档案馆藏仁慈堂档案（AHM/SCM），N. 302, Microfilm A0370, p. 3。

五所修道院,四所是男的,一所是女的,此外还不断施舍给那些地区的贫穷基督徒,特别是向中国的基督徒布施。同时,尽管葡萄牙国王允许从果阿送去普通救济,但这19年未兑现。澳门市民慷慨解囊,仍使他们得到足够的援助。"[1]此外,澳门议事会似也向仁慈堂及其医院拨款。[2]

根据《澳门仁慈堂章程》(1627)规定,仁慈堂每个月末选举一名修士(Irmão)来管理医院,[3]当选后的这名修士就成为当月的医院总管(Mordomo do Hospital)。他"有义务协助医生(médico)和外科医生(cirurgião)的每一次出诊及对病人的每一次治疗"。[4]该《章程》最后一款对医院总管做了更详细的规定:"必须每天上下午留守在医院中,并要亲临病人的治疗现场;给病人分发食物,亲切地探望他们,为每一位病人提供必需品。""给医院的服务人员提供适量的鱼和米,禁止使用大锅以外的炊具烧饭,以免带来麻烦。""未经总管批准,任何男仆不得离开医院。""月末总管进行交接时,前任总管要将钥匙、财产清单、白色衣物以及箱子里所有属于病人的物品交给继任者,让后者了解缺少什么必需品,以做补充。"[5]

医院总管之下,还有一名男护工(enfermeiro),其职责主要有:"守护医院四周栅栏,不让任何携带刀剑或其他武器的人翻墙而入。""监督病人,不准男女

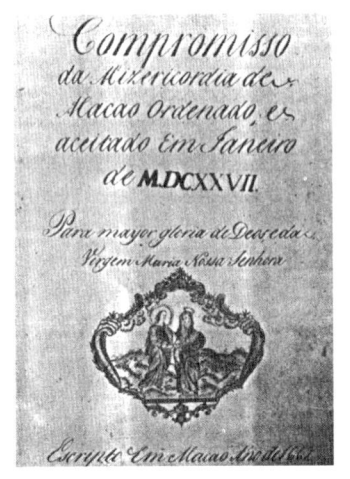

1627年制定的《澳门仁慈堂章程》抄本(1662)

---

〔1〕 曾德昭:《大中国志》,何高济译,上海古籍出版社,1998年,第210页。
〔2〕 Arquivos Históricos Ultramarinos-Macau, cx. 1, doc. no. 30. 里斯本海外历史档案馆藏的这份文献(1626年11月14日),是议事会官员对澳门主教请求支薪的答复,其中说明目前开销过大,包括负担仁慈堂及其所属两个医院的开销。
〔3〕 *Compromisso da Mizericordia de Macau*, p. 25.
〔4〕 *Compromisso da Mizericordia de Macau*, pp. 57–58.
〔5〕 *Compromisso da Mizericordia de Macau*, pp. 102–103.

第一章 由教会到世俗：澳门西医事业的发展

病人互相来往,除非他们是夫妻、兄妹或母子。""未经医院允许,注意不准人从外面带任何食物进医院。""如果病人病情十分严重,则让仁慈堂的侍从来照看,如果这个侍从已婚,则允许他的太太住进诊所中。""如果有人在医院去世,负责将其财物交给总管,然后由总管交给董事会。""若病人病危,护工负责为其找遗产见证人,并向其证明仁慈堂的开销。"[1]男护工每月可从总管那里领取现银5两6分3钱,并可得到适量灯油、橄榄油和柴火。[2]

医院里有男侍从(moço)数名,负责照料病人、打扫卫生等事务。医院费用从仁慈堂司库处支取,即《澳门纪略·澳蕃篇》所谓"其费给自支粮庙"。每笔花销都要由总管报给仁慈堂书记员进行记录,总管"每月末,要向仁慈堂司库汇报医院开销情况,并将剩余的银子交给司库"。[3]

以上诸类管理是仁慈堂对医院的世俗性管理,除此之外,还有宗教事务方面的管理。仁慈堂是一个慈善机构,同时也是一个宗教机构。由耶稣会开办,从董事会成员到各级总管、书记员、司库等,都是教中人士。作为仁慈堂的一个分支机构,贫民医院也带有强烈的宗教色彩。仁慈堂共拥有三个小礼拜堂,一个在仁慈堂内部,一个在麻风病院附近,另一个便在贫民医院中。[4]"医院总管要立刻使那些由主席和巡查员(Visitadores)选送来的人们进行忏悔。""在医院举行弥撒的那些日子里,总管要使医院所有侍从和病人在弥撒中各就各位;另外,每天晚上要向他们讲解基督教义。"[5]可见,贫民医院担负着拯救贫穷病人身体和灵魂的双重任务;对初来的耶稣会而言,贫民医院是一个笼络人心、扩大其势力和影响的布道场。

在贫民医院建立伊始,贾尼劳主教便指出"接收所有天主教徒和异教徒"。可见对病人并不加选择,只要需要便可以得到帮助。但有的中

---

[1] *Compromisso da Mizericordia de Macau*, pp. 103 – 104.
[2] *Compromisso da Mizericordia de Macau*, p. 103.
[3] *Compromisso da Mizericordia de Macau*, p. 58.
[4] *Compromisso da Mizericordia de Macau*, p. 58.
[5] *Compromisso da Mizericordia de Macau*, p. 102.

文资料并没有提到中国人到贫民医院进行治疗,如《澳门纪略》云:"凡夷人鳏寡茕独,有疾不能自疗者,许就庙医";[1]祝淮《新修香山县志》云:"夷病不能自疗者就医。"[2]概中国官员对贫民医院不很了解,以为医院专为"夷人"而设。中国天主教徒陆希言的记述则比较全面:"又有别一堂,以病院为名,凡有病之男女老幼无扶持者,远来孤旅无依者,皆归于是而愿护之……至于济众博施,不特愿病者幼者,而贫者苦者,七日之内,两给其衣食用。"[3]身为教徒的陆希言在澳门与教会各界接触密切,其观察记录应更为确切。

从1627年《章程》上看,贫民医院在接收病人方面是有一定限制的。《章程》中有一条规定:"对来自任何船上的印度水手(Lascar),均不予以接收和治疗;没有主席的特殊命令,也不接收被监禁的仆人;所有病人都需主席批准才能够被接收。"[4]18世纪初,仁慈堂接收了一个被某澳门市民打伤的中国人,当时澳门总督弗朗西斯科·卡斯特罗(Francisco de Melo e Castro,1710-1711任总督),以"如果这个中国人死了会给澳门带来很大麻烦"为由,逮捕了当时仁慈堂的主席弗朗西斯科·兰吉尔(Francisco Rangel,1700-1711在任)。[5]尽管此事所反映的是总督与仁慈堂主席之间的矛盾,但也说明仁慈堂在收留病人问题上,并不能完全执行其创建者的遗言。

仁慈堂设巡查员一职,有巡查员多人,按规定他们"要两两为伍,每月在各自的责任区域内,细心地探望赤贫者和患病者"。"同样,与仁慈堂的内、外科医生(如果需要或患者有特殊请求,也要与相应的其他人)一道,认真地看望其责任区域内的贫穷病人,并按照主席和董事会教士的要求,携带上药品和床。对这些贫穷的病人要每天精心护理,对他们的请

---

[1] 印光任、张汝霖:《澳门纪略》卷下《澳蕃篇》,第63页。
[2] 祝淮:道光《重修香山县志》卷四《海防·附澳门》,台北:学生书局,1985年。
[3] 陆希言:《澳门记》,BNF:Chinois 7043。
[4] *Compromisso da Mizericordia de Macau*, p. 103.
[5] TEIXEIRA, Manuel, *A Medicina em Macau*, Vol. 1, p. 34.

第一章 由教会到世俗:澳门西医事业的发展

求要尽快做出安排。"[1]对于无法通过出诊治愈的贫穷病人,巡查员要把他们带到医院,"医院总管要接受这些病人,并使他们得到仁慈的治疗"。[2]

由于文献阙如,目前尚不知道16、17世纪贫民医院的病人数量。1747年澳门贫民医院扩建后,分了男、女两个住院部,各有30张床位。但到了18世纪后期,根据仁慈堂档案中1756年至1768年的收支账单,期间每月的住院人数都不超过30人。[3]

从《章程》上看,仁慈堂管理者对医院中的病人也算仁至义尽了:"仁慈堂主席有责任在董事会教士的陪同下,每个礼拜四巡视贫民医院,以了解医院的工作情况,并对病人的需要、治疗和卫生进行更为方便的安排。如果主席卧病或有其他事,便要差书记员代之;若当时缺少书记员,则由董事会的一个修士代替,然后在接下来的董事大会上汇报医院所需要的援助和治疗,董事会将对此做最快的安排。"[4]

在建立之初,仁慈堂医院被称为"贫民医院"。该名字在澳门葡萄牙人中一直使用至19世纪。大约在1834年之前,这所医院也被称为"市民医院"(the Civil Hospital)。[5] 1841年,仁慈堂对贫民医院进行了大规模的扩建,并在正门之上辟一神龛,内中置圣徒传记中病人保护主圣拉法艾尔(S. Rafael)像,葡人因此开始称这所医院为圣拉法艾尔医院(Hospital de S. Rafael)。[6]中国人称贫民医院为"医人庙"[7]或"医人寺",[8]也有称其为"白马行医院"的,因为中国人称医院前面的街道为"白马行",在举行佛教游行仪式中,白马偶像由此通过,[9]医院由此得名。贫民医

---

[1] *Compromisso da Mizericordia de Macau*, pp.45-46.
[2] *Compromisso da Mizericordia de Macau*, p.57.
[3] AHM/SCM, N.277, microfilmA0367.
[4] *Compromisso da Mizericordia de Macau*, p.29.
[5] 龙思泰:《早期澳门史》,第56页。
[6] SOARES, José Caetano, *Macau e a Assistência*, p.160.
[7] 印光任、张汝霖《澳门纪略·澳蕃篇》云:"别为医人庙,于澳之东。"祝淮《新修香山县志》卷四《海防·附澳门》曰:"医人庙在澳东。"
[8] 见申良翰:康熙《香山县志》卷八《濠镜澳》(广州中山图书馆藏本):"俗好施予,建寺独多,枕近望夏村,故有东、西望洋寺,又有三巴寺……医人寺……"
[9] SOARES, José Caetano, *Macau e a Assistência*, p.148.

院位于三巴炮台山之南麓,板障堂之东,及白马行(现名伯多禄街)街最末,在 400 多年的历史中,一直没有变化。

1640 年贫民医院曾有一次改建。[1] 18 世纪中叶,贫民医院一度衰落,诊室脏乱不堪,医院的小礼拜堂也成为废墟。1747 年,仁慈堂主席路易斯·科埃略(Luís Coelho)针对当时医院建筑的情况,决定投资进行改建。[2] 据一份工程进度报告称,工程开始于 1747 年 4 月 10 日,至 7 月 2 日已有了相当大的进展,共使用了 750 两银子。已完成的一段墙为东西走向,长 38 掌。小礼拜堂居中,正对大门。新建部分一侧为男部,另一侧为女部,各有 30 个床位,而旧的部分则仍为女部。[3] 新工程最大的特点,便是分男女两个住院部,中间是小礼拜堂。其形式对这个宗教慈善组织来说,显然再合适不过了。这一工程的奠基石至今仍在,上面刻有:"此仁慈堂医院由路易斯·科埃略主席于 1747 年下令修建。"此后不久,1766 年又有一次重建。[4] 贫民医院在 19 世纪有所发展,著名的西洋牛痘接种法便是通过这里传入中国的。这座中国首家西式医院一直到 1973 年才结束其历史使命,堪称中国领土上历史最悠久、存在时间最长的西式医院。目前医院的建筑已成为澳门历史城区世界文化遗产的一部分。

三 澳门圣保禄学院的医疗事业

建于 1594 年的澳门圣保禄学院,是耶稣会在远东地区培养传教人员的重要机构,也是远东地区第一所西式大学。仿造罗耀拉在罗马所建耶稣会学院的模式,澳门圣保禄学院建立伊始便设有诊疗所。1594 年 10 月 28 日该学院呈罗马耶稣会总长的年报中说:

> 学院中的 40 名耶稣会士得到了非常好的安置,因为上面 19 个

---

[1] SOARES, José Caetano, *Macau e a Assistência*, p. 150.
[2] 转引自 SOARES, José Caetano, *Macau e a Assistência*, p. 151。
[3] BA, *Jesuítas na Ásia*, Cód. 49-V-29, fl. 225.
[4] SOARES, José Caetano, *Macau e a Assistência*, p. 152.

第一章 由教会到世俗:澳门西医事业的发展

房间中除了有4所学校(escola)之外,还有两个厅堂,两个小礼拜堂和一个很大的诊疗所,[1]……[2]

除了一间诊疗所之外,圣保禄学院还有一个药房。但现存的《澳门圣保禄学院年报》中并无该药房的记载。1603年12月,耶稣会远东巡按使范礼安神父记录了圣保禄学院药房向印度索药的清单,共计列有34种药物,[3]这是目前发现的关于此药房的最早记载。

圣保禄学院的医疗机构主要职责是医治前来远东传教的耶稣会士,即使很多在中国内地传教的教士,在患病后,也通常会返回澳门进行治疗。此类记载比较常见,此处仅举两例,均发生于1609年。一位是葡萄牙神父林斐理(Félicien da Silva, 1578–1614),曾在南京管理教务近九年,于1609年因"不适应南京的气候,生了重病,已返回澳门神学院就医。他痊愈后,又回到他的岗位"。[4]另一位是曾任耶稣会远东传教区巡按使的葡萄牙神父骆入禄(Jérôme Rodriguez, 1567–1628),他1605年入韶州传教,1609年因"在中国无法治好他的重病,也被派到那里(澳门)去治病"。[5]

但是该学院的教士们也不错过在当地中国人中行医传教的机会。由于贫民医院及其药房常难请到正式的医生和药剂师,圣保禄学院的医生和药剂师经常前往那里治疗病人。圣保禄学院成立的第二年(1595),该院的教士就已经开始去贫民医院为病人服务了,还给麻风病人送去食物,

---

[1] 古葡语 imfermaria,现代葡语写为 enfermaria,意为"诊疗室"、"医务所",但没有"药房"(botica)之意。李向玉先生在《澳门圣保禄学院研究》中译之为"药房",误。见李向玉:《澳门圣澳禄学院研究》,澳门日报出版社,2001年,第170页。
[2] OLIVEIRA E COSTA, João Paulo, & PINTO, Ana Fernandes (eds.), *Cartas Ânuas do Colégio de Macau*(1594–1627), CTMCDP Macau & Fundação Macau, 1999, p.59.
[3] BA, *Jesuítas na Ásia*, Cód. 49–IV–66, fl. 17v. 所列的药物多为各种药露、糖浆、药膏等。
[4] 利玛窦、金尼阁:《利玛窦中国札记》,何高济、王遵仲、李申译,何兆武校,中华书局,1983年,第591页;费赖之:《在华耶稣会士列传及书目》上,冯承钧译,中华书局,1995年,第87页。
[5] 《利玛窦中国札记》,第606页;《在华耶稣会士列传及书目》上,第86页。

特别是在"闷热不堪,充满了各种折磨和烦恼"的八月假期里。[1]此后,去贫民医院和麻风病院看望和救治病人,成为学院的惯例和日常宗教生活的一部分。写于1611年11月1日的《澳门圣保禄学院年度报告》称:"关于日常事务和职责,我们获得了和往常一样的硕果;救助医院里的病人和那些无法医治的人,[2]以应有的善良来帮助他们。"[3]写于1627年11月14日的《澳门圣保禄学院年度报告》说:"按照学院惯例,一位神父在四旬斋节这一天给麻风病人送吃的东西,并给他们做弥撒和宣讲教义……学生们,特别是圣母会(Congregação de Nossa Senhora)的同学,也要择日在神父和修士的陪同下为麻风病人做同样的事。"同样按照惯例,年老的和有权威的神父们,每年都会多次为医院祈福,"为他们开展其他善行,救治大量的穷人。"[4]大约在17世纪20年代,在日本传教29年的意大利神父马科斯·费拉拉(Marcos Ferrara)[5]返回圣保禄学院,在澳门做了大量善事,其中一项便是每八天去一次医院看望病人,长期如此,风雨无阻。[6]到了17世纪中后期,这一探望和治疗病人的"惯例"仍然得到持续,在《1659、1660年耶稣会日本教省年度报告》中,记述了这两年澳门圣保禄学院的情况,[7]其中讲到学院的一些日常工作,包括"探望医院中的病人和监狱中的囚徒,并在该城市中使很多异教徒皈依天主教"。[8]1692年的年度报告同样记载了圣保禄学院对仁慈堂医院的义务服务。[9]

1627年澳门发生了疫情,"死了很多人,特别是贫穷的人,其中有很

---

[1] *Cartas Ânuas do Colégio de Macau*(*1594 - 1627*), p. 72.
[2] 指麻风病人。
[3] *Cartas Ânuas do Colégio de Macau*(*1594 - 1627*), p. 135.
[4] *Cartas Ânuas do Colégio de Macau*(*1594 - 1627*), p. 266.
[5] 此人不见《在华耶稣会士列传及书目》和《在华耶稣会士列传及书目补编》(荣振华著,耿昇译,中华书局,1995年),详情待考。
[6] BA, *Jesuítas na Ásia*, Cód. 49 - V - 6, fl. 570v, fl. 613.
[7] 这是一份"隐藏"于日本教省年度报告内的澳门圣保禄学院报告,不见于李向玉先生所列"澳门圣保禄学院二十期年度报告"表中,应当补充上。表见李向玉:《澳门圣保禄学院研究》,第23—25页。
[8] BA, *Jesuítas na Ásia*, Cód. 49 - V - 14, fl. 726.
[9] BA, *Jesuítas na Ásia*, Cód. 49 - V - 22, fl. 100v.

第一章 由教会到世俗:澳门西医事业的发展

多中国异教徒"。市民们为了不被传染,便跑到其他地方,任凭患者死去。这样残忍的情形受到了传教士的谴责,神父在教徒们的帮助下,四处寻找病人,将他们送往医院,为他们洗礼,"其中一些在医院中死去,灵魂得到了好的归宿"。[1]

在传教士们看来,病死并不可怕,但若在死前没能进行忏悔,死后灵魂便无法得救,这才可怕。所以,传教士的医疗救助(拯救身体)总是与"拯救病人的灵魂"联系在一起的。在写于1617年1月8日的《圣保禄学院年度报告》中写道:"我们也有意去医院和监狱讲解教义,以免他们缺少精神上的帮助……也会用一些救济品来救助他们的身体。"[2]1615年1月2日的《报告》中这样说:"教士们放下在我们的教堂和该城其他教堂中的日常布道事务,到麻风病院和治疗普通疾病的医院中治救病人。神父和神学修士们经常去那里,以宽恕患者,为他们忏悔并为他们服务,一位神父在礼拜日的下午在那里给他们讲解基督教义。"[3]

除医院之外,学院的教士们也到澳门各个教堂为市民进行布道和治疗,如1617年的《报告》还说:"每个礼拜日我们都会实践《圣经》所言,今年收获非常大。我们在该市的各个教堂中服务,并为无教养的人提供救助。我们在其他教堂进行过很多治疗,让人们集中一处,来学习为拯救自己所必须知道的知识。"[4]同一年的《报告》中记录了行医传教的良好收效:

> 慈善事业和诸多神迹,使本市对耶稣会的热爱和虔诚与日俱增。在一些上帝显灵的事迹中,我们的依纳爵神父通过向上帝求情,使主让一些妇女脱离了分娩时的危险。有一个两三岁的男孩咳嗽得很厉害,疾病就要夺去他的性命,尽管吃了很多药也无济于事。于是其父遣人来学院求圣物箱,该圣物箱保存在此就是为了类似的需要。圣

---

[1] *Cartas Ânuas do Colégio de Macau*(1594-1627), p.271.
[2] *Cartas Ânuas do Colégio de Macau*(1594-1627), p.161.
[3] *Cartas Ânuas do Colégio de Macau*(1594-1627), p.140.
[4] *Cartas Ânuas do Colégio de Macau*(1594-1627), p.160.

物箱一放在生病的孩子身边,孩子的病情马上就开始好转,并最终获得痊愈,这使他的父母非常欣慰。市民们从神父所获得的诸如此类的善行,使他们对天主教虔诚而笃信。他们中的一些人让他们的孩子按照耶稣会的方式穿着打扮,并给他们起名为依纳爵,深信这样做神灵就会担负起保佑他们的责任。[1]

圣保禄学院所开展的医疗活动,不但在贫民医院和学院诊疗所中,而且还到各堂区,将医疗服务开展到整个澳门社会。作为宗教机构的圣保禄学院,对澳门中外市民的医疗保障发挥了重要作用。

在澳门历史上,最重要的一次对外战争是1622年抗击荷兰人入侵的澳门保卫战。[2] 圣保禄学院在这次战争中担负起救治伤员的工作。在1622年11月4日的《澳门圣保禄学院年报》中记载了该学院对伤员的治疗情况。荷兰人攻打澳门,在澳门造成很多伤亡;到圣保禄学院治疗的伤员,"尽管有一些是重伤,有些甚至是致命伤,但在上帝的保佑下,全部都痊愈了。而在医院和自己家中的那些受伤者,却有一些死去了"。[3] 这一记载得到了澳门议事会给印度总督的一份报告的印证,该报告说:"我们有20名伤员被送到圣保禄学院……最令我们感激的是这些教士们于此紧急关头在学院里收治我方的伤员……无论白人还是黑人,所有伤员都被他们治愈了。"[4] 对荷兰人所取得的胜利,圣保禄学院是有一份功劳的。

每年来澳门贸易的商船,一般都会有一些生病的船员。这些患病的船员一到达澳门,便会被送进仁慈堂医院。据1608年11月的《澳门圣保禄学院年报》载:

---

[1] *Cartas Ânuas do Colégio de Macau*(1594 – 1627), p. 162.
[2] 关于这次战争,参见 BOXER, Charles Ralph, *Estudos para a História de Macau, Séculos XVI a XVIII*, 1°Tomo, Lisboa: Fundação Oriente, 1991, pp. 19 – 102。
[3] *Cartas Ânuas do Colégio de Macau*(1594 – 1627), p. 256.
[4] BA, *Jesuítas na Ásia*, Cód. 49 – V – 3, 转引自阿玛罗:《中医对圣保禄学院药房的影响》,杨平译,《文化杂志》第30期(1997年春),第81—82页。

第一章　由教会到世俗：澳门西医事业的发展

这一年,我们在仁慈与善行方面做得更多,因为从印度来了六艘船,船上有很多生病的士兵,他们已使医院人满为患;我们的传教士立即对他们进行了精神上的救助,为他们忏悔,安慰他们,以便使他们死得安详;同时,我们也对他们进行身体的救助,尽一切办法对他们进行治疗,并以救济品援助他们中的很多人。[1]

清军入关后,在全国范围内进行"统一"战争,大批的汉人惨遭屠戮,许多城市被夷为平地。澳门这个小小的半岛在动荡时期成为许多人的避难所。[2] 1645 年,澳门人口激增至 4 万人,是鸦片战争以前见于记载的澳门人口最多的年份。而在此之前,澳门人口最多的 1580 年,也只有 2 万人。在战乱频仍的 1650 年前后,受难民潮的影响,澳门人口可能超过了 4 万。陡增的人口,使澳门无法承受,不仅物资匮乏,而且爆发了流行疾病。

面对这样的境况,圣保禄学院的教士和澳门的教徒们,成立了专门的机构来开展慈善救济工作。据《1648 年耶稣会日本教省年度报告》记载的澳门圣保禄学院情况说：

今年贫穷和凄惨情况到处可见,街头不断发现倒卧的病人,甚至有一些人死去。所以耶稣会必须尽力提供服务,不失时机地治病救人。学院尽最大努力,将学院食堂开放,为饥饿的穷人提供食品。有时学院大门口排起长龙,超过 1 500 人,男女老少皆有。[3]

尽管如此,据说当时澳门仍死了 5 000 中国人。[4] 死亡率至少在百分之十以上。

圣保禄学院的传教士医生和药剂师为澳门中外居民的医疗保障作出

---

[1] *Cartas Ânuas do Colégio de Macau*(1594 - 1627), p.125.
[2] TEIXEIRA, Manuel, *Macau no Séc. XVII*, p.87.
[3] BA, *Jesuítas na Ásia*, Cód. 49 - V - 13, fl. 588v. 转引自李向玉：《澳门圣保禄学院研究》,第 173 页。
[4] TEIXEIRA, Manuel, *Macau no Séc. XVII*, p.87.

了值得称赞的贡献。这些医生或药剂师,有的在澳门行医达几十年,为此付出了毕生精力,他们的名字却多湮没于史籍中,显得默默无闻。下面就文献中发现的点滴线索,对圣保禄学院医生和药剂师的事迹加以勾勒。

1603年1月29日的《澳门圣保禄学院年度报告》提到一位名叫弗朗西斯科·德·巴伊罗斯(Francisco de Bairros)的临时主教助理,葡萄牙人,已入会16年,"在这16年中,他一直充当护士和药剂师,竭尽所能地照料病人"。[1]他于1602年11月23日病逝,年仅39岁。

大约从1619年开始,圣保禄学院药房有一位葡萄牙修士在那里服务。他是个药剂师,而不是医生,但是由于当时澳门没有一个正式的医生,所以他经常奉命出诊。到1625年12月,他在澳门一共治疗了92名男性患者和39名女性患者。但他对经常被派出诊感到不满,因为他认为自己的医术不高,几次失败的治疗尤其让他感到不安;他想专心地做一名药剂师,而不必听从命令出诊。于是他于1625年12月21日写了一封长信[2]给当时的巡按使骆入禄神父,说明他不想出诊的诸多理由。该信于1628年呈给了罗马耶稣会总会长,但我们没有发现对此信的答复,所以这位在信中匿名的药剂师是否摆脱了被迫出诊的命运,我们不得而知。在这封充满抱怨情绪的信中,还提到了埃斯特旺·乔治(Estevão Iorge)和迪奥戈·马林(Diogo Marim)两位医生,说他们在澳门行医已长达40年之久,直到1625年3月才结束。信中还举出另一位名叫路易斯·德·阿泽维多(Luiz de Azevedo)的药剂师,虽然不是专业医生,但精通拉丁文,是个出色的药剂师,有一些藏书以供学习之用,说他"可以在医学和药物方面为我之师"。[3]遗憾的是,关于这两位医生和这位出色药剂师的其他情况,我们一无所知。

在《1659、1660年耶稣会日本教省年度报告》中,讲到一位中国青年

---

[1] *Cartas Ânuas do Colégio de Macau*(1594 – 1627), p.96.
[2] BA, *Jesuítas na Ásia*, Cód. 49 – V – 6, *Treslado de alguas rezões, que apontei ao P. Visitador Geronimo Rodrigues em 21 de Dezębro de 1625, as quaes mandei à N. R. P. Geral no anno de 1628*, fl.208 – 210v.
[3] BA, *Jesuítas na Ásia*, Cód. 49 – V – 6, fl.208v.

第一章　由教会到世俗：澳门西医事业的发展

在圣保禄学院学习外科和放血疗法。"他经常随老师去探望病人，并聆听强调人生脆弱性的教理。"该报告还详细记载了这位中国青年给一位妇女治病并使她成为信徒的经历。[1]

目前从文献中发现的圣保禄学院医生和药剂师，只有以上几位；但可以肯定的是，尚有许多"无名英雄"曾在这个远东第一所西式大学里为澳门社会医疗作出了贡献。另外，也有传教士在进入中国内地之前，路过澳门，并在圣保禄学院做过短暂的医疗工作，如邓玉函神父、金尼阁神父、卜弥格神父等。

澳门圣保禄学院建立以后，不仅成为耶稣会在远东传教的基地，而且也成为澳门的文化中心。学院设有拉丁文、修辞学和神学等课程。葡国学者索亚雷斯医生和阿玛罗教授等引法国学者费赖之《在华耶稣会士列传及书目》说："圣保禄学院从一开始便有三个等级的教育，高级教育包括数学、天文学和几何学；中级教育包括医学和自然史；基础教育包括读、写及拉丁文基础。所有课程均向葡人及所有基督徒开放。"[2]但是就现存的圣保禄学院年度报告来看，并没有提到该学院开设过医学课程。而根据葡萄牙学者桑托斯的研究，该学院不像科英布拉大学那样是一个常规的大学，因为它未设置民法和医学专业。[3]尽管我们前面提到有一个中国人随圣保禄学院的医生学医，但这很可能是一种师傅带徒弟的形式，而不是像大学那样以开课的形式讲授技艺。

尽管如此，圣保禄学院中的教士还是比较重视医学特别是药物学的研究，这与在印度和巴西的耶稣会士是一样的。圣保禄学院药房所拥有的图书馆，其所藏书目现在已不得而知，但可以肯定的是那里既有当时欧洲著名的药典，也有印度医学、中医典籍，还应有西方人在东方的医药学研究成果。前引范礼安向果阿圣保禄学院索要的药物清单，阿玛罗教授

---

[1]　BA, *Jesuítas na Ásia*, Cód. 49 – V – 14, fl. 723.
[2]　SOARES, José Caetano, *Macau e a Assistência*, p. 26. AMARO, *Medicina Popular de Macau*, p. 687.
[3]　多明戈斯·桑托斯：《澳门——远东第一所西方大学》，Tipografia Welfare Limitada, 1994, p. 53。

将其与葡萄牙各种著名药典进行了比较研究,发现其中很多药物能在这些药典中找到,当然也有些药物源自印度。[1]

耶稣会士们尤其重视研究当地的医学,从中吸取有用的内容。西方人来到东方,对许多当地的疾病不认识,在治疗上也就往往束手无策。在这样的情况下,学习和研究当地的民族医学,以治疗当地的疾病,不失为一个好方法,葡萄牙人在印度早已有这样的研究活动。来华耶稣会士在澳门结合东西方医学所进行的研究,虽然没有创立新的医学派别,但他们是中西医结合的最早实践者,并且研制出许多有效的药方。

阿玛罗教授曾在里斯本科学院图书馆发现了两部医学手稿。第一部共有49页,可能是汤执中(Pierre Noël le Chéron d'Incarville, 1706 – 1757)抄录的卜弥格所翻译的《脉诀》;第二部手稿几乎完全不为人知,阿玛罗教授认为是《医方考》的葡萄牙语译本;翻译者是龙安国(António de Barros)。龙安国于1717年4月14日出生于澳门,1737年9月7日入会,曾在圣保禄学院就学,于1756年前后在交趾传教,1759年在印度科钦去世。手稿附有一张给学院院长的便条,由此推测龙安国神父可能是为了圣保禄学院的需要而把这部中医著作翻译成葡文的。译稿约完成于1756年。这份手稿共102页,介绍了652种中草药及其功用。[2] 这两份手稿的存在足以证明圣保禄学院对中医药的重视。

在罗马耶稣会档案馆藏有一部手稿,名为《耶稣会在葡萄牙、印度、澳门和巴西主要药房秘方辑录——由这些地区最出色的医生和药剂师研制和使用》。[3] 这部著作完成于1766年,从来没有出版过。它的出现并

---

[1] AMARO, Introdução da Medicina Ocidental em Macau e as Receitas de Segredo da Botica do Colégio de São Paulo, Instituto Cultural de Macau, 1992, pp. 10 – 14.

[2] 阿玛罗:《中医对圣保禄学院药房的影响》,《文化杂志》第30期(1997年春),第83—85页。

[3] Colleção de Várias Receitas e Segredos particulares das principais boticas da nossa Companhia de Portugal, da Índia, de Macao e do Brazil compostos e experimentadas pelos melhores Médicos, e Boticarios mais celebres que tem havido nessas partes. Aumentada com alguns índices e noticias curiosas necessarias para a boa direcção e acerto contra as enfermidades, Roma, 1766. ARSI(Archivum Romanum Societatis IESU), Cód., OPP. NN 17, páginas (Ⅰ-ⅩⅧ)-610(Ⅰ-Ⅸ):688.

第一章 由教会到世俗：澳门西医事业的发展

保留至今表明，各地耶稣会士将其所发明的药方曾秘密地寄往罗马，并保存于该会在罗马的档案馆中；耶稣会解散（1760）后，这批世界医学的文化遗产仍受到了重视，有人获准将这些药方编辑在一起，使其得以流传下来。阿玛罗教授在罗马发现了这部重要的手稿，并结合她在澳门长期实地考察所得到的民间药方，对该手稿中澳门圣保禄学院秘方部分进行了研究。[1] 这部著作中属于澳门圣保禄学院药房研制出的秘方共计有37种，它们是：

1. 解丹毒药水 2. 退烧药水 3. 眼药水 4. 眼药水（又一种） 5. 神奇药水 6. 治中风药膏 7. 健胃膏 8. Bezuartico de Curvo（或为一种牛黄制剂） 9. 日本儿茶 10. 精儿茶 11. 治哮喘药膏 12. 黑色复方药膏 13. 精致创伤膏 14. 治疥疮搽剂 15. 铅脂膏 16. 治间日热药浆 17. 速效创伤油 18. 人造保心石 19. 猪结石 20. 抗烧药片 21. 疏经活络药片 22. 治痛风药片 23. 治难产药片 24. 治难产药片（又一种） 25. 治经血潴留及不孕药片 26. 利排尿药片 27. 治子宫痛药膏 28. 除蛔虫药粉 29. 收敛酊剂 30. 健胃药酒 31. 治痔疮软膏 32. 治溃疡软膏 33. 解阻软膏 34. 治创伤软膏 35. 治疝病软膏 36. 治烧伤软膏 37. 治白日困倦糖浆。

澳门圣保禄学院药房所使用的药物药方应不止这些，但是这37种药方所治疗的疾病范围已经相当广泛，主要包括眼病、肠胃疾病、呼吸道疾病、发热、排泄系统疾病、妇科疾病、创伤，等等。这些药方的原料来自世界各地，例如在名为 Bezuartico de Curvo 的药中使用了一种产自中国的桑科药用植物，还用了产自美洲的金鸡纳；舒经活络药片中使用的牛黄来自中国；治疗难产的药片中使用了原产南欧和伊朗等地的藏红花；来自印度和欧洲的药物则更为常见。这些药剂大都为液体、膏剂和片剂，与传统中药的炮制方法不同，是通过化学方法研制的。但在药材的选择上则受到

---

[1] AMARO, *Introdução da Medicina Ocidental em Macau e as Receitas de Segredo da Botica do Colégio de São Paulo*, 1992.

各地传统医学的影响。尽管其中有些药方今天已被证明没有相应的效果,但是就整体制药水平而言,这些药方在当时世界上属于先进的行列。这也表明,当时耶稣会士所掌握的医药学知识,特别是其结合世界各地的传统医药学所进行的创新,在药学史上具有独特的地位。

尽管耶稣会士将这些药方秘而不传(这是17、18世纪药剂师和医生的惯常做法),但是其中很多药方还是流传到了民间,成为澳门民间医院的重要组成部分。阿玛罗教授在20世纪六七十年代,在澳门民间收集了一些药方,这些药方有的靠口头世代相传,有的被葡裔妇女将其与有名的菜谱一起记载在古老的本子上。其中有许多药方与圣保禄学院秘方非常相似,例如瓜仁糖浆、金鸡纳酒、三木酒、保心石粉,等等。[1] 这些都表明圣保禄学院的药学研究成果影响深远。

圣保禄学院的诊所和药房自建立以后,在澳门社会医疗方面一直发挥着举足轻重的作用。由于它的存在,澳门市民得以享用颇为先进的医疗技术,特别是结合东西方医学传统(包括美洲一些特效药物)的一种先进医药学。耶稣会在澳门开办的医院、诊所和药房在澳门早期一直是社会医疗的主力。1762年澳门耶稣会士被驱逐,圣保禄学院及其所属的医疗所也被迫关闭了。这所著名的药房后来以低廉的价格卖给了一个市民,而该市民又将其高价专卖给了果阿。这对澳门来说无疑是一个损失,因为当时澳门除了这个药房之外再没有其他好的药房了。[2]

与来华西方人积极研究中医相比,当时粤澳地区是否有中国医生也结合新传入的西方医学进行中西医会通的尝试?就目前所知,仅有新会高嘉淇曾远赴暹罗学习西医,并成为康熙宫廷御医(详后)。早期居住澳门的中国人仍倾向于采用中医疗法,对西医有所抵制。据前引那位圣保

---

[1] 阿玛罗:《中医对圣保禄学院药房的影响》,《文化杂志》第30期(1997年春),第85—90页。AMARO, *Introdução da Medicina Ocidental em Macau e as Receitas de Segredo da Botica do Colégio de São Paulo*, pp. 19–91; AMARO, *Contribuição para o Estudo da Flora Médica Macaense*, Imprensa Nacional, Macau, 1965。

[2] SOARES, José Caetano, *Macau e a Assistência*, Lisboa: Agência Geral das Colónias, 1950, p. 181.

第一章　由教会到世俗：澳门西医事业的发展

禄学院药剂师写于 1625 年的信记载，当时澳门的中国居民面对中医和西医，宁愿采用前者；不仅如此，那些嫁给葡萄牙人的中国妇女，往往强迫他们的丈夫用中医治疗，这对当时在澳门行医的西方医生造成了不小的阻力。[1] 但是，自从圣保禄学院的医生和药剂师开展了中西医结合的努力以后，这方面的抱怨似乎逐渐减少了。圣保禄学院的医学也逐渐民间化，为所有澳门中外居民所接受。

四　方济各会士在粤澳地区的医疗活动

早期澳门的社会医疗大都是教会开办的，除耶稣会所建立的仁慈堂、贫民医院、麻风病院、圣保禄学院的诊所和药房外，另一个修会方济各会也曾在澳门和广州两地开展过医疗活动。方济各会是古老的天主教修会之一，早在元代便在中国建立过教区。16 世纪初，随着葡萄牙和西班牙向海外扩张，方济各会再次来到东方传教。与耶稣会所依赖的葡萄牙东方保教权不同，方济各会向海外传教主要依赖西班牙王室及其所谓"西方保教权"的支持。1492 年哥伦布开辟美洲航线后，西班牙逐渐将中美洲和南美洲变为其殖民地。为了能够参与利润丰厚的东方香料贸易，西班牙人于 1571 年攻占了菲律宾的马尼拉城，建立了东方商业据点。方济各会士也因此在马尼拉建立了东方传教基地。与耶稣会一样，方济各会也非常重视利用医疗进行传教。他们在墨西哥建有医院，立足马尼拉后，又在那里建立了王家医院（Hospital Real）。该医院除了为西方人服务外，也为当地人包括在菲律宾的华人服务。此外，这里也成为方济各会士进行医学训练的基地。此后大部分来东方传教的方济各会医生都在这里接受过医学培训。[2]

明万历七年（1579），方济各会士再度来华并进入广州，但因得不到广东官员的居留批准而折回澳门，并在这里建起一座修道院。[3] 尽管以

---

[1] BA, *Jesuítas na Ásia*, Cód. 49 – V – 6, *Treslado de alguas rezões, que apontei ao P. Visitador Geronimo Rodrigues em 21 de Dezêbro de 1625, as quaes mandei à N. R. P. Geral no anno de 1628*, fl. 210.
[2] ALCOBENDAS, Severiano, "Religiosos médicos de la Provincia de San Gregorio Magno de Filipinas", in *Archivo Ibero-Americano*（以下简称 *AIA*), Tomo 36, 1933, p. 73.
[3] ALCOBENDAS, Severiano, "Religiosos Médicos de la Provincia de San Gregorio Magno de Filipinas", in *AIA*, Tomo 36, 1933, pp. 153 – 154.

后由于与葡萄牙和耶稣会发生矛盾,方济各会主要通过马尼拉经福建进入中国,但在 18 世纪以前,澳门一直是他们进入中国的根据地之一。该会传教士从 17 世纪末开始,在澳门开设了一个诊所和药房,这个医疗机构在此后的一个多世纪里,往返于粤澳两地,不仅为其传教工作打开了局面,而且为该地区的社会医疗作出了贡献。葡萄牙学者苏亚雷斯评价该会在澳门开设的药房时说:"在修道院中,方济各会西班牙修士建有药房,但由于该会的特殊条件,即更加贫穷和较少传播,其目标总是与向穷人和医院的病人施善联系在一起。"[1]

在远东传教的方济各会一直都很重视行医传教。第一位在华行医传教的方济各会士是马科斯修士(Juan de San Marcos,? -1653),他是一位外科医生兼药剂师,1629 年抵达菲律宾后,便在那里的方济各会所建的几所医院中学习并实践医学。他于 1637 年从台湾进入福建,主要在福安地区行医传教。开始时他在福安顶头(Ting-teo)村为人治疗,后来又在连江县(Lien-kiam-kien)行医达五个月。由于前来看病的人太多,遂有三个教友协助他工作。当时福建宗教迫害不断,马科斯曾在福州被监禁,但即使在被监禁期间,也有重病患者前来找他医治。在一次迫害中,一个曾被他治好的人将他藏在家中。他所治疗的大部分人都是穷人,也有少数文人和官员。1638 年 9 月,马科斯离开福建,前往台湾。该年年底返回马尼拉,并在那里行医,直至 1653 年去世。[2] 西班牙方济各会士艾佳良(Francisco de Jesús Escalona)神父在其《大中华帝国旅行记》(*Relacion del Viaje al Reino de la Grande China*)中,评价同会马科斯修士在福建行医传教的效果时说:"这位修士的经验已证明,天主堂里皈依众圣灵的诸多方法中,行医最为有效,时常胜于神学说教。"[3]

---

[1] SOARES, José Caetano, *Macau e a Assistência*, p. 168.
[2] ALCOBENDAS, Severiano, " Religiosos médicos de la Provincia de San Gregorio Magno de Filipinas", in *AIA*, Tomo 36, 1933, pp. 572 - 577.
[3] *Sinica Franciscana*(《中国方济各会志》,是一套关于中国方济各会史的文献资料集,目前已编辑出版了 11 卷,有关此套书的详细出版信息,参见本书的参考文献) II, p. 288.

第一章 由教会到世俗：澳门西医事业的发展

该会来华传教士文度辣（Bonaventura Ibañez，1610－1691）神父在1650年2月3日写给会长的一封信中，第一件事便是请求派遣一名传教士医生来中国：

> 如果您为我们派来一位传教士医生，不仅非常有利于劝化异教徒，而且可以在有需要的时候治疗传教士，还会增加患者对传教士的布施……通过这种途径，传教士便有机会探望病人，更易于将基督之光芒照到患者及其所有家人的身上。这样几年之内，就能以最少的付出赢得最大的收获；耶稣会士们是不必这样做的，我们无力与其竞争。[1]

1662年，在山东传教的方济各会士文度辣神父受命回欧洲招募新的传教士，于1668年到达西班牙。他此行的最大收获之一便是招到了懂医学的世俗修士艾脑爵（Blasius García，1635－1699）。艾脑爵出生于西班牙托莱多省（Toledo）藤布雷克市（Tembleque）。1669年随文度辣、意大利方济各会士丁若望（俨思，Ioannes Martí Climent，1635－1702）等神父经中美洲东来，开始了其东方传教生涯。整个行程中，原本已懂得一些医学知识的艾脑爵修士不断学习和实践，为日后行医打下基础。在墨西哥的14个月期间，艾脑爵修士收集了一些医书以供学习之用，并在墨西哥城一家医院实习。[2] 1671年文度辣一行到达马尼拉，艾脑爵修士又在那里的皇家医院行医。他们于1672年3月到达澳门。[3]

艾脑爵修士到达澳门后，由于未能与文度辣神父一同秘密潜入内地，便在澳门方济各会修道院（中国人称之为加斯栏庙）中安顿下来，并立即着手在修道院中建立药房和诊所。据丁若望神父记述：

---

〔1〕 *Sinica Franciscana* III, p. 20.
〔2〕 ALCOBENDAS, Severiano, ibid., in *AIA*, Tomo 37, 1934, p. 63.
〔3〕 艾脑爵小传参见 *Sinica Franciscana* VII, pp. 1039－1041。其在马尼拉行医情况见同书第974页。

我们一到达澳门,他(艾脑爵)便在(方济各会)修道院为各种人看病;不但在我们的修道院,也在该城中的圣克拉拉(S. Clara)修院、圣多明我(N. P. S. Domingos)修院和圣奥斯定(Sto. Agustín)修院救助病人。各种类型和条件的病人他都治疗过,特别是那些贫穷的患者。如果去一些富裕人家治病,则收取一定的费用,并用所得作为给穷人治病的开销。他在澳门行医四年多(1672年5月至1676年年底),成为表率。市民们为表示对他的医疗服务的感谢,也给予他很多帮助,这对传教事业不无裨益。[1]

　　关于这个诊所和药房,丁若望神父记载道:"澳门(方济各)修道院有一个诊疗所和一个从属于它的药房,价值几百比索(引者按:西班牙古币)。其制药所需各种药材和原料,大部分源于从各港口而来的葡萄牙人。"[2]

　　丁若望神父在记述中举了艾脑爵修士治疗的两个例子:一个是治好了葡萄牙方济各会士毛里西奥(Mauricio)神父的肠溃疡;另一个是治好了一位西班牙青年的不治之症。若望称赞艾脑爵修士道:"他在修道院内所做的光辉事迹我尚可以记述,但他在上帝的帮助之下所做得如此多,诸如治疗一类的光辉事迹,谁可以记述得完呢?"[3]

　　艾脑爵修士能够完成这样的业绩,也得益于一名法国医生的鼎力相助。这名法国医生的名字已不可考,只知道他曾在台湾行医,1673年来到澳门。丁若望神父称他为伟大的药剂师和药学家,并说:

　　　　这位法国人善良而宽厚,与艾脑爵有深厚的友谊。由于两人都有给穷人治疗的技艺和爱好,他们联手组成了一个相互帮助的友好而健康的组合,为整个城市带来了巨大的益处。这位法国人帮助艾

---

[1] *Sinica Franciscana* VII, pp. 974–975.
[2] *Sinica Franciscana* VII, p. 975.
[3] *Sinica Franciscana* VII, p. 976.

第一章　由教会到世俗：澳门西医事业的发展

脑爵修士制药、开方，以便让艾脑爵使用；当法国人知道哪里有重病患者，便会用自己的补贴费用去为人治疗。他们合作治好了许多疑难病症。这个法国人有一些资产，特别是一些珍贵的药品和配制药品的器皿。法国医生在澳门去世，将其所有资产都留给了艾脑爵修士。[1]

1676年艾脑爵修士终于得到机会，随另外两名方济各会士一同前往广东传教，将药房和诊所中的药物、设备也一同搬迁到了广州。他们首先在广州城内的赦罪圣母教堂（Iglesia de Nuestra Señora de la Porciúncula）安顿下来，1678年复活节之后，艾脑爵修士与林养默（Jaime Tarín）神父搬到了城外新建的教堂中。[2]该教堂位于广州城外扬仁里东约小南门花塔街。[3]

艾脑爵修士在扬仁里的教堂中建起了一座拥有药房、诊疗所（enfermería）和医务所（dispensario）的医疗机构。其中诊疗所专门用来治疗西洋传教士；患病的教士可以住在里面，直到康复。医务所则专门为中国各阶层的病人服务；病人在接受完治疗或领取了药品之后，一般要回家养病，只有极个别的情况例外。[4]这一医疗机构自建立起，一直开办到1732年传教士被驱逐出广州为止，前后达半个多世纪。它尚不能被视为医院，其最终也没有发展成为马尼拉皇家医院那样的规模。这主要是因为在其存在的50多年中，在这里工作的传教士医生始终只有一两人。

艾脑爵将行医与传教紧密结合起来，例如他在广州附近行医时，对病人进行开导，告诉他们要使身体和灵魂同时获得健康所必须做的事情。[5]

---

[1] *Sinica Franciscana* VII, pp. 975-976.
[2] ALCOBENDAS, Severiano, ibid., in *AIA*, Tomo 37, 1934, p. 68.
[3] DEHERGNE, Joseph, S. I., "La Chine du Sud-Est: Guangxi (Kwangsi) et Guangdong (Kwuangtung), Étude de Géographie Missionnaire", *in Archivum Historicum Societatis Iesu*, Extractum e Vol. XLV-1976, p. 22-23.
[4] ALCOBENDAS, Severiano, ibid., in *AIA*, Tomo 36, 1933, p. 374.
[5] ALCOBENDAS, Severiano, ibid., in *AIA*, Tomo 37, 1934, p. 71.

在广州行医的最后几年中,艾脑爵修士一直呼吁再派医生来广州;终于在 1697 年,有安哆呢修士由马尼拉经福建来到广州。1698 年艾脑爵修士在中国作了一次为期六个半月的旅行,返回广州后于 1699 年 1 月 6 日经福建前往马尼拉,在那里继续行医,不久因病去世。[1]艾脑爵走后,安哆呢修士承担起方济各会在华行医传教的主要任务。

《澳门纪略》载:"在澳蕃医有安哆呢,以外科擅名久。"[2]这位名为安哆呢的著名西洋外科医生,就是前来接替艾脑爵的西班牙方济各会修士,西名 Antonio de la Concepción。[3] 安哆呢修士 1665 或 1670 年出生于西班牙瓦伦西亚,1695 年开始到菲律宾传教,1697 年经由福建抵达广州。

安哆呢修士来华前,在马尼拉已进行过医疗实习;到广州后,又在艾脑爵的指导下行医。艾脑爵修士外出旅行期间,安哆呢修士担负起诊疗所、药房和医务所的主要职责。由于医务特别繁忙,他曾多次向马尼拉方面要求再派医生前来协助工作。其在广州行医期间,先后有西班牙人维拉拉尔(Manuel Fernández de Villalar, 1717 – 1721 在广州)、阿宋尚(Cristóbal de la Asunción, 1721 – 1723 在广州)及英国人圣达·玛利亚(Tomás de Santa María, 1723 – 1733 在广州)前来协助,但这些人或因为无知,或因为没有耐心,或因为无法掌握语言,都不能令安哆呢满意。[4] 安哆呢修士的手下还有多名中国仆人效力。[5]

当时在广州只有方济各会建立的这一座公共康复机构。医务所每天

---

〔1〕 其去世准确时间,有说 1699 年 9 月 22 日,有说 1701 年 9 月,参见 ALCOBENDAS, Severiano, ibid. , in *AIA*, Tomo 37, 1934, p.77。

〔2〕 《澳门纪略》卷下《澳蕃篇》,第 81 页。

〔3〕 关于安哆呢,博克塞先生推测是曾于 1709 年行医澳门的葡萄牙医生 António da Silva, 或 1749—1754 年担任澳门议事会受聘医生的葡萄牙人 António Bernardes Ribeiro,均误。参见 BOXER, C. R., *A Note on the Interaction of Portuguese and Chinese Medicine at Macao and Peking* (*16ᵗʰ-18ᵗʰ*), p.9。意大利方济各会史学家 Fortunato Margiotti 于 1982 年发表了一篇研究 Antonio de la Concepción 的文章(Bernward H. Willeke 译为德文),认为此人即《澳门纪略》中的"安哆呢",从时间上甚为吻合,应为定案。参见:MARGIOTTI, Fortunato, (Bernward H. Willeke, trans.) "Ein Bruder für die Brüder: Antonio de la Concepción", in Arnulf Camps & Gerfried W. Hunold (eds.), *Erschaffe mir ein neues Volk: Franziskanische Kirchlichkeit und missionarische Kirche*, Mettingen: Brasilienkunde Verlag, 1982, p. 235, note 122。

〔4〕 ALCOBENDAS, Severiano, ibid. , in *AIA*, Tomo 36, 1933, pp.555–560。

〔5〕 ALCOBENDAS, Severiano, ibid. , in *AIA*, Tomo 37, 1934, p.71。

第一章　由教会到世俗：澳门西医事业的发展

都对穷苦病人开放,每天前来治疗的病人约15至20人。接受治疗的患者有基督徒,也有大量的非基督徒;前来广州贸易的各国船员也在这里得到治疗。所有的治疗以及所开给的药物均免费。[1]由于广州方济各会士在下层百姓中做了大量慈善工作,扬仁里成为名副其实的"扬仁之所"了。

除了在医务所治疗病人,他们还常到病人家中出诊。据西班牙方济各会士利安定(Augustín de San Pascual)神父记载,艾脑爵修士曾去顺德容奇为一位教徒治病;方济各会士石铎琭神父在广州期间,也曾在广州城附近行医。[2]

关于他们的治疗手段,史料记载很少。据利安定神父说,艾脑爵修士曾使一盲人复明,使用的是放血和服泻药这样一些欧洲中世纪传统疗法。[3]如《澳门纪略》所言,安哆呢擅长外科。他曾于1715年为同会王雄善(Juan Fernández Serrano,1665-1735)神父进行过两次手术,以治疗其痔疮。[4]

雍正元年(1723)十月和十二月,闽浙总督满保、管理礼部事务嘉郡王允祹接连上奏,请将在内地传教之西洋教士遣返澳门;其中技艺之人,则遣送北京效力。雍正帝准其奏。[5]雍正二年(1724),戴进贤神父以"澳门非洋船常到之地"为由,恳请皇上允准传教士留驻广东。雍正并未完全答应戴进贤神父所请,只说"今尔等既哀恳乞求,朕亦只可谕广东督抚,暂不催逼,令地方大吏确议再定"。[6]就这样,在中国内地传教的各会传教士,被迫离开各传教区,汇聚于广州。

传教士陆续抵达广州后,形成了一次大聚会。虽然都是在中国传教

---

[1] SENSIO, José, *Carta al P. Provincial, Macao y Mayo 16 de 1753*, 转引自 ALCOBENDAS, Severiano, ibid., in *AIA*, Tomo 36, 1933, pp.374-375.
[2] ALCOBENDAS, Severiano, ibid., in *AIA*, Tomo 37, 1934, pp.70-71.
[3] ALCOBENDAS, Severiano, ibid., in *AIA*, Tomo 37, 1934, p.70.
[4] ALCOBENDAS, Severiano, ibid., in *AIA*, Tomo 37, 1934, p.84.
[5] 中国第一历史档案馆编：《清中前期西洋天主教在华活动档案史料》第一册,北京：中华书局,2003年,第56—57页。
[6] 《清中前期西洋天主教在华活动档案史料》第一册,第58—59页。

的西洋人,但此前相互多未谋面,此次被逐,倒意外地使他们有了一次团聚,共商在华传教的大计。这些传教士,由于医疗条件差,加上教务繁忙,大都患有疾病。几乎所有的传教士都曾在广州诊疗所中,得到过安哆呢修士的治疗。[1]

在行医的掩饰下,安哆呢等传教士仍在粤冒险传教,广东教务甚至还有所发展。1732 年(雍正十年),广东巡抚鄂弥达奏报广东澳门西洋教民情形,查得广州共有男、女教堂各八所,共有教徒约 12 000 人;并以"蛊惑人心、败坏风俗"为由,将传教士驱往澳门。雍正帝肯定了地方官的这一做法。[2] 这样,聚集于广州的大批传教士最终还是被赶到了澳门。安哆呢也不得不将其医疗机构搬回澳门。广州再次出现西人开办的类似医疗机构,要到一百年以后了。[3]

刚迁回澳门时,由于葡萄牙方济各会修道院空间有限,安哆呢修士仅能把药房设在一间很小的单房中。后来经允许,又建了两个厅堂:一个作为药房;另一个被隔成两间,一间作为药物储藏室,另一间是饭厅。[4]

安哆呢修士在澳门期间,各种身份的人都找他看病。他在 1733 年 5 月 16 日写于澳门的一封信中说:"尽管这个城市中有医生和外科医生,贫民、市民和神父们也不断地找我(看病),这或者是因为他们对我的好感,或者是由于我们宗教的圣明,上帝以其慈爱来行一切……"[5]长期无私的医疗服务,使他赢得了粤澳人民的爱戴。在他晚年多病期间,大多数澳门居民都为他虔诚地祈祷。他在 1743 年 10 月 22 日的信中记道:"今年 8 月 22 日,因我患重病而领受了临终仪式。我本不想逃此一劫,但是主的至高裁决和本市大多数居民的祈祷,使我得以苟延残喘。"[6]1749 年 9

[1] ALCOBENDAS, Severiano, ibid., in *AIA*, Tomo 36, 1933, p. 367.
[2] 《清中前期西洋天主教在华活动档案》第一册,第 67—71 页。
[3] 参见拙著:《十九世纪前期西医在广州口岸的传播》,《海交史研究》2002 年第 2 期,第 23—26 页。
[4] ALCOBENDAS, Severiano, ibid., in *AIA*, Tomo 36, 1933, p. 163.
[5] *Sinica Franciscana* IX, p. 729.
[6] *Sinica Franciscana* IX, p. 738.

第一章 由教会到世俗：澳门西医事业的发展

月9日,安哆呢修士在澳门去世,享年84岁,在华行医传教长达52年。[1]难怪《澳门纪略》称其"擅名久"了。

安哆呢修士的去世,使整个澳门都陷入了悲痛之中。方济各会中国教区特派员在向格列高利教省会长通报安哆呢修士的死讯时说:"安哆呢修士,我们的健康卫士,我们的快慰源泉,我们的一切,在此与我们永别了;这里的人们都说,所有穷苦之人失去了一位好神父。"曾在澳门与安哆呢相识的马六甲主教,在得知他去世后甚至说:"澳门从此缺少仁爱了！"安哆呢去世后的第七天,澳门各教堂都举行了正式的追悼仪式。[2]

安哆呢晚年曾多次向上级请求派一传教士医生前来接替自己的行医事业。例如他曾写信恳求马尼拉格列高利教省主教安东尼奥（P. Melchior a S. Antonio）:"如果可能的话,再派能够承担此药房事务的教士前来,以便为这里的传教士服务。如果无人为他们进行医疗服务,将是很不幸的。"[3]1748年4月,马尼拉方面派遣若泽·吉勒芒（José Guillemón）修士来澳门帮忙。安哆呢修士去世后,方济各修道院的药房由吉勒芒暂时接管。但由于他为人粗暴,对传教工作并不热心,甚至不愿意为中国人治病,导致药房处于半荒废状态。澳门其他方济各会士对吉勒芒的工作十分不满,请求再派一名外科医生来。[4]1753年初,有方济各会传教士医生安伯老（Martín Palau，1720－1788）修士由马尼拉抵达澳门,接替了吉勒芒修士的工作。

安伯老1720年出生于西班牙瓦伦西亚教区的阿尔卡扎尔（Alcázar）镇,17岁入会。1747年8月抵达马尼拉,开始了东方传教生涯。在菲律宾期间,曾在皇家医院和方济各会修道院诊所学习医学和外科学,并在另一间诊所行医至1752年。在中国传教的方济各会士得知马尼拉有这样一位传教士医生,便请求将其派往中国。该请求被批准后,安伯老修士于

---

[1] 其传记见 *Sinica Franciscana* IX, 1995, pp. 617－630。
[2] ALCOBENDAS, Severiano, ibid., in *AIA*, Tomo 37, 1934, p. 99.
[3] *Sinica Franciscana* IX, p. 738.
[4] ALCOBENDAS, Severiano, ibid., in *AIA*, Tomo 36, 1933, pp. 565－566.

年底前来中国,于1753年1月28日到达澳门。[1] 此后中葡文献多次出现的玛丁、安玛尔定或马蒂尼奥(Martinho)等名字,均指安伯老。[2]

安伯老修士一到澳门,便重整方济各会修道院药房,添置和配制了许多药物、药品。药房的花费几乎不用方济各会出,因为每年都会收到澳门居民大量的布施,澳门仁慈堂每年也给该药房100两白银。另外在修道院附近有一块田,用来种植药材,这也节省了许多购买药材的钱。有了这样的经济来源,安伯老便可以为所有澳门市民提供医疗服务了;而且,他还经常给在中国内地传教的各修会传教士寄去药品。[3]

安伯老还担负起仁慈堂贫民医院的医务,经常去那里出诊。1753年4月29日,仁慈堂主席若望·里贝罗·吉马良斯(João Ribeiro Guimarães)在董事会议上建议:

> 医院中的病人,由于缺少药品和医生,长期遭受痛苦而无法好转,有些因此而死去……所以我建议运用本市方济各修道院安伯老修士所拥有的药房来战胜这些困难,利用那里的药品来为医院患者治疗。我已经在多次必要之时请这位仁慈的修士来医院,而他从不计报酬……[4]

安伯老修士为人恬淡、仁慈而善良。各种患者,从贫穷的人到富有的人,只要有求于他,他都认真为其诊治。他因此受到了澳门居民的爱戴,人们都认为他是安哆呢第二。[5]

安伯老修士晚年,在医疗方面受到了仁慈堂的质疑。1783年3月19日,仁慈堂主席弗朗西斯科·卡斯特罗(Francisco Xavier de Castro)致函

---

[1] ALCOBENDAS, Severiano, ibid., in *AIA*, Tomo 37, 1934, p.101.
[2] 《清中前期西洋天主教在华活动档案史料》第三册之"人名索引"中将安伯老、玛丁和安玛尔定作为三人分列,误。
[3] ALCOBENDAS, Severiano, ibid., in *AIA*, Tomo 37, 1934, p.103.
[4] 引自 SOARES, José Caetano, *Macau e a Assistência*, p.169。
[5] ALCOBENDAS, Severiano, ibid., in *AIA*, Tomo 37, 1934, p.103.

第一章　由教会到世俗：澳门西医事业的发展

议事会，"必须建立一间诊所或药店。耶稣会士们原来在圣保禄学院内有一个较好的诊所，但是，现在圣方济各修道院内由教士马蒂尼奥负责的诊所徒具其名，不能完全代替原来的诊所"。[1] 在这位仁慈堂主席的眼中，方济各修道院的医疗服务是无法与被驱逐前的耶稣会相比的。这不应怪罪安伯老，因为此时的安伯老修士已经年迈体衰，甚至经常因病而无法入眠。他曾向马尼拉请求再派一名传教士医生前来澳门，但是没有结果。[2] 1788 年 10 月 28 日，安伯老修士因病在澳门去世，方济各会在华传教事业也因此几近中断。

从 1672 年艾脑爵修士在澳门方济各会修道院建立药房，至 1788 年安伯老在澳门去世，这一个多世纪中方济各会士在粤澳地区开展了卓有成效的医疗活动，不仅促进了天主教在华的传播，也为粤澳居民的身体健康作出了贡献。艾脑爵修士将澳门药房迁入广州，并在那里建立诊所，这是广州最早的西式医疗机构。西洋医生在穗澳两地建立医疗机构，是西医经由澳门传入中国内地的一种重要形式，除了方济各会的诊所和药房外，19 世纪前期英国东印度公司医生及英美传教士医生也曾往返于穗澳两地，行医并开办医疗机构。

五　议事会参与社会医疗事务及军事医院的建立

早期澳门的社会医疗服务，几乎都由澳门宗教界来举办，前述各种医疗机构，无一例外地都属教会。我们知道，至 17 世纪末，西方医学越来越与宗教发生分离，并加速了向现代医学的演进。宗教界人士也越来越无力掌握更先进的医学知识。而此时澳门医疗状况仍以教会医疗机构为主，开展的是具有宗教与善会性质的医疗服务，这已无法满足本市人们的医疗需求。1709 年发生的一件事情使澳门医疗的紧缺状况更暴露无遗。这年 8 月，澳门驻军的上尉科埃略（António de Albuquerque Coelho）在一次冲突中右臂中弹。有两位医生参加了会诊，一位是来自果阿的一艘战

---

[1] 转引自施白蒂：《澳门编年史》"1783 年"条，小雨译，澳门基金会，1995 年，第 180 页。

[2] ALCOBENDAS, Severiano, ibid., in *AIA*, Tomo 37, 1934, p.106.

99

舰上的外科医生(卡菲尔人),另一位是曾到北京宫廷服务的席尔瓦(António da Silva)医生。他们均认为上尉的伤不严重,可是在随后几天他的伤口恶化,并有生命危险。这时有一个英国商船前往广州途经澳门,船上的英国医生检查了科埃略伤口后,认为只有立刻做截肢手术方可以保全性命。该医生很快为他做了手术,不久科埃略病情果然有所好转。[1]可见,直到18世纪,澳门还需要依赖过往商船或战舰上的医生提供医疗服务。

而作为澳门的行政管理机构,议事会在社会医疗方面没有发挥应有的作用。但是随着澳门社会的发展,议事会也逐渐意识到应该在这个领域中有所作为。议事会在何时参与澳门的社会医疗工作,暂时还不清楚。根据议事会司库的登记册,在1676—1680年间,议事会向一位名为贡萨尔维斯(Lucas Gonçalves)的外科医生支付120帕尔多(pardaus,古葡币)的年薪,按月支付。[2]在欧洲人中长大的中国医生高竹,在1692年前往宫廷服务之前,曾在澳门服务于议事会。[3]曾在宫廷服务的澳门医生席尔瓦,在1709年以前已经返回澳门,并成为一名市政医生(cirurgião do Partido da Cidade)。与教士医生不同,这些医生向议事会负责,议事会支付他们一定的薪金,并要求他们为所有市民服务。但议事会聘用医生的做法似乎还没有形成制度。

1719年12月31日,澳门议事会市政会议(Vereação)根据议事官(Vereador)路易斯·凯瑟列斯(Luís Sanches de Caceres)的建议,通过决议,由议事会雇用一名医生为澳门服务。该决议说:

> 由于本市一直缺少一名掌握内、外科科学的人,导致了患者们的疾病长期无法治愈,甚至一些患者由于得不到科学的治疗而死去。现在有一个通晓医术的外国人自告奋勇来此行医……他希望议事会

---

[1] SOARES, José Caetano, *Macau e a Assistência*, p. 63.
[2] SOARES, José Caetano, *Macau e a Assistência*, pp. 33-34.
[3] SOARES, José Caetano, *Macau e a Assistência*, p. 46.

第一章 由教会到世俗：澳门西医事业的发展

能够让他留在本市,并根据需要按年向他提供津贴……经所有议事会成员讨论,认为此事非常有必要,为了使他能够留在本市,向他提供400两银子的年薪。[1]

在1719年的决议中并没有提到这位外国医生的名字,对该医生的具体情况我们尚不清楚。但是议事会确实从此形成了聘用医生的制度,所聘医生被称为议事会医生(Médico do Partido)。1723年,议事会以500帕塔卡(patacas)[2]的年薪聘任佛兰德(Flamengo)[3]医生雅科博·范德蒙德(Jacob Francisco Vandermond)。他于1720年8月在雷穆学院(Faculty of Rheims)获得医学学位。来到中国后,曾在广东行医。1723年5月19日,范德蒙德医生与澳门议事会签订了合同书,合同主要内容有:

1. 议事会每年分三次向他支付500帕塔卡,以用于他个人生活和一些药品开销。

2. 该医生有义务在本市服务一年,此期间他可去一次广州采购药物,议事会报销旅费。一年以后,若该医生对本地气候未感不适,则继续留此为议事会服务,议事会不会毁约。

3. 在其服务期间,享有与葡萄牙人一样的特权和福利待遇,为其使用而进口的药物不必缴税。

4. 该医生要每日一次探望贫穷的病人,无论这些病人是住在医院中还是在外面;这些探望治疗均为免费。

5. 同样,给议事会成员及其妻子、子女看病应是免费的,但给其他市民、僧侣、教士及其奴仆看病则收取费用;由于圣奥斯定会、圣方济各会的教士很贫穷,给他们看病每次只收取半帕塔卡费用。

---

〔1〕 "Termo sobre se concervar nesta cidade hum Medico Estrangeiro", in *Arquivos de Macau*, 3.°Série-Vol. 11, N.°5-November de 1964, p. 306.
〔2〕 一种银币名,最早造于西班牙,逐渐流行于墨西哥、远东甚至伊斯兰世界。参见 SOARES, José Caetano, *Macau e a Assistência*, pp. 76–77, 注释24。
〔3〕 一些文献将其视为法国人,但在澳门议事会的档案中,称他为佛兰德人。

6. 给人开药价格必须合理,如果在价格方面有疑问,则要由圣保禄学院的药剂师教士进行估价。

7. 主教和兵头看病享受与议事会成员一样的待遇。[1]

范德蒙德还声明,一年服务期结束后,不能强迫其服务更长的时间,除非他愿意。

这是现存第一份议事会与医生签订的和约。此合同成为以后澳门议事会聘任医生的一个范本。此项合同签署以后,澳门医疗服务开始逐步走向制度化,体现了议事会社会职能的扩展。

范德蒙德与澳门签署此项协议后,便开始了澳门行医生涯。他的工作是出色的,1726 年得到仁慈堂理会主席和女子收容院院长的支持,继续作为议事会医生在澳门行医,并被评为当时澳门最优秀的医生。[2] 1726 年葡萄牙耶稣会士索智能(Policarpo de Sousa, 1697–1757)神父经过澳门时,身患重病,幸得范德蒙德医生用吐根将其治愈。索智能在给俄国圣彼得堡宫廷御医葡萄牙人桑切斯(Ribeiro Sanches)的信中说:"我从法国医生范德蒙德先生那里得到了非常好的治疗",吐根"这种药物非常有效,除上帝之外,是吐根救了我的命"。[3] 吐根是一种产自南美洲的药材,当时有商人将此药物贩卖到中国。

这位佛兰德医生在澳门一直服务至 1729 年;这时,由于议事会拖欠仁慈堂和其他机构债务达 6 000 两银子,财务十分紧张,便以"能力不强、举止不雅"等借口,将范德蒙德医生解雇。[4] 该医生为自己进行了辩解,并得到了葡印总督的支持,后者给予其葡萄牙国籍,并命令澳门议事会返聘他。双方的争执闹到了里斯本,而王室也同样支持蒙德医生。但是澳

---

[1] *Arquivos do Senado*(澳门议事会档案),转引自 SOARES, José Caetano, *Macau e a Assistência*, pp. 76–78.

[2] SOARES, José Caetano, *Macau e a Assistência*, p. 78.

[3] SOARES, José Caetano, *Macau e a Assistência*, pp. 78–79.

[4] PIRES, Benjamim Videira, s. j., "Físicos e Cirurgiões, em Macau, sobretudo desde 1719 a 1802", in *Religião e Pátria*, AHM, PPR. 028, mic. b0423, p. 539.

第一章 由教会到世俗:澳门西医事业的发展

门议事会拒绝服从命令。1732年,范德蒙德在妻子去世后,带着儿子回到巴黎。他的儿子后来成了医学家,是一份医学杂志的主编,有《健康词典》等著作。

范德蒙德曾收集到《本草纲目》中的80多种药物样品,回巴黎后送给了法国植物学家朱希厄(Jussieu)。他还将《本草纲目》中大量关于矿物药材和草药的部分翻译成法文,带回法国,该手稿现保存在巴黎自然史博物馆的图书馆中,韩琦先生在法国期间读过该手稿,据他说该图书馆所藏的这部手稿只有45页,分别译自《本草纲目》卷五水部、卷七土部、卷八金石部、卷九至十一石部的大量药物,以及草部中的许多中药,均附有中文名称,[1]中文字迹工整,可见范德蒙德在翻译过程中,肯定有中国人协助,但可惜没有留下名字。据博克塞教授说,他在美国印第安纳大学利里(Lilly)图书馆见到了一部范德蒙德的《本草纲目》译本手稿,利里图书馆是从巴黎 Alain Brieux 图书馆购买到这部手稿的,而 Alain Brieux 图书馆是从伯希和(Paul Pelliot)私人藏书中获得的,考迪埃(Henri Cordier)的 Bibliotheca Sinica 也提到了该手稿,并推断是范德蒙德的作品。该译稿约完成于1730年,其中卷五题为"作者(引者按:指李时珍)在这部分中论述了水,将从天上降落下来的水分为十三类",来自《本草纲目》的水部;紧接石部之后的一个部分(第104—111页)标题为"作者在这里论述了生长于山林及其临近地区的草药",即《本草纲目》草部的部分内容;第112页为空白,然后页码直接跳到第149页,第112—148页可能遗失了,或者范德蒙德本留作翻译《本草纲目》的另外一个部分。译稿的最后一部分(第150—168页)题为"印度葡萄牙人称为 Mordexin(霍乱)的疾病是一种胃消化不良,分为多种互不相同的类型,由多种病因造成的",这部分除了论述了霍乱外,还讨论了在远东的欧洲人所经常患的一些疾病,比如由胆病引起的绞痛以及肺炎、中风、天花、哮喘和胸膜炎等;译者在译

---

[1] 韩琦:《中国科学技术的西传及其影响(1582—1793)》,河北人民出版社,1999年,第131页。

稿中没有署名,但在最后这部分中记录了他1728年在广州和1729—1730年在澳门的行医经历,由此断定他就是澳门议事会聘任的医生范德蒙德。博克塞教授还推测,利里图书馆所藏的手稿为范德蒙德的亲笔原稿,而巴黎自然史图书馆的手稿是译者赠给朱希厄的一个缩略抄本。[1] 则范德蒙德不仅在华南地区行医多年,而且将中国医药学介绍到欧洲,因此在中西医学文化交流史上占有一席之地。

在议事会度过财政危机后,再次觉得有必要聘用医生。1731年12月31日,议事会会议决定,聘任澳门人曼努埃尔·科埃略(Manuel Machado Coelho)为内、外科医生,每年津贴150两,按季度支付,享有与范德蒙德同样的权利。此后澳门议事会所聘医生,其义务与权利基本上与范德蒙德所签订的合同一样,只是年津贴额随议事会的财政情况和医生的具体要求而有所变化。

科埃略医生服务了一年多便辞职了,1732年2月议事会又聘任澳门人阿尔坎塔拉(Pedro de Alcantara)为医生,年薪120帕尔多(pardaus)。该医生在任多久不得而知,因为此后的议事会档案没有关于医生的内容。直到1746年议事会档案中再次出现医生的议题。这一年一位名叫马丁斯(João Francisco Martins)的医生来到澳门,他受过正规医学训练,获得过医学学位。他与议事会签订了合同,成为议事会医生,年薪300两白银,分三期支付,议事会预支给他一年的薪水以置备药物。但合同的条款增加了对医生的约束,如在3年合同期间未经同意不得离开澳门;有义务为任何被澳门居民打伤的中国人治疗。[2]

1748年马丁斯医生请求辞职,获得批准。议事会随即聘请了法国医生穆朗(Jorge Moulin)。这一任命引发了澳门葡人的抗议,他们以葡王的命令"不管什么理由都不得听任外国人居留澳门"为由,反对聘任法国医生,并指出:"只有里贝罗(António Bernardo Ribeiro)提供的证书是经过国

---

[1] BOXER, C. R., *A Note on the Interaction of Portuguese and Chinese Medicine at Macao and Peking* (*16th-18th*), pp. 8-9, 21-24.
[2] SOARES, José Caetano, *Macau e a Assistência*, pp. 80-81.

第一章 由教会到世俗：澳门西医事业的发展

王签署的,而国王有令,未经王国主治内科医师和主治外科医师的批准,任何内科医生和外科医生都不能行医。"[1]这样穆朗医生的工作还没持续一年,议事会便不得不在1749年10月任命里贝罗为医生。

1753年,澳门议事会再次陷入经济窘境,不得不向果阿总督马吉士·塔佛拉(Marquês de Távra)禀报,将取消议事会成员的薪水,以及圣老楞左堡垒、士兵和外科医生职位。果阿总督回复说:"尽管各处皆认为这一职务有其公共效益,但如果市民们认为不需要,则可将其取消。"此后10年澳门议事会竟然一直没有聘任医生。[2]澳门的经济状况由此也可见一斑。

直到1764年,议事会才再次任命医生,由洛佩斯(Francisco Lopes)医生担任,年薪为150两白银。此后每三年一届,议事会医生再没有中断过,有的医生连续任两届。医生的薪水一直是议事会的一项财政负担,为此澳门主教亚历山大·佩德罗萨(Alexandre da Silva Pedrosa)于1774年向葡国建议,把在葡国犯有罪过需要驱逐的医生遣到澳门来服务,这样可以减少澳门议事会的开销。但这一建议没有被接受。[3]

1775年,议事会再次任命一名法国医生雷内(Pedro Layné),并要求他在任期间不得从事其他事务。为了使这一职位更加稳固,这位法国医生获准前往葡国,并在那里获得了王后的任命,成为澳门的主治外科医生。但澳门并没有这样的建制,所以这只是一个名誉头衔。而雷内医生并没有获得过葡国主治医师颁发的许可证,但由于免费治好了澳门总督的性病而得到支持。与议事会签订合同的所有医生都有义务为仁慈堂医院免费服务,但雷内医生在仁慈堂医院对病人表现得十分粗暴,因此受到了仁慈堂方面的控诉,并指责他医术不高,仅是法国一艘船上的放血师而已。尽管雷内医生为自己进行了辩护,并找了一些病人为他作证,但他还是于1779年被迫离开澳门。

---

[1] SOARES, José Caetano, *Macau e a Assistência*, p. 81.
[2] SOARES, José Caetano, *Macau e a Assistência*, pp. 81–82.
[3] SOARES, José Caetano, *Macau e a Assistência*, p. 85.

教会与医疗事业的逐渐分离以及政府逐渐承担起社会医疗职责，这是 17 世纪以后医疗管理现代化过程的一个体现。从 18 世纪开始，澳门议事会通过聘任医生的形式参与了医疗事业，表明澳门对当时医疗管理现代化的进程有所响应。但此项事业并非一帆风顺。一方面受澳门经济的制约，在议事会财政陷入困境的时候，往往无法继续聘任医生；另一方面也受到民族主义和葡国医疗体制的影响，外国医生在澳门很难获得认可。而在聘任医生问题上，澳门议事会需要得到葡印总督乃至葡萄牙王室的认可，这也是当时澳门在葡萄牙海外政治体系中的地位的体现。

澳门议事会聘任医生（1719—1801）

姓　　名	国　籍	服务时间	年津贴额
佚　　名		1719—？	400 两白银
Jacob Francisco Vandermonde	佛兰德	1723—1729	500 帕塔卡，1724 年 7 月以后 250 两
Manuel Machado Coelho	葡萄牙	1731—1734	150 两
Pedro de Alcântara	葡萄牙	1732—？	120 帕尔多
João Francisco Martins	葡萄牙	1746—1748	300 两
Jorge Moulin	法　国	1748—1749	
António Bernardes Ribeiro	葡萄牙	1749—1754	
Francisco Lopes	葡萄牙	1764—1766	150 两，1766 年 250 两
António José Pereira Soares de Azevedo	葡萄牙	1768—1771	300 两
João Baptista da Conceição	葡萄牙	1771—1774	100 两
Pedro Layné	法　国	1775—1779	400 两
Pedro António Ferreira	葡萄牙	1779—1781	

第一章 由教会到世俗：澳门西医事业的发展

续　表

姓　　名	国　籍	服务时间	年津贴额
Manuel Francisco Gouveia	葡萄牙	1781—1787	400 两
Manuel António Gonçalves	葡萄牙	1788—1801	400 两

资料来源：1) PIRES, Benjamim Videira, s. j., "Físicos e Cirurgiões em Macau, sobretudo desde 1719 a 1802", in *Religião e Pátria*, AHM, PPR. 028, mic. b0423, pp. 537 – 539, 553 – 555. 2) SOARES, José Caetano, *Macau e a Assistência*, Lisboa: Agência Geral das Colónias, 1950, pp. 73 – 91. 3) TEIXEIRA, Manuel, *A Medicina em Macau*, vol. III, *Os Médicos em Macau do Séc. XVI a XIX*, Macau: Imprensa Nacional, 1976, pp. 51 – 87.

澳门开埠之初，葡萄牙并没有在那里驻军。1622 年荷兰人的进攻引起了澳门葡萄牙人的警觉。他们向马尼拉发出求救信，很快便有 100 多名战士在费尔南多·席尔瓦 (Fernando da Silva) 的率领下到达澳门。澳门还向印度总督请求一名总兵和 100 名战士，以便保住澳门。[1] 印度总督同意了这一请求，任命马士加路也 (Francisco Mascarenhas) 为澳门首任总兵 (Capitão Geral, 中文文献称为兵头)，率领 100 名葡萄牙士兵前往澳门。马士加路也到达澳门后，于 1623 年 7 月 17 日正式就职，成为澳门的第一位总督和兵头。他在澳门建起了城墙，完善了堡垒，而费尔南多·席尔瓦在完成任务后返回马尼拉。这是澳门有驻军的开始，此后至 18 世纪末，澳门驻军一直维系在 100—150 名左右。[2] 但始终没有专门的医疗机构为军队服务。

在萨尔达尼亚 (Diogo Fernandes Salema de Saldanha) (1767—1770；1771—1777 任澳门总督) 担任仁慈堂值理会主席的时候 (1768—1769)，决定让士兵在仁慈堂医院接受治疗，并命令在该医院中建立一个专门治疗士兵的诊所，但由于缺少资金而没能建成。[3]

1784 年，一支由 150 名士兵组成的军队来到澳门。按照当时果阿总

---

[1] TEIXEIRA, Manuel, *A Medicina em Macau*, Vol. 1, p. 19.
[2] TEIXEIRA, Manuel, *A Medicina em Macau*, Vol. 1, pp. 20 – 21.
[3] TEIXEIRA, Manuel, *A Medicina em Macau*, Vol. 1, p. 25.

督的要求,军队中患病的军人被澳门总督安排到贫民医院住院就诊。为此,仁慈堂在贫民医院中专辟一部,接收军人。这样,本不算大的贫民医院显得有些拥挤,秩序混乱;军人患者的入住,也与贫民医院"接收贫民"的宗旨相违背,澳门亦无可以满足需要之药房。1788年底,在议事会医生和其他人士的建议下,澳门议事会派人前往里斯本,以便为澳门配置一个完备的药房;又致函索阿的葡印总督,希望其向澳门派遣一名药剂师以及一个临时的药房,以供军队及其他患者之需,并请求由王室财政来负担其费用。但这一请求遭到葡印总督的拒绝,后者并建议澳门议事会,由澳门仁慈堂来负担药房费用,这样亦可从药房中获利。[1] 而仁慈堂主席多次向澳门总督表示,贫民医院无法为军队服务,应该由市政厅出资,建一专门的军事医院。此事交涉了多年,涉及澳门总督、印度总督,甚至还闹到了葡萄牙王后那里了。终于在1798年,仁慈堂的建议被接受了。议事会在贫民医院的附近划出一块地,建立了一所小型的军事医院,以治疗驻扎澳门的葡萄牙士兵和军官。[2] 据龙思泰描述,当时这座军事医院有专门的病房供3名军官入住,有供8名副官住的病房,还有一个可供58名士兵治病的大诊室。由一名军医负责治病。[3] 直到1857年之前,澳门的军人患者一直在那里治病。[4] 这是中国领土上出现的第一所西式军事医院。至此,澳门的社会医疗体系得到了进一步完善。

六 澳门与西医入华

明末以后,西医不仅传入澳门,而且也通过澳门传入内地。明末至清代五口通商以前,西洋医学主要是通过澳门传入中国内地的。当然,也存在其他的管道,例如方济各会、多明我会的传教士多从福建进入中国,其中有一些传教士在华行医传教,也有个别方济各会、多明我会传教士的中文著作中包含了一些西洋医药学知识;康熙年间法国耶稣会士从宁波进

---

[1] *Arquivos de Macau*, Vol. II, N.º3, Março de 1930, p. 163.
[2] TEIXEIRA, Manuel, *A Medicina em Macau*, Vol. 1, pp. 25–37.
[3] 龙思泰:《早期澳门史》,第56页。
[4] TEIXEIRA, Manuel, *A Medicina em Macau*, Vol. 1, pp. 42–43.

第一章 由教会到世俗：澳门西医事业的发展

入中国，而其中一些法国传教士在西医入华方面有着突出的表现，不仅在宫廷中行医传教，而且还翻译西洋医药学著作；此外，从康熙朝开始的俄罗斯赴华使团中，也有俄国医生在华行医的事迹。但是，这些管道在西医入华方面发挥的作用均不及澳门。

西医经澳门入华，除了前面讲到的方济各会士在穗澳两地建立医疗机构的形式外，还有多种形式。葡萄牙人得以长期在澳门居住和贸易，是得到了中国朝廷的准许。一旦朝廷对葡人的表现不满意，便随时可能将他们驱逐出中国。中国政府威胁驱逐葡人或者关闭关口以终止贸易、切断供给的事件，在澳门史上曾经发生过多次。所以澳门葡萄牙政府需要想尽一切办法与中国朝廷搞好关系，取悦朝廷，这样才能确保其居住澳门的权益。澳门葡萄牙人政府取悦朝廷的方式是多种多样的，明末曾多次派遣葡兵携带火炮北上，协助明朝政府抗击满人的入侵；清朝建立以后，葡萄牙人获得恩准，得以在澳门继续居住，而且在迁海期间也得以豁免内迁，为了答谢清政府的这些恩典，澳门葡萄牙政府多次派遣使节，前往北京宫廷，献以厚礼，表示顺从和效忠。由于自身或者皇室成员的健康原因，康熙皇帝曾多次命广东地方官员向澳门寻医问药，而澳门议事会及教会也乐于配合，数次向朝廷推荐西洋医生，并进贡药物。这样，在澳门与中国宫廷之间，形成了一条西医入华的线路，叙写了一段中西医学文化交流的佳话。

1. 西洋医生通过澳门进入中国内地

在澳门传教并非来华传教士的最终目的，他们在澳门建立教堂、圣保禄学院等，是将澳门作为远东传教基地，为远东传教事业培养传教士、提供供给；将远东地区纳入天主教的版图才是他们的根本目标。一旦有机会，他们便会源源不断地向中国内地派遣传教士，而为了传教的需要，有一些传教士是以医生的身份进入内地乃至中国宫廷的。关于通过澳门进入中国的传教士医生，我们将在下一章作详细的介绍，这里只举一个较为特殊的例子，一位长期学习西医后来一度进入中国宫廷行医的中国人，即广东新会人高竹。关于此人，20 世纪初陈垣先生曾根据新会那伏高氏族谱《高氏宗祖贵显徙居捷录》,写过一篇文章,考证并表彰新会乡贤高嘉淇。[1]本人在一些西班牙文和葡萄牙文资料中发现一位与高竹经历相仿的人,西文名为若望·巴普蒂斯塔·利马(João Baptista Lima),经过比对可以确定,西文文献中的利马就是高竹。

高竹(1659—1733),字嘉淇,号广瞻,新会沙堆那伏乡南霞里人。父名日琮,字自珍,号娱石,清廷赠敕正七品文林郎(文散官)。母汤氏。兄名联福,字嘉汝。弟名松。[2]清初,朝廷为了切断沿海百姓与郑成功抗清队伍的联系,于1656年(清顺治十三年)颁布了"禁海令"。高竹四岁那年,即1662年(康熙元年)二月,移界诏令到了广东,限令东起饶平,西迄钦州沿海50里的居民内徙,并命大臣科尔昆、介山到广东巡视、督迁。高竹的家乡那伏在迁移之列,他的父母便携带着他们兄弟迁至会城,在东门内的亲戚处寄居一年,后建帝临堂定居。高竹七岁那年,父母带着其兄弟迁往番禺亚胡村做工以维持生活,高竹则留在古劳(鹤山)与亲戚牧牛。两年后,父母见他体弱多病,也接往亚胡村随父母生活。1668年(康熙七年),迁民结党造反,巡抚王来任向朝廷上疏,御史杨雍建曾一日上九疏,王来任又力请他上朝陈奏:让迁民回乡复业。朝廷钦准,撤销中路巡海大人,复设中路水师总兵于新会,迁民遂得回乡复业。

高竹一家回到那伏乡重建家园,却又遭土匪麦亚保洗劫那伏乡,把高竹的父母和村民160多人掳至黄梁都山巢,然后卖给澳门西洋人,西洋人不买者便杀之,高竹之父日琮被杀,母赎归,高竹则逃离家乡,流落在澳门街头。那年,他只有十岁。有一天,过路的马车掉了一个箱子,刚好被高竹拾到,并追还给失主。失主是位西洋人,他见这孩子诚实可爱,询问其身世。高竹向那西洋人诉说了自己的苦难。那西洋人同情他,便带他到暹罗去,与自己共同生活。高竹在暹罗一住就是16年,这期间,他潜心学习西洋文化和医术,终于成为一名医生和天主教徒。

---

[1] 陈垣:《高嘉淇传》,《光华医事卫生杂志》第二期,1910年9月。
[2] 关于高竹的生平,除注明出处者外,均源自陈垣《高嘉淇传》。

第一章 由教会到世俗:澳门西医事业的发展

早在 1511 年,葡萄牙人就到达了暹罗,不久便有多明我会传教士从马六甲前往那里传教。1626 年,首批耶稣会士到达那里。西方人在泰国也开办了医疗机构,开展行医传教事业。1676 年,一位耶稣会士医生在暹罗获得政府认可,在国王建立的医院中行医,成为该国首位获得认可的欧洲医生。[1] 高竹在暹罗期间或许与这位耶稣会士有联系。尚有一事不明,即高竹在澳门遇到的教士是谁?是谁将他带到暹罗的?这些问题恐怕要进一步发掘西文史料才能得到答案。根据一封北京耶稣会士的信件称:"尽管利马是中国人,但他是在欧洲人中长大的,在果阿、巴达维亚、暹罗及其他地方生活过。"[2] 但我们尚未发现高竹在果阿和巴达维亚生活的直接资料。

1680 年,方济各会任命伊大任(Bernardino della Chiesa,1644－1721)为在中国的陆方济主教之辅理主教,叶尊孝(Basilio Brollo de Gemona,1648－1704)、余天明(Ioannes Franciscus Nicolai da Leonissa,1656－1737)为教士。1683 年他们来华前,曾在暹罗居留了一年,高竹在暹罗结识了伊氏等人,并随他们抵达广州。不久,高竹便回家乡新会那伏乡探亲,得知母亲从土匪那里赎回之后,又被歹徒害死。他悲痛欲绝,抱着门前的老龙眼树痛哭。1684 年 10 月 29 日,陆方济主教病逝,华南代牧区之权,交给伊氏。高竹接讯,在家乡与兄弟相聚一段时间后,复出广州,并随伊氏、叶氏往江南、浙江、湖广、广西等地从事传教活动。1687 年(康熙二十六年),他回到新会,在会城猪糠巷定居,开设医馆,对平民施医药、治疾病,采用西法,名传遐迩,事闻于省城。1689 年(康熙二十八年),他娶了沙岗林氏女为妻。

此后,高竹又曾在澳门行医,并受聘于澳门议事会,成为澳门议事会最早聘任的医生之一(见前引)。1692 年,在康熙皇帝的要求下,澳门耶稣会决定派遣意大利耶稣会士卢依道医生前往宫廷效力。当时康熙皇帝对放血疗法很感兴趣,希望能够获得一名放血师。为了满足康熙的这一

---

[1] COSTA, Peregrino da, *Medicina Portuguesa no Extremo-Oriente*, pp. 15－16.
[2] SOARES, José Caetano, *Macau e a Assistência*, p. 46.

需要,澳门议事会决定派遣外科医生高竹随卢依道医生一同前往宫廷。[1] 高竹在宫廷行医获得了很大的成功,被授予养心殿御医。关于其在宫廷中的医疗活动,以及其辞去宫中职位的原因,详见本书第三章。高竹和卢依道奉命前往宫中效力,是清前期西洋医生进入中国宫廷行医之始,拉开了长达一个多世纪的西医入宫的序幕。多数西洋医生都是通过澳门进入宫廷的,反映了澳门在西医入华方面的作用。

2. 经澳门向中国宫廷输送的药物

康熙皇帝对西医西药甚感兴趣,曾命法国耶稣会士白晋(Joachim Bouvet,1656 – 1730)和张诚(Jean François Gerbillon,1654 – 1707)在宫中建立一个炮制西药的作坊(详见本书第三章)。康熙也经常就一些西药的药性、何病该用何药医治等问题,询问宫中的西洋传教士。一旦他发现宫中缺少什么西药,便会派人到广东、澳门寻找。澳门是当时中国与西方文化接触最为密切的地方,无论西方的物质文化还是精神文明,几乎总是先传到澳门。而皇帝命人到澳门寻找珍奇之物已经成为一种惯例。

康熙四十七年(1708),"广东巡抚范时崇等奏报差人前往澳门寻药西洋人送到格尔墨斯药折"载:"康熙四十七年二月二十九日,臣家人回肇,赍到武英殿监造员外郎张常住传旨与广东督抚,奉旨:着寻西洋格而(尔,下同)墨斯,着实要紧,得了急速台报上送来。再,着西洋人写信,台报上带去与广东众西洋人,有格而墨斯,着台报上送来,如无,将阿尔格而墨斯速速送来。钦此。外,又药样一包,张常住付来与广东西洋人字一封,臣随即星夜差人前往广城、澳门寻觅,并投发到书字。今据西洋人送到,上写格而墨斯子一包,锡盒第一盒,格而墨斯药一件,磁碗贮第二盒,格而墨斯药一件,锡小花盒二盒样,一件小磁杯,格而墨斯制成的药,第一盒样一件;又格尔墨斯子一封。"[2]

---

[1] BA, *Jesuítas na Ásia* Cód. 49 – V – 22, fl. 130.
[2] 《明清时期澳门问题档案文献汇编》第一册,第 85 页。康熙四十八年正月初五日"两广总督赵弘灿等奏为遵旨恭进西洋药格尔墨斯折"中内容略同,参见中国第一历史档案馆编:《康熙朝汉文朱批奏折汇编》第二册,第 298—302 页。

第一章 由教会到世俗:澳门西医事业的发展

格尔墨斯葡文 quermes,意为胭脂虫,是一种生活在栎树上的色如红胭脂的小虫。阿尔格尔墨斯葡文为 alquermes,意为胭脂红酒,即用胭脂虫炮制的一种药剂。在澳门圣保禄药房秘方中,第二个秘方是一种退烧药水,主要由四种药物配制而成,包括苦苣水、野生菊苣水、底也迦(teriaga)以及胭脂红酒。这说明澳门圣保禄学院的药房中有这种药物,而西洋人送到的格尔墨斯很可能就是从澳门圣保禄学院而来。胭脂红酒对人体的心脏有好处,据说能够治疗心悸。1707 年 7 月前后,康熙皇帝因为立太子的问题而心烦意乱,极度忧郁,还并发了严重的心悸症。法国传教士罗德先(Bernard Rodes, 1646 - 1715)配制了胭脂红酒让皇帝服用,止住了最令他心神不安的心悸症。[1] 考虑到康熙皇帝命人火速寻找格尔墨斯药是在他服用罗德先配制的胭脂红酒后不久,则这次寻药很可能仍与他的心悸症有关。后来,康熙皇帝派人到整个鞑靼地区及中国各省寻找胭脂虫栎树,试图用本国所产的胭脂虫来配制胭脂红酒。但是经过一番努力,最终还是没能在中国境内寻找到胭脂虫栎树。[2] 皇上所需要的胭脂红酒只能从澳门获取,而康熙所需要的西药远远不止胭脂红酒。

罗德先用胭脂红酒止住了康熙的心悸症后,随之建议他服用产自加那利群岛的葡萄酒。适量饮用红葡萄酒是有利于心脏健康的,这一点已经为现代医学所证明。康熙皇帝接受了传教士的建议,开始长期饮用葡萄酒,而葡萄酒的主要来源是澳门和广州的西洋人。宫廷曾密令广东和江西总督验收欧洲人带给他们的供皇帝使用的酒和其他物品,并立即送往宫廷——只要所送物品上有欧洲人的封印即可。[3] 通过这个途径,皇帝所需要的葡萄酒可以源源不断地得到供应。1709 年(康熙四十八年正

---

〔1〕 "耶稣会传教士殷弘绪神父致印度和中国传教区总巡阅使的信(1707 年 7 月 17 日)",杜赫德编:《耶稣会士中国书简集》Ⅱ,郑德弟译,郑州:大象出版社,2001 年,第 35—37 页。

〔2〕 "巴多明神父致法兰西科学院诸位先生的第二封信",《耶稣会士中国书简集》Ⅱ,第 313 页。

〔3〕 《耶稣会士中国书简集》Ⅱ,第 37 页。

月)皇上传旨两广总督赵弘灿:"以后凡本处西洋人所进皇上上用物件,并启奏的书字,即速着妥当家人雇包程骡子星夜送来,不可误时刻。"赵弘灿接旨后,马上将旨意传达给澳门西洋理事官委黎多(Procurador do Senado)等,以及广州各天主堂西洋人。该年5月,便有穆德我等交到酒一箱、洋烟一箱,又有西洋人毕登庸交到酒一箱,景明亮交到酒一箱,药一瓶。赵弘灿差家人将这些礼物原封不动,星速恭进。[1] 广东地方官为完成皇上交给的寻找西药的任务,也曾请方济各会安哆呢修士帮忙,他所配制的药品可能也到达过北京宫廷。[2]

对于皇帝寻找西药的旨令,澳门和广东的西洋人当然不敢怠慢。而且,这是他们讨好宫廷的良机。即使皇上没有特意降旨寻找西药,这些西洋人也经常主动奉献西洋药物,以取悦于中国皇帝。1714年,为了庆祝康熙六十大寿,澳门议事会不仅燃放礼炮,还准备了丰厚的进贡礼品;在北京耶稣会士的示意下,圣保禄学院也不甘落后,同样备齐了礼品。这些礼品中,各种西洋药物占很大部分,用葡萄牙学者索亚雷斯的话说,"简直可以配备一个小型药房了"。[3] 根据进贡的礼单,这些药物包括治疗烧伤的药片一盒,烟草二盒共12瓶,上乘欧洲酒六箱,每箱12瓶,保心石两份共12盎司,上乘弥撒用酒六箱,每箱12瓶,金鸡纳二阿拉忒尔(arrástel)[4]半,底野迦解毒剂(teriaga magna otomana)二阿拉忒尔,还有各种吐根、阿魏、树脂等制剂及各种药膏、糖浆,等等。[5] 当时在北京的纪理安(Kilian Stumpf,1655 – 1720)神甫和苏霖(José Suarez,1656 – 1736)神甫在1715年2月14日的回信中称:皇帝"在看了贺信和礼单后,马上表现出了满意,当场便称赞了底野迦、保心石、葡萄酒和烟草等的神奇效果。因此,对你们的正确挑选,我们表示祝贺。我们也以上帝的名义希

---

[1] 《康熙朝汉文朱批奏折汇编》第二册,第380—382页。
[2] ALCOBENDAS, Severiano, ibid., in AIA, Tomo 37, 1934, pp. 81 – 82.
[3] SOARES, José Caetano, Macau e a Assistência, p. 175.
[4] 古重量单位,合459克。
[5] 此礼单写于1714年11月18日,见BA, Jesuítas na Ásia, Cód. 49 – V – 5, fl. 456。转引自SOARES, José Caetano, Macau e a Assistência, pp. 172 – 174。

第一章　由教会到世俗：澳门西医事业的发展

望,这些礼物不但作为对过去所受恩惠的感谢,也可以为未来带来好处"。[1]当时在北京效力的神父们也献上贺礼,其中原本也包括一些药物,但是礼部官员认为将药物作为祝寿礼品不吉利,让他们重新考虑,于是他们便将药品撤出,并将礼品总数凑成偶数。[2]从康熙对澳门耶稣会所送药物的评价来看,中国官员和北京神父们是多虑了。康熙五十六年正月,皇上通过广东巡抚法海传旨澳门西洋人曰:"尔等驻于澳门之西洋人甚好,感戴圣主鸿恩,甚为效力。"有"澳门首领沃利多、安多尼雅回喇、巴斯瓜罗萨、加斯巴法兰·古希里瓦、玛诺比里、玛诺法华珠六人前来"广州府衙门领旨,表示"虽肝脑涂地,亦不能报圣主仁养之恩",并"皆叩头不已"。他们还带来了鼻烟、西洋酒等礼物送给巡抚法海。[3]1719年2月,澳门议事会委黎多向北京进贡"土物十六件",其中药物有水安息香共二十个,保心石大小共二十个。两广总督杨琳在奏折中还特意为澳门葡人美言,云:"查澳门居住夷人,感戴皇恩,每遇岁时万寿,颂经礼拜,共祝圣寿无疆。今备具土物,呈请奴才代进,乃远人一片诚敬实心。"[4]可见,进贡药品的确达到了纪理安和苏霖二神父所期望的目的。

鉴于中国宫廷对西药的需求,不仅在澳门和广州的西洋人经常进贡药物,而且清前期欧洲来华使节[5]所携带的礼品中也大都有药物。如据《清会典事例》卷五〇三载,康熙九年(1670)西洋国(葡萄牙)国王阿丰肃遣使入贡方物,其中有伽枬香、象牙、犀角乳香、苏合油、丁香、金银乳香、花露等药物;[6]据和珅《大清一统志》卷四二三载,雍正三年(1725)西洋(教皇本笃十三)遣使贡土产,内有厚福水、巴尔撒吗油、阿噶达片、鼻烟

---

[1]　SOARES, José Caetano, *Macau e a Assistência*, p.175.
[2]　马国贤:《宫廷十三年——马国贤在华回忆录》,李天纲译,上海古籍出版社,2004年,第73页。
[3]　《康熙朝满文奏折全译》,第1170页,此六人西名不详,此处标点恐亦有错。
[4]　《明清时期澳门问题档案文献汇编》第一册,第119页。
[5]　关于明清时期欧洲遣使入华,冯承钧先生曾罗列一表,参见《在华耶稣会士列传及书目》上,第512—514页。
[6]　崑冈等:《钦定大清会典事例》卷五〇三,第5页,台北:新文丰出版公司,据光绪二十五年刻本影印,1976年。

等药物。雍正五年(1727)葡萄牙国王若望遣使麦德乐(Alexandre Metelo de Sousa Menezes)等进方物,内有药露五十瓶、鼻烟、葛巴依瓦油、圣多默巴尔撒木油、璧露巴尔撒木油、伯肋西里巴尔撒木油等药物;乾隆十七年葡萄牙国王若瑟遣使巴哲格来华,所进贡物中有巴尔撒木油、鼻烟等物。[1] 这些药物多以液体制剂以及油、膏状药物为主,其中大多数很可能是在澳门采办的。例如其中的巴尔撒木(吗)油,葡萄牙文为 balsamo,意为止痛膏、镇痛剂,这种药物在圣保禄学院药房秘方中十分常见。而阿噶达片很可能就是圣保禄学院秘方中的 pirolas contra a gotta,即治疗痛风的药片。

每一次欧洲使节访华都有其特殊的历史背景,这些药物的入华也便有了特殊的历史意义。其中多数药物,如药露、鼻烟等,在中国药学史上也留有其痕迹。此处仅着重探讨一个较为特殊的例子。

满人入主中原未久,郑芝龙、郑成功父子在海上建立了一支强大的军队,以对抗清军。为了彻底肃清郑成功的海上威胁,康熙初年颁布了禁海令。澳门中外居民均在被迁之列,这一命令无疑置澳门于死地。汤若望神甫在北京宫廷为澳门说情,澳门居民免遭被迁,但仍禁止葡萄牙人通航贸易。[2] 再加上英国、荷兰等新教国家商业势力的竞争,中国官方累年的盘剥,澳门一度陷入了极度的困境之中。在这种情况下,葡印总督受澳门议事会之请,以葡王的名义派遣玛讷撒尔达聂(Manuel de Saldanha)为大使,于康熙九年(1670)出使中国。此次出使给澳门带来了一些转机,葡萄牙国王阿丰肃因此于1674年再次遣使来华致谢。该使节为本笃(Bento Pereira),康熙十七年(1678)到达北京,向康熙献非洲狮子一头。《圣祖康熙实录》卷七六载:"(康熙十七年八月己巳)西洋国主阿丰素遣陪臣本多·白垒拉进表,贡狮子。表曰:谨奏请大清皇帝万安,前次所遣使臣玛讷撒尔达聂,叨蒙皇帝德意鸿恩,同去之员,俱沾柔远之恩,闻之不

---

[1] 和珅等:《钦定大清一统志》卷四二三,《文渊阁四库全书》第483册。
[2] 徐萨斯:《历史上的澳门》,黄鸿钊、李保平译,澳门基金会,2000年,第79页。

第一章 由教会到世俗：澳门西医事业的发展

胜欢忭,时时感激隆眷,仰瞻巍巍大清国宠光。因谕,凡在东洋所属,永怀尊敬大清国之心,祝万寿无疆,俾诸国永远沾恩,等日月之无穷。今特遣本多·白垒拉斋献狮子。天主降生一千六百七十四年三月十七日奏。"[1]

狮子虽在东汉时代便由西域人入贡中国,[2]但毕竟非中邦所产,所以当看到西洋所贡狮子时,国人仍充满了好奇心;文人骚客也纷纷吟诗作词,除称奇之外,当然不忘赞扬朝廷怀远之意。[3]为使中国人了解异域猛兽狮子,意大利耶稣会士利类思(Lodovico Buglio, 1606 - 1682)撰《狮子说》,[4]1678年刊于北京。其自序曰:"康熙十七年八月初二日遐邦进活狮子来京。从古中华罕见之兽,客多有问其相貌性情如何,岂能尽答? 故略述其概。兹据多士试验,暨名史纪录,而首宗亚利格物穷理之师,探究诸兽情理本论云。"[5]与同为利类思所著之《进呈鹰论》一起,是此时期仅有的两部西洋动物学专著。据方豪说,二书皆译自亚特洛望地(Aldrovandi,1522 - 1607)《生物学》。[6]《狮子说》有"狮体治病"一节,述狮子各个部位的药用价值,几乎认为狮子浑身是宝,无一弃物。其文云:

> 狮生能力如此之异,狮死亦有异常之用。血、肉、油、五脏、筋骨、皮革等项,名医取之以治病。
>
> 狮血涂身,百兽不敢残害。狮油擦体,百兽闻之远遁;傅其患处,能止诸痛;灌于耳,亦止耳痛。狮肉食之,能去昏迷妖怪。食狮脑其

---

[1] 《清圣祖仁皇帝实录》卷七十六,第3页,北京:中华书局影印本,1985年。关于葡萄牙贡狮的研究,参见江滢河:《澳门与康熙十七年葡萄牙贡狮》,载蔡鸿生主编:《澳门史与中西交通研究》,广州:广东高等教育出版社,1998年,第117—145页。

[2] 关于西域猛兽狮子在中国的命运及文化含义的演变,参见蔡鸿生:《唐代九姓胡与突厥文化》下编之《狮在华夏》,北京:中华书局,1998年,第195—211页。

[3] 参见印光任、张汝霖《澳门纪略》卷下《澳蕃篇》所引王鸿绪《西洋国进狮子恭纪诗》、李澄中《狮子来歌》、毛奇龄《诏观西洋国所进狮子因获遍阅虎圈诸兽敬制长句纪事和高阳相公》。

[4] BNF chinois 5444.

[5] 利类思:《狮子说》,1678年,北京,第1页。

[6] 方豪:《中西交通史》下,长沙:岳麓社,1987年,第793—794页。

人即疯。狮皮作履穿之,足趾不疼;作褥子坐之,无血漏之病;制造膏药,入狮干粪,能脱除疤痣。狮齿于小孩未生牙前,及脱牙将生之候,悬挂胸肘间,一生牙齿不疼。食狮心,与别肉伴食,其人一生无疟疾。食狮胆,立时便死。将胆调水擦眼,眼即光明。[1]

这头非洲狮子经过长途跋涉到达北京,没多久就死了。康熙可能通过《狮子说》了解到了狮子身体各部位的药物价值,便询问南怀仁,是否可将狮子身体能入药的部位取下后再入葬。[2]康熙的这一想法是否付诸实践我们不得而知,但由此也可以看出中国皇帝对域外珍药的兴趣之浓厚。

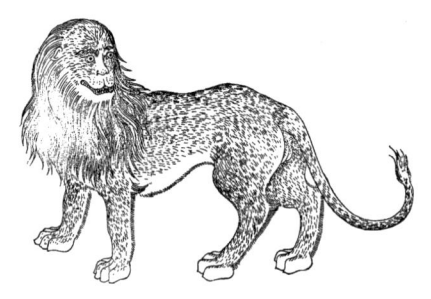

在《狮子说》之前,李时珍《本草纲目》记狮体入药者仅狮屎一项,云:"服之,破宿血,杀百虫。烧之,去鬼气。"[3]成书于《狮子说》之后的《本草纲目拾遗》博采诸家,也仅记狮子油、血、粪三条,除云狮粪"治一切腿足下部恶疮,年久不愈者,涂之即痂而落"[4]略似利类思之说外,看不出受《狮子说》的影响。但不管怎么说,这头非洲狮子不仅代表了居澳葡人对于免迁内陆的感激之情,而且通过利类思的介绍,狮子身体各部位的药用价值也被介绍到了中国。

在清宫武英殿有一间专门贮西洋药物的"露房",据清姚元之(1773—1852)《竹叶亭杂记》卷一载:

利类思《狮子说》中所绘之非洲狮子图

---

[1] 利类思:《狮子说》,第7页。
[2] WILLS, Jonh E., Jr., *Embassies and Illusions, Dutch and Potuguese Envoys to K'ang-hsi, 1666-1687*, Harvard University, 1984, pp. 137-138.
[3] 李时珍:《本草纲目》卷五十一"兽部"二狮条。
[4] 赵学敏:《本草纲目拾遗》卷二"兽部"狮条,香港:商务印书馆,1977年,第443页。

第一章　由教会到世俗：澳门西医事业的发展

　　武英殿有露房,即殿之东梢间,盖旧贮西洋药物及花露之所。甲戌(1814)夏,查检此房,瓶贮甚夥,皆丁香、豆蔻、肉桂油等类。油已成膏,匙匕取之不动。又有狗宝、鳖宝、蜘蛛宝、狮子宝、蛇牙、蛇精等物。其蜘蛛宝黑如药丸,巨若小核桃,其蛛当不细矣。又有曰"德力雅噶"者,形如药膏。曰"噶中得"者,制成小花果,如普洱小茶糕。监造列单,交造办处进呈,上分赐诸臣,余交造办处。旧传西洋堂归武英殿管理,故所存多西洋之药。此次交造办处而露房遂空,旧档册悉焚。于是露房之称始改矣。〔1〕

　　据清姚衡《寒秀草堂笔记》卷三载,其父户部侍郎姚文田(1758—1827)获赐药物达122种,其中"德里雅噶一百六十斤十五两三钱,二瓷瓶,二玻璃瓶,四十三锡盒,治恶毒冷气、腹内挣痛、脾胃虚弱"。〔2〕足见清宫储藏西洋药物之多。嘉庆朝驱逐了宫廷西洋医生,而这次贮藏西药的露房也没幸免,连旧档册也遭焚毁,使我们难睹其貌。康熙六十一年(1722)对露房的隶属关系做了调整,始归武英殿管理,增设建造一人,笔帖式二人。〔3〕此露房始设于康熙时期,白晋、张诚负责的炮制西药的作坊应是露房大量药品的来源之一。而长期以来,来自澳门的西药也应占其中相当一部分。这间露房中所发现的大量陈年西药,是澳门向北京宫廷输送西医西药的物证。

3. 十八世纪北京、澳门和圣彼得堡之间的医学文化交流

　　耶稣会士在澳门和北京宫廷行医,使他们能够接触到一些中医药乃至疾病方面的知识。18世纪前期,效力于俄国军队和宫廷(1737—1747)的葡萄牙医生安多尼・里贝罗・桑切斯(António Ribeiro Sanches),由于对中医产生了兴趣,曾通过陆路商队经西伯利亚,或者通过海路经澳门和伦敦,与北京的葡萄牙耶稣会士保持着书信往

---

〔1〕　姚元之:《竹叶亭杂记》卷一,北京:中华书局,1982年,第21页。
〔2〕　引自李经纬主编:《中外医学交流史》,第96页。
〔3〕　关雪玲:《康熙朝宫廷中的西洋医事活动》,第107页。

来。[1]桑切斯是荷兰莱顿著名医生 Herman Boerhaave 的高足,他对性病尤其感兴趣,曾写过一篇论文《论梅毒的起源:证明其并非从美洲带来,而是起源于欧洲的一种流行性温热病》,该文于1751年在伦敦匿名发表,后来又被译成法文,在法国狄德罗(Diderot)和阿兰波特(Alembert)主编的著名的《百科全书评论》(*Encyclopédie ou Dictionnnaire Raisonné*)上发表(1752,1771)。

性病起源的问题使桑切斯着迷,他写信询问他在北京的耶稣会联络人,是否在哥伦布发现美洲之前的中国书籍中涉及梅毒的信息。当时在北京宫廷服务的葡萄牙神父索智能(Policarpo de Sousa, 1697 – 1757)是桑切斯在科英布拉大学时期的同学。1746年6月18日写信给桑切斯:"关于梅毒在中国流行的历史,我没有找到一个人能告诉我它的起始年代;我从它的一个名字——天报疮,即此病是上天的报应——推测其开始于远古时期。显然,如果是葡萄牙人带来的,我相信中国人会在他们的词汇中表现出这一点,就像他们对于其他从欧洲来的事物所做的那样。不仅如此,对于外国男人和其他过客而言,很难与中国妇女发生关系。"[2]在此前的一封信中,他写道:"远古时期这里的人们已经知道梅毒了;因为有一些关于治疗此病的古医书;此病也会引起鼻子溃烂等,这和在欧洲的一样。一个人只要用同一个杯子饮水,呼吸到患者呼出的空气,或者,尤其是去患者刚刚去过的厕所,就会染上此病。所以,人们在所有道路和街道的公共厕所内,撒上灰烬,这样谨慎的人们就会立即离开。最普遍而有效的治疗方法是,将所有食物与

---

[1] 桑切斯的书信已经发表,见 VIEGAS, Artur, "Ribeiro Sanches e os Jesuitas", in *Revista de Historia*, Vol. IX, Lisboa, 1921, pp. 81 – 87, 227 – 231; VIEGAS, Artur, "Ribeiro Sanches e o Padre Polycarp de Sousa, Terceiro bispo de Pekin", in *Revista de Historia*, Vol. X, Lisboa, 1921, pp. 241 – 263。还有两部关于桑切斯的研究著作: LEMOS, Maximiano, *Ribeiro Sanches; a sua vida e a sua obra*, Oporto, 1911; WILLEMSE, David, *António Ribeiro Sanches, élève de Boerhaave, et son importance pour la Russie*, Leiden, 1966。也可以参见 HUARD, Pierre and WONG Ming, "Ribeiro Sanches", in *Histoire de la Médicine*, num. Especial 4, Paris, 1963, pp. 96 – 103。

[2] "Polycarp de Sousa, S. J., to Ribeiro Sanches", Peking, 18 June 1746, in *Revista de Hisória*, Vol. X, 1921, p. 258。

第一章 由教会到世俗：澳门西医事业的发展

土茯苓（kina mollis）[1]一起用水煮，沏茶也用同样的开水。我猜想他们并不知道水银疗法和其他在欧洲使用的治疗方法。我试图确定最古老的记载此疗法的中医书之成书年代；但我所询问的两个中国医生借口说没时间进行这样一个复杂的研究。如果哪天我发现更准确的信息，我会发给您。"[2]

除性病外，桑切斯还向宫廷神父们咨询了许多其他关于中医中药的问题。但是他的所有联络人都不是正规医生，所以不能总是满足他的要求。他们依赖其所认识的中国医生来回答这些问题，并向桑切斯汇报了情况，比如中国人对人参、大黄药用价值的信任。这些神父们显然对中国医学理论和实践没有很深的印象。比如徐懋德（André Pereira, 1689－1743）神父，在 1737 年 5 月 10 日给桑切斯的信中说，中国人关于本草的知识不能与欧洲比。他写道，中国医生既不相信药性猛烈的泻药，也不采用放血的方法，因此很多他们的病人死于此，特别是妇女们。桑切斯也向他的联络人们询问茶叶的药用价值，对此耶稣会士回答道："欧洲人对茶的赞赏超过了其实际的价值。"索智能神父还向桑切斯介绍说："尽管中国河流、湖泊纵横交错，人口密集，但是不存在黑死病，似乎从来没有过该病的流行。这似乎因为中国的城市规模庞大，道路宽敞，房屋低矮（很少有房子超过两层以上的），最重要的是到处都非常清洁卫生。"另外，他还认为中国人睡在炕上，也是不存在黑死病的原因之一。索智能还告诉桑切斯："他们说这里有麻疯，但我只见过一个农民，看上去患有麻疯。"[3]

由于有更多的机会接触到受过良好教育的中国人，在北京的葡萄牙人对中国人的总体评价要比澳门葡人的评价高，尽管在京葡人对中

---

[1] 关于土茯苓在西方的传播，参见 José Caetano Soares, *Macau e a Assistência*, 1950, pp. 456 - 457; HUARD, Pierre and WONG Ming, *La Médicine Chinoise au cours des siécles*, Paris, 1959, pp. 61 - 69; Ibidem, *Chinese Medicine*, New York, 1969, p. 122。

[2] "Polycarp de Sousa, S. J., to Ribeiro Sanches", Peking, 18 June 1746, in *Revista de Historia*, Vol. X, 1921, p. 249.

[3] "Polycarp de Sousa, S. J., to Ribeiro Sanches", Peking, 18 June 1746, in *Revista de Historia*, Vol. X, 1921, pp. 241 - 263.

国医学评价平平。徐懋德神父在前引的那封信中,这样评论道:"总之,这是一个非常文明和充满智慧的民族,甚至在乡民中我们也很少发现在欧洲随处可见的那种粗鲁。然而,从中国所拥有的文化中产生出了无比的骄傲,使他们藐视任何其他民族,视其他民族为野蛮人。他们甚至有这样一个公理:'除太阳之外,没有光明;除中国之外,没有文明。'因为他们除了相邻的几个民族外,对其他民族一无所知,而所有相邻的这些民族对中国无比尊敬,视中国为老师。"他继续写道,一些更具有智慧的中国人准备承认中国在一些艺术和科学领域落后于欧洲;但其他人则仍津津乐道地认为,中国人有两只眼睛,欧洲人有一只眼睛,而其他人类则是瞎子。而徐懋德神父对中国医学则持否定态度,他认为:"中国医学无法与欧洲医学相比,这里所有的一切都很弱,他们没有我们那样强大和发达。"[1]

索智能神父寄给桑切斯一些中草药,以及这些中草药的使用说明,但遗憾的是,我们没有收集到桑切斯关于这方面的答复。桑切斯本人一直对中医抱有极大的兴趣,有一次甚至考虑随俄国商队由西伯利亚来北京,但被索智能所劝阻。

桑切斯从北京宫廷神父们那里收到了一些中文书籍和药物,作为回报,他代表他自己以及俄国帝国科学院,向北京宫廷神父们寄送了一些欧洲的书籍和珍贵的科学仪器,大多数是从伦敦通过澳门这条路径寄送的。法国耶稣会士宋君荣(Pére Antoine Gaubil,1689－1759)给巴黎著名的天文学家 Joseph Nicolas Delisle 的信中提到:"一位在圣彼得堡的葡萄牙医生,热忱地奉献于其民族的光荣,尽力帮助北京葡萄牙学院。这位医生在英国和荷兰都有联络人,他向这里的葡萄牙神父寄了很多书籍和仪器,他在这方面的开销不是一个小数目。今天,除了从伦敦寄来了一些优秀的著作和仪器之外,作为礼物,这位医生还通过澳门寄来了发电机和一些管

---

[1] "André Pereira S. J., to Ribeiro Sanches", in *Revista de História*, Vol. X, 1921, pp. 263－266; BOXER, C. R., *A Note on the Interaction of Portuguese and Chinese Medicine at Macao and Peking (16th－18th)*, p. 12.

第一章　由教会到世俗：澳门西医事业的发展

道器具。"[1]

19世纪前期，澳门在西医入华方面亦发挥着作用，先有英国东印度公司医生在澳门和广州开办的医疗机构，并将西洋牛痘接种法传入中国；后有英美新教传教士在粤澳地区行医传教、建立近代医院等。1842年《南京条约》签订以后，中国被迫开放五个通商口岸，西方人可以在通商口岸建立医院和教堂，澳门在西医入华方面的独特地位随之不复存在了。此后的西医入华可以说突飞猛进、遍地开花，不仅西方人在华积极开办医院，开展医学教育，而且有一些中国人也逐渐认识到科学医学的先进性，纷纷主动学习和引进西医。在西医入华方面，19世纪后期的澳门也有所表现，比如在郑观应（1842—1922）闲居澳门期间，根据所研习的中外医籍，辑著《中外卫生要旨》四册（1890）；孙中山（1866—1925）早年在香港学医毕业后，到澳门镜湖医院当医生，并向中国传播西洋医学知识。但这些个别的事例无法与明末至19世纪中叶的阶段相比了。

---

[1] "Antoine Gaubil, S. J., to Delisle", Peking, 25 October 1750, in SIMON, Renée (ed.), *Le P. Antoine Gaubil S. J. Correspondance de Pékin, 17?-1759*, Geneva, Librairie Droz, 1970, pp. 610 - 619. 参见 BOXER, C. R., *A Note on the Interaction of Portuguese and Chinese Medicine at Macao and Peking* ($16^{th} - 18^{th}$), pp. 12 - 13。

第二章　治疗身体还是拯救灵魂
——西洋传教士在中国民间的行医传教活动

利玛窦神父是耶稣会在华传教奉行上层路线的开创者与实践者。他在去世前一年的一封书简中写道:"宁可少要几名好的基督徒,也不要一大批滥竽充数的人。"所谓"好的基督徒",指的是"一些上层文人和官吏,他们能够以其权威,而使那些对这一新事物感到担心害怕的人放心"。[1] 利玛窦神父采取的谨慎传教策略,在基督教来华之初取得了很好的成效。但是来华传教士很快便对因走上层路线而无法使教徒数量迅速增加的状况感到不满。早在利玛窦去世前,某些传教士便开始注意在民间的传教工作了。法国汉学家谢和耐教授甚至认为,"事实上,大约在1620年之后,耶稣会士们不再于大文豪和高级官吏中进行归化活动了……在大清时代,绝无仅有的一次著名的归化是使一些皇家王公接受了天主教。因此,传教士当然会最终将其努力转向民间阶层,如农民和城市小职业主阶层"。[2] 比利时耶稣会士卫方济(François Noël,1651-1729)神父在1703

---

[1] 利玛窦1609年2月15日书简,转引自谢和耐:《中国与基督教——中西文化的首次撞击》,耿昇译,上海古籍出版社,2003年,第28页。
[2] 谢和耐:《中国与基督教——中西文化的首次撞击》,第29页;参见第28页注释Ⅳ。

第二章 治疗身体还是拯救灵魂

年写道：

> 在辽阔的帝国内,成为基督徒的往往都是平民百姓。至于官廷成员,我们在中国的体会和其他地方一样,得宠的人和有权势的人是很难进入天国的,尤其他们是不信教的。然而,除了商人、士兵、工匠、农夫和渔夫经常走进我们教堂外,我们还有业士(秀才)和博士(进士),甚至还有一些政府官员,尽管人数不多,且集中在北京钦天监里……
>
> 我们神父在驻地的日常工作是：接受信徒的忏悔,为病人做圣事,教育异教徒,和一些文人雅士进行讨论等等。他们在乡下的传教工作要繁重得多。[1]

耶稣会在华传教政策是由上至下、上下兼顾的；在华方济各会和多明我会则自始至终都是以在民间社会传教为主的,在中国宫廷中效力的传教士甚少来自多明我会和方济各会。

对于信仰问题,下层百姓一般要比上层人士实际得多。在选择某种信仰的时候,普通百姓往往并不关心(一般也无能力关心)神学、教义问题,而是取决于某一宗教是否可以给自己带来精神上尤其是物质和身体健康方面的好处。正如谢和耐教授所言："每一种宗教都是根据其效果而被估量其价值的。平民百姓没有任何理由摒弃传教士们向他们推荐的新宗教崇拜和新仪规,它们也可能会表现得比旧宗教更有效。"[2]实际上,归化平民百姓要比劝化教育程度较高的士人和官员容易得多。中国民间教会组织以具有善会功能的教友会为主。贫民教徒们从中可以获得一定的生活、医疗等方面的保障,这已构成中国普通民众入教的充分理由。那么传教士是否在中国民间开展过普遍的慈善医疗活动？这些活动

---

[1]《耶稣会士中国书简集》Ⅰ,第235、237页。
[2] 谢和耐：《中国与基督教——中西文化的首次撞击》,第66页。

是否达到了预期的效果？中国人是如何看待传教士的这些活动的？

一 行医传教之普遍性及其形式

传教士在各个地方驻地所进行的医疗活动，散见于教会资料之中，多为只言片语，很少有完整的个案出现。下面主要依据对原始资料的爬梳所得，选取真正涉及疾病、药物乃至诊所、医院和医生的具有医学治疗性质的事例，考察传教士在民间开展医疗活动的基本内容和形式。从现存资料来看，明末清初西洋传教士在中国民间所开展的行医传教活动具有广泛性和普遍性，几乎在他们建立的所有传教驻地中，都进行过行医传教。不妨罗举如次，以便进一步分析。

河南开封：本书绪论中提到过，金尼阁神父在来华前曾学过医，来华途中担任过船上的医师，在澳门也曾行医。1623年金尼阁抵达河南开封传教，当地文人学者对他所掌握的科学和地理知识都很钦佩，但对他宣讲的教理却不以为然；于是金尼阁改变传教方法，"以其余资施济贫民，并为穷不能致医者治病"。后来自己染病，便将开封驻地托付给葡萄牙耶稣会士费乐德（Rui de Figueiredo，1594－1642）神父管理，于1624年赴山西。[1]费乐德神父在开封行教多年，适李自成兵至围城，久而不去，城内已无食品供给，甚至有人公然买卖人肉。教友劝他离开，他却不为所动，安慰教徒。1642年明朝官兵决黄河水以退敌，开封死者三十万，费神父也在其中。[2]

上海：据《1628年耶稣会中国副省年度报告》载，该年在上海有148人受洗。"教徒们做忏悔、弥撒和祈祷都非常虔诚，特别是那些患病者和穷人"。[3]据《1633年耶稣会中国副省年度报告》称，上海教会对穷人的慈善救助包括"提供衣物、大米和为患病者提供良医和药品"。[4]葡萄牙耶稣会士何大化（Antonio de Gouvea，1592－1677）神父所作的《1636年

---

[1]《在华耶稣会士列传及书目》上册，第120页。
[2]《在华耶稣会士列传及书目》上册，第164—165页。
[3] BA, *Jesuítas na Ásia*, Cód. 49－V－6, fl. 591v.
[4] BA, *Jesuítas na Ásia*, Cód. 49－V－11, fl. 57v.

耶稣会中国副省年度报告》中称：上海"今年建立了两个教友会，一个是男教友会，另一个是女教友会……男教友会的两项业绩是探望生病的教徒和向穷人布施"。[1]

山西绛州：据《1631年耶稣会中国副省年度报告》记载，该驻地有一名神父和一个修士，有教徒700人。教徒在该驻地"为穷人建立了一座医院，作为医疗和其他慈善事业之所，受到了所有人的赞誉"。[2]当时在山西传教的是意大利耶稣会士高一志神父。[3]《1633年耶稣会中国副教省年度报告》称，神父常去附近的村庄巡查教情，"收到的布施不留一件，全部捐给了穷人和教徒建立起来的教友慈善会，以救助穷人，那些患病的穷人通过这种途径而得到药品"。[4]出生澳门的耶稣会修士郭玛诺（Emmanuel Gomez, 1602－1644），于1630年抵达福州，随后到绛州传教。1634年山西发生饥荒，玛诺收养很多孤儿，并任诊治看护之责，因而染病，几濒于死。[5] 1636年，"绛州有一女教徒虔诚地侍奉圣母，给病人分发药品，在圣母的帮助下，所有服药的病人都痊愈了。今年圣母又向她显灵，让她继续分发药品。第二天有两个人来向她讨药，一个康复了，而另一个没有得到康复。这样的事时有发生"。[6]

福州：方济各会士在福建地区的行医传教活动已略述于前章。耶稣会士在这里也开展了类似的活动。1636年，福州一位名医在听到神父介绍圣·科斯梅（São Cosme）和圣·达弥扬（São Damião）[7]以上帝慈爱之名义为人免费治疗的事迹后，"马上也这样做了；尽管尚是初学教理者，

---

[1] GOUVEIA, António de, *Cartas Ânuas da China: (1636, 1643 a 1649)*, ed., introdução e notas de Horácio P. de Araújo. Macau: IPOR; Lisboa: Biblioteca Nacional, 1998, p. 74.
[2] BA, *Jesuítas na Ásia*, Cód. 49－V－10, fl. 44, 47v.
[3] 荣振华：《在华耶稣会士列传及书目补编》下，第690—691页。
[4] BA, *Jesuítas na Ásia*, Cód. 49－V－11, fl. 27v.
[5] 《在华耶稣会士列传及书目》上册，第203页。
[6] GOUVEIA, António de, *Cartas Ânuas da China: (1636, 1643 a 1649)*, p. 90.
[7] 3世纪前后生活并行医于叙利亚地中海沿岸的阿拉伯孪生兄弟。他们运用医学知识为各种人及牲畜治病，但从不收取任何报酬。后来在迫害基督教的禁教中，被罗马皇帝戴克里先（Diocleciano, 245－312）所杀。大约从5世纪开始，一些基督教的教堂中开始纪念他们。他们逐渐成为婴儿的保护神和医生、药剂师的庇护人，每年的9月26日是纪念他们的节日。参见国际互联网http://www.nsauxiliadora.org.br/santos/scosmeedamiao.htm。

已经开始为各种人免费治疗了。他和他的儿子们接受了神圣的洗礼,并取洗名为科斯梅。从此,他成为名副其实的科斯梅,因为在神父的建议下,他给很多孩子进行了洗礼,使他们踏上了去往天国之路".[1] 1646年,在福州附近的一个村庄里,"有一家人都染上了一种恶性传染病。他们求遍当地所有的佛像,由于贫穷,还卖掉了 12 岁的女儿。就在性命攸关之时,一个教徒医生帮助了他们,劝他们皈信上帝。他们心甘情愿地接受了,并将家中佛像都丢弃了。他们的病情马上便有好转,接受了洗礼之后,无论身体还是灵魂都得到了健康".[2]《1691、1692 至 1693 年 7 月中国福建省传教报告》说,福州有三个教友会,其中第二个是慈善教友会,有 50 名教友,除了每个礼拜五做弥撒、听讲《圣经》之外,主要的事务是救助病人,并安葬死去的病人。[3]

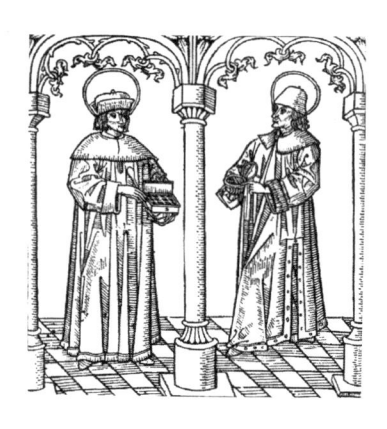

科斯梅圣达弥扬,15 世纪末西班牙版画,选自卡斯蒂廖尼《医学史》第 321 页。

常熟:据《1657 年耶稣会中国副省年度报告》记载,该年在常熟传教的是热罗尼莫·德·戈维亚(Jeronimo de Gouvea)[4] 神父,有教徒 200 名。"使用来自圣保禄的石头,许多教徒获得药物,解除了难以忍受的疼痛,这样的例子不胜枚举".[5] 这里提到的石头,很可能是来自澳门或果阿的圣保禄学院的保心石,此药曾是耶稣会的重要秘方之一。

韶州:1690 年 10 月 31 日,韶州教堂有教徒 140 人;韶州另有一个盲人医院,有盲人教徒 33 人,在各村庄还

---

〔1〕 GOUVEIA, António de, *Cartas Ânuas da China:*（1636, 1643 a 1649）, p. 102.
〔2〕 GOUVEIA, António de, *Cartas Ânuas da China:*（1636, 1643 a 1649）, p. 321.
〔3〕 BA, *Jesuítas na Ásia*, Cód. 49－V－22, fl. 172.
〔4〕 此人不见《在华耶稣会士列传及书目》和《在华耶稣会士列传及书目补编》,详情待考。
〔5〕 BA, *Jesuítas na Ásia*, Cód. 49－V－14, fl. 158v.

第二章 治疗身体还是拯救灵魂

有200名教徒。1692年,韶州城及附近村庄共有两座天主教徒医院。[1] 1724年禁教时,韶州城中有一所弃婴医院,此外"城外有两座医院,一座收留麻风病人,另一座收留乞丐,均建有小礼拜堂"。1734年,韶州城外的乞丐医院和小礼拜堂仍在。[2] 根据1766年《传教志》(*Journal de la Mission*),当时韶州仍有一座医院和服务于该院的礼拜堂。[3]

无锡:法国神父隆盛(Guillaume Melon,1663－1706[4])1701年9月来华,首先在无锡建教堂一所,传教所及,至于太湖沿岸。他在渔人中传教取得很大成功,有时有渔舟三百来集,请他参加圣事。诸渔人集资在无锡附近自建教堂一所,专供渔人之用。后来无锡发生瘟疫,隆盛热心救助,亦被传染,于1706年6月7日病逝。[5]

饶州:该驻地由法国耶稣会士殷弘绪神父于1700年开辟。第一个受洗的人是为他修建小教堂的一位泥水匠,当时这位泥水匠已病入膏肓,求助于和尚和各种迷信,但都无济于事。有人将这件事告知殷弘绪神父,神父把从欧洲带来的药品让人带给泥水匠。泥水匠服药后,病情好转,便入了教,成为虔诚的天主教徒。[6] 1707年殷弘绪神父在写于饶州的一封信中,高度评价了基督徒在一场瘟疫中所表现出的精神:

> 没有任何东西给宗教带来过更多的荣誉并使它在非基督徒眼里变得如此可敬。一场瘟疫曾在整个(景德镇)地区肆虐,多数家庭都遭受其折磨,然而更令人悲哀的是,那些染上这种疾病的人眼睁睁看着自己被不信基督教的家人们抛弃了。基督徒对他们的苦难深表同情,他们以自己的关心取代了大批不幸者有权要求于其亲属给予他

---

[1] DEHERGNE, Joseph, S. I., "La Chine du Sud-Est: Guangxi (Kwangsi) et Guangdong (Kwuangtung), Étude de Géographie Missionnaire", in *Archivum Historicum Societatis Iesu*, Extractum e Vol. XLV–1976, p.42.
[2] DEHERGNE, Joseph, S. I., ibid., p.43.
[3] DEHERGNE, Joseph, S. I., ibid., p.43, 注释28。
[4] 《在华耶稣会士列传及书目补编》上册,谓1710年去世,见第426页。
[5] 《在华耶稣会士列传及书目》下册,第597页。
[6] 《耶稣会士中国书简集》I,第207—208页。

们的帮助。人们看到这些仁慈的新信徒跑遍了所有病人的住宅，无畏地暴露于这种极富传染性的疾病之下。人们还看到他们中许多人把垂危的整个家庭接到自己家中，不辞做最低下的事情为他们服务。新信徒借助药物减轻了他们肉体的痛苦，同时把永福的真理注入了他们的灵魂。[1]

据殷弘绪神父1715年5月10日写于饶州的信中透露，他常通过送药的方法来争取信徒，他还手抄了厚厚一大本药方，计划将其留给其他传教士使用。他甚至为自己在欧洲时没有学药剂学而感到遗憾。[2]

北京：自利玛窦入京以后，北京一直是耶稣会在华传教的重心之一。帝京中的耶稣会士并非完全着眼于劝化王公贵族们，京畿地区的下层百姓也是他们的归化重点。根据《1628年耶稣会中国副省年度报告》，北京的教徒们建立了一个名为"慈悲圣母"(Nossa Senhora da Piedade)的教友会，定期集会，为贫穷的人提供慈善救助。该年北京出现疫情，使教友会的工作十分繁忙，他们"治疗病人，拯救疾苦，并安葬死者，对教内外的穷人一视同仁"。[3] 到了清代，特别是康雍乾时期，皇帝任用传教士在宫廷行医，使京廷西医汇聚，而这些传教士也在京畿地区的百姓中行医，并以此为掩护，使京畿地区的传教事业一度十分兴盛。1699年由厦门抵达北京的法国耶稣会罗德先修士，以医生、药剂师闻名一时。据法国耶稣会士巴多明神父说："事实上，较之于达官贵人，他更愿为穷人治病；只要后者有求于他，他会放下一切前去看望。如药物告罄，他有求必应；离开寓所时他还会留下药品供来人索取。有些家庭全家都靠了他仁慈的照料才得以保全。"在十多次的随驾出巡中，他几乎每天都诊治穷苦病人，"罗德先教友干了超负荷的工作，在最近这次旅行中尤其如此。这次病人比以往都多，在不足四个月时间里，皇帝按惯例命人运到热河驿的整箱整箱的药

---

[1] 《耶稣会士中国书简集》II，第42页。
[2] 《耶稣会士中国书简集》II，第145页。
[3] BA, *Jesuítas na Ásia*, Cód.49－V－6, fls585v－586.

第二章 治疗身体还是拯救灵魂

都被他用光了。罗德先教友便拿出自己的药,这些药也用完后,他就让人再从我们的北京教堂运去"。他的医疗工作受到了中国人的高度赞扬:"一个外国人,分文不取,却能做我们那些最有关的医生即使收钱都不肯做的事,这是多么奇特!"[1]1715年抵京的意大利耶稣会士罗怀忠(Giovanni Giuseppe da Costa, 1679 – 1747),在来华前便以医术精良闻名于那不勒斯区。在北京30多年间一直任医生之职,不断为教内外人尽力。他在京开设了一间诊疗所,以所得布施置田,以利息供诊疗所费用所需。他每天对来诊者赠药裹疡,热心为寒苦之人治病。"贫病之人来就诊者,则赠以善言、财物、药剂;不能来诊者则自赴病者家,有时为之诊治终日。怀忠不特关心病者身体健全,尤盼其灵魂之救赎。故有时领病者赴诸神父所,俾受劝化,领洗入教"。后因治病而感染溃疡,于1747年3月1日在北京去世。乾隆皇帝赐葬银二百两。"贫寒废疾悲泣者,人数甚众"。[2]1719年抵达北京的法国耶稣会修士安泰(Etienne Rousset, 1689 – 1758)也以医术扬名北京。安泰修士最善于以行医为传教活动作掩护。殷弘绪神父1726年7月写于北京的信中说,"尽管我们的传教受到了很大限制,不允许中国人经常来我们教堂,我们仍旧想办法不为人知地让他们来聚会。以虔诚和机敏著称的安泰修士把上帝赐福的药品发给各种病人,取得了很大的成效。许多人服了他的药交口称赞,大家都称他为仁慈的医生,连非基督徒们也这么称呼他。大部分人都完全信任地和他交谈。上、下午的某些时候,他房间里总是坐满了中国人。他全心全意地忙于包扎伤口,分发药品。在这个借口下,基督徒们可以毫无担忧地进入我们的房子。唯一要当心的是做圣事时要压低声音,让信徒不要像以往那样成群结队地回去,而是三三两两地分散回去,不要让某个响动把我们眼前很有成效的一个传教会全都破坏了"。[3]1744年葡国耶稣会士马德昭(António Gomes, 1706 – 1751)神父作为外科医生到北京服务。他在

---

[1]《耶稣会士中国书简集》II,第132—135页。
[2]《在华耶稣会士列传及书目》,第651—652页。
[3]《耶稣会士中国书简集》III,第205—206页。

1748—1751 年间任中国的副省会长。他常"以其术救济贫苦无告之人"。[1] 1751 年 8 月,葡国耶稣会士罗启明(Emmanuel de Mottos,1725 - 1764)修士,以外科医生和药剂师的身份抵达北京。诸神父曾拟为之晋司铎之职,启明固辞。他更愿意为穷苦患者治病,"世人获治者为数甚众。后积劳甚,得结核病,以 1764 年殁于北京葡萄牙住所"。[2] 1753 年,葡国耶稣会士张舒(Inácio Francisco,1725 - 1792)神父,随葡萄牙特使巴哲格(Francisco Xav. Asis Pacheco)到达北京。他擅长外科,在京服务长达 40 年之久,"管理葡萄牙会团驻所庶务,并抚慰京师与近郊教民"。[3] 张舒神父是耶稣会在京服务的最后一名医生。

通过以上叙述可见,自 17 世纪末一直到 1792 年这一个世纪中,京畿地区一直有西洋传教士医生行医。作为一个群体,他们的人数并不比同期服务于钦天监的西洋教士少,而且其行医对象上及皇帝,下到贫民百姓;无论对传教还是对西学入华,在京传教士医生的影响并不逊于传教士天文学家。

除耶稣会外,方济各会士在江西还建有医院和诊所,根据石铎琭的记载,1700 年方济各会江西赣州建立了一个诊疗所。[4] 1759 前,方济各会在江西南康(Nan-gan)建有一座医院。[5] 不过囿于文献,我们无法对这些医疗机构的具体情况作进一步的了解。此外,传教士在湖广、浙江、四川、陕西等省都曾建立驻地,也都有行医的记载,例多类同,不一一列举。西洋传教士在民间的行医活动贯穿了明清时期天主教在华传播的整个时空,具有普遍性。

传教士开展医疗传教活动的形式有多种。首先是开办慈善医疗机

---

[1]《在华耶稣会士列传及书目》,第 847 页;《在华耶稣会士列传及书目补编》,第 275 页。
[2]《在华耶稣会士列传及书目》,第 915 页;《在华耶稣会士列传及书目补编》,第 424 页。
[3]《在华耶稣会士列传及书目》,第 916 页。
[4] ALCOBENDAS, Severiano, ibid., in *AIA*, Tomo 36, 1933, p.160.
[5] ORTUÑO, Juan Bautista, *Información de las cristiandades de Kiang-si*, 14 de Enero de 1759, 转引自 ALCOBENDAS, Severiano, ibid., in *AIA*, Tomo 36, 1933, p.159。

第二章 治疗身体还是拯救灵魂

构,或在中国固有的收容救助机构中行医传教。上述这些驻地一般只有传教士神父一两人,多无修士协助,即使有也不过一两位。各驻地教徒少则几十上百人,多则几千人。在此情况下,一般无能力建立像澳门仁慈堂医院那样的医疗机构,传教士在韶州所建立的"盲人医院"、"乞丐医院"、"弃婴医院"等,内中虽有医疗,但实质上更像收容院,类似于欧洲中世纪教会所开办的慈善机构,不能将其视为近代的眼科医院、儿童医院等。类似的收容救助组织在中国中古时代已随佛教传入中国,如齐武帝(483—493在位)长子文惠太子即因崇佛而立"六疾馆",收养贫病之人。盛唐时期佛寺曾开办救济贫苦病人的医院,称为悲田养病坊。[1]明清时期还出现了官办养济院,广州城东门外自明代就设有养济院,"收养孤老盲疾"。[2]据法国传教士殷弘绪说,"广州一所济贫院里的穷人全是基督徒。照料这些基督徒的传教士因这些善良人的虔诚而深感欣慰,因为他们帮助他把新来济贫院的人争取到耶稣基督一边"。[3]可能指的就是广州城东门外的养济院。天主教传教士在华开办的这类收容院,形式上虽不是新鲜事物,实质上却是天主教的传教场所,与既有的养济院不同。山西绛州医院是中国教徒所建,由于面向穷人,故可视为一座中国教徒所建的贫民医院。因中国传统医疗体制中无地方医院之设,所以这座贫民医院必是受了高一志神父的影响而建立起来的。遗憾的是,因文献阙征,无法进一步了解这座医院的规模与运作情况。

另一种形式是教友会对疾病患者的救助与治疗。教友会是传教士在各个驻地传教过程中组建的基层宗教组织,具有一定规模的驻地都建有一个乃至多个教友会。这些组织一般名为"圣母会"、"天主耶稣苦会"、"仁会"等,如清初松江、上海等处有圣母会、天神会、苦难会、文人会、讲

---

[1] 梁其姿:《施善与教化——明清的慈善组织》,石家庄:河北教育出版社,2001年,第30—31页。
[2] 仇巨川:《羊城古钞》,陈宪猷校注,广州:广东人民出版社,1993年,第283页。
[3]《耶稣会士中国书简集》II,第231页。

解要理会等教友会组织,由徐光启孙女甘第大领导[1]。除了定期的宗教活动如作弥撒、听讲教义等之外,其基本的宗教事务便是开展慈善事业,其中就有照顾病人一项。如《圣母会规》有云:"兄弟有病痛,及忧苦者,会长往探顾慰。如病重,则请铎德请出教会规则,粘圣母堂,同诸兄弟,求圣母,祈大主赐之痊愈。并忍耐以顺主命。"[2]《天主耶稣苦会规》规定:"慰忧者,看病者,济苦者,遇病人劝其真心痛悔,告解本生之罪,若病者之家无人到堂通知,代他通报更为有功。"[3]作为明末清初出现的一种新型民间组织,教友会的组织形式和规模、其发挥的社会作用与影响等是值得进一步研究的,提供一定程度的医疗保障仅为其多种功能之一。

更多的医疗活动是以传教士单独为人治病的形式进行的。美国学者古里克(Edwards V. Gulick)将医学传教士定义为:"获得医学学位并至少用一半以上的时间在当地人中行医的传教士。"[4]这是他研究新教来华医学传教士时所给出的定义,对于明末清初来华天主教传教士而言,由于他们留下的资料没有新教传教士那样丰富,所以很难准确判断其在华行医的时间是否占到所有工作时间的一半以上。按照这一标准,我们大致可以确定的天主教医学传教士包括:在清宫中行医传教的耶稣会士,如樊继训、罗德先、安泰、罗怀中、罗启明、张舒等人;在澳门和广州开展医疗活动的方济各会士,如艾脑爵、安哆呢、安伯老等。这些人在来华前都曾受过专门的医学训练,获得过医学学位,而且在华的工作就是行医传教。这些人都出现于清初,他们才是来华医学传教士的先驱,比新教医学传教士早一个多世纪。有一些传教士来华前获得过医学学位,或者至少学习过医学,但是来华后主要的工作似乎并非行医传教,行医只是偶尔为之,比如邓玉函、[5]

---

[1] 见柏应理:《一位中国奉教太太——许母徐太夫人甘第大传略》,徐允希译,台中:光启出版社,1965年,第32—34页。
[2] 洪度贞:《圣母会规》,《罗马天主教文献》第十二册,第449页。
[3] 洪度贞:《天主耶稣苦会规》,《罗马天主教文献》第十二册,第468页。
[4] GULICK, Edward V., *Peter Parker and the Opening of China*, p. 60.
[5] 关于邓玉函在医学和行医方面的活动,在他的书信中有一些记载,参见 GABRIELI, G., "Giovanni Schreck Linceo, gesuita e missionario in Cina e le sue lettere dall'Asia", *Rendiconti della Reale Accademia dei Lincei*, *Classe di Scienze Morali, Storiche e Filosofiche*, s. VI, 12, 5–6, 1936, pp. 462–514。

第二章　治疗身体还是拯救灵魂

金尼阁等人。

很多传教士在来华前并未受过专门的医学训练,那么他们怎么也会采取行医传教的方式呢?这主要有两种情况,一种是来华后由于传教的需要而研读了一些西方医学书籍,前面提到过,来华传教士带来了一些医学书籍,传教士并非想将这些书籍全部翻译成中文,而更主要的是供传教士自己阅读。一种是来华传教士研读中国医学书籍,用中医药知识来行医传教。尽管许多西洋传教士对中医很不以为然,但是其中也有一些传教士对中医采取了认真研究的态度。他们通过中国医生的帮助,了解了中医脉法、针灸、人痘接种术、性病治疗法以及许多中药知识,将其用于传教,并把这些知识介绍到了欧洲。[1] 例如比利时耶稣会士鲁日满神父,他在澳门的时候可能通过卜弥格翻译的中医书籍了解了一些中医药知识,也很可能在澳门圣保禄学院的药房中学习了一些医药学知识。[2] 鲁日满在江南传教期间,曾多次请中国医生为其治病,亦多次购买中药材;他曾在常熟行医传教,"劝化入教者甚众",[3] 并受到中国诗人陈维崧(1626—1682)的称颂。[4] 他很可能是利用所学的中医药知识行医传教的。[5] 在禁教期间,也有西洋传教士利用中医传教的例子,如乾隆四十九年(1784)九月,在湖广总督特成额奏呈的"湖北襄阳盘获西洋人物件清单"和"起获私藏天主教经像清单"中,分别有"小锡盒一个,内贮膏药"、"残医书一本,系刊本,书名《一盘珠》;杂抄药方一小折"。[6]《一盘珠》乃是康熙年间新淦人洪金鼎撰写的一部

---

[1] 参见韩琦:《中国科学技术的西传及其影响》,第92—133页。
[2] GOLVERS, Noël, *François de Rougemont, s. j., Missionary in Ch'ang-Shu (Chiang-Nan), a Study of the Account Book (1674 - 1676)*, Leuven University Press & Ferdiand Verbiest Foundation, 1999, pp. 530 - 531.
[3]《在华耶稣会士列传及书目》上册,第337页。
[4] 陈维崧:《陈迦陵词全集》卷十二《满江红:赠大西洋人鲁君》:"怪怪奇奇,咄咄甚、嘻嘻出出。经过处、暹罗瘴恶,荷兰烟密。鹤语定知何代事,麟经不省何人笔。驾崩涛、九万里而来,鼋鼍匹。海外海,光如漆。国外国,天无日。话僬侥龙伯,魂摇股栗。善奕惯藏仙叟橘,能医却笑神农术。更诵完、一卷咒人经,惊奇术。"《四部丛刊》初编集部。
[5] GOLVERS, Noël, *François de Rougemont, s. j., Missionary in Ch'ang-Shu (Chiang-Nan), a Study of the Account Book (1674 - 1676)*, pp. 529 - 540.
[6]《清中前期西洋天主教在华活动档案史料》第一册,第373、416页。

医药学歌诀,[1]而其中"杂抄药方一小折"的内容可能也是各类中药药方。

除了在中国获得一些中药外,传教士所使用的西药的来源主要有两个途径:一是从欧洲带来或寄来。西洋传教士远赴中国传教,所面临的挑战之一就是疾病,所以一般在出发前都会随身携带一些常用的药物药品,石振铎《本草补》中所提到的药物多为他自己从美洲、菲律宾等地带来;来到中国后,由于行医传教需要很多药物,所以他们也会写信呼吁欧洲教友给他们寄送药物,如法国耶稣会士张诚神父写道:"人们从欧洲寄来的药品,我们用来为这些可怜的偶像崇拜者缓解病痛,但它们对医治其灵魂所起的作用更大。我们每天都感到上帝为我们的治疗工作降福,尤其在北京,这里成群结队的人向我们讨药。"[2]另一个来源是传教士自己制造。耶稣会和方济各会在澳门都有自己的药房,他们从欧洲、印度和中国等地购买药材,配制药品,用于治疗传教士之外,也用于治疗中国民众。1688年抵达北京的法国耶稣会士白晋神父,与张诚神父一起,在康熙皇帝的要求下,于1690年在宫中建立了一所西药作坊,用西法制药。"他们制的药,不仅作御用,还分发给教友、贫民百姓"。[3]

此外,还有一个重要的行医传教形式,就是吸收中国医生入教。中国医生比西洋传教士更容易接近中国患者。入教后的中国医生按照天主教的方式免费行医,以此作为劝化更多人入教的手段。如上文谈到的绛州女医和福州两名男医,而这样的例子在天主教入华史上并不少见。见于文献记载的还有:中国耶稣会士陈多禄(Pierre Tch'en[Chin]),他是一位皈依天主教的中国医生;[4]徐启元,在入教前已是名医,曾一度崇信佛

---

[1] 郭霭春主编《中国分省医集考》上册(天津科学技术出版社,1984年,第1284页)据同治十二年《新淦县治》卷八《人物志·方技》:"洪金鼎,字玉友。新淦人。康熙壬辰学使冀霖取补弟子员。举业之余,兼读《灵》、《素》、《金匮》诸书,家口五十余人,金鼎复孽善病,因究心医理,因症切脉,因方辨药,试辄有效。撷拾古人之遗,撰为歌诀,名曰《一盘珠》。取临症便于记诵,圆通无滞,如弹丸脱手云。"

[2] 《耶稣会士中国书简集》Ⅱ,第29页。

[3] 曹增友:《传教士与中国科学》,第365页。

[4] 《在华耶稣会士列传及书目补编》下,第660—661页;《在华耶稣会士列传及书目》下,第764页。

第二章 治疗身体还是拯救灵魂

教;崇祯十一年(1638)在上海受洗,次年即邀潘国光(François Brancati, 1607－1671)神父至崇明开教,是为福音传入崇明之始,[1]他曾为一名麻风病患者救治半年之久,在无望治愈的情况下,劝其受洗以救其灵魂。[2]乾隆间福建万安县人蒋日逵,是以行医为生的天主教徒;[3]曾为卫匡国《求友篇》作序的兰豁祝石子坚,亦擅医术,陈维崧《赠祝子坚诗》有"兰豁老翁今华佗"之句;[4]殷弘绪神父在两封信中分别提到过中国教徒医生;[5]法国耶稣会士李明(Louis le Comte, 1655－1782)也介绍过一名受归化的中国医生;[6]还有下文谈到在禁教时期行医传教的中国医生,等等。利用中国医生教徒行医传教具有很大的隐蔽性,不像西洋传教士那样一眼就可以被人认出,所以在禁教时期有比较多这样的例子。这些人有的在入教之前已是医生,有的则在入教之后为传教之便而研习医术。

二 严厉禁教与行医传教

康熙末年至嘉庆年间,清朝施行了一个多世纪的严厉禁教政策,然而屡禁不止,中国天主教依然在民间得以维持,甚至时有发展。究其原因,除下一章将讲到的传教士宫廷行医活动外,传教士在地方上的行医活动也发挥了重要作用。

方济各会在粤澳建立的医疗机构,是该会乃至整个中国天主教的传教根基之一。安哆呢修士通过行医结交地方权贵,为传教寻求保护伞;同时通过为贫穷百姓免费治病,吸收了大批教徒。雍正年间的广东教务不但没有衰落,还一度有相当大的发展。方济各会在粤澳建立的医疗机构,是该会乃至整个中国天主教的传教根基。早在1714年,安哆呢便曾为时

---

[1] 方豪:《中国天主教史人物传》中册,北京:中华书局,1988年,第55页。
[2] 陆安多尼、沈若翰、周路加撰:《奉天学徐启元行实小记》,钟鸣旦、杜鼎克、黄一农、祝平一等编:《徐家汇藏书楼明清天主教文献》第三册,台北:辅仁大学神学院,1996年,第1240页。
[3] 《清中前期西洋天主教在华活动档案史料》第一册,第268页。
[4] 方豪先生认为,祝石为教徒,或至少为一信仰甚笃之慕道,参见方豪:《中国天主教史人物传》中册,第120—125页。
[5] 《耶稣会士中国书简集》Ⅱ,第68、141页。
[6] 谢和耐:《中国与基督教——中西文化的首次撞击》,第87页。

任广东巡抚的杨琳治病。1724年升任广东总督不久的杨琳[1]急招安哆呢至总督府为其治病,但总督已是无药可治,于5月去世了;据说去世时伴以隆重的基督教礼仪。[2] 1722年接替杨琳成为广东巡抚的年希尧,与安哆呢修士维持着良好的关系。1724年,安哆呢成为年希尧及其家人的顾问医生。有文献提及安哆呢当时正为年希尧翻译一部西洋解剖学著作。1725年受其兄年羹尧案牵连,年希尧离粤赴京;安哆呢很快又与其接任者杨文乾结识,继续为教会寻求地方官员的保护。[3] 1726年,安哆呢向巡抚杨文乾申请扩建诊疗所,因为每天前来看病的百姓太多,原有的空间已无法容纳了;巡抚对此举甚为赞赏,很快为此事办理了手续,并派人帮助扩建,还亲自解囊襄助。工程完工后,巡抚赠以匾额,以示表彰。[4] 考虑到此时正是大批传教士聚集广州之时,此次扩建真正的目的可能不仅是为了百姓患者,也是为了接纳传教士。西洋传教士之所以能够继续留在广州而没有被彻底逐到澳门,广东地方官员保护是重要原因。在地方官员的保护下,安哆呢还以寻找药材为名,派遣传教士到福建等地传教。[5] 1723—1732十年间广东教务所取得的发展应归功于安哆呢修士在地方各阶层中所开展的大量行医活动。他更成为方济各会在中国的实际总管。在历次教案官方所发文件中,安哆呢的名字总被列在首位。[6]

与安哆呢一样,澳门行医的安伯老修士也是方济各会中国传教区的实际总管。他不仅负责将马尼拉寄来的传教费用转寄给在内地秘密传教

---

[1] 雍正元年(1723)八月,以杨琳为广东总督,以孔毓珣为广西总督。见赵尔巽、柯劭忞等撰:《清史稿·世宗本纪》,中华书局标点本,1976年。
[2] MARGIOTTI, Fortunato, "Ein Bruder für die Brüder: Antonio de la Concepción", in Arnulf Camps & Gerfried W. Hunold (eds.), *Erschaffe mir ein neues Volk: Franziskanische Kirchlichkeit und missionarische Kirche*, p. 221. 感谢学友张小贵博士帮我将此德文文章的相关部分译成中文!
[3] MARGIOTTI, Fortunato, ibid., pp. 223-224.
[4] ALCOBENDAS, Severiano, ibid., in *AIA*, Tomo 36, 1933, p. 378.
[5] MARGIOTTI, Fortunato, ibid., p. 224.
[6] "署理广东总督印务广东巡抚鄂弥达奏报查明广东澳门地方西洋教民情形折(雍正十年七月二日[1732年8月21日])"中,安哆呢之名列于首,云:"西门外扬仁里东约堂主安多尼、副堂西洋人艾色,引诱入教约一千四百余人。"见《清中前期西洋天主教在华活动档案史料》第一册,第69页。

第二章 治疗身体还是拯救灵魂

的方济各会士,而且还帮助各修会的传教士潜入内地传教。[1]乾隆三十一年(1766)西洋方济各会士安当(Joachim Jose Martinez y Rose)、呢都(西名不详)二人至澳门,准备前往江西传教。在澳门期间居住方济各修道院,随安伯老学医,为入内地传教做准备。次年,由江西万安县人蒋日逵等从澳门接引,欲入江西,船行至南雄被官截获。[2]但也有方济各会士成功潜入内地行医传教,据乾隆四十九年(1784)因私奉天主教而被抓获的山西民人鹿葛斯默即鹿登山供称,他"于乾隆四十七年(1782)四月内,因妻姚氏患病不愈,适有西洋人安多呢潜赴潞城县,伊即倩令医痊,遂入其教,供像念经,行善求福"。[3]这里提到的安多呢(Antonio Maria Sacconi),是方济各会会士,禁教后秘密潜入山西传教,于乾隆四十九年十二月被捕。[4]而鹿登山教名葛斯默(Cosme),故疑其亦与行医传教有关。中国内地教徒与安伯老的密切联系,地方官员已有察觉。1785年(乾隆五十年),安伯老因教案事被中国官员审问;据该年三月十五日两广总督舒常、广东巡抚孙士毅奏折称:"据该堂夷僧玛丁供称:系吕宋国人,年六十七岁,在加斯兰庙内方济各堂行医,有三十余年了。"[5]这位夷僧玛丁即是安伯老。

禁教时潜入内地传教的其他修会传教士,同样采用行医的手段。当西洋传教士被驱逐至广州期间,耶稣会士柏应理(Philippe Couplet,1622-1693)等人更加注意研究中医药知识,以利传教;潘国光曾向时任耶稣会中国副省会长的何大化建议潜回江南,以医生的身份秘密传教。[6]此间被教会培养起来的中国本土传教士,很多都以卖药行医为途径进行传教。乾隆十七年(1752)十一月,福建巡抚陈弘谋奏报抓获教民朱理观、翁彩二名,称"查验搜获之经书、番像、衣服、药物,俱系西洋邪教

---

[1] ALCOBENDAS, Severiano, ibid. , in *AIA*, Tomo 37, 1934, p. 104.
[2] 《清中前期西洋天主教在华活动档案史料》第一册,第279—281页。
[3] 《清中前期西洋天主教在华活动档案史料》第二册,第599—600页。
[4] 《清中前期西洋天主教在华活动档案史料》第二册,第619页。
[5] 《清中前期西洋天主教在华活动档案史料》第二册,第705页。
[6] GOLVERS, Noël, *François de Rougemont, s. j. , Missionary in Ch'ang-Shu (Chiang-Nan), a Study of the Account Book (1674-1676)*, pp. 530-531, 539.

所用,该犯等信奉邪教,确无疑义"。[1]次年五月又有湖北巡抚恒文奏报查获奉教民人曹殿邦:"曹殿邦曾写西洋番字、书札、番经并药方、丸药等物,封交船户张天秀带赴襄阳,转交曾经入教之万一举,""……万一举坚供均系问候言词,其番经系伊教常颂之经,药方乃治病之用,实无悖逆不法情弊。"[2]乾隆四十九年被捕的四川籍传教士刘必约(时年七十岁),出身天主教世家,十岁时(1725)便由父亲带至澳门学习西文,十六岁(1731)留学意大利那波里敷城,十五六年后始返中国,入四川、陕西等地传教。他曾在陕西泾阳开药铺生理,以资传教。[3]曾在巴黎深造的中国耶稣会士高类思(Louis Gao, 1732 – 1795?)和杨德望(Étienne Yang, 1733 – 1790?),除接受其他方面的训练外,也曾学习医学,并在1766年返回中国后开展行医传教活动。[4]万安县教徒蒋日逵,也做药材买卖,常到澳门进货,并借机与澳门西洋教士联络。[5]见于教案文献记载的贩卖药材之中国天主教徒尚有山西临潼刘多明我、[6]江西金豁县姜保禄、[7]广东肇庆新兴顾士效[8]等。另有山东教徒朱行义,曾行医度日二十余载。[9]这些中国教徒往往宣扬天主教可以疗病,以此吸引病人入教。如民人姜保禄因母亲患病,江西贵溪县教徒纪焕章告诉他"天主教最是灵验,应能保佑病人",姜保禄由此奉教持斋;直隶人张其刚"因身体多病,希图消灾获福"而入教。[10]据刘振宇、马西满等教徒供单,其均因患痨病或热病,有教徒告诉他们天主教可治,便由是入教。[11]类似的例子在教案文献中屡见不鲜。行医已成为禁教时期不可或缺的传教手段,其对传教的意义

---

〔1〕《清中前期西洋天主教在华活动档案史料》第一册,第187、188页。
〔2〕《清中前期西洋天主教在华活动档案史料》第一册,第193—195页。
〔3〕《清中前期西洋天主教在华活动档案史料》第二册,第629页。
〔4〕 HUARD, Pierre & WONG, Ming, *Chinese Medicine*, London: Weidenfeld & Nicholson, 1968, p.118.
〔5〕《清中前期西洋天主教在华活动档案史料》第一册,第279—280页。
〔6〕《清中前期西洋天主教在华活动档案史料》第二册,第663页。
〔7〕《清中前期西洋天主教在华活动档案史料》第二册,第717页。
〔8〕《清中前期西洋天主教在华活动档案史料》第二册,第706页。
〔9〕《清中前期西洋天主教在华活动档案史料》第二册,第725页。
〔10〕《清中前期西洋天主教在华活动档案史料》第一册,第336页。
〔11〕《清中前期西洋天主教在华活动档案史料》第一册,第349页;第二册,第721页。

第二章 治疗身体还是拯救灵魂

比普通时期更大。

三 奇迹治疗之阐释

除明显的医学意义上的治疗外,翻阅教内文献和教案文献常遇到数量繁多的宗教治疗奇迹,时间上始自利玛窦,贯穿了明清天主教在华传播的整个过程;空间上各个驻地均有出现。以往的研究对这一类史料关注不多,甚至采取了有意忽略的态度。[1]窃以为,此种资料对研究中国教会史、社会史,甚至对考察天主教与佛、道之关系等,都具有一定的参考价值,不应忽视。奇迹治疗的形式多种多样,兹就传教文献的记载略分几类述之。

圣水治病:在各种治疗奇迹中,圣水治病最为常见。圣水治病主要有两种形式,一种是用圣水洗礼后康复;一种是饮用圣水而康复。利玛窦在他的《札记》中提到,葡萄牙耶稣会士罗如望(João de Rocha,1566－1623)神父在南京城外用圣水给一个患病六年的人进行临终洗礼,"超度的圣水既涤清了他的灵魂,也涤清了他的肉体,他逐渐痊愈了。该城区没有人不把他的康复看作是某种奇迹"。[2]《1633年耶稣会中国副省年度报告》有载:河南开封驻地"有两位女教徒病了。她们的丈夫来向神父求药;神父对他们说:'我只是灵魂的医生。总之,只要信仰上帝,病人就可以通过圣水而获得健康。'他们回到家中,将圣水给她们饮下,病情马上就好转了。她们因此向圣教捐献很多,并且更加信仰上帝了"。[3]意大利神父聂伯多(Pierre Cunevari,1594－1657)于1635年"入闽辅助艾儒略神父,担任泉州、延平两府教务。伯多用洗礼及圣水治疾,成效昭著,信徒日增。1641年受洗者230人"。[4]据法国耶稣会士傅圣泽(Jean-François Foucquet,1655－1741)神父的信记载,沙守信(Émeric de Chavagnac,1670－

---

[1] 如冯承钧先生在译费赖之《在华耶稣会士书目及列传》时,便"将侈陈灵异之处略为删节",见《在华耶稣会士在华耶稣会士列传及书目·序》。
[2] 《利玛窦中国札记》,第470页。
[3] BA, *Jesuítas na Ásia*, Cód. 49‐V‐11, fls.16‐16v.
[4] 《在华耶稣会士列传及书目》上册,第207页。

1717)神父曾通过洗礼的方法在抚州北门治好了一家九口的便血病。[1]

祈祷助产:在《1658年耶稣会上海驻地年度报告》中,提到一名妇女难产,情况十分危急,亲戚们都无计可施,这时邻居的几名天主教徒聚集在一起,跪下来祈求天主保佑这个难产的女人,这个女人马上就顺利分娩了。她因而入了教,不仅如此,其他十五人也受这一奇迹的影响而接受了神圣的洗礼。[2]

圣像治病:《1691、1692至1693年7月中国福建省传教报告》记载,在福建有一位掌管三座城市的官员得了重病,让家中的一名教徒仆人到教堂去寻圣像和其他可治病的东西。仆人从教堂得到一尊童贞圣母像和一个铜锌合金的苦行衣(cilicio de Lattão),回来后按神父的指示将苦行衣放在病人的胸前,将圣像置于身后,主人马上就解除了病痛。这位官员便下令将家中的偶像通通毁掉,而将圣像置于家中。[3]《1691年浙江省传教事略》还记载了杭州一位王(Vām,也可能是黄)姓夫人,用圣母像治好了牙痛。[4]

护身符治病:1636年在南京传教的有意大利人毕方济神父(Francesco Sambiasi,1582-1649)和葡萄牙人阳玛诺(Manuel Dias,1591-1659)。一位教徒的独生子患了重病,医生认为已经无药可救了,这位教徒便向神父求助。神父给了他一个护身符,他虔诚地将其挂在孩子的脖子上,孩子的高烧马上就退了,不久即痊愈。[5]

十字架治病:利玛窦在其《札记》中记载了郭居静(Lazzaro Cattaneo,1560-1640)神父用十字架治病的例子,说"(在上海)有一个新信徒和他的儿子同时生了一种间歇性发烧的病。他请郭居静神父给他一个十字架,当十字架被拿进他的房间时,他们立刻就痊愈了。奇迹发生在异教徒身上,正如神恩成就在信徒身上。一位年轻的新娘受到魔鬼的折磨,不能

---

[1] 见《耶稣会士中国书简集》I,第218页。
[2] BA, *Jesuítas na Ásia*, Cód. 49-V-14, fl.476v.
[3] BA, *Jesuítas na Ásia*, Cód. 49-V-22, fl.176v.
[4] BA, *Jesuítas na Ásia*, Cód. 49-V-22, fl.177v.
[5] GOUVEIA, António de, *Cartas Ânuas da China: (1636, 1643 a 1649)*, pp.69-70.

第二章 治疗身体还是拯救灵魂

吃也不能睡,并且使她说各式各样难听的话。一位邻居新信徒就劝她祈祷上帝,并且建议她入教。她同意了,刚一学会划十字的时刻,鬼就再也不来捣乱了,吃饭睡觉也再没有任何困难了。后来她领了洗,成为这个地区的第一个女教徒"。还提到"有很多异教徒瞻仰十字架并答应愿意成为基督徒,他们身上的病痛就都好了"。[1]

念珠治病:《1633年耶稣会中国副省年度报告》有载:河南开封"一个异教徒患病已久,服过很多药也无济于事。一名教徒探望了他,将一串念珠置于其颈上,其病情便立刻出现好转"。[2]

圣骨治病:据《耶稣会士中国书简集》记载,法国耶稣会士"卜嘉(Gabriel Baborier,1633-1727)神父在他的报告中,提到其他一些十分奇妙的事:一些病人祈求上帝而得救;一位非基督教的青年患疯病,一位基督教徒向他洒了圣水,在呼唤耶稣和圣母玛利亚的名字后,他恢复了正常;两名难产的妇女在人们将一些圣骨挂在她们脖子上后马上就分娩了"。[3]《利玛窦中国札记》中提到在肇庆用装有圣骨的小匣子治病的事情。[4]

还有其他一些类型,如常提到患者皈依了天主教便马上康复了、圣餐治病、患者将家中的偶像扔掉病就好了,等等,不一一列举。

在基督教发展史中,治疗奇迹是有其根源与传统的。《圣经》中所讲述的耶稣及其门徒为人治病均有奇迹的色彩。对于天主教徒而言,既然《圣经》中有这样的事例,那么这些治疗奇迹显然是真实存在的,是上帝意志的显现,由此推论出信仰万能的上帝即可以摆脱病苦,也是当然的逻辑。在中国发生的如此多的治疗奇迹,无论是记录它们的传教士还是阅读这些汇报的教会上层,乃至奇迹发生的"当事人",对其真实性都毫不怀疑。1703年,卫方济神父在呈罗马耶稣会总会长的信中,谈到了他对奇迹的看法:"我到这里后,人们常提的还有一个问题,就是在中国是不

---

[1]《利玛窦中国札记》,第600—601页。
[2] BA, Jesuítas na Ásia, Cód. 49-V-11, fl. 16v.
[3]《耶稣会士中国书简集》I,第221页。
[4]《利玛窦中国札记》,第218—219页。

是有奇迹产生,那是什么样的奇迹？我们不搞捕风捉影,称得上奇迹的事件是有严格含义的,因此我们只能将某些只有上帝的神奇介入才能出现的事情称为奇迹般的事件,这类事件在我们神父的信件和报告中随处可见。"随后举了"最近发生"的三个例子,两个是治疗奇迹,一个是驱魔奇迹。[1]在他看来,这些奇迹的可信性毋庸置疑。

但是以现代科学的眼光来看,这些奇迹显然是不可能发生的,如果圣骨、圣像、十字架、护身符之类在治疗疾病方面真的如此灵验,那么现代医学也就完全没必要出现和发展了。我认为,传教士记载的大量治疗奇迹,很大一部分是确实进行了医学意义上的治疗,但却将治疗的结果完全归因于上帝,而将医疗的过程略而不记。连教内史家谈及治疗奇迹时也说："这些治疗,尽管得到了上帝的帮助,但不能否认它们是正常的治疗。"[2]葡萄牙学者阿玛罗在涉及此问题时说："在那个年代,世俗医学尚未从宗教观念中摆脱出来,因此毫不令人奇怪,耶稣会神父和会友在用欧洲最先进的药品并配合使用本地草药给人治病时,总把治好病患归功于祈祷和神的力量。"[3]尽管阿玛罗教授没有就其观点给出具体的证据,但我在翻阅教会史料中,的确发现了一些材料支持这一观点。

就圣水治病而言,据记载,前文提到过的方济各会士马科斯神父在福州传教时,"总是携带一罐圣水,如圣科斯梅和圣达弥扬的样子;他不愿将奇特的治疗效果归因于自己所使用的各类药物,而是愿意将其归功于上帝和圣水的疗效"。[4] 在一些记载中,圣水是制药膏的成分之一,如《1633年耶稣会中国副省年度报告》中,记载了发生于江西的一个事例：一位皈依天主教不久的女教徒,女儿患重病卧床不起。她便将圣枝(ramos bentos)[5]

---

[1] 《耶稣会士中国书简集》I,第235—237页。
[2] ALCOBENDAS, Severiano, ibid., in *AIA*, Tomo 37, 1934, p.67.
[3] 阿玛罗：《中医对圣保禄学院药房的影响》,第85页。
[4] ALCOBENDAS, Severiano, ibid., in *AIA*, Tomo 36, 1933, p.574.
[5] 圣枝是在天主教圣枝主日采集的树枝,用前一年采集的圣枝烧成灰烬,经过祝祷,便成为圣灰。在四旬斋开始的第一日,将圣灰涂在信徒的头上,念一句经文："人哪,你要记住,你原来是灰土,将来仍要归于灰土。"以表示思罪或忏悔。天主教并未规定什么树的树枝可以作为圣枝,因此传教士用于治疗的圣枝,或许是一种有药用价值的树枝。

第二章 治疗身体还是拯救灵魂

焚成灰烬,与圣水一起制成药膏,然后把一部分药膏给女儿吃下,另一部分则涂抹于女儿周身。结果药到病除,她们对天主的信仰也更加坚定和虔诚了。[1]《1658年、1659年和1660年赣州传教报告》中记载了另一事例:一位武官教徒的独生子患病,危在旦夕,他的一个士兵(也是教徒)来拜访他时,武官问他是否使用过教堂中的药物;士兵马上返家取来圣水、灰烬、圣枝和圣面包,孩子服下后,马上就完全康复了。事后武官带了一些蜡烛和香到教堂向天主表示谢意。[2] 1675在福州驻地,有200名新皈依的虔诚信徒,该年的报告称"上帝对他们非常仁慈,例如通过圣水、圣枝灰烬及护身符来赐予他们健康"。[3] 尽管我们尚不清楚这类药膏究竟为何种药物,但患者的确进行了医学意义上的治疗。

根据圣水可以口服、制药膏等记载,我推测一些文献中记载的治病之圣水,是传教士带来的各种药水。《耶稣会秘方》中所记录的澳门圣保禄学院药房中的药方有37个,其中液态药物有"解丹毒的药水"、"退烧药水"、"眼药水"(两种)、"奇妙药水"(Agua prodigiosa)、"治痔疮搽剂"、"治间日热药浆"、"治白日困倦的糖浆"等八种,其余则多为药膏、药片之类。[4] 耶稣会士将这些药方秘而不传,很可能部分地出于将其神秘化的目的。进入中国内陆传教的耶稣会士随身携带一些这样的药水,遇到病人用它们来加以治疗,同时声称这些药水是圣水,是上帝的恩赐,这样便更有利于传教。

其他种类的治疗奇迹,也应有一部分是真正进行了医学治疗。据明沈德符《万历野获编》记载:"利西泰发愿,力以本教诱化华人,罪诽释氏……渠病时搽擦苏合油等物遍体,云其国疗病之法如是。"[5] 涂圣油是天主教一种重要仪规,基督(Christo)的本意即是"涂了圣油的"。《天主

---

[1] BA, *Jesuítas na Ásia*, Cód. 49-V-11, fls.72v-73.
[2] BA, *Jesuítas na Ásia*, Cód. 49-V-14, fls.654v-655.
[3] BA, *Jesuítas na Ásia*, Cód. 49-V-16, fl.197.
[4] AMARO, *Introdução da Medicina Ocidental em Macau e as Receitas de Segredo da Botica do Colégio de São Paulo*, pp.15-16.
[5] 沈德符:《万历野获编》卷三十《外国》"利西泰"条,中华书局,2004年。

教要》云:"厄斯得肋麻翁藏,译言圣油终擦也。凡圣教中人病而垂死,请撒责儿铎德,临之祝诵经言,以圣油擦其四体,即蒙天主提拔矣。"[1]又王丰肃《教要解略》讲解临终涂抹圣油之礼云:"油能坚固人身体,又能医人疾病也。"[2]有英国学者研究认为,耶稣基督及其门徒用以为人治病的圣油含有大麻成分,[3]而澳门圣保禄学院秘方中,也有多种膏、油类的药方。据此推测,耶稣会士在仪式中所使用的圣油,有些可能是药物。或者,为了避免涂抹圣油这一有违中国礼教规范的仪式带来麻烦,传教士便佯称其乃治病之法。

再看看许太夫人为人治病之法:"凡人有病,太夫人也用圣物去医治:她家中原有许多祖传的丹方秘诀,凡人来讨,便将圣物和药饵,一同给发。家中常供养几个妇女,外间遇有病人,便叫她们出去,施药服事,如西国仁爱会修女一般。"[4]这里的"用圣物去医治",并非指将圣物当成药物来为人治病。真正发挥治疗功能的是太夫人家祖传的"丹方秘诀",而圣物则有利于将患者争取到天主的一边。

但不能因此认为所有的治疗奇迹都具有医学意义。我们也发现,传教士很可能编造了一些治疗成功的谎言。例如,1633 年天主教徒在山西竟用圣水彻底治好了一名麻风女。[5]我们知道,麻风在当时几为不治之症,若传教士果真有治疗此症的特效药,那么1940 美国人发明氨苯砜治疗麻风病就不会引起轰动了;诚然也不排除一种误会的可能性,即患者本来不是麻风,而是其他皮肤病。即使许多真实治疗的事例,我对诸如"药到病除"的神奇效果,也表示怀疑。一般而言,疾病的康复显然需要有一个过程。当然,对于某些疾病,传教士的确有特效之药可以产生神奇效果,比如金鸡纳对疟疾的特效。当法国传教士用金鸡纳治好了康熙的疟

---

[1] 《天主教要》,见 BNF: Chinois 7375。
[2] 王丰肃:《教要解略》,《罗马天主教文献》第一册,第 237 页。
[3] 参见国际互联网 http://edu.sina.com.cn/en/2003 - 01 - 17/8752.html。
[4] 《一位中国奉教太太》,第 78 页。
[5] BA, *Jesuítas na Ásia*, Cód. 49 - V - 11, fl.28v.

第二章 治疗身体还是拯救灵魂

疾后,朝廷诸臣叹曰:"凡病人如此迅速康复者,实从未经见。"[1]但大多数药的治疗效果没有如此之速。

传教士也记录下来一些用洗礼、护身符等没能拯救患者生命的例子,如徐光启的一个曾孙得了天花,神父给他戴上护身符,但孩子还是夭折了;[2]利玛窦也记述过这样的例子。[3]对此传教士一般的解释是,上帝将他们带到了天国,灵魂得到了拯救和超度。总之,在绝对信仰万能上帝的前提下,无论治疗成功与否,给出一个圆满的解释都是不难的。

治疗奇迹的例子在欧洲十分普遍,美国学者怀特用非常丰富的史料证明了有关方济各·沙勿略的奇迹是如何被后世教会学者所杜撰出来的;编造治疗奇迹的故事目的有二:一是扩大教会在民众中的影响,这可以被看作是教会出于善良的信仰而编造的善意的谎言;一是通过这一途径敛财,很多教堂中的圣物被宣扬成具有治疗的功能,善男信女们便会前往顶礼膜拜,并愿意慷慨解囊,于是这所谓的圣物便成为教会的重要财源,这可以被看作教会的罪恶手段。而不管是出于何种动机,在这种充斥着治疗奇迹的思维环境中,科学医学的发展均受到阻碍。[4]那么明末清初西洋传教士在华所宣扬的这些治疗奇迹,对皈依中国百姓起到了什么样的作用?

明清时期,巫医仍在社会上拥有广大的"市场"。百姓在遭遇疾病或其他灾难时,往往前往寺庙乞灵,或延请巫师神汉降妖祛病。清代温病学家王士雄这样记道:"吴俗好鬼,自吾乡以及嘉、湖、苏、松、常、镇等处,必先卜而后医……蔓延不已,习俗相沿。"[5]明代黄佐《广东通志》云:"香山土地卑湿,人多蹠戾。至别制以辩良贱,婚娶必论阀阅,并不求医而信巫觋。"[6]江南、岭南地区如此,其他地区亦可想见。尽管官方对此屡有

---

[1] 中国第一历史档案馆编:《康熙朝满文朱批奏折全译》,第43页。
[2] BA, Jesuítas na Ásia, Cód. 49-V-14, fls. 478-478v.
[3] 参见《利玛窦中国札记》,第452页。
[4] 安德鲁·迪克森·怀特:《基督教世界科学与神学论战史》,第453—472页。
[5] 引自余新忠:《清代江南的瘟疫与社会——一项社会史的研究》,北京:中国人民大学出版社,2003年,第60页。
[6] 黄佐:嘉靖《广东通志》卷二〇《民物志》一,嘉靖四十年(1561)刻本。

禁令,但是不但无法彻底根除,反而愈演愈烈。

早期来华传教士强烈抨击了诸如此类的迷信活动,但是他们宣扬奇迹般的、常带有一定宗教仪式的疗病法,[1]对于中国百姓而言无非是多了一种治疗疾病、保佑健康的神而已。民间巫医疗病的习俗和观念,使百姓易于接受传教士通过治疗奇迹所宣扬的教义,因为它与固有的观念有相似之处,如信则灵,不信则不灵等。当传教士觉察到中国人的误解后,便极力加以纠正。

《圣方济各会规》[2]中规定:"外教人有病,诸和尚、道士又诸教友念经,此是教外人视天主如菩萨一般,切不可去,慎之慎之。"[3]这一严厉的规定遭到了一些人的诋毁,说其有违家礼,中国教徒张象灿曾作《家礼合教录》,其中有一条即是对此诋毁的反驳,曰:"世人诋天主教疾病不祷鬼神,而家礼云:'神不在赂,宰牛杀牲,谄祭非鬼,无益也。'止云:'事亲者病卧于床,不可不知医,勿委庸医。'夫何尝有吃法水、调神捨戏、许羊祷告之礼哉?"[4]可是,作为普通百姓而言,求菩萨与拜上帝、吃法水与饮圣水,到底有什么本质上的区别呢?

关于中国流行的巫医风俗,传教士与中国士人之间曾有过辩论。葡萄牙耶稣会士郭纳爵(Inácio da Costa, 1603 – 1666)神父有《烛俗迷》之作,以天主教神学力斥中国风水、生辰八字等三十俗迷之谬,其中第十六项集中驳斥了中国巫医之俗,文曰:

---

[1] 利类思译《圣事礼典》中对"顾病"规定了"减约祝文":"铎德进病者房屋,问病人安,如前随意念,启:主与尔偕。应:并与尔神。接:因《圣玛尔各万日略经》。应:主,荣富归尔。维时耶稣为厥门徒,游遍地,敷教于万有,人信,兼望领圣洗,必升;不信者必堕。信者倚于名,便行多奇,能驱恶神,能谈异语,命龙及蛇,远人藏林,应命远藏;食药味,无被其毒;抚病人立痊。念:抚人立痊。加两手于病人首上。《万日略经》念毕。念启:主俯听我祷。应:而我号声上彻于主。启:主与尔偕。应:并与尔神。请众同祷:无始无终全能天主,凡信者永好。俯听吾为尔仆或婢之病者。吁尔仁之佑,使彼复于其原,诣尔圣堂,感谢尔恩,为我等主基利思耶。亚孟。后降福于病人念:全能天主罢亚德肋(引者按:西文Padre,即圣父),及费亚略(引者按:西文Filho,即圣子)及斯彼利多亚三多(引者按:西文Espirito Santo,即圣灵),降幅于尔而永存。应:亚孟。"见《罗马天主教文献》第十一册,第590—591页。《圣玛尔各万日略经》即《马可福音》。

[2] 此乃中国一教友会会规,并非方济各会。

[3] 《会规总要》,见《罗马天主教文献》第十二册,第484—485页。

[4] 张象灿:《家礼合教录》,见《罗马天主教文献》第九册,第286页。

第二章　治疗身体还是拯救灵魂

贵国调神以救病难,何谓？中士曰:"夫调神之端,乃轩辕黄帝所传。今凡巫人调神,悬挂之像,轩辕黄帝一,旋峰一,三郎一。击扇鼓、念咒以祈保护,尚要三姓人,一保病人于轩辕,一保之于旋峰前,一保之于三郎前,烧五色纸,缚一草人,以当慈病凶鬼,斩之而丢于十字街,忌三日,且不许外妇入门,水火皆不与外人。调神之法如此,未详其可否？"余曰:"总辨其谬,一证曰：夫轩辕者,中国之人启也。推之以人,染疾而亡,与世人无异。拟之以国君,莫说王不及思神,出中国外,亦王不及异邦也。然而其立法定咒,以服鬼神,消灾恙,护人命,其谬莫大也。旋峰、三郎,乃轩辕之二臣也。轩辕既不足调神救人之灾疾,自然二臣亦不足矣。二证曰：赋命者,天主也。延、减命之权亦不在他,在天主也。今轩辕、旋峰、三郎恃谁而延命？恃己能乎？恃天主准己咒乎？若恃己能,此僭上权而不忠徒也。若恃天主准己咒,非也。盖三者信事讹鬼神,而未信事天主,则其必为天主之歹臣矣。天主准己咒,岂协于理哉？三证曰：赋命、存命二者,难而归一权也。信此,则世人既能因一咒而存命,亦将能因一咒而赋命也。人不能使未生之人生于后世,又不能使死人复生,而能定咒以存人命,此论实否？四证曰：按中国经书亦云：世内诸苦楚者,是以上帝罚人之孽也。人自想咒,念之而避上罚,则上帝心何安？其法何行？世人何畏哉？五证曰：巫人既常遵轩辕之法而调神,无不有大功也。今巫人死,于他人无异,何轩辕无情乎？无力以护乎？"中士曰:"凡人患病,亦有仇鬼所为者。念咒以破魔,有何不可？倘不宜念咒,亦不能进药饵以保全自命,岂其然乎？"余曰:"魔有天主销熬,然其虽恶我,非天主许罚我罪,丝毫不能害矣。念咒护罪于天主,而回避魔之害,不亦差哉？倘若有念咒调神而病愈者,此非咒克魔而败走,惟冤鬼假败以陷人于乱信之过也。所云不可进药饵以疗疾者,其故不一。然药味者,天主特生之以治人诸病,而其中无分毫之邪。至于念咒调神,非天主所定之法,一切为邪魔所为,如排陷阱以诱人于信邪也。如此则不可念咒调神而可请医进药,其理何同也耶?"[1]

而中国反教士人则力斥天主教所宣扬的治疗奇迹等为巫术,与《烛俗迷》形成鲜明对照。如杨光先云:

> 若稷之播百谷,契之明人伦,大禹之平水土,周公之制礼乐,孔子之法尧舜,孟子之拒杨墨,斯救世之功也。耶稣有一于是乎? 如以瘳人之病,生人之死为功,此大幻术者之事,非主宰天地万物者之事也。苟以此为功,则何如不令人病,不令人死,其功不更大哉? 夫既主宰人病人死,忽又主宰人瘳人生,其无主宰已甚,尚安敢言功乎?[2]

由于宗教治疗奇迹与民间巫医的相似性,百姓将天主教自然地纳入到了民间信仰体系中;尽管传教士对此进行了辨析并严禁中国教徒搞迷信活动,但考虑到普通百姓对信仰问题的现实性和多变性,传教士对中国教徒的这方面规定未必能够得到很好地执行。中国士人与巫医的距离比普通百姓远得多,当接触到天主教所宣扬的治疗奇迹时,有的士人也自然地将其等同于巫医而加以驳斥。

关于治疗奇迹,葡国学者阿玛罗教授在她的博士论文中,从现代精神疗法、心理疗法及种族精神病学(etnopsiquiatria)的角度进行了解释。[3] 尽管有研究表明宗教信仰可以促进身体健康,不过要用精神疗法等现代理论去解释治疗奇迹,恐怕要做的事情还非常多。但受阿玛罗教授的启发,根据传教士向麻风病人传播福音从而对其精神产生安慰作用这一点,我将西方传教士对中国麻风病人的救助纳入本研究的框架之中。

---

[1] BNF: Chinois7147.
[2] 杨光先撰:《不得已》,陈占山校注,合肥:黄山书社,2000年,第26页。
[3] AMARO, *Medicina Popular de Macau*, p.732.

四 善待恶疾患者

中西社会与传统医学对疾病和患者有着不同的观念,这种差异也体现在对麻风病的态度与对麻风病人的处理措施上。本节主要探讨早期西洋传教士对中国麻风病人的救助问题,欲从一个侧面反映中西异质文化相遇初期的情况。

自 1874 年挪威医生汉森(Armauer Hansen, 1841－1912)发现麻风杆菌以后,麻风病有了明确的医学界定,即由麻风杆菌感染引起的慢性接触性传染病。但在此之前,中外麻风病的概念都经过不断的演变,正如梁其姿的研究表明,麻风病概念变化"部分是来自经典医学思想的影响,但也明显地受到各时代许多其他因素的影响,如道教思想、医者与患者的社会背景、地域因素、新疾病等的影响。疾病概念的形成,显然不单是医学知识的问题,更牵涉着复杂的社会文化因素"。[1] 既然如此,则用现代医学所界定的麻风病概念来研究古代麻风病史,一味地考究文献中记载的相关病症哪些是现代医学的麻风病,哪些不是,这一方面不可能准确做到,另一方面对许多研究而言,这样的考究也没有必要。历史上,麻风病已经成为一个影响的结构,一个历史符号,无论文献中出现的麻风病是否完全符合现代麻风病的界定,其在历史上的影响及与社会环境的关联却是一脉相承的。本文所选取的研究对象,并不受麻风病的现代概念束缚,对中西文献中所出现的麻风病(如中文文献中的疠风、恶风、恶疾、癞等,西文文献中的 lepra、leprosy、lazaro、tzaraat 等)并不进行刻意区分,而是指那些被称为麻风的人,以及那些被当成麻风病人对待的人,因为其与当时社会各方面发生的互动关系,均以其被当时人认定是麻风病人为前提。作为一个历史结构,麻风病的影响主要在于其给患者外表造成的可怖特征、其传染性以及各种文化传统对该病患者所赋予的宗教、道德、法律、世俗等方面的附加内容。

---

[1] 梁其姿:《中国麻风病概念演变的历史》,《"中央研究院"历史语言研究所集刊》第七十本,第二分,1999 年,第 433 页。

关于中国麻风病史的研究,近年来台湾学者取得了可喜的成果,"中央研究院"梁其姿教授 1999 年发表的《中国麻风病概念演变的历史》,[1]通过大量的传统文献,对中国历史上的麻风病概念进行了系统梳理,对麻风病概念演变的原因也进行了深入分析,为中国麻风病史的研究作了基础性贡献。2003 年梁教授又发表了一篇力作《麻风隔离与近代中国》,[2]对清末民初西洋教士和中国社会精英推动的麻风隔离运动进行了详细的阐述与分析,该文的另一贡献是利用了大量的方志史料,展现了明后期以来中国本土的麻风隔离传统。由于原始资料的不足,该文没能对中国麻风隔离与早期来华传教士之间的关系进行进一步的研究,并认为"此方面的一手资料,仍待发掘"。[3]其他如李尚仁《十九世纪后期英国医学界对中国麻风病情的调查研究》、[4]蒋竹山《明清华南地区有关麻风病的民间疗法》[5]等,也都各有侧重,各具特色。不过,综观以往的研究,均未涉及明末清初西洋传教士在华开展的麻风病人救助活动。本节的研究,在这方面或可有所补充。

1. 中西文化脉络下麻风病人的社会处境与角色

对麻风病人的关心与救助,在中西文化的经典著作中均有体现。《圣经》中有多处记载了对麻风病人的救助,如云:"耶稣下了山,有许多人跟着他。有一个长大麻风的,来拜他说,主若肯,必能叫我洁净了。耶稣伸手摸他说,我肯,你洁净了罢。他的大麻风立刻就洁净了。"[6]耶稣的行为体现了基督教普爱精神。《论语·雍也》中记载:"伯牛有疾,子问之,自牖执其手,曰:'亡之,命矣夫!斯人也而有斯疾也!斯人也而有斯

---

[1] 梁其姿:《中国麻风病概念演变的历史》,第399—438 页。
[2] 梁其姿:《麻风隔离与近代中国》,《历史研究》2003 年第 5 期,第 3—14 页。
[3] 梁其姿:《麻风隔离与近代中国》,第 13 页,注 7。
[4] 李尚仁:《十九世纪后期英国医学界对中国麻风病情的调查研究》,《"中央研究院"历史语言研究所集刊》第七十四本,第三分,2003 年。
[5] 蒋竹山:《明清华南地区有关麻风病的民间疗法》,《大陆杂志》第 90 卷第 4 期,1995 年,第 38—48 页。有关中国麻风史更多的研究,参见蒋竹山文后注 6 的评述。
[6] 《圣经·新约》"马太福音"第八章及"路加福音"第五章。

第二章 治疗身体还是拯救灵魂

疾也!'"[1]两位圣人均用手与患者直接接触,尽管孔子没有像耶稣那样治好了伯牛的病,但也通过在窗外牵手而表达了对患者的怜悯与同情,表现出儒家仁者爱人的思想观念。从两部经典所透露出的信息来看,基督教和儒家思想对恶疾患者都持拯救和关爱的态度,具有共通性。

然而事实上,由于麻风在古代医学中几乎是绝症,且患者在晚期会出现眉落、目损、鼻崩、唇裂、足底穿等可怕的症状,给人以一种恐怖感,因而无论在欧洲还是在中国,麻风病人都曾处于遭遗弃或被处罚的境地。

公元314年,在安西拉大公会议(Council of Ancyra)上,教会制定了针对麻风病人的章程,将他们定义为身体上和精神上的"不净人",一个人一旦被划入麻风病人一类,便会被视为异教徒。在中世纪,教士和有知识的人都指控麻风病人犯有重罪,是易怒的、多疑的阴谋家和幻想家;医学界也将他们视为社会的极大威胁,不仅是因为他们的疾病会传染,而且是因为他们的罪恶行径。人们认为麻风病人的身体为肉欲所焚烧,将麻风病视为性病的一种。中世纪欧洲对麻风病人主要采取隔离措施,据估计,到了13世纪时,所有基督教地区的麻风病院共有一万九千家左右。[2]这种隔离的宗教道德依据是把麻风视为上帝对患者罪恶的惩罚,如英国学者特纳所说:"在中世纪基督教教会传统中……麻风病人外部溃烂是内心亵渎神灵的标志。麻风病人对公众既构成道德威胁,又构成肉体威胁,因此人们不得不采用戏剧化的仪式和其他合法手段将他们与人群隔离开来。教会隔离麻风病人的仪式与处置死人的仪式并无本质的

---

[1]《圣经》中出现的"麻风病"、伯牛所患之疾以及下文涉及的《素问》中记载的"疠"是否为麻风,均有较大争议。但是,一、它们都具有恶疾的性质;二、目前仍无法证明它们是否为现代医学所界定的麻风病,一般认为其中起码有一部分属于真正的麻风病;三、作为一个历史影响符号,它们与麻风病具有同样的性质,所以本文不对它们做严格的现代疾病学分类,而是归入一类历史现象进行分析,这或许更接近历史的真实情况。又,据《淮南子》云:"冉牛为疠。"朱熹注《论语》云:"先儒以为癞,说者曰,癞即麻风也。"后人认为伯牛所患之疾为麻风,盖由此出。

[2] 麦克尼尔:《瘟疫与人》,杨玉龄译,陈建仁导读、审订,台北:天下远见出版股份有限公司,2004年,第二版,第203页。

不同,因为隔离麻风病人将他们界定为仪式上的死人。"[1]

基督教文化在对待麻风病人问题上存在着难以解决的矛盾,一方面,既然麻风是上帝对患者罪恶的惩罚,则对麻风病人进行治疗就是对上帝意志的冒犯;另一方面,若对其不闻不问,彻底抛弃,则有悖于《圣经》的教诲。教会通过"活死人"的方式对这一矛盾进行了牵强而又无奈的调和,正如福柯所说:"遗弃就是对他的拯救,排斥给了他另一种圣餐。"[2]

在中国中古以前,《素问》及睡虎地出土《法律问答》的记载都表明疠病患者被认为有罪,或被送往"疠所",或被投入水中淹死。[3] 儒家思想在对待麻风病人的态度上也显得无奈,孔子虽然向伯牛伸出了关爱之手,但毕竟认为伯牛所患之病是天命所为。历史上,中医在治疗麻风方面进行了长期努力,从《黄帝内经》到唐代的孙思邈,再到宋王怀隐《太平圣惠方》、明沈之问《解围元薮》,都在麻风的辨症与治疗方面积累了一定的经验。但就治疗效果而言,中医对麻风一直没有好的办法。[4]

不过从文献记载来看,汉代以后至宋元时期,中国社会对麻风病人并没有如欧洲基督教社会那样"集体地致力用残暴的方法"将其与世隔离,而且受道家思想的影响,患麻风病甚至被视为可以"因祸得福"、成为神仙的一种途径。[5] 产生于麻风病流行之地印度的佛教,以轮回果报的观念来看待麻风病人,佛教在传入中国后,这种对待麻风病人的观念也随之传到中国,唐巢元方《诸病源候论》卷二《诸癞候》云:"金癞者,是天所为

---

[1] 布莱恩·特纳:《身体与社会》,马海良、赵国新译,沈阳:春风文艺出版社,2000年,第134—135页。
[2] 米歇尔·福柯:《疯癫与文明》,刘北成、杨远婴译,北京:三联书店,2003年第二版,第4页。
[3] 参见余宗发:《云梦秦简中思想与制度钩摭》,文津出版社,1992年,第132—133、209页;梁其姿:《中国麻风病概念演变的历史》,《中央研究院历史语言研究所集刊》第七十本,第二分,第403页。
[4] 中国民间对麻风病的疗法,主要有毒蛇、砒霜及其他药物疗法,还有以"过癞"为代表的性爱疗法,及以麻风院为主要形式的隔离疗法。参见蒋竹山:《明清华南地区有关麻风病的民间疗法》,《大陆杂志》第90卷第4期,1995年,第40—44页。
[5] 相关论述参见梁其姿:《中国麻风病概念演变的历史》,第412—413、419—420页。

第二章 治疗身体还是拯救灵魂

也。负功德崇。"受佛教影响的此类观念,在隋唐时期笔记小说中也有较多体现。[1] 同时,佛教亦以慈悲为怀,其僧徒曾致力于建立麻风病院,对中国麻风病人进行拯救与治疗,如公元568年,北天竺沙门那连提黎耶舍于河南汲郡西山寺置病坊,"收养疠疾"、"男女别坊";唐释智岩曾住石头城(甘肃武威东)的疠人坊,为病人洗涤脓秽,660年卒于疠坊。[2] 佛教寺院对麻风病人的所作所为,形式上颇类本节所考察的明末清初西洋传教士在粤闽等地拯救麻风病人的诸多事迹。

欧洲麻风病的情况从14世纪中叶开始发生了重要转变,因为从那以后该病发生率在欧洲逐渐降低了,很多麻风病院荒废了,另一些则被用作检疫所、病院等。[3] 尽管"附着于麻风病人形象上的价值观和意象,排斥麻风病人的意义"等结构仍保留下来,但是这些社会心理结构已经不再指向麻风病人,而是指向梅毒患者、贫苦流民乃至精神错乱者。[4] 基督教在对待麻风问题上的矛盾也随之消失了。既然麻风已不被看成是人类罪恶的结果,那么对麻风病人的救助便是基督教理应的责任了。

与欧洲的情形相反,明清时期,由于麻风病的传染性为人们所知并有所夸大,而且错误地将新传入中国的梅毒与麻风联系在一起,[5] 并有"过癞"等民间习俗的渲染,[6] 麻风病人开始遭到前所未有的排斥与遗弃。"夫疠疾也,得之者,父子离散,夫妻睽违,戚友避之,行道叱之。非若他疾只伤一人,疠实传染常多,或伤邻友,或伤一家,至于无与为婚而绝嗣者

---

〔1〕 参见范行准:《古代中西医药之关系》,《中西医药》第2卷第5期(1936),第317—318页。

〔2〕 范行准:《中国医学史略》,第152—153页。

〔3〕 麻风病在欧洲逐渐减少的同时,非洲和亚洲一些地区的麻风病却仍很严重。关于麻风病从14世纪以后在欧洲逐渐减少的原因,学界仍有不少争论,但可以肯定的是,这并非是欧洲医学发展的结果。疾病史家麦克尼尔从病理学的角度提出了多个可能性原因,其中包括欧洲结核病发生率的增加导致的疾病竞争模式等。参见麦克尼尔:《瘟疫与人》,第203—205页。

〔4〕 参见米歇尔·福柯:《癫狂与文明》,第4—5页。罗伊·波特等编著:《剑桥医学史》,第166页。

〔5〕 沈之问《解围元薮》卷一云:"江北燕冀呼疠为炮疮,南人拟其名而曰杨梅疮,又曰广东疮,盖闽广间有室女过疠,即生蛲虫,发为恶疮,秽毒极盛。"见葛庆元辑《秘本医学丛书》第八册,上海书店,1983年,第3页。

〔6〕 关于"过癞"习俗,参见蒋竹山:《明清华南地区有关麻风病的民间疗法》,《大陆杂志》第90卷第4期,1995年,第41—43页。

不少。"[1]当家中有人患上麻风,由于担心被传染,患者通常遭到被遗弃甚至活埋(例证见后文)等有悖儒家伦理的对待,而"至于无与为婚而绝嗣者不少",却有站在儒家伦理立场上对麻风病人进行道德批判的倾向,绝后成为对患麻风者的报应。这一时期麻风病在社会中被视为"天刑病",是上天对患者罪过的惩罚,[2]亦有类于欧洲14世纪以前的情况。

明清时期麻风病人的悲惨处境,使当时来华的西洋传教士感到震惊。意大利多明我会来华传教士利畸(Victorio Riccio, 1621 – 1685)神父于1667年记述道:"在中华帝国内的另一个野蛮行为,就是活埋麻风人。"[3]1692年在佛山传教的耶稣会士卡罗斯·福尔考迪(Carlos Furcotti)神父[4]在描述中国麻风病人的悲惨境地时写道:"中国到处是贫穷落魄之人,其中最可怜者莫过于麻风病人。他们缺少生活必需品,甚至连休憩之所也没有。这是因为中国人对此种传染病甚为恐惧。若有人患此病,所有人都避之唯恐不及。麻风病人被禁止居住于居民区中,而是被隔离于一些位于荒郊野外的麻风病院之内,或者生活于一条小船之上,漂泊于河流之中。"一个被隔离于河岸洞穴中的麻风病人因无法忍受病苦,竟然请求前来探望他的福尔考迪神父将他活埋。[5]富人患此病,也要被隔离起来,只是他们的境况或许较好,如传教福建的多明我会士德方济各(Serrano, 1695 -?)神父,在1732年2月25日的信中谈到一个富有的麻风病人,"居住在 Qingdong 城外的一个小房子里;他的儿子们不敢进入,他们雇佣另一个麻风病人照顾他"。[6]

这一为社会所鄙视和抛弃的患者群体,在明清社会中常常扮演一些

---

〔1〕 萧晓亭:《疯门全书》卷上,粤东敬业堂重刻本,1845年,第7页。感谢蒋竹山博士为我提供此资料!
〔2〕 参见蒋竹山:《明清华南地区有关麻风病的民间疗法》,第39页。
〔3〕 GONZALEZ, Jose Maria, O. P., *Historia de las Misiones Dominicanas de China*, Tomo I, Madrid: Imprenta Juan Bravo, 1964, pp. 85 – 86.
〔4〕 该耶稣会士不见于费赖之《在华耶稣会士列传及书目》及荣振华《在华耶稣会士列传及书目补编》,生平待考。
〔5〕 BA, *Jesuítas na Ásia*, Cód. 49 – V – 22, fl. 110.
〔6〕 GONZALEZ, Jose Maria, O. P., *Misiones Dominicanas en China (1700 – 1750)*, Madrid: Consejo Superior de Investigaciones Cientificas, 1952 – 1958, Vol. II, p. 102.

第二章 治疗身体还是拯救灵魂

不良角色,以至于对社会构成危害和威胁。对此屈大均《广东新语》有较为全面的记录,兹摘录数条以说明麻风病人在清代广东的不良社会形象。《广东新语》卷七《人语》"疯人"条有云:

> 当垆妇女,皆系一花绡囊,多贮果物,牵人下马献之。无论老少估人,率称之为同年,与之谐笑。有为五蓝号子者云:"垂垂腰下绡囊长,中有槟门花最香。一笑行人齐下骑,殷勤紫蟹与琼浆。"盖谓此也。是中疯疾者十而五六。其疯初发,未出颜面。以烛照之,皮内赧红如茜。是则卖疯者矣。凡男疯不能卖于女,女疯则可卖于男。一卖而疯虫即去,女复无疾。自阳春至海康,六七百里,板桥毛店之间,数钱妖冶,皆可怖畏。俗所谓过癞者也。
>
> 山海多劫质。盗得人,则窒其耳目,灌以腊膏系之。遣疯人往候赎者于野。赎者至,亦复窒其耳目,束缚以归。既定要约,先纳花红手帕,次输金帛。乃使疯人导所释者于野,委之而去。疯人往往得厚利。或州县有司催粮,亦辄使疯人分行乡落。其人粮未尽输,则疯人相率饮食寝处于其家,日肆骂詈,以秽毒薰染之,使之亦成恶疾。盖有司以疯人为爪牙,盗贼以疯人为细作,其为无用而有用如此。
>
> 广中丐者,惟疯人最恶。每行乞,男妇三五与俱,人不敢以疾声厉色相待。[1]

卖疯之女、有司爪牙、盗贼细作和令人厌恶的乞丐,这就是清代麻风病人的社会形象;这一社会形象的形成,是与麻风病人受鄙视的社会地位和社会恶势力对他们的利用分不开的。而麻风病人这样的社会形象,反过来又加强了社会对他们的鄙视。麻风病人的不良社会形象与他们所受的歧视形成了恶性循环的模式,这是对疾病及其患者缺乏理

---

[1] 屈大均:《广东新语》上,北京:中华书局,1985年,第244—246页。

性对待的后果。[1] 麻风患者被看成是对其道德沦丧的惩罚,疾病被附加以道德成分,这在欧洲与中国的情况实质上是一样的,尽管表现形式有所不同。

16世纪末欧洲天主教传教士到达中国后,发现麻风病人在这个远东帝国境内十分常见,而且境遇极为悲惨,于是便以基督宗教的普爱精神,对中国麻风病人展开了大量的救助工作。仅就目前对教会史料检索的结果来看,在华耶稣会、方济各会、多明我会和奥斯定会的传教士,对中国麻风病人都开展过大量的救疗工作,地域范围则主要集中在粤、闽两省,江西亦有之。下面我首先考察一下存在了四个多世纪的澳门麻风病院的情况。

2. 澳门麻风病院概况及麻风病人的生活

如前章所述,贾尼劳主教曾在贫民医院中设一个专门的隔间来收治麻风病人。该医院由教会同时建立的慈善机构——仁慈堂管理。

早期来华方济各会士曾为澳门麻风病人提供服务。1579年6月来华的意大利方济各会士鲁卡雷利(Iohannes Baptista Lucarelli de Pisauro, 1540－1604)在其所著《印度游记》(*Viaggio Dell'Indie*)第三章中提到,他曾安排五个见习方济各修士与他一起为麻风病院中的患者服务。[2]

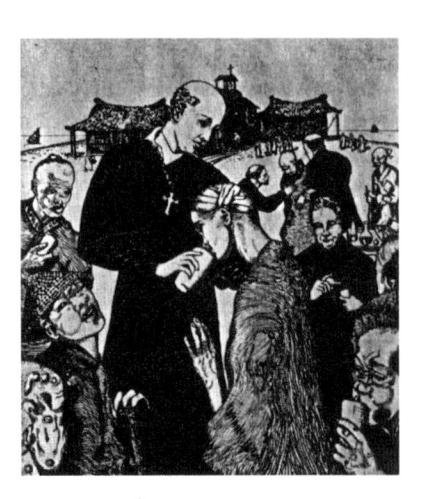

贾尼劳神父救助澳门麻风病人

大约在17世纪前期,这个收留麻风病人的场所被迁到了澳门城墙

---

[1] 关于麻风病人的负面社会形象,亦可参见梁其姿:《麻风隔离与近代中国》,《历史研究》2003年第5期,第13页。梁其姿认为:"都市人之排斥麻风病患不单来自对疾病传染性的恐惧,也同时来自对麻风病患极度负面的道德评价。"本书完全赞同这一观点。
[2] *Sinica Franciscana* II, p. 64.

外,成为专门的麻风病院。按照葡萄牙人一贯做法,在麻风病院附近建有一个名为圣母望德堂(N. Senhora da Esperança)的小教堂,以便向麻风病人提供宗教服务。[1] 据写于 1628 年的《马科斯·费拉拉(Marcos Ferrara)[2]事迹报告》称,费神父的一项主要事迹是"每个礼拜日及圣日都到麻风病院(Santa Caza dos Lazaros),该院离学院较远,费神父每次都很早便动身,风雨无阻"。[3] 既然麻风病院已有了专有的名字,而且离学院较远,则此时麻风病院可能已经从仁慈堂医院中分离出来,迁到了城墙之外。而最早明确提到此麻风病院的人,则是 1672 到达澳门的意大利方济各会士丁若望(Ioannes Martí Climent, 1635 – 1702)神父。他说:"澳门有三座教堂:主教堂、圣老楞佐堂和圣安东尼堂。有两座医院,都附有小礼拜堂:一座是麻风病院,在城墙之外,与本市隔绝;一座在市内。尚有仁慈堂和五所修道院。"[4]

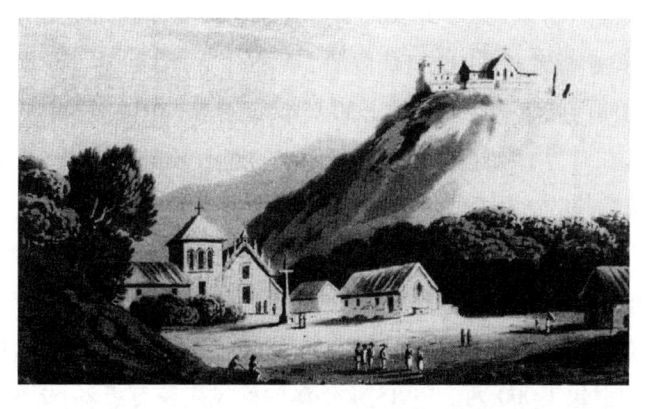

十七世纪的望德圣母堂

澳门圣保禄学院的教士和学生会定期去麻风病院看望病人,带去一些生活用品。[5] 该学院费拉拉神父对麻风病人的护理让人感动,他不但

---

[1] TEIXEIRA, Manuel, *A Medicina em Macau*, Vol. II, p. 95.
[2] 此人亦不见于费赖之《在华耶稣会士列传及书目》及荣振华《在华耶稣会士列传及书目补编》,生平待考。
[3] BA, *Jesuítas na Ásia*, Cód. 49 – V – 6, fl. 570.
[4] *Sinica Franciscana* VII, p. 891.
[5] 参见 *Cartas Ânuas do Colègio de Macau (1594 – 1627)* 中的诸多记载。

给病人清洗溃疡,甚至以舌舔患者的溃疡,以显示对病人的关爱。[1]这一记载并非不可能,据罗雅谷《哀矜行诠》载:"圣女嘉达利纳以视病为功,或为去其污,或为涤其器,甚自愉快。一日遇一病者,遍体浓腐,初视而呕,旋即自悔。切近其身,且舌舔其疮。天主乃重加以圣爱。盖病者愈重,我顾之功亦愈大也。"[2]此与费神父所为相似,都是对上帝极度虔诚的表现。

1680—1681年冬到达澳门的中国耶稣会士陆希言,在其《澳门记》中云:"百粤之麻风为甚,圣辣匝[3]专愿济人而救疗之。"[4]陆氏在澳居圣保禄学院,已是耶稣会士的他,很可能亲自去过麻风病院探望病人。《澳门纪略》载:"东南城外有发风寺,内居风蕃,外卫以兵,月有禀。"[5]对麻风病院的地理位置作了准确的记录,但说内中只居"风蕃",不知其收留的主要是中国麻风病人,可能是身为同知的印光任、张汝霖并未深入此隔离区的缘故。葡文文献中并未发现关于"卫兵"的记载,此处很可能指的是《澳门仁慈堂章程》中麻风病院的"男护工"。[6]陆希言与印光任、张汝霖在对澳门麻风病院的记载上的差异,或可反映中国耶稣会士与中国地方官员在对待恶疾患者问题上的不同态度。

麻风病院的费用主要由仁慈堂提供,每月选举出的基金总管,要在每个礼拜六到麻风病院举行布施。[7]1726年,麻风病院所属小教堂进行装修工程,典当了小教堂中的一些银质物件。当时麻风病院内有病人115人,是所知病人人数最多的年份,而一般情况下有60—70名患者,每年开销约白银1 000两。[8]1834年澳门麻风病院有患者69人。[9]至

---

[1] BA, *Jesuítas na Ásia*, Cód. 49 - V - 6, fl. 570.
[2] 罗雅谷:《哀矜行诠》,《罗马天主教文献》第五册,第125页。
[3] 圣辣匝(St. Lazaro)是西方照顾麻风病人的保护神,首次出现在《圣经·路加福音》第十九章,12世纪在耶路撒冷出现了圣辣匝禄修会(Order of St. Lazarus),除帮助麻风病人外,也参与军事活动。此处指澳门麻风病院(Enfermeiro dos Lazaros)。
[4] 陆希言:《澳门记》,BNF, Chinoise7043。
[5] 印光任、张汝霖:《澳门纪略》卷下《澳蕃篇》,第63页。
[6] *Compromisso da Mizericordia de Macau*, pp. 104 - 105.
[7] *Compromisso da Mizericordia de Macau*, p. 53.
[8] SOARES, José Caetano, *Macau e a Assistência*, p. 143.
[9] 龙思泰:《早期澳门史》,第56页。

第二章　治疗身体还是拯救灵魂

1882年麻风病院迁至离岛(Ilha D. João,即小横琴),[1]中葡双方曾因此产生对小横琴岛主权的纠纷。[2] 1929年路环岛建成新的麻风病院。[3]

澳门麻风病人被隔离在一个很小的范围之内,不能外出活动。他们在麻风病院中的活动不仅可以反映其生活状态、生活方式和心理,也可以反映教会对他们的救助形式。下面我通过现存的几份葡文资料,大致勾勒澳门麻风病院中患者的几个生活画面。

宗教生活：被麻风病院收留的病人多受洗入教,成为教徒。他们每日、每周、每年都有相应的宗教活动,或者称为宗教义务。《澳门仁慈堂章程》(1627)规定："麻风病院的男护工有责任在礼拜六,从(本堂)出纳员处为麻风病人领取布施;在礼拜日和圣日,带领麻风病人聆听弥撒;让他们每日讲两次基督教义,每年在圣诞节、圣灵节、圣母升天节(八月十五日)和万圣节(十一月一日),做忏悔;在四旬斋期间也要进行忏悔。如果有人身体状况差,参加这些宗教活动有生命危险,则不必履行此义务。"[4]

麻风在当时还是不治之症,定期的宗教义务虽不具医学治疗意义,却可以对患者心理产生慰藉,甚至可能减缓疾病给身体带来的痛苦。教会是将麻风病人视为患病了的普通信徒,而没有对他们进行"活死人"的宣判。这在西洋传教士对中国麻风病人的诸多救助活动中具有普遍性,而与14世纪以前欧洲的麻风隔离及明清时期中国社会处理麻风病人的方式有别。

生产劳动：《澳门仁慈堂章程》规定："麻风病人饲养的猪、鸡,和他们所种植的水果、蔬菜,均不准带到外面来,以免在外面引起同样的疾病。"[5]这说明麻风病人在病院内进行着生产劳动,并非"坐以待毙"。他们通过饲养家畜、家禽和种植水果、蔬菜,可以改善饮食水准。生活空间十

---

[1] TEIXEIRA, Manuel, *A Medicina em Macau*, Vol. II, p. 97.
[2] 两广总督张之洞致海关总署,谓："舵尾山在十字门小横琴岛上,为香山县属,向无葡人居此。此处疯人得葡人养济,不过寻常善举,何得视为管治证据？ 如各省常有洋人施医院,岂能即为洋界乎？ 请严切驳复。"见《清史稿》卷一六〇志一三五,《邦交志》八"葡萄牙"条。
[3] TEIXEIRA, Manuel, *A Medicina em Macau*, Vol. II, p. 102.
[4] BA, *Jesuítas na Ásia*, Cód. 49-V-6, fl. 404v.
[5] BA, *Jesuítas na Ásia*, Cód. 49-V-6, fl. 404v.

分狭窄的麻风病人,也可以通过日常劳动得到一些身心的调节。与每日所念诵的基督教义相对照,生产劳动或许真正让他们感到自己的存在意义。但他们只能"自产自销",不可以将他们的劳动成果以任何方式带到院外。麻风通过间接传染的可能性尽管很小,但仍不可忽视间接的传播途径,因此仁慈堂的规定是有一定道理的。麻风病人在隔离区内从事生产劳动,这一点与明清时期中国官方开办的麻风隔离区相似(见后引丁若望神父提供的信息)。由于这些隔离区完全与外界隔绝,而病人又得维持生存,所以在隔离区内进行小规模的农业、手工业生产及商业活动都是必要的。事实上,那里形成了一个与世隔绝的独立社区,与桃花源不同的是,这里生活的是被迫远离"人间"的麻风患者。

婚姻爱情:麻风可以通过直接接触而传染,当时人对这一点毫不怀疑,甚至由于恐惧而将麻风传染性过分夸大了。我们可以想见,被隔离在麻风病院中的患者,是不可能与院外的健康人结婚的。但在麻风病院内,却可能生活着"麻风夫妻",《澳门仁慈堂章程》中的一个规定的确给人这样一个印象。《章程》规定:"禁止未婚的麻风病人杂处一起,或者别宿他处。"[1]按语境分析,若没有已婚的"麻风夫妇"同居一处,规定是不会这样写的。

虽然没有仁慈堂为麻风病院中的患者举行婚礼的记载,但这并不意味着这些患者之间不会发生爱情,或产生激情。因为麻风病并不能磨灭患者的生理和感情需求,而且狭小的生活空间和相对单调的生活氛围会使这种需求变得迫切,尽管这一需求的结果往往是悲剧式的。"至少有一次,爱情与激情导致了蓄意杀人这一极端后果"。[2]即使有禁止未婚患者杂处一起的严格规定,女麻风病患者怀孕、生孩子的事情仍发生了多次,而且每次都在院内造成了混乱局面。但麻烦最后都因新生婴儿的死亡而得以平息。[3]传教士尽力引导麻风病人产生对上帝的爱,使他们的

---

[1] BA, *Jesuítas na Ásia*, Cód. 49 - V - 6, fl.404v.
[2] 参见 Soares, Caetano José, *Macau e a Assistência*, p.142。
[3] 参见 Soares, Caetano José, *Macau e a Assistência*, pp.142 - 143。

第二章 治疗身体还是拯救灵魂

生理和情感需求转化为灵魂得救的需要,这或是教会为减少麻风病院中爱情悲剧所能采取的唯一办法。

死亡与葬礼:《澳门仁慈堂章程》规定:"如果有病人去世,男护工要通报巡查员,以便向死者提供一块裹尸布;并在入葬前,通知小礼拜堂为死者颂一段祈祷文。如果死者遗留有银子上交巡查员,便要为他的灵魂做弥撒。"[1]一块裹尸布、一段葬礼上的祈祷文,对于一个已去世的贫穷麻风病人而言,也算是一种不错的恩赐了;但对贫富死者加以区别,尤其是对"有银子上交"的死者的"优待",则体现了澳门教会所举办的慈善事业的世俗性和功利色彩。

澳门麻风病院是西方传教士在中国开办最早也是持续最久的麻风救助机构,由于澳门社会的特殊性而得以维持稳定,因而可以比较细致地观察其内部状况及与教会的关系。但传教士在内地对麻风病人所开展的救助活动,由于传教士人手不足及教案频发等原因,史料所表现出来的情况是比较模糊的。

3. 传教士在粤闽等地的麻风救助活动

粤闽地区在明清时期是麻风的重灾区,[2]尽管从 16 世纪以后官方在这些地区建立了一些麻风病院,[3]但是到了清前期,许多官办麻风隔离区荒废了,或者管理混乱。例如,广州城外在 17 世纪建有麻风病院,

---

[1] BA, *Jesuítas na Ásia*, Cód. 49-V-6, fl.404v.
[2] 明代开始,许多医生认为麻风病与环境地域因素有关,如明代名医薛己(1487—1559)在其《疠疡机要》(1529)中说:"淮阳岭南闽间多患之。"清人萧晓亭《疯门全书》中云:"盖东南地卑,近水之处,此疾尤甚。天气较炎也,地气卑湿,湿热相搏,乘人之虚。"直到近现代,粤闽地区仍然是全国麻风病最为流行的区域。参见梁其姿:《中国麻风概念演变的历史》,第 429—430 页。
[3] 关于明清时期中国官方与民间建立麻风病院的情况,参见梁其姿:《麻风隔离与近代中国》,第 10—14 页。梁其姿已注意到"16 世纪以来岭南地区的麻风病院传统与欧洲长程贸易的启动时间吻合",但是传教士在华建立的麻风病院与明清时期粤闽地区兴建的诸多麻风病院之间是否有相互影响的关系,"至今仍不清楚"。本节的研究虽然表明西洋传教士在华建立了许多麻风病院,或者在已有麻风病院附近建立天主教堂,但是仍无证据证明明清时期东南沿海地区建立的诸多麻风病院是受了西洋传教士影响的结果。我认为中国地方建立麻风病院可能是中国自秦汉以来隔离麻风病人的本土传统,也可能是佛教入华带来的传统,正如本节所引范准的研究,早在 6 世纪的时候,西来佛教僧侣已经在华建立了麻风病院,其影响可能一直持续到明代。明清至民国时期,西方人在华所开办的麻风病院与中国已有的麻风救助传统具有明显的不同特点,即前者具有基督教的宗教属性。

1700年出版的屈大均《广东新语》记载："广州城北旧有发疯园,岁久颓毁。有司者倘复买田筑室,尽收生疯男女以养之,使疯人首领为主,毋使一人阑出,则其患渐除矣。此仁人百世之泽也。"[1]广州城东门外也有麻风病院,曾有病人341人。[2]但是地方政府对其的管理情况十分糟糕,经费也常被官员挪为他用。[3]如前所述,麻风病人在这些地区所引起的问题,已经超出了疾病本身,不仅对社会构成了多方面的危害,而且使儒教伦理在这一问题上陷入困境。西洋传教士曾经在这些地区的麻风病人中开展了大量救治工作,这些救助活动的意义不局限于医疗方面,也触及了社会观念与文化领域。

这一时期的西文资料使我们了解到,当时广州城外有类似的麻风隔离区多处,且传教士们已经深入到这些人人避之唯恐不及的区域。传教士对麻风病人的关怀,包含了精神上和身体上的慰救。这些救疗活动成为粤闽地区解决麻风问题的一种重要手段,在一定程度上弥补了地方政府在这方面职能的不足。这也成为天主教深入中国社会并发挥一定作用、产生一定影响的重要途径。

丁若望神父在其《1702年重要汇报》(*Relación Muy Importante A. 1702*)第46章中谈到广州麻风病隔离区的情况时说："这个教堂[4]的另一项事务,是给广州城周围隔离区的麻风病人做圣事。这些隔离区都非常大,其房屋和家庭与普通人的一样:有大菜园和店铺,以及在那里度过一生所需要的一切;他们与城市和附近的村庄没有任何沟通,因为按中国法律和特别法令,麻风病人和其他传染病患者必须与健康人分离生活。

---

[1] 屈大均:《广东新语》卷七《人语》,第245页。
[2] 《羊城古钞》"麻风院"条称:"在东门外,现在疾疯孤贫男妇一百七十四名,口给银一百五十三两一钱二分。又外江一百三十四名,口给银一百一十七两九钱二分。又批恤三十三名,口给银二十九两零四分。"见仇巨川:《羊城古钞》,陈宪猷点校,广东人民出版社,1993年,第283页。
[3] [瑞]龙思泰:《早期澳门史》,第300页。
[4] 当时方济各会在广州有两个教堂,一个在城里,一个在城外,此处指城外的教堂。参见 *Sinica Franciscana* VII, pp. 935 – 936, notes 5、7; DEHERGNE, Joseph, S. I., "La Chine du Sud-Est: Guangxi (Kwangsi) et Guangdong (Kwuangtung), Étude de Géographie Missionnaire", in ibid., pp. 22 – 23。

第二章 治疗身体还是拯救灵魂

若谁染上了这类病,便得立刻进入这些隔离区中的一个。广州城附近这样的区域有很多。"[1]由于很少有健康人深入这些区域,所以中文文献没有留下对它们内部情况的记录。但西洋传教士深入其中,并留下了对这些隔离区的描述,才使得我们对它们的规模及内部情况有了大概的了解。

比丁若望早十年,有两广传教区代牧、葡籍耶稣会士艾未大(Diogo Vidal,1660-1704)神父,常去广州附近某村中的两个麻风病院照看麻风病人。他去那里为麻风病人讲解天主教教义,并为他们做弥撒。"他对麻风病人的探望充满了仁慈与关爱。当天气炎热的时候,麻风病人身上散发出难以忍受的气味(这足证我们的身体是多么的腐化),即使这样,也丝毫不能减少他的爱心。"[2]

西洋传教士对中国麻风病人的救助是非常投入的,有的传教士甚至为此而献出了生命。耶稣会传教士杨嘉禄(Jean-Baptiste Charles Jacques, 1688-1728)神父1722年11月致修道院长拉法埃利(Raphaelis)先生的信中讲到,耶稣会士朱耶芮因在广州附近的一个麻风病院长期工作而染病去世。[3] 朱耶芮(Philippe Cazier,1677-1722/1732)又名储斐理、朱国鼎等,比利时人,1711年末通过墨西哥和菲律宾而到达广州。法国学者荣振华说朱耶芮"在广州的麻风病患者中任传教士达11年之久,被迫在这些人中居住。……1722年6月13日在广州因患麻风病而死"。[4]但据雍正十年七月初二日(1732年8月21日)《署理广东总督印务广东巡抚鄂弥达奏报查明广东澳门地方西洋教民情形折》载:"芦排巷堂主西洋人方玉章、副堂主西洋人朱耶芮,引诱入教约一千一百余人。"[5]则朱神父在1732年似还健在,对中西文文献记载的这一出入,有待进一步确证。

此外,广州西北的石龙,在1723年以前有一个专门为那里的麻风病

---

[1] *Sinica Franciscana* VII, p.936.
[2] BA, *Jesuítas na Ásia*, Cód. 49-V-22, fl. 112v.
[3] 《耶稣会士中国书简集》II,第274页。
[4] 《在华耶稣会士列传及书目补编》上,第123—124页。
[5] 《清中前期西洋天主教在华活动档案史料》第一册,第69页。

院而建的教堂。[1] 在韶州,方济各会传教士石振铎神父于1685年3月建立了圣母教堂,稍后又在城外为麻风病院建立了小礼拜堂,当时有48名麻风教徒。[2] 在肇庆,1697年圣奥斯定会下属有六个教堂:圣母堂,妇女小礼拜堂,肇庆河[3]此岸的麻风院圣利塔(Sta. Rita)教堂及其他三个教堂。1755年,圣利塔麻风病院有52名教徒,另一个麻风病院有76名麻风教徒;在Lek-chuk-wai还有一个麻风病院。[4] 18世纪前期,传教士在肇庆新兴(Sunhing)的一个麻风病院也工作过。[5] 在佛山,1692年传教佛山的卡罗斯·福尔考迪曾致力于针对麻风病人的传教工作,经常到漂泊在河流上的小船中,为生活在那里的麻风病人讲授天主教义,并为很多麻风病人进行了洗礼。[6] 在惠州城外,1695年有一个麻风病院并附有一个小礼拜堂,由方济各会士建立和管理。[7] 此外,18世纪前期广东东莞和江西南康均建有麻风病院教堂。[8]

潮州曾是麻风病多发地区,也曾有官办麻风病院。许壬瓠在光绪癸未著《珊瑚舌雕谈初笔》卷一《过癞》中云:"案记云:潮州大麻疯极多,官为设立麻疯院,在凤凰山上,聚麻疯者其中,给以口粮,有麻疯头治之。"[9]道光陈炯斋《南越游记》卷二有《疠疡传染》一则,云:"广潮二州旧有麻疯院,聚其类而群处焉,有疯头领之。"[10]据西文资料记载,17世纪后期至18世纪初,西方传教士在潮州地区开展过拯救麻风病人的事业。早在1686年,石铎球神父便在城外专门为当地麻风病人修建了一座小礼拜堂,名为圣母升天小堂(Our Lady of the Assumption)。[11]这座小礼

---

[1] DEHERGNE, Joseph, S. I., ibid., p. 28.
[2] DEHERGNE, Joseph, S. I., ibid., p. 42.
[3] 应指西江。
[4] DEHERGNE, Joseph, S. I., ibid., p. 45.
[5] DEHERGNE, Joseph, S. I., ibid., p. 46.
[6] BA, *Jesuítas na Ásia*, Cód. 49-V-22, fl. 110b.
[7] DEHERGNE, Joseph, S. I., ibid., p. 46.
[8] ALCOBENDAS, Severiano, "Religiosos médicos de la Provincia de SanGregorio Magno de Filipinas", in *Archivo Ibero-Aericano*, Tomo 36, 1933, p. 159.
[9] 转引自周作人:《秉烛后谈》,石家庄:河北教育出版社,2002年,第92页。
[10] 转引自周作人:《秉烛后谈》,第91页。
[11] ROSSO, Antonio Sisto, "Pedro de la Piñuela, O. F. M., Mexican Missionary to China and Author", in *Franciscan Studies* 8(1948), p. 257.

第二章 治疗身体还是拯救灵魂

拜堂至少存在至 1703 年。[1] 1706 年,西班牙方济各会士利安宁(Emmanuel a S. Ioanne Baptista de la Bañeza, 1656 – 1711)在潮州府的坪山、河婆和东海滘三地,为很多麻风病人进行了洗礼。[2]

从明朝初期,福建各地便修建了许多收留麻风病人的养济院,但是麻风病人的处境并没有因此而得到改善。到了清代,福建福安地区有将麻风病人活埋的民俗,这是严惩恶疾患者的极端形式,而活埋患者的甚至是患者自己的妻儿,在疾病所造成的恐慌面前,儒教伦理失去了它的效力。传教士则以基督宗教普爱精神对此展开了拯救活动。

在福建传教的多明我会士利畸神父在 1667 年的信中记载了同会黎玉范(Morales, 1597 – 1664)神父所经历的两个案例,一个被活埋致死,另一个则得到了该神父的拯救:

> 第一个案例发生在顶头(Tingtao)村,那里的天主教徒通报说,在离该地半里格之处,正活埋一个麻风病人。神父立刻赶往这个邪恶的埋葬之所,但赶到的时候,已经结束了。神父让受难者的儿子将其父亲挖掘出来,但人已经死了。神父为其进行了葬礼。
>
> 第二个案例同样是在顶头村。教徒通报黎玉范神父说,在离该地四分之一里格的一个村子里,有一户人家想把家中的麻风病人活埋;他与通报情况的教徒们连忙赶到这个村子。一进家门,便看到一个麻风病人躺在担架上的口袋里,发出绝望的呻吟。神父非常礼貌地问候他,并竭力安慰他。他抱怨将他抛弃的妻子和子女;由于对这种可怕的传染病的恐惧,他们不敢靠近他,所以最好的解决方法是只死一个,以免大家一起死。神父让他不要太难过,因为他患的不是真正的麻风,是可以治愈的。他们一起将患者带到教堂,神父命人在教堂中腾出一间房子,用来对他进行治疗与护理,他的亲属也不用担心

---

[1] *Sinica Franciscana* VIII, p. 7.
[2] *Sinica Franciscana* VIII, pp. 131 – 132.

感染了。

　　活埋是疯狂的举动和极大的谬误。将他们永远打入地狱,在地狱中所受的惩罚是无法与现世的惩罚比较的。那个麻风病人活了下来,并决定接受圣教的昭示;他所有的家人也都加入了圣教。[1]

　　黎玉范神父以基督宗教伦理对活埋麻风病人的行为进行了抨击,认为这是"疯狂的举动和极大的谬误",并以实际行动,成功地拯救了一位患者的生命。基督宗教伦理与中国当时的社会观念和风气,在对待麻风病人问题上显然是对立的。

　　多明我会传教士在福建还深入到麻风隔离区传教,并为麻风病人建教堂,以专门用于对他们的救助与治疗。据《1741年大中国教会清单》记载:"在福安 Tun-kie-yang 村边有一座麻风医院,那里有我们的圣玛利亚教堂(Sta. María Magdalena)。有教徒13名。""在福安 Heu-lung 附近有另一个麻风医院,那里有我们的圣卡达丽纳教堂(Sta. Catalina Mártir)。有教徒38名。"[2]西班牙学者冈萨雷斯说:"其中一个居住男麻风病人,另一个居住女麻风病人。无论是教徒患者还是异教徒患者,都在这里得到如同兄弟姊妹般的对待,我们的传教士因此表现出英勇的忘我精神和奉献精神。男麻风医院由传教士照管;女麻风医院由多明我会女辅佐教士(terciarias)照管,他们的照看就像真正的兄弟姐妹一样慈善。"[3]多明我会圣玫瑰教省(Provincia Santo Rosario)档案中的中国部分,有一份1723年福安地方官傅直给总督的禀文,其中提到在城墙的西门和东门外,有麻风病院。[4]这或许就是《1741年大中国教会清单》中提到的两

---

　　[1] GONZALEZ, Jose Maria, O. P. , *Historia de las Misiones Dominicanas de China*, Tomo I, pp. 85 – 86.
　　[2] GONZALEZ, Jose Maria, O. P. , ibid. , Tomo II, p. 284.
　　[3] GONZALEZ, Jose Maria, O. P. , ibid. , Tomo II, p. 287.
　　[4] 转引自 MENEGON, Eugenio, *Ancestors, Virgins, and Friars: The Localization of Christianity in Late Imperial Mindong (Fujian, China)*, 1632 – 1863, Ph. d Thesis of University of California, Berkeley, 2002, p. 283, note 818. 关于多明我会传教士在福建开办的麻风病院之研究,多得益于梅欧金(Menegon)博士赐教,在此深表谢忱!

第二章 治疗身体还是拯救灵魂

个麻风病院。

耶稣会在福建对麻风病人也进行过救助,根据《1691、1692 至 1693 年 7 月中国福建省传教报告》,在那里传教的神父"不仅到患传染病的病人家中探望,还去麻风病院帮助麻风病人。其中一些麻风病人信仰我们的主。我的经验已经证实了天主对他们的怜悯之心,天主告诉我们摆脱痼疾的最佳良药,是在类似的情况下以灵魂服务天主"。[1]

上述这些西洋传教士对中国麻风病人的救助活动,只是检阅部分传教文献所得,但已经可以看出,通过救助麻风病人进而向他们传教,是西洋传教士在华传教活动的一种重要形式,在清前期的粤、闽地区比较常见。

不仅在中国,西方各传教会在东方都很重视通过善待麻风病人来扩大影响,例如方济各·沙勿略在印度期间,每周末都去圣辣匝禄病院为麻风病人提供帮助,[2]16 世纪后半期,耶稣会传教士在日本也开展了许多麻风病人救助活动,比如开办麻风病院和为麻风病人建立小教堂等。[3] 麻风病在欧洲逐渐消失后,西方教会对麻风病人的观念也有所改变,麻风病人不再被视为异教徒,处理方式也由以迫害为主转为以善待为主。16 世纪东来的西洋传教士在印度、日本和中国发现有大量麻风病人的存在,便采取善待的措施,从而在东方形成了一个特别的传教方式。

传教士对麻风病人的救助,在身体方面,主要表现为为他们提供物质救济,以及为他们清洗身体等。由于医疗技术所限,当时传教士还无法治好麻风病。传教士的救助主要体现在精神层面上,他们在麻风病院和隔离区附近建立教堂,定期对患者进行布道,给他们以精神上的安慰。相对于中国麻风流行地区的一般社会观念,传教士带来了新的对待恶疾患者的方式和观念。

---

〔1〕 BA, *Jesuítas na Ásia*, Cód. 49－Ⅴ－22, fl. 173b.
〔2〕 相关研究参见 SILVA, Vítor de Albuquerque Freire da, *O Hospital Real de Goa (1510－1610), Contribuição para o Estudo da Sua História e Regimentos*, pp. 43－48。
〔3〕 参见戚印平:《日本早期耶稣会史研究》,第 148—158 页。

4. 麻风病人皈依天主教及其社会意义

屈大均笔下的麻风病人,不仅是一种传染病的感染者,而且还为丐、卖疯、为盗贼细作、为有司爪牙,其害已远超出了疾病传染的范围。其中麻风病人为丐,也见于西人的记载,如当英国马戛尔尼(George Macartney, 1737-1806)使团到达定海时,法国目击者说:"乞丐是有的,特别是麻风病人。"[1]麻风病人如此之形象,不但令人恐惧,也使人憎恶。所以社会对麻风问题的解决方式,不仅看不出仁慈的一面,而且显得非常绝情。学者研究麻风病,多从社会救助的角度探讨,一般认为收留麻风病人的养济院、麻风病院之建立,体现了社会救济的一面;但我认为,也应该将麻风病人看作一个社会群体,观察他们的遭遇和心理感受。如果将建立麻风病院视为救济,也主要是对常人的救济,以免其被感染,而对麻风病人而言,其被迫与世隔绝,实际上是社会对他们的抛弃。其他处置方式,如"凡生疯,则其家以小舟处之,多备衣粮,使之浮游海上;或使别居于空旷之所,毋与人近",[2]乃至前面提及的"活埋",都是社会对麻风病人的一种判罚,以免贻害他人。

这与14世纪以前欧洲教会对麻风病人的处置并无本质上的区别,麻风患者在当时欧洲曾被认为是"活死人",即已丧失活人所有权利与自由的人。但从14世纪中期开始,"麻风在西方逐渐消失,许多隔离院被荒废,有的变为防鼠疫、治梅毒的隔离病坊。麻风曾带来的社会焦虑与恐惧渐被遗忘"。[3]从上文所述西洋传教士与中国麻风病人的关系来看,传教士已不把麻风病人当成"活死人",而是以上帝仁爱的精神,将麻风病患者看作特殊的一类人来拯救。这种拯救的最主要方式,是在麻风病院附近建立小教堂,除为患者提供生活必需品外,主要是对他们进行精神上的拯救,使他们皈依上帝。

---

[1] 佩雷菲特:《停滞的帝国——两个世界的撞击》,王国卿等译,北京:三联书店,1993年,第68页。
[2] 屈大均:《广东新语》,第245页。
[3] 参见梁其姿:《麻风隔离与近代中国》,第4页。

第二章　治疗身体还是拯救灵魂

从福安顶头村那个躺在担架上即将被活埋的麻风病人的呻吟和抱怨声中,我们已可以体会到这类患者被抛弃的内心苦楚,不仅是社会上的普通人,即使是最亲的妻子和孩子,也无法容留他们。身处此种境地的人,若有人向其表示同情之心,伸出援助之手,怎能不感恩戴德而从之!所以有贼首诱其为盗匪,有官吏诱其为爪牙,而教士则劝其崇信天主。为盗匪、爪牙,虽可视为他们对被抛弃的反抗,但终究会使他们更多地丧失社会同情;皈依宗教,则不仅他们心理上可以得到慰藉,对他人和社会也有益而无害。

1746年,福安陈氏四姐妹因信教而受县官审问,其审问的原始记录藏法国巴黎外方传教会档案馆,现引述如下:

福安周县官审问供

问:陈真使,你是那一年从教?

供:是从小从教,不出嫁的。

又问:你是谁的妹子?

供:是陈廷柱,叫做妹子。

又问:你怎么不出嫁呢?

供:小妇人父亲因患麻风病,故没有人要娶的。

问:陈清使,你是那一年从教呢?

供:是从小父亲从下来的。

又问:你出嫁没有?

供:没有出嫁。

又问:你父亲叫做什么?

供:父亲名叫陈耿,如今死了。

问:陈催使、陈旦使、陈蹯使,你们是那一年从教?

全供:小妇人姐妹四人自小父亲从下来的。

又问:你们出嫁没有呢?

供: 父亲因患麻风病,小妇人没有人要娶的。[1]

这是目前所仅见的出现教内麻风患者姓名的文献。陈真使四姐妹因父亲患麻风病而无人敢娶,便自小从父亲入教。父亲陈耿及兄陈廷柱很可能是受多明我会传教士的救助而皈依天主教的。[2] 这是一个典型的患麻风病—被抛弃—被拯救—入教的例子。只是陈氏一家的命运很不幸,染病已是灾难,入教又遭官禁。但相信皈依天主教的陈氏四姐妹,即使她们真的患了麻风病,也不会按照"过癞"习俗而成为"卖疯女"并进一步危害他人的。

传教士对麻风病人的救助,直接的目的在于吸纳更多的教徒并扩大天主教在中国社会的影响。从本文所举材料来看,传教士在粤闽地区麻风病人中的传教工作的确有不错的成绩,使不少麻风病人皈依。这些救助工作在有利于社会安定的同时,中国地方政府收容麻风病人的部分职能也被纳入到天主教会的拯救职能中,一定程度上扩大了天主教在中国民间社会的影响。17、18世纪,欧洲正在形成中的各君主制政府建立了许多慈善收容机构,并在这一领域与教会形成了权利竞争。[3] 而在同时期的中国,传教士对麻风病人所做的大量救助工作,则形成了与欧洲相反的情形:天主教会开始从中国官僚权力的缝隙与疏漏中扩大自己的影响空间。这或多或少是对天主教会在欧洲的权力逐渐缩小的一种补偿。

西洋传教士对麻风病人的拯救,首先嘉惠于这些被抛弃的人,次则有利于社会的安定,而更深层次的影响或在于转变中国社会对麻风病人乃至其他疾病患者的态度,即由鄙视、抛弃甚至迫害转变为更为理性的处理和善待,尽管我们尚无法判断最后这一层次的影响在当时社会到底有多大。但在研究早期中西文化交流中,外来事物所产生影响的大小也许不

---

[1] Archives du Séminaire des Missions Étrangères de Paris, section "Chine", Vol. 434, fl. 770.
[2] 关于此次教案的详细资料,参见:吴旻、韩琦编校:《欧洲所藏雍正乾隆朝天主教文献汇编》,上海人民出版社,2008年,第64—71页。
[3] 参见米歇尔·福柯:《癫狂与文明》,第36—42页。

是最关键的,重要的是一种新事物、新观念已经出现。

　　将感染疾病归因于道德因素,并因此而歧视或严惩患者,这在人类历史上由来已久,而且一直延续至今。对麻风病人的歧视与迫害在今天虽然已经有所减轻(但仍存在),但是只不过麻风患者受歧视与迫害的处境先后被梅毒患者、艾滋病患者乃至乙肝患者所取代而已。这种对疾病的道德附加无论对患者还是对健康人,都是有害无益的,这可以从中国麻风病人的社会处境与社会角色中清楚地反映出来。天主教在这一问题上曾起到过两种相反的作用,对麻风病患者既有过迫害,也有过善待。但就来华西洋传教士善待中国麻风病人而言,其作用是正面的、积极的。

五　传教士与中国女性患者

　　中国女性与佛教之关系,学界已经有深入研究,[1]但其与明清时期天主教之关系,尚有待探讨。本节根据全文主题的需要,选取西洋传教士治疗中国女患者这一小的方面加以考察,除了想说明问题本身之外,也希望从一个侧面反映中国女性与明清时期入华天主教之关系,进而观察中西文化在妇女问题上的异同。

　　严格讲,女性在社会上也有上下层之分;但若考虑到中国传统社会男尊女卑的情况,似可将女性作为一个整体划归为社会下层。基于这一考虑,本节的研究对象不仅包括下层社会中的女性,也包括上层社会,如官员、士人家庭中的女性。

　　1. 特殊的困难及其解决方式

　　生活于传统礼教约束之下的中国妇女,[2]其与外国传教士接触、接受天主教和参加圣事的难度可想而知。傅圣泽神父在谈到这一点时说:"主要的困难是使这里的妇女皈依基督教。在老教堂,入教的妇女负责教导同性别的人,使她们接受洗礼。这样做在中国是必要的,因为中国的

---

〔1〕　如蔡鸿生:《尼姑谭》,广州:中山大学出版社,1996年。
〔2〕　关于"男女授受不亲"的礼教传统,可参见林中泽:《晚明中西性伦理的相遇——以利玛窦〈天主实义〉和庞迪我〈七克〉为中心》,广州:广东教育出版社,2003年,第45—47页。

女人们天生羞怯拘谨,她们几乎不敢在一个男人面前露面,更不用说对一个外国男人说话,听他的教导了。"[1]傅神父所面对的困难在传教士中具有普遍性,如《1691年日本教省年度报告》在讲述广东传教情况[2]时说:"中国的女性都深居闺房之中,[3]不能够到教堂来参加圣事。这是在此传教的一大障碍,传教事业甚至因而中断。但女教徒在闺房中念经,并经常在专门为女教徒而建的教堂中集会。女教徒的集会很频繁,以至于福尔考迪神父有必要防范异教徒的微词。有一些女教徒不仅有此障碍,更大的障碍是嫁给了异教徒,后者在各个方面都阻挠她们。她们得想方设法寻找做圣事的途径。"[4]法国启蒙思想家孟德斯鸠在《论法的精神》中说:

> 由此(改变中国人风俗习惯的困难性)产生了一种很难堪的现象,这就是基督教几乎永远不可能立足于中国。贞节的愿望与女子们教堂集聚、她们与宗教使者的必要交往、他们参加圣事、亲耳听她们忏悔、临终涂圣礼、一夫一妻制的婚姻,所有这一切都打乱了当地的风俗习惯和礼仪举止,而且同时又打击到了宗教和法律。[5]

来华传教士却没这么悲观。为了攻克向中国妇女传教的这一难关,他们在传教实践中总结出一套特殊的传教策略。[6]

首先是建立专供妇女使用的教堂。中国首个女教堂建于何时何地,暂时缺考。但至少在1630年,已存在这样的教堂了。《1630年耶稣会中国副省年度报告》在讲述杭州驻地一个女教堂的情况时说:"本教堂的妇

---

[1]《耶稣会士中国书简集》I,第209页。
[2] 当时在耶稣会远东传教版图中,广东、广西、海南和澳门等传教区均被划在日本教省之内,所以关于这些地区的传教报告,常见于日本教省的年度报告之中。
[3] 这一点却使中国妇女容易接受守童贞的隐居生活。
[4] BA, *Jesuístas na Ásia*, Cód. 49-V-22, fl. 75v.
[5] 引自谢和耐:《中国与基督教——中西文化的首次撞击》,第171页。
[6] 林中泽教授在《晚明中西性伦理的相遇》中对此问题已有所论及,见第50—56页,本人在这一节中就此问题略做进一步阐述和补充。

第二章　治疗身体还是拯救灵魂

女组织严密,教律严明。妇女教徒在各个方面均最为虔诚;在中国,女教徒比男教徒要更加生机勃勃、更加有信念。"[1]此后,这类教堂在教会资料中经常可以见到,多数驻地都有建立。在绛州附近某村,一位文人出资建立了一座圣母堂,以供培养妇女教徒之需。[2] 在 1683 至 1694 年间,佛山有两个女教堂,为耶稣会所开办。[3] 在《1693 年初北京传教概况》中,讲到某一村中有两个教堂,一个供男教徒使用,另一个供女教徒使用。[4] 1695 年方济各会在惠州为女教徒建有圣母小礼拜堂。[5] 1697年圣奥斯定会在肇庆建有妇女小礼拜堂。[6] 据雍正十年七月初二日(1732 年 8 月 21 日)一份奏折称,当时广州有男、女教堂各八所。[7] 1734年韶关有一个为妇女而建的小礼拜堂。[8]

1703 年,卫方济神父在呈罗马耶稣会总会长的信中,较为具体地谈了北京的女教堂和向女性传教的方式:"在帝国的京城北京,他们建造了一所妇女的教堂。这样的教堂在当地是十分需要的,也是人们企盼已久的,因为中国的情况和欧洲不一样,欧洲的教堂是男女共享的,而中国的礼节和风俗不允许男女相处在同一个地方,人们认为男女混杂是不正常的。因此妇女有她们特殊的小教堂,传教士们去那里要格外小心谨慎,隔着栅栏向妇女传教,给她们行圣事。"[9]

另一方式是到女教徒家中传教。《1628 年耶稣会中国副省年度报告》写道,北京驻地的"妇女无法来教堂,为了使我们的劳动也在妇女中开花结果,只能在她们的家中建立特殊的小礼拜堂,我们选了四处"。[10]《1633 年耶稣会中国副省年度报告》称,北京驻地"培养妇女教徒的工作

---

[1] BA, *Jestítas na Ásia*, Cód. 49 - V - 8, fl. 734v.
[2] GOUVEIA, António de, *Cartas Ânuas da China: (1636, 1643 a 1649)*, p. 92.
[3] DEHERGNE, Joseph, S. I., ibid., p. 28.
[4] BA, *Jesuístas na Ásia*, Cód. 49 - V - 22, fl. 152.
[5] DEHERGNE, Joseph, S. I., ibid., p. 46.
[6] DEHERGNE, Joseph, S. I., ibid., p. 45.
[7] 《清中前期西洋天主教在华活动档案史料》第一册,第69—70页。
[8] DEHERGNE, Joseph, S. I., ibid., p. 43.
[9] 《耶稣会士中国书简集》I,第231页。
[10] BA, *Jesuítas na Ásia*, Cód. 49 - V - 6, fl. 586.

也颇有进展。由于她们不能来教堂,我们便根据街区将她们划分为几个单位,她们每个人都在指定的日期,前往置有特殊圣像龛的地方。在多个家庭中都有这样的场所,安排十分妥当,以用于女教徒集会,做忏悔,听弥撒,给其中最虔诚者领圣体,以及为初学教理者进行洗礼等"。[1] 这种方式十分成功,不仅解决了妇女集会的场所问题,而且有利于教徒人数的增长,因为"在这些女教徒的周围,总是有许多女异教徒出于好奇而前来围观,聆听女教徒们的谈话。这些女异教徒之中,有一些逐渐变成教理的初学者,在懂得了什么是应该信的、什么是应该做的之后,便接受了洗礼,成为教徒。以后,这些女教徒来时又带着她们的丈夫,然后她们的丈夫又带来其他人,就这样,主的信徒群不断增长"。[2] 在反教文献中,也常提到传教士此种传教方式,如《会审钟鸣礼等犯一案》称"若妇人有从教者,王丰肃差钟鸣仁前往女家,以圣水淋之,止不用油"。[3]《会审钟鸣仁等犯一案》称:"若妇人从教者,不便登堂,令仁竟诣本家,与妇淋水宣祝。祝云:'我洗尔,因拔的利揭,非略揭,西必利多三多明者,亚们。'大约淋过妇人十五六口,不记姓。"[4]

  传教士根据需要,将女教徒组织成教友会,有的教友会还有治疗疾病的医疗功能,如在《1691、1692 至 1693 年七月中国福建省传教报告》中谈到:"根据中国习俗,女教徒不能来教堂。她们只能在特殊的家中集会,由神父前往为她们做弥撒和主持圣礼。这样的集会在福州经常举行,通常每个月聚会三四次。由于女教徒很多,无法在一天中给所有人讲解,居住远处的教徒也很难聚集一处,因此她们在城市内、外的多个地方,建立了教友会。在这样的场合中,要在同一天听告解,然后做弥撒,赐圣餐,给成年妇女及母亲带来的孩子洗礼;给孩子们宣讲福音故事,弥撒之后这些孩子便前来祈求赐福,并吻十字褡。[5] 这其中有很多因信仰而康复的事

---

[1] BA, *Jesuítas na Ásia*, Cód. 49 - V - 11, fls. 5 - 5v.
[2] BA, *Jesuítas na Ásia*, Cód. 49 - V - 11, fl. 5v.
[3] 《圣朝破邪集》,第 103—104 页。
[4] 《圣朝破邪集》,第 107—108 页。
[5] 神父的一种道袍。

第二章 治疗身体还是拯救灵魂

例,值得一书。由于他们虔诚的信仰,上帝曾多次赐予患病的人和垂死的人以健康。"[1]

还有一些特殊的方式,如通过训练有素的儿童向妇女传教、[2]通过妇女教徒向其他妇女传教,[3]等等,不一而足。可见传教士在向中国女性传教的问题上,采取了多种特殊形式,以避免冒犯中国传统礼俗而带来的不便。但即使是这样,"男女混杂"甚至"淫乱"仍成为教案时期的一个重要反教理由,如攻击天主教"公然淋妇女之水,而瓜嫌不避,几沦中国以夷狄之风";[4]"稔闻邪教害人,烈愈长乎,祖宗神主不祀,男女混杂无分,丧心乖伦莫此为甚";[5]"里中设邪寺,妻女驱入淫,又尝抽子以别母,抽夫以离妻,……";[6]"今且夜授妇女,不避帏薄之嫌,挥镪聚民,将有要领之惧"。[7]此类攻击,在清代更为常见。[8]这也说明,当天主教的许多规定与中国传统礼俗发生严重冲突时,即使传教士在传教方式上做了一些调整,也无法阻止攻击者。

2. 治疗女性患者

传教士向中国女性传教的策略,除上述诸种之外,还有一种比较重要,即通过治疗女性患者来传教。殷弘绪神父便这样实行过,他在给杜赫德神父的信中说:"我们不能以同样的借口让基督徒夫人们在她们私宅里的教堂聚会。由于我负责开导她们,我为她们在各地方主持圣事,便于她们分散少量地参加。我分发的药物使我能以医生的身份去看望病人。"[9]

殷弘绪神父不是医生,所以要"伪装"。传教士医生则一直利用这一

---

[1] BA, *Jesuístas na Ásia*, Cód. 49 - V - 22, fl. 172v.
[2] 参见《在华耶稣会士列传及书目》上册,第 82 页。
[3] 参见《在华耶稣会士列传及书目》上册,第 550 页。
[4] 《圣朝破邪集》,第 110—111 页。
[5] 《圣朝破邪集》,第 133 页。
[6] 《圣朝破邪集》,第 181 页。
[7] 《圣朝破邪集》,第 192 页。
[8] 此类记载,在《清中前期西洋天主教在华活动档案史料》有关教案之文献中随处可见。如"福建巡抚周学健奏报严禁天主教折[乾隆十一年五月二十八日(1746 年 7 月 16 日)]"称:"幼女守童贞不嫁,朝夕侍奉西洋人;男女混杂,败坏风俗,其为害于人心世教者,最深且烈,不可不痛加涤除,以清邪教耳"。见该书第一册,第 86 页。
[9] 《耶稣会士中国书简集》III,第 206 页。

有效途径,向女性传教。安哆呢修士在广东行医传教时,经常利用治病和散发药品的机会来聚集女教徒。禁教后,这样的集会变得非常危险。1725年,他与多次接受其治疗的广东巡抚谈了行医传教的问题,总督告诉他可以继续探望病人,但是不能再聚集妇女。[1] 在这一时期的反教文献中,安哆呢多次被指控利用行医之名,使男女混杂一处,引诱男人做一些污秽之事。[2]

有意思的是,也有传教士因拒绝为妇女治疗疾病而遭到迫害。如方济各会士马科斯神父在福建行医传教时,一次连江县的一位举人(licenciado)请他去为其太太看病,刚巧马科斯神父正为另一个人看病,而且还需要持续一段时间,于是就回复说尚无法为其太太看病。这激怒了这位举人,便向地方官告状,说一位名叫 Quuintolo 的天主教徒家中窝藏了很多外国人,"他们用药膏和巫术给人治病,且只给出身低微之人看病,而不为他的太太看病"。他的这一状给马科斯神父带来了从未有过的苦难,并导致了针对所有传教士的宗教迫害。[3] 所引起的这一系列迫害,有中文资料为证,见《圣朝破邪集》卷二《福建巡海道告示》,[4]其中提到拿获夷人玛方济、阿脑伯、多明我三人,颇疑玛方济即马科斯。该告示出于崇祯十年(1637)十一月,马科斯在闽时间为1637年初至1638年9月,恰好吻合。

在一般传教文献中,治疗妇女患者的事例非常常见,若将传教士的医疗对象按照性别分类,则许多文献中妇女患者出现的比例要多于男性患者。为妇女治病的事例,有医学意义上的治疗,也有大量的宗教奇迹。这些均与本章第二、三节的讨论无异。下面我只选取其中一类,即对妇产科类病的医疗,略加分析。

此类记述,并不稀见。据何大化记载,1636年在绛州驻地,"圣依纳爵神父的信誉在帮助妇女分娩、治疗疾病和驱魔等方面,都造就了很

---

〔1〕 ALCOBENDAS, Severiano, ibid., in *AIA*, Tomo 37, 1934, p. 86.
〔2〕 ALCOBENDAS, Severiano, ibid., in *AIA*, Tomo 37, 1934, p. 89.
〔3〕 ALCOBENDAS, Severiano, ibid., in *AIA*, Tomo 36, 1933, p. 575.
〔4〕《圣朝破邪集》,第126—131页。

第二章 治疗身体还是拯救灵魂

多奇迹"。[1] 1659年在江西,有一个孕妇难产,医生们认为胎儿已经死于腹中四天了,而且若将其取出,则孕妇必死无疑。在那里传教的神父用"上帝赐予的神奇药方"保证了母子平安,这不仅使她的丈夫入了教,而且此家族中的其他许多人都接受了圣教。[2]《1691年日本教省年度报告》在讲述海南传教情况时,说天主多次赐予患病的异教徒身体和灵魂的健康;随后讲了教徒们帮助一名濒于死亡的产妇脱离危险的事情。[3]

传统中医产科是比较发达的,专门的妇科、产科著作不论,李时珍《本草纲目》中,也对"胎前"、"产难"、"产后"作了分析介绍,并开列了许多复杂的药方。[4]但这并不等于说中国的产妇分娩无忧;从传教士的记录来看,难产导致的母子险情,时有发生,常令医生束手无策。那么传教士是否有这方面的医术? 通过对传教士医学研究的考察,我们发现他们对妇产科药物药方比较重视。

石铎琭《本草补》中仅收入单方三个,其中之一便是"生产单方",云:"以干马粪,用好酒热搅,布滤过,去粗,服一梧即下。"[5]这一药方就地取材,十分方便实用,且宜于推广。至于其效果如何,则尚有待科学医学的验证。赖蒙笃编译《形神实义》在讲到分娩问题时,不但阐述了难产的原因,还提供了一个解决方法:"宜用麻、菜诸油,敷搽产口,轻揉脐下,开通其路,亦可得生。"[6]清赵学敏《本草纲目拾遗》记有"奇功石"一药,云其"出大西洋",并引《本草补》云:[7]

> 此石能治妇人产难。凡遇产难者,用芝麻油一钟,放此石在油内,浸一宿,后用此油擦妇人肚面,即无难产之患。或用此石绑在妇

---

[1] GOUVEIA, António de, *Cartas Ânuas da China:*(*1636, 1643 a 1649*), p. 93.
[2] BA, *Jesuítas na Ásia*, Cód. 49-V-14, fl. 655v.
[3] BA, *Jesuístas na Ásia*, Cód. 49-V-22, fl. 75.
[4] 参见李时珍:《本草纲目》卷四《百病主治药下》。
[5] 石铎琭:《本草补》,见《罗马天主教文献》第十二册,第144页。
[6] 赖蒙笃:《形神实义》卷一,福安:长溪天主堂刊本,1673年,第6页。
[7] 现存《本草补》版本中并无此药,但从行文看,与《本草补》十分相像,疑赵学敏参考了《本草补》的稿本或某个抄本。

179

人大腿上,即产。产后随时除去。[1]

澳门圣保禄学院秘方中,有两种治疗难产的药方,均为片剂,其中之一的成分为"没药粉末,硼砂,藏红花精,艾蒿糖浆",并附有详细使用说明。[2] 传教士进入内地传教,都会随身携带一些药物,一方面为了保障自己的健康,另一方面用来行医传教。其中耶稣会士所携带的药物,多由此学院获得。我至今尚未发现有关传教士所携带药物种类的记录,但是根据传教士治疗难产的记载推测,有的传教士身上应该携有这类药物。

圣保禄学院秘方中,还有一种治疗子宫痛的药膏(pomada contra as dores de madre),成分为"鲸蜡,白色百合花油(óleo de assucenas),花脂(banha de flor),橘子皮(casca de laranja da China)"。[3] 这一药方在当代澳门民间仍为老年妇女所使用。[4] 罗雅谷等《人身图说》"正面全身图说"云:"戌(人身图上的部位标识),水道:若女人月经闭塞,用小圈如杯口大按穴上,以带扎缚,可使时至。"[5]

可见,西洋传教士对妇女的医疗,已经涉及了妇产科这一敏感的领域。中国医生在为妇女治疗时,尚要十分谨慎,更何况外国传教士了。患病妇女为治病而向作为医生身份的神父说明病情,本无可厚非,但可以想见,这很容易授反教之人以把柄。清梁章钜《浪迹丛谈》载:"湖北黄冈吴德芝有《天主教书事》一篇,云:西洋国天主教,前未之有也。明季,其国人利玛窦、汤若望、南怀仁(Ferdinand Verbiest, 1623-1688)先后来中国,人多信之。……有疾病不得如常医药,必其教中人来施针灸,妇女亦裸体受治。"[6] 教外人对天主教的

---

[1] 赵学敏:《本草纲目拾遗》卷二"石部",香港:商务印书馆香港分馆,1971年,第65、66页。
[2] AMARO, Ana Maria, *Introdução da Medicina Ocidental em Macau e as Receitas de Segredo da Botica do Colégio de São Paulo*, p.16, p.63. 因时代久远,且翻译未必准确,读者切勿炮制和使用本书中所提到的任何配方!
[3] 当时西方人称橘子为"中国橙子"。由此方也可看出,耶稣会士在药学研究中吸收了中国药物学知识。
[4] AMARO, Ana Maria, *Introdução da Medicina Ocidental em Macau e as Receitas de Segredo da Botica do Colégio de São Paulo*, p.16, p.73.
[5] 罗雅谷等:《人身图说》卷下《人身躯藏图说》,北京大学图书馆藏本,第15页。
[6] 梁章钜:《浪迹丛谈》卷五,台北:广文书局影印本,第7—8页。

第二章 治疗身体还是拯救灵魂

误解之深由此可见一斑,"男女混杂"、有伤风化之类的攻击,也就不足为怪了。

不过从总体上说,对妇女的医疗仍有利于传教事业的发展。这首先直接表现在女教徒对教堂的捐献上。《1633年中国副省年度报告》记载福州驻地情况时说:"今年收到许多向我们圣依纳爵神父的捐赠,作为捐赠者所获恩赐的回报,那些难产而获得奇迹的妇女,捐赠尤多。"[1]徐甘第大夫人对中国教会的捐献更大,据比利时耶稣会士柏应理说:

> 盖太夫人生虽富贵,仍是克勤克俭,将十指所得,逐日节省下的钱,都为圣教及济贫使用:在本乡已造了三十五座圣堂,在外省尚有九座,统观中国全国,几没有一圣堂,一祷所,一教区,一善会,不曾沾她恩惠的;这还不算,又备了许多礼物,寄送外国,要一般士女,都虔诚崇奉真主。[2]

1703年,卫方济在呈耶稣会总会长的信中说:"妇女天性善良纯朴,因此宗教很容易渗透到她们心灵深处,她们十分热情忠实地履行她们的义务。北京的妇女用她们最值钱的物品充实新教堂,表现出特殊的热情,为装饰祭坛,有些人贡献出她们的珍珠、钻石和其他的首饰,就如以前旧律时的妇女之所为。"[3]《1636年中国副省年度报告》载,绛州驻地"教堂的集会,教友会的支持,向穷人的布施,抚养弃婴,这一切都得到顺利开展。妇女向圣母的捐献不可胜数"。[4]《1648年中国副省年度报告》说,杭州驻地"男、女教友会都有很大发展,忏悔与圣餐等圣事频繁举行。在捐献、同情心、忏悔以及其他神操方面,女教友会要远优于男教友会"。[5]从这些资料来看,中国教会的基层组织中,妇女教徒表现出比男教徒更大

---

[1] BA, *Jesuítas na Ásia*, Cód. 49 - V - 11, fl. 91v.
[2] 《一位中国奉教太太》,第75页。
[3] 《耶稣会士中国书简集》I,第231页。
[4] GOUVEIA, António de, *Cartas Ânuas da China: (1636, 1643 a 1649)*, p. 88.
[5] GOUVEIA, António de, *Cartas Ânuas da China: (1636, 1643 a 1649)*, p. 387.

的积极性,对教会的贡献也不让男教徒。加入教会组织并开展社会慈善事业成为当时中国妇女步入社会的一种途径。

本节虽旨在研究传教士对中国女性患者的治疗,但无意夸大其行医对女性入教的作用。《1692年澳门圣保禄学院暨广东传教年度报告》中,从女性本性的角度,将中国女性入教归功于"中国女性日常生活中所表现出来的善意与纯洁",认为"信仰之火由此而照耀着她们。而通过这种信仰,她们也拥有了真正的善意与纯洁"。[1] 不失为对女性入教动因的一种解释。但天主教在华传播过程中妇女之皈依不亚于男人,最主要的原因恐怕还得从当时女性的社会地位、社会心理等方面加以探讨。天主教所宣扬的一夫一妻制是否或在多大程度上促进中国女性入教,也是十分值得研究的问题。[2] 但这些已经超出了本书的研究范围,有待另文讨论。

六 传教士与弃婴及儿童患者

中国婴儿、儿童史近年来引起了学者的重视,如对历史上婴儿、儿童的健康、[3]弃婴、杀婴、溺婴、[4]育婴堂[5]等问题的研究已经取得了进展。但这些研究的一个共同不足,是对传教史料中相关记载的忽视;大量关于西洋牛痘法入华史的研究,[6]也可以划为儿童史研究的范畴,但这些研究的考察角度多为中西文化交流史,从社会史着眼的研究还不多见。有鉴于此,本节主要探讨两个问题,一是明清时期西洋传教士对中国弃婴

---

[1] BA, *Jesuítas na Ásia*, Cód. 49 - V - 22, fl. 110v.
[2] 林中泽教授《晚明中西性伦理的相遇》中以《七克》为中心,深入研究了西方一夫一妻制与中国纳妾制的冲突,但未探讨女性入教动机中是否有希望废除纳妾制的因素。
[3] 较新近的著作有熊秉真:《幼幼:传统中国的襁褓之道》,台北:联经,1995年。
[4] 新近论著有常建华:《明代溺婴问题初探》,张国刚主编《中国社会历史评论》第四辑,北京:商务印书馆,2002年,第121—136页。
[5] 参见梁其姿:《十七、十八世纪长江下游之育婴堂》,《中国海洋发展史论文集》第一辑,台北:"中央研究院"中山人文社会科学研究所,1984年,第97—130页;梁其姿在《施善与教化——明清的慈善组织》中对育婴堂也多有论及。
[6] 目前较权威的研究是彭泽益:《广州洋货十三行行商倡导对外洋牛痘法及荷兰豆的引进与传播》,载《九州学刊》1991年4月4卷1期,第73—83页;COLVIN, Thomas B., *The Balmis Expedition: In Quest of the Antidote to Smallpox*, A paper delivered at the Fil-Hispano National Day Conference, in Malolos, Bulacan, 30 June 2003;拙文:《邱熺与牛痘在华之传播》,《广东社会科学》2007年第1期,第134—140页;拙文"Odes on Guiding Smallpox out. Qiu Xi's Contribution to Vaccination in China", in *Cultural Review* (International Edition), Macau: Instituto Cultural de Macau, April, 2006, pp. 99 - 111.

第二章 治疗身体还是拯救灵魂

的救助;二是传教士对染天花儿童的治疗。

1. 从弃婴到"小天使"

尽管弃婴、溺婴与儒家思想有着严重的冲突,但是由于特殊的社会原因,[1]这些问题在中国曾普遍存在。[2] 弃婴与天主教教义也严重冲突,但这一现象在欧洲也同样存在。法国学者佩雷菲特在研究马戛尔尼使团访华的专著中说:

中国的杀婴给最近3个世纪去过中国的旅客留下深刻的印象。不过,中央帝国在18世纪并不是丢弃不想要的婴儿的唯一国家。就在普普通通的1771年,巴黎的弃儿收容所共接受了7 600个婴儿,其中大部分由于缺奶和无人照料而死亡。1788年的一份陈情书中有这样的记载:"新生婴儿丢弃在街上结果就让狗吃掉了。"在英国,《雾都孤儿》比马戛尔尼远征中国晚45年……不过,在中国,根本没有或者几乎没有弃婴收容所,因此几乎所有弃婴都被扔进义冢里——或者送到天主教会。[3]

我相信佩雷菲特关于欧洲弃婴情况的描述,但说中国"根本没有或者几乎没有弃婴收容所",则是对中国社会弃婴收容工作的不了解。据梁其姿的研究,17世纪江南育婴堂的救济工作,比18世纪欧洲此类机构的工作要出色得多。[4]

不过,中国弃婴现象比欧洲要更为普遍,更加严重,应该是事实。这一点,从来华外国人在记述此问题时所表现出的震惊可见一斑。跟随马戛尔尼使团来华的斯当东(George Leonard Staunton,1737-1801)说:"习

---

[1] 这些原因包括相对昂贵的嫁妆、重男轻女的思想、家庭经济的承受能力等,参见常建华:《明代溺婴问题初探》,张国刚主编《中国社会历史评论》第四辑,第124—129页。
[2] 常建华文中根据方志等史料,归纳出存在溺婴习俗的区域有浙江、江西、湖南、福建以及江南、两广、陕西等地区。而根据传教士所提供的资料,其存在区域更为广泛,在北方也很流行。
[3] 《停滞的帝国——两个世界的撞击》,第185—186页。
[4] 参见梁其姿:《施善与教化——明清的慈善组织》,第124—126页。

俗似乎告诉人们,初生的生命可以毫无顾忌地牺牲掉。"[1]法国耶稣会士傅圣泽神父在一封信中说:"在北京每年被人遗弃的孩子的数目非常巨大,简直使人难以相信。"[2]而中国人自己的记载更让人感到凄惨甚至恐惧,崇祯二年(1629)一京官在上崇祯皇帝《备陈灾变疏》中,陈述了他路经延安时所见的情景:

> 如安塞城西,有粪场一处,每晨必弃二三婴儿于其中。有涕泣者,有叫号者,有呼其父母者,有食其粪者。……更可异者,童稚辈及独行者,一出城外,便无踪影。后见门外之人,炊人骨以为薪,卖人肉以为食,始知前之人皆为其所食,而食人之人亦不数日面目赤肿,内发燥热而死矣!于是死者枕藉,臭气熏天。县城外掘数坑,每坑可容数百人,用以掩其遗体。臣来之时,已满三坑有余。而数里之外,不及掩者,又不知其几许矣!小县如此,大县可知;一处如此,他处可知。……然则现在之民,止有抱恨而逃,漂流异地,栖泊无依。恒产既无,怀资易尽。梦断乡关之路,魂销沟壑之填,又安得不相率为盗乎?[3]

类似的现象又出现于1634年的绛州,当时在此传教的高一志神父记载道:"绛州大饥,人民死者以千记;饥民为求生,至杀生人、掘死尸以为食;母杀其子,致令人忆及耶路撒冷城被围时之惨象。"高神父在救济灾民的同时,"又立育婴堂收养弃儿,未久得三百人,诸儿饥半死,获生者鲜,然皆受洗礼而终。官民见慈善济众,甚德之。妇女争施首饰以助"。[4]

早在1620年,传教南京的法国神父史惟贞(Pierre van Spiere,1584 – 1627)就记道:"德行最著者,莫过于收养弃儿一事。华人或因贫苦,或因

---

[1]《停滞的帝国——两个世界的撞击》,第186页。
[2]《耶稣会士中国书简集》I,第227页。
[3] 康熙《陕西通志》卷三十二,转引自罗炽:《方以智评传》,南京大学出版社,2001年,第10—11页。
[4]《在华耶稣会士列传及书目》上册,第93页。

第二章 治疗身体还是拯救灵魂

迷信,或因其他原因,不欲留养婴儿者,若不毙之,则弃于道。1620 年惟贞命本区教民拾诸弃儿收养,由是弃儿得活者甚众。"[1]

此后,特别是入清以后,关于传教士拯救弃婴的记载,不绝于书。拯救的方式也多种多样。第一种形式是成立专门救济弃婴的教友会,如1659 年来华的意大利神父毕嘉(Jean-Dominique Gabiani,1622－1696)在扬州成立了五个教友会,其中第四会便专门负责收养弃婴。[2]

第二种形式是建立育婴堂或者保幼医院。前引高一志神父曾在绛州建有育婴堂。1698 年来华的法国神父马若瑟(Joseph-Henrg-Marie de Prémare,1666－1735),刚到江西传教,便着手收养弃婴。他曾拟向法国募款在中国比较大的几个省的省城设立医院或孤儿院,时与若瑟同此志愿者尚有数人。按照他的计划,"孤儿院主要收养女孩……按照教会的原则把她们养育到一定年龄,教她们掌握符合她们本身条件和性别的技艺,等她们长到十四五岁,就像在法国一样,安排她们到信基督教的夫人们那里当仆人,夫人们情愿要这些孤儿们也不愿意要崇拜其他偶像的仆人;或者送长大了的孤儿进修道院,让她们在那里祈祷上帝,为上帝服务。按照这几所孤儿院的模式,不久就会办起更多的孤儿院,就像欧洲的修道院一样,培养出更出色的人"。马若瑟还谈到拯救孤儿等慈善事业对传教的意义:"尽管传教士们做的慈善事业微不足道,但是它对于传教事业作用很大。它让异教徒们相信我们并不是向着他们的财富而来,而是来拯救他们的灵魂。"[3]至于马若瑟的计划是否实现,囿于文献,我们不得而知。德意志魏继晋(Florian Bahr,1706－1771)神父则常利用一位伯爵夫人从欧洲寄来的布施救助弃婴。[4] 1727 年,传教士在韶州建有弃婴医院。[5]

---

[1]《在华耶稣会士列传及书目》上册,第 153 页。
[2]《在华耶稣会士列传及书目》上册,第 322 页。
[3] 马若瑟神父的计划写在给郭弼恩神父的信中,详见《耶稣会士中国书简集》I,第 150—156 页。
[4]《在华耶稣会士列传及书目》下册,第 775 页。
[5] DEHERGNE, Joseph, S. I., ibid., in *Archivum Historicum Societatis Iesu*, Extractum e Vol. XLV－1976, p.43.

第三种形式是在已有的育婴堂中服务。《1692年北京传教简报》较详细地描述了北京一育婴堂收养弃婴的方式,以及教会方面如何伺机给婴孩洗礼:

> 在北京驻地所取得的最可喜的成果是给弃婴洗礼,每年都有成千上万的婴儿在接受洗礼后上了天堂。这一善行的程序是这样的:北京城墙有九个城门,每个城门内有人在那里守候,这些人由一个大的官方善会委派,而这个大善会是由教外的大官员出于其善心而建立的,以救济这些弃婴,并雇这些人来收集弃婴,无论是活的还是死去的。将这些弃婴收集来后,带到一座著名的育婴堂中去,该育婴堂位于一座大佛塔内。每天固定时间内都有多辆车来到这里,车内满载已死的或者濒死的婴孩。这些车在城内收集弃婴,他们一般被那些绝情的家庭置于门外以让人收取。在每一个城门内,本学院[1]安排了一名教徒,每天在那里等待机会,以便帮助这些无辜的生灵进入天堂。这些婴孩即使进了育婴堂,也几乎难逃一死……在有的城门每个月可以给100个这样的婴孩洗礼,在另几个城门也有几十个得到洗礼。如果没有本学院和这些教徒的此项工作,这些无辜的小生命将失去灵魂……除此之外,还有很多教徒热情地服务于其他育婴场所,为婴孩洗礼。[2]

这一记载与遣使会罗广祥(Nicolas-Jeseph Raux,1751-?)神父的描述相似:"每天一大早,政府派一辆马车到城郊转,见到哪儿有弃婴就捡起来,送到义冢。传教士常常把看样子还能活下来的婴儿接回来抚养。其他婴儿,不管已死的或是还活着的,都扔进坑里。"[3]

1712年来华的法国耶稣会士张貌理(Maurice de Baudory,1679-

---

[1] "北京学院"(Collegio de Pekim)的地点在葡萄牙耶稣会士北京住院——南堂。
[2] BA, *Jesuítas na Ásia*, Cód. 49-V-22, fl. 144.
[3] 《停滞的帝国——两个世界的撞击》,第185页。

第二章 治疗身体还是拯救灵魂

1732)神父,在广州传教时致力于拯救弃婴的事业,"常亲赴寻常遗弃婴儿之所,以所拾得之婴儿,雇乳母哺之,然后托之于教民,授以艺业,俾其成立"。当时广州官方育婴堂,[1]由于管理者是贪利之人,孤儿大半夭亡。张神父便贿赂育婴堂管理者,遣人入院为将死之婴儿授洗,1719年受洗儿童136人,1720年114人,1721年241人,1722年267人。自云:"若余经费充足,将仿北京之例,于城内各坊之中遗弃婴儿之处,皆遣人拾取。每年需银二十两,即足了此事矣。乳母一人,每月仅需银二钱五分;此外所需者,平时衣服,病时医药而已。先是觅求乳母甚难,现在乳母之多逾于所求之数。"1727年广东发生饥馑,乡间穷人来广州乞食者很多,张神父于一个月之内,竟为2 437名儿童进行了洗礼。"南京主教为鼓励其事业,每年津贴银三十两,以供专任此种事业的讲说教义人三人之用"。[2]

中国教徒受此影响,也有从事为临终婴孩洗礼之工作的,如李之藻在回湖广照料母亲期间,便给许多这样的孩子进行了洗礼,将其灵魂送入天堂。[3]徐甘第大及其子许缵曾都曾建立过育婴堂、"圣洗重生婴儿冢"等。[4]

据载法国耶稣会士赵圣修(Louis des Roberts, 1703-1760)神父在北京传教时重视为弃婴洗礼,1750年洗礼婴孩2 000人,1751年2 423人,1752年2 662人,1753年更达4 417人。[5]关于传教士所提供的领洗婴孩的数字,我们很难对其准确性加以考证,但也不排除这些数字比实际情况有所夸大的可能。《耶稣会士中国书简集》出版时,其法文版前言对此问题的论述应该是较为客观的:"传教士有时受图谋私利不太可靠的教授教理者之骗,夸大了临终受洗孩子的数量,这些弃儿往往已经被发现他们的兽类所伤害或几乎被咬碎。然而这种弃儿太多却不幸是事实,而且

---

[1] 位于城西第十甫,始建于康熙三十六年(1697),见仇巨川:《羊城古钞》卷三《恤政·育婴堂》,第282—283页;参见《早期澳门史》,第299页正文及校注。
[2] 《在华耶稣会士列传及书目》下册,第641—642页。
[3] 《利玛窦中国札记》,第492页。
[4] 参见《一位中国奉教太太》,第52—54页;方豪:《中国天主教史人物传》上册,第75—76页。
[5] 《在华耶稣会士列传及书目》下册,第771—772页。

对杀婴者不予追究也是真的。此外,官方建造华丽的设施以补救此种可怖的残忍,同时以某种方式收养被父母抛弃的孩子,这同样是真的。"[1]

即使受洗后大量死去的婴孩,也被传教士看作是传教工作的成果,而且将他们与成年皈依的教徒比较,认为给这样的孩子施洗"是我们在这个国家能够获得的最为可靠的成果之一。因为成年人皈依宗教后,有可能中途放弃或发生变化,太多的人不能保持他们对所受到的恩典的忠诚。相反,被遗弃的孩子在他们受洗后不久便告别人世,必然升入天堂,在天上,他们必然为那些给他们带来无限幸福的人们祈祷"。[2]安哆呢修士也持同样的观点,认为给婴孩洗礼是在该地传教的最大成果。这并不是因为成年人领洗的少,而是因为成年人重利轻义,很容易因物质利益而改变信仰。而受洗后的婴孩就不一样了,因为其中多数婴孩在受洗后都死去了,圣洗为他们打开了天堂之门。[3]

经传教士洗礼和拯救的婴孩,也有少数存活下来的。对这部分孩子,有的"授以技艺,至十四五岁时安置于教民家中"(见前引)。而传教士更加注重对他们进行教义方面的教育。传教士对中国儿童的教育,在理论上有高一志撰《童幼教育》两卷,[4]实践上有天主教小学的创立,这样的学校我目前只发现两所,一所是1571年耶稣会在澳门建立的;[5]另一所见于《1631年中国副省年度报告》。该报告在记述陕西驻地传教情况时说:"离城市半里格的一个村庄中有一个小学,由天主教徒进行很认真的管理,接收贫穷家的孩子;除教授他们认字外,还教导他们关于救世主的事。今年在他们中有24人领洗。他们所学的事物中,有一项是协助做弥撒;他们每个礼拜天和圣日都来教堂帮助做弥撒。"[6]尽管这些教育形式并非完全针对弃婴或收养的儿童,但他们是被包括在内的。

---

[1]《耶稣会士中国书简集》I,第24页。
[2]《耶稣会士中国书简集》I,第227页。
[3] ALCOBENDAS, Severiano, ibid., in *AIA*, Tomo 37, 1934, p. 86.
[4]《徐家汇藏书楼明清天主教文献》第一册,第239—422页。
[5] 参见李向玉:《澳门圣保禄学院研究》,第41—44页。
[6] BA, *Jesuítas na Ásia*, Cód. 49-V-10, fl.51v.

第二章 治疗身体还是拯救灵魂

通过这一途径培养起来的孩子,日后便成为最为忠实的教徒。佩雷菲特先生甚至认为,"中国基督教徒主要是收养来的,而不是改宗来的。因此,他们不太引起天朝政府的怀疑。教会既然是他们的自然家庭,也是他们的宗教家庭;这就是为什么他们如此热爱教会的原因"。[1] 绝大多数下层中国教徒都没有留下姓名与资料,所以很难对佩雷菲特先生的这段话作出评判。就中国籍耶稣会士(包括澳门人)而言,以荣振华先生的研究作统计,乾隆以前共有134人,[2] 其中大多数人的情况我们知之甚少。这些人中,我推测曾为艾逊爵(Antonio Francesco Giuseppe Provana,1662－1720)神父家仆的樊守义(Louis Fan,1682－1753)神父[3] 和"曾在南京做仆役工作"的张玛窦(Matthieu Tchang,？－1620)神父,[4] 可能是由西洋耶稣会士收养而成长起来的中国耶稣会士,理由是他们都曾做过西洋传教士的仆役。对于传教士而言,这样成长起来的中国教徒,在语言方面提供的帮助尤为重要。

对弃婴的救助,在物质方面,主要有提供衣物、医药及雇佣乳母等。但多数弃婴最后还是死去了,如《1691、1692至1693年7月中国福建省传教报告》中说:"在最近两个月,福州及其郊区所共有的这座教堂共为245人进行了洗礼,其中很多在洗礼结束不久便上了天堂,特别是那些婴孩,这些婴孩好像生来就只是为了领洗,然后就结束他们极短暂的生命似的。"[5] 所以传教士对弃婴的拯救,主要体现在灵魂拯救上,即为婴孩进行临终洗礼。

按照天主教的理念,经过洗礼后死去的孩子,其灵魂就可以得救并升入天堂了。若死前未经洗礼,则其灵魂便要进地狱。如《天主圣教实录》云:

天主造有五所,以置人之灵魂。地心有四大穴,穴第一重最深之

---

[1]《停滞的帝国——两个世界的撞击》,第187页。
[2]《在华耶稣会士列传及书目补编》下,第956—997页。
[3]《在华耶稣会士列传及书目补编》上,第208—209页。
[4]《在华耶稣会士列传及书目补编》下,第659页。
[5] BA, *Jesuítas na Ásia*, Cód. 49－V－22, fl. 173.

处,乃天主投置古之恶人及魔鬼之狱也。其次深者,古今善人炼罪者居之。……又次则未进教之孩童居之。孩童未尝为善,不宜上天堂受福;亦未尝为恶,不宜下深狱受苦。"[1]

如马若瑟神父在给郭弼恩(Le Gobien)神父的信中说:"我不想谈那些因父母贫困而被遗弃于城乡的小孩,这些孩子有被野兽吞食之险,如你不去救援,他们无疑会在永远失宠于上帝的情况下死去。"[2]意大利耶稣会士卫匡国(Martin Martini, 1614-1661)记录了张献忠四川大屠杀时传教士对婴儿的灵魂拯救:"他们为无数儿童施了洗礼。士兵们对此表示赞成。这个暴君的残酷行为反而为这些小天使带来了好处,就像希律的屠杀给无罪的基督徒带来了好处一样。"[3]根据天主教义,经过了洗礼,这些孩子便可以免遭地狱之苦而进入天堂,由弃婴而成为长着双翼的"小天使"了。这其中真正得到拯救的,恐怕是人们的良心。遗弃骨肉应是无奈之举,而若得知其已升入天堂,无论对遗弃者还是对目击者,内心的苦楚都是可以减却许多的。

至于此期反教人士所指责的,"传教士是为了某些人命的机缘,而前来夺取中国人的灵魂,因为他们在欧洲缺少灵魂",及传教士将死去婴儿的瞳孔用作巫术或制造望远镜等,[4]则是无稽之谈。

2. 治疗患天花儿童

在西洋牛痘法传入之前,中国已于明隆庆年间(1567-1572)出现人痘接种术,并在明后期至清代流传较广。这一通过接种人痘预防天花的方法,被中国当代医史学家称为"现代免疫学的先驱"。[5] 人痘接种术

---

[1] 原件藏 BNF, Chinois 6815-6819。引自谢和耐:《中国与基督教——中西文化的首次冲撞》,第158页。耶稣会罗马档案馆藏罗明坚《天主实录》之解释有所不同,参见《罗马天主教文献》第一册,第48页。
[2] 《耶稣会士中国书简集》I,第152页。
[3] 卫匡国:《鞑靼战纪》,戴寅译,载杜文凯编:《清代西人见闻录》,中国人民大学出版社,1985年,第60页。"希律的屠杀"见《马太福音》第二章。
[4] 参见谢和耐:《中国与基督教——中西文化的首次冲撞》,第104页。
[5] 参见马伯英:《中国的人痘接种术是现代免疫学的先驱》,《中华医史杂志》第25卷第3期(1995年7月),第139—144页。

第二章 治疗身体还是拯救灵魂

在18世纪初,被来华商人介绍到了英国。[1] 传教士对中国人痘接种术也曾密切关注,并向欧洲作了很多详细介绍。[2]

关于人痘术的效果,各书所言不一,有"皆以种痘得无恙"、"俱获痊愈者",有"八九千中莫救者二三十",也有"损伤几及一半者",[3] 南海邱熺在《引痘略·序》(嘉庆二十二年,1817)中云:"婴儿之患天花,十损二三,甚者不存五六。……宋以来,始有取痘苗絮于鼻孔一法,……然犹失十一于千百,未能操券而十全也。"[4] 可见,尽管人痘接种术的成功率已经相当高了,但是仍未尽善尽美。而且,种痘成功率并不等于当时的接种率。没有接种的孩子是很普遍的。来华传教士的记载表明,天花流行所造成的死亡人数是很大的。传教士和中国天主教徒医生通过特殊的方式,对天花患者进行过一些治疗。

传教士治疗天花,主要是依靠圣水,有时加以别的药物或圣物。根据《1633年中国副省年度报告》记载:"天花在中国不知道使多少孩子丧失了性命,圣枝却对此产生了疗效。(江西)一个男孩患了天花,众医生认为已不可救药了。就在医生们无计可施之时,他的父亲采用了另一个药方。他将一小束圣枝浸在少许圣水中,在上面划了十字后,将圣水给孩子饮下,不必服用很多次,因为病情马上就好转了,没多久就康复了。邻居都很吃惊,而那些医生更是惊讶不已。已是教徒的父亲因此省下了异教徒们在类似情况下的各种花销。"[5] 同一报告中还提到,福建一个男孩染上了天花,神父通过洗礼而使他死里逃生。[6] 1675年福州爆发天花大流行,据一位天主教徒医生向神父描述,"在一两个月内,福州有四万人死于天花。一些被传染者得到这位教徒医生的治疗而幸免于难。这位医

---

[1] 参见谢蜀生、张大庆:《中国人痘接种术向西方的传播及影响》,载《中华医史杂志》第30卷第3期(2000年7月),第133—137页。
[2] 参见韩琦:《中国科学技术的西传及其影响(1582—1793)》,第112—117页;曹增友:《传教士与中国科学》,第376—380页。
[3] 参见马伯英前揭文,第141页。
[4] 邱熺:《引痘略》卷上,北京中医研究院图书馆藏,第4页。此书及《引痘题咏》两卷,承蒙中医研究院中国医史文献研究所郑金生教授帮忙复印,特此感谢!
[5] BA, *Jesuítas na Ásia*, Cód. 49-V-11, fl. 73.
[6] BA, *Jesuítas na Ásia*, Cód. 49-V-11, fl. 94.

生对圣水的作用充满信心,多次运用淋洒过圣水的药物"。[1]

这些传教士到底用的是什么药方,此种治疗天花的圣水到底是什么成分,迄今缺考。耶稣会的秘方中,也尚未发现治疗天花的药方。殷弘绪神父身上,可能有治疗天花的药物,因为他至少两次谈到将治疗天花的药物发给别人使用,并作为传教的手段。一次见于1715年5月写于饶州的信,云:"一个非基督徒的女儿患了天花,生命垂危,她对医生们也绝望了。她的父亲知道有个基督徒用传教士给的药救治过患同样疾病的他的两个孩子,便找他请求帮助。这位基督徒把情况告诉了我,于是我们决定在其父母不知道的情况下给小女孩施洗,同时要让她父母许诺,如她痊愈,便允许她信教。她父母心甘情愿地做了保证。然而药物到得太晚了。……她父亲却依然求助于通行的天花神的迷信。"[2]另一次见于1726年7月写于北京的信,云:"有一位医生,善于医治儿科病,每个月他都给我送来他为之打开天堂之门的孩子的名单。这就使我想到可以把治疗痘疹的药交给我们的男女信徒,让他们以此可以进入非基督徒们的家门,他可以为无救的孩子们付洗。"[3]由于殷弘绪神父详细研究过中国人痘接种术和中医天花治疗方法,[4]所以他所使用的药物不一定都是西药,或许还有中药并使用中医疗法。

这样的药物并不为多数传教士所拥有,所以有的神父遇到类似的情况,也只能求上帝赐予奇迹了。由于天花危害甚大,中国人在求医无效的情况下,往往祈求天花神的帮助。但拜天花神显然不为天主教所允许,虔诚的天主教徒是不拜天花神的,而祈求上帝的帮助。据《1658年上海驻地年度报告》记载,徐光启四岁的曾孙染了天花,众医生均束手无策。父母来找当时在上海传教的潘国光神父,神父只能用护身符给孩子治疗,孩子最终还是夭折了。[5]对于天花最为安全的预防措施,还要等到19世纪初西洋牛痘接种术的传入。

---

[1] BA, *Jesuítas na Ásia*, Cód. 49 - V - 16, fl. 197v.
[2] 《耶稣会士中国书简集》II,第144页。
[3] 《耶稣会士中国书简集》III,第198页。
[4] 《耶稣会士中国书简集》III,第209—221页。
[5] BA, *Jesuítas na Ásia*, Cód. 49 - V - 14, fls. 478 - 478v.

第三章 清宫中的西洋医学

明末清初西方科学技术得以传入并在中国得到传播,内在原因之一是中国统治者的需要与倡导,西洋天文学、历法、数学、地理学、铸炮技术、农田水利技术等的传入与传播莫不如是。就西洋医学的传入而言,如前章所述,传教士在中国民间所开展的行医传教活动似乎对中国医学的影响不大,中国境内除澳门外,几乎没有建立过正规的西式医院,对于那些曾经存在过的慈善医疗机构,如麻风病院、乞丐收容院、儿童收容院之类,文献中也没有详细的记录;一些传教士采用中医的手段行医,与西洋医学科学入华基本无关;即使采用西医的手段行医,我们对其所采用的具体医疗技术,例如是否采用了较为先进的外科技术等,了解甚少,很难从医学的角度作出评价;而且传教士行医活动又多与宗教仪式相伴,他们所留下的文献往往更多地描述那些所谓的治疗奇迹,而对真正的医学治疗方法很少详细地记述,使我们无法了解他们的行医活动在多大程度上对中国医学产生了影响。而在中国医药学著作中,也仅对传教士带来的一些域外药物有些记录。

不过传教士在中国宫廷中的医疗活动与在民间的行医传教活动多有不同。从传教士留下的宫廷行医记载来看,几乎没有奇迹治疗的例子,而是较为侧重于对医学治疗手段的描述。在皇帝的招请之下,西洋传教士医生得以进入宫廷行医,并且为了迎合皇帝的需要与兴趣在宫廷中开展制药、翻译医书等事。除澳门外,宫廷成为西医入华的最主要场所。而正因为这一切均出于皇帝一人的兴趣与需要,这种西医入华途径也具有相当大的局限性,一旦皇帝的兴趣降低,西医入华便难以继续。

从传教士的角度看,他们想尽一切办法迎合皇帝,试图使皇帝皈依天主教,从而达到中华归主的目的。这当然是一条传教的捷径,但是他们最终却发现这也是一条走不通的路。不过,尽管无法达到这一最终的目的,他们也可以通过迎合统治者的需要和兴趣,使其对天主教及其传教士产生好感,包容和准许他们的传教活动,甚至在教案发生的时候获得一定的保护。在中国宫廷行医的传教士以耶稣会士为主,这是他们一贯奉行上层路线的体现;耶稣会遭到解散以后,也有少数遣使会传教士以医生的身份进入中国宫廷。此外,也有个别的使团医生在宫廷中行医。

明末西洋传教士在宫廷中,主要是做修历、造炮等工作,只有邓玉函神父曾在北京研究过药学,但似未曾有宫廷行医的经历。西洋传教士在中国宫廷的医疗活动主要集中在康熙朝的后30年,雍正、乾隆、嘉庆各朝宫廷中也有几位传教士医生,但远不及康熙朝时活跃。西方医生在中国宫廷中行医并非始于清前期,早在元代阿拉伯医制曾被引入中国,大都有广惠司之设,由拂菻也里可温爱薛(1227—1312)掌管。[1] 清朝后期,英美医生也在北京开展过颇有影响的医疗活动。[2] 清前期宫廷西医虽非独有的历史现象,但由于此时西方医学正向近代科学医学演变,传入中国宫廷的西医也多为当时欧洲医学的最新发展成果。我们不禁会问,近代科学医学为何没能借此机会在中国生根并发展起来呢?

一 康熙对医学的兴趣及南怀仁的响应

清朝入主中原后,并没有因为西洋传教士曾助明抗清而将其驱逐,反

---

[1] 见马伯英等:《中外医学文化交流史》,第267—268页。
[2] 见马伯英等:《中外医学文化交流史》,第340—342、403—404页。

第三章 清宫中的西洋医学

而采取了招请、重用的政策。虽然清初由杨光先发起的教案曾使天主教在华传播事业一度陷入困境,但康熙亲政后对西洋文化积极吸取的态度,又使中国天主教得到了迅速的恢复和发展。康熙朝成为中国天主教发展和西学入华的黄金时代。

从1685年前后开始,康熙帝对西医发生了浓厚的兴趣并开始重视医学。这一年夏秋之际,康熙所钟爱的皇四子和他敬爱的太皇太后先后患病。这让康熙十分焦急,当时在行宫中的皇上"星夜回銮",并"亲视进药"。[1] 经过御医诊治,四皇子和太皇太后最终得以痊愈。此前康熙曾向南怀仁神父询问,在华西洋传教士是否有懂医学者。据《熙朝定案》载:

> 康熙二十四年(1685)二月十二日,上谕大学士勒德洪、明珠:今南怀仁已有年纪,闻香山澳尚有同南怀仁一样熟练历法等事才能及年少者。尔等会同礼部问南怀仁,是何姓名,举出具奏;又有善精医业者,一并具奏。至十三日,大学士勒、明同礼部尚书杭,持十二日上谕与南怀仁看,随询问见在香山澳、熟练历法及善精医业者有几人,并系何姓名。南怀仁答云:熟练历法者,仅有一位,姓名安多;若善精医业者,不知尚有人在否。[2]

康熙皇帝对西医突然产生兴趣,有其背后的原因。清朝建立之初,如何在全国范围内树立其统治的合法性,是一个重大问题,所以满族人对天文历法相当重视,利用西洋人修订历法用意也在于此。至康熙朝中期,满清政府统治中原的合法性已经得到了确立,汉族人的反清复明活动、三藩之乱以及各种边疆叛乱等,都已基本被镇压平复。这时,清朝的统治政策开始由武力征服逐渐向和平治理转变。在这样的背景下,康熙皇帝开始

---

[1] 《圣祖仁皇帝实录》,北京:中华书局影印本,1985年,第277、285页。
[2] ARSI, Jap. Sin. Ⅱ, 67,见黄一农辑本,第445页。

重视医学，冀望医学给他本人、皇室成员以及所有国民带来健康和长寿。1685年（康熙二十四年）皇帝谕太医院官曰："朕研究经史之余，披阅诸子百家，至《黄帝素问》《内经》诸篇，观其意蕴，实有恻隐之心，民生疾苦，无不洞瞩。其后历代医家虽多著述，各执意见，若《难经》及痘疹诸书，未能精思极论，文义亦未贯通，朕甚惜之。当兹海宇升平，正宜怀保吾民，跻春台而登寿域。尔等可取医林载籍，酌古准今，博采群言，折衷定论，勒成一书，以垂永久，副朕轸恤元元至意。"[1] 康熙皇帝让南怀仁寻找西洋医生正是在这一年。康熙一边命太医整理传统医学，一方面则向当时在宫中服务的西洋传教士了解西方医药学知识，他认为既然欧洲的数学如此精准，那么其医学也应该是很先进的，因此若能向宫中引进一些西洋医生，将对中国医学的发展有好处。

当时在宫中治理历法的南怀仁神父敏锐地感觉到，派遣一名医生来华将对传教事业大有裨益。他于1685年8月1日致函耶稣会总会长查理·德·诺瓦耶（Charles de Noyelle），呼吁派遣传教士医生来华。南怀仁在信中写道：

> 皇帝正希望得到一名著名的欧洲医生。这也是我给您写信的原因。我认为，下列几项内容您应该加以准备：
> 一、乍看起来，医学，尤其是"行医"（practical medicine），似乎有悖于我会的章程。但是，由于我所提到的医学，对耶稣会在所有事务中想达到的目标，都是一个非常实际有效的方式，所以我认为采取一个本质上是合法且适当的方式，以在此时此地达到我们的目标，这并非违背我会所坚持的谨慎原则。在赋予了伟大的、灵魂上的意义之后，传教士神父们作为医生而工作似乎便与我会的章程不相冲突了；起码不像在其他传教区那样，在宣传福音进展无望时，神父们便去充当士兵、商人、"贵族"、农民或水手等。在这里，我请求阁下，如果会

---

[1]《圣祖仁皇帝实录》，第267页。

第三章 清宫中的西洋医学

中有人在这一科学领域中被看好,或者对这一科学领域和中国传教事业显示出他们的精神和天分,就鼓励他们进一步完善自己,并将他们中的佼佼者尽快派遣到这里。实际上,这是惟一能够在此促进天主教事业并巩固其根基的方法。因为,尽管直到现在仍是数学支撑着天主教,医学将壮大天主教的势力,而不是相反。可以肯定,在教难时期,中国人更容易厌恶耶稣会的数学家,经验已经证明了这一点;而对于一个有名的医生则不是这样,皇帝认为他们对他个人的健康状况非常重要,于是这些医生们在官廷中便会成为我们传教事业的根基。我们在此讨论的并非只是让皇帝皈依天主教,而是整个帝国的皈依。这个帝国不仅与整个欧洲一样大,而且从人口的角度来看,更是欧洲的两倍(根据我会的统计数字)。

二、迟疑是很危险的,因为皇帝想尽快地得到他想得到的。他正寻找一名欧洲医生。如果我会不尽快地满足皇帝的这个愿望,同样传教于此的其他修会,如方济各会、多明我会、奥斯定会,以及一些新的教士和法国教区神父们,将得到这个良机,并将由此涉足于官廷之中。如果他们进入官廷,将对我们(耶稣会)造成很多障碍和困难,因为来自不同组织的人们,永远不会服从于同一总会长的领导。

三、为了得到药方,病人会毫不犹豫地说出自己疾病的隐情,以及一些让人害羞的事情。即使有罪之人,也会诚实地向忏悔神父坦白隐私。以皇帝寻找欧洲医生一事为例(其他情况也类似),一个这样的医生将可以为皇帝安排许多有利于其灵魂健康的事情,而这些事情在其他任何情况下都无法为他安排,因为皇帝几乎不接待任何人进行涉及个人隐私的谈话。

在汇报有关医学之事结束之前,我还想请求尊贵的阁下为我们邮寄一些医学名著,特别是新近出版者,及一些欧洲最新出版的医学书,附有大号人体解剖图的著作尤其需要。这样的解剖图(那些碍眼的不庄重之物可以轻而易举地被取代或者修改一下)将大大加强皇帝已有的对欧洲科学和书籍的敬重。[1]

关于耶稣会与医学的关系,《绪论》中已经有所讨论。尽管行医和医学研究是耶稣会所不主张的,但是前来东方传教的耶稣会士们似乎并未被这一限制所束缚,而是灵活地开展了很多行医传教的活动,不过这些活动从未得到耶稣会总部的明确认可。南怀仁这封信是目前所见的在华传教士首次全面讨论行医传教的文献,对行医传教的优势、合理性和可能性进行了深入分析。治理历法一直是耶稣会士立足中国宫廷的主要技能,清初汤若望神父和南怀仁神父接连担任钦天监监正。但是经过杨光先发起的教案之后,南怀仁神父认识到,由于西洋天文学与中国天文学在理念上的区别,[2]向中国输入西洋天文学和数学对传教也会产生不利的影响。南怀仁神父预测,医学将更加受到欢迎;甚至认为派遣传教士医生将是促进和巩固传教事业的唯一途径,并将成为天主教在华传播的根基。这是行医传教第一次被提到如此的高度,预示着西学东渐的中心内容即将发生转变,即由天文学转向医学。

当时在广州行医的西洋传教士有方济各会士艾脑爵修士,南怀仁神父对此应该有所了解,而他之所以对行医传教有如此的认识,或许是因为看到方济各会士行医传教所取得的成就。但他对康熙隐瞒了这一点,因为不希望这一机会被其他修会夺去,也不想其他修会的传教士进入宫廷从而给耶稣会的利益带来威胁。

南怀仁神父除了向欧洲发出派遣医生的呼吁之外,还"身先士卒",撰写文章向康熙皇帝介绍西方药物,保存至今的有《吸毒石原由用法》满

---

[1] "Ferdinand Verbiest à Charles de Noyelle", in JOSSON, H., et WILLAERT, L. (ed.), *Correspondance de Ferdinand Verbiest de la Compagnie de Jésus (1623 – 1688)*, *Directeur de L'Observatoire de Pékin*, Bruxelles: Palais des Académies, 1938, pp. 488 – 499. 此信原文为拉丁文,承蒙比利时鲁汶大学高华士(Noël Golvers)先生据 ARSI 原件(编号: Jap./-Sin., 145)将相关部分(folios 82 – 84)译为英文,特此鸣谢!

[2] 事实上,尽管在推算方面,西洋天文学有着明显的优势,但是"当时中国人的世界观显得更为先进。当时的中国人认为天如同一个无限的空间,天体于其中飘浮,宇宙万物在漫长的发展变化中,在这一空间经过无所不在的宇宙力(气)的聚合和分散而形成和解体"。参见谢和耐:《中国与基督教——中西文化的首次撞击》,第44—45页。

第三章 清宫中的西洋医学

汉两个文本。这两个文本均未标明撰写时间,据比利时学者利布莱茨特（U. Libbrecht）研究,南怀仁大约是在1682年至1688年之间撰写该文的,而更有可能是在1685年康熙对西医发生兴趣之时。[1] 南怀仁神父还写过一篇《验气图说》,将发明不久的温度计介绍给中国,并谈到了温度计在测量体温方面的作用。[2]

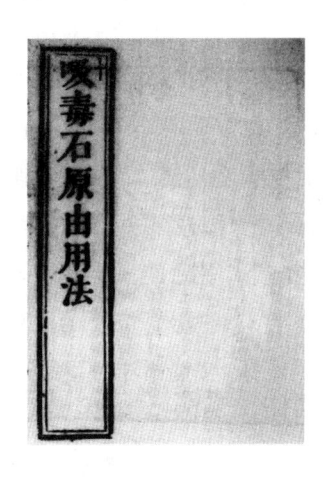

南怀仁《吸毒石原由用法》封面

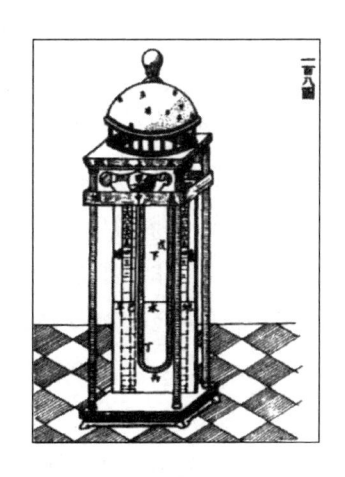

南怀仁在华设计的温度计（见南怀仁《灵台仪象志图》[3]）

但是欧洲方面却没有对南怀仁的呼吁作出迅速的回应,直到他去世四年之后的1692年,在康熙皇帝的一再要求下,第一位以医生身份来华的传教士才抵达北京。而此前,法国耶稣会士已经及时把握住了机会,开始向康熙皇帝讲解西医知识。

二 西医入京与清前期天主教政策之关系

清前期,西洋医生的入宫与清政府的天主教政策之间,存在着一定的互动关系。一方面,传教士通过在宫廷中的医疗活动,取悦于皇帝,尽量

---

[1] LIBBRECHT, Ulrich, "Introduction of the Lapis Serpentinus into China, a Study of the Hsi-Tu-Shih of F. Verbiest, s. j.", in *Orientalia Lovaniensia Periodica* 18 (1987), p. 210.
[2] 关于南怀仁在华的医学活动,参见拙文:《南怀仁神父对西医入华的贡献》,《澳门杂志》第51期(2006年4月),第68—76页。
[3] 南怀仁《灵台仪象志图》,见薄树人主编:《中国科学技术典籍通汇天文卷》第七分册,第454页。

使皇帝对天主教采取较为宽松的政策;另一方面,入宫医生的多少又完全取决于皇帝对天主教的态度,在对天主教采取宽容政策的时候,来华的医学传教士人数就会比较多,而在禁教期间,就只有少数的医学传教士入宫,甚至没有传教士医生入宫效力。

1. 康熙弛教:西医入宫由开始至高潮

17 世纪后期的康熙朝,大量重用西洋人。当时在京传教士对清廷颇多贡献,如治理历法、中俄交涉、制造大炮等;康熙帝对他们的服务非常满意。1688 年,来华不久的法国传教士白晋、张诚二神父开始为康熙进讲西洋科学知识;后来因为康熙帝偶患疾病而中止,他们便转而为进讲西洋医学知识做准备。康熙帝病愈后,他们便将编译好的西医讲义呈康熙阅览,皇帝对每一篇都非常赞赏,因而明诏奖励他们。他们趁机恳请皇上解除禁教令,皇帝许之。[1] 这便是为当时天主教人士所欢呼雀跃的康熙三十一年(1692)容教诏令。[2] 此诏令颁布后不久,首位西洋医生终于应招入宫效力。

起初,因南怀仁神父寻求西洋医生迟迟没有结果,康熙帝十分着急,并再三命西洋人打探。1686 年,康熙皇帝派意大利耶稣会士闵明我(Claudio Filippo Grimaldi,1638－1712)神父带信前往莫斯科,以协调中俄两国之间的分歧,即《正教奉褒》所云:"康熙二十五年,上遣闵明

---

[1] 白晋:《清康乾两帝与天主教传教史》,冯作民译,台中:光启出版社,1966 年,第 97—98 页。
[2] 康熙三十一年正月三十日上谕:"西洋人治理历法,用兵之际,修造兵器,效力勤劳。且天主教并无为恶乱行之处,其进香之人,应仍照常行走。前部议奏疏,着掣回销毁。"康熙三十一年二月初二日又谕:"前部议要各处天主堂照旧存留,止令西洋人供奉,已经准行。现在西洋人治理历法,前用兵之际,制造军器,效力勤劳。近随征俄罗斯,亦有劳绩。并无为恶乱行之处。将伊等之教,目为邪教禁止,殊属无辜。"初三日,礼部尚书庳八代等十七位大臣议得:"查得西洋人,仰慕圣化,由万里航海而来。现今治理历法,用兵之际,力造军器火炮,差往俄罗斯,诚心效力,克成其事,劳绩甚多。各省居住西洋人,并无为恶乱行之处,又并非左道惑众,异端生事。喇嘛僧等寺庙,尚容人烧香行走,西洋人并无违法之事,反行禁止,似属不宜。相应将各处教堂,俱照旧留;凡进香供奉之人,仍许照常行走,不必禁止。俟命下之日,通行各省可也。""二月初五日,奉旨依议。"引自黄伯禄:《正教奉褒》,上海慈母堂重印,1895 年,第 112—114 张。关于此上谕的研究,参见张先清:《康熙三十一年容教诏令初探》,《历史研究》2006 年第 5 期,第 72—87 页。张先清在研究康熙颁布此诏令之原因时,并未注意到法国耶稣会士宫廷医疗活动的影响,诏令中也没有提到这方面的内容,但是从法国传教士的记载来看,他们的医疗活动的确为康熙颁布此诏令的直接原因之一。

第三章　清宫中的西洋医学

我执兵部文泛海,由欧罗巴洲往俄罗斯京,会商交涉事宜。"[1]此行的另外一个目的,就是让闵明我趁在欧洲之便,寻找一名医生,并将其带到北京。[2]

时任日本、中国教区巡按使的意大利耶稣会士罗历山(Alessandro Cicero,1636 - 1703)主教当时也在罗马。有一位曾学医多年的青年来投奔他,想随其一同去日本传教。罗主教认为此人恰是闵明我神父所寻医生之合适人选,便将其推荐给了闵明我。这位罗马青年名叫依兹道鲁·卢西(Isidoro Lucci),来华后取汉名卢依道。卢依道18岁时开始学医,1689年在罗马获哲学、神学和医学博士学位,9月7日被接纳入会。1690年2月从里斯本乘船东迈,于11月2日抵达果阿,开始在葡属果阿皇家医院进行医学实习。1691年7月15日到达澳门。[3]这是第一位以医生身份来华并准备效力宫廷的西洋医生。但在卢依道进京效力这一问题上,澳门耶稣会方面采取了非常谨慎的态度,并没有马上派他进京。他们对派遣医生进京的利弊做了仔细的分析。有利的方面是,可以取悦康熙皇帝,从而为传教事业带来好处。医生到宫廷后可以给皇帝讲解西医知识和欧洲的处方方式,以便满足康熙皇帝的求知欲。如果不把卢神父派去,则这样的机会就将被法国传教士和其他修会的传教士抓住,葡萄牙保教权下的传教事业将受到影响。但派遣卢神父进京也可能产生不良后果,因为尽管卢神父是一个很小心谨慎的人,但为人治病并非一件可以稳操胜券的事。若皇帝生病,一旦治不好,或者皇帝病死了,即使并非治疗之错,也会带来灾难性的后果。[4]

有鉴于此,澳门方面决定隐瞒欧洲医生已到澳门的消息。故1691年10月15日罗历山主教返京时,只与葡萄牙传教士苏霖和李国正(Manoel Ozorio,1663 - 1710)二神父前往。他们一到北京,皇上马上问苏霖神父,

---

[1]　黄伯禄:《正教奉褒》,第88张。
[2]　BA, *Jesuítas na Ásia*, cód - V - 22, fl. 126v.
[3]　BA, *Jesuítas na Ásia*, cód - V - 22, fls. 126v - 127.
[4]　BA, *Jesuítas na Ásia*, cód - V - 22, fls. 127v - 128.

是否有医生一起来京。当得知没有时,皇上很恼怒,对苏霖说:"我已经见过你了,你没有必要来此。"这使苏霖倍感痛苦,便解释说,已经有一个医生抵达澳门,但他尚是初学者,按照惯例,要在澳门见习一段时间;况且他初来不久,需要学习这里的规矩和习惯后,才可前来效力。[1] 起初康熙对苏霖的回答表示满意,但几天后仍要求马上把这位西洋医生带到北京。在京神父们也逐渐看到,法国神父已经开始把握住了这个机会,为皇上讲解西医知识、翻译医学著作和给康熙配制西药。在这样的形势之下,时任中国副省会长的葡萄牙神父徐日升(Thomas Pereira, 1645-1708)便给澳门写信,命卢神父即刻来京效力。当时康熙帝对西洋放血疗法很感兴趣,尽管那时他已经对该疗法有了一些了解,但是仍希望宫中能有一名放血师。为了满足康熙帝的这一要求,澳门方面决定,派遣在欧洲人中长大的中国医生高竹与卢依道一同进京。[2] 他们于1692年3月12日出发,到广州后由广东官员派遣差官伴送入京,一路费用均由官出,同年6月12日抵达北京。康熙听到医生一行已经上路,非常兴奋,派遣两位官员,分道前往南京、南昌府远迎。[3]

卢依道的到来拉开了康熙朝西医入华的序幕,此后30年间,康熙不断招请西洋医生入宫,西医入华也因此进入了高潮阶段。不到两年以后,在康熙的要求下,澳门议事会很快派送一位名叫安东尼奥·达·席尔瓦(António da Silva)的外科医生进京效力。据议事会1693年9月26日档案,当时有从宫廷前来的"大人"(Taiens),"按照皇帝的意思,将安东尼奥·达·席尔瓦带往宫廷,以代替外科医生高竹(Lima)的位置",议事会因而向席尔瓦的妻子每月支付三帕尔多补贴。[4] 1694年,又有意大利耶稣会士鲍仲义(Joseph Baudino, 1657-1718)修士来华。仲义字质庵,出生于皮埃蒙特之科尼城,在米兰入会。1692年首赴中国,1694年抵达

---

[1] BA, *Jesuítas na Ásia*, cód-V-22, fls. 128-128v.
[2] BA, *Jesuítas na Ásia*, cód-V-22, fls. 129-129v.
[3] BA, *Jesuítas na Ásia*, cód-V-22, fl. 130.
[4] *O Senado: Fontes Documentais para a História de Leal Senado de Macau*, Leal Senado de Macau, 1998, p. 101.

第三章　清宫中的西洋医学

澳门,同年应召赴京,终其身供职北京,为医师、药剂师及植物学者。皇帝出巡,数命扈从,如1699年曾作为太医陪同康熙出巡中国南方。[1] 1699年第一位法国传教士医生樊继训(Pierre Frapperie,1644-1703)修士到达中国。樊继训字述善,来华前已是外科医生和药剂师。1699年7月24日到达厦门,1700年8月7日进入北京。不久便以精湛的医术博得康熙的器重,可惜只在北京效力三年多,便于1703年11月20日去世。[2] 与樊继训修士一同来华、一同作为医生进京效力的,还有另一位法国耶稣会士罗德先修士。德先字恒斋,法兰西帕米埃人,1674年进入初修会。入京后因医术高明,深得康熙皇帝和朝臣的信任。康熙每年10月到鞑靼地区出巡,都命其随从,几乎每次都达半年以上。[3] 1704年6月,有意大利热那亚耶稣会士何多敏(Giandomenico Paramino,1661-1709)修士到达北京。他是外科医生,1697年由欧洲抵达澳门。1704年到北京后,曾多次随康熙帝巡幸京外。1709年12月在京去世。[4]

1706年1月2日,康熙帝命白晋为使臣,随教皇特使铎罗(Charles Thomas Maillard de Tournon,1668-1710)回欧洲解决礼仪纠纷。除礼仪事外,还让白晋在欧洲召精于数学、音乐、医术之传教士来华。[5] 白晋一行到达广州时,北京与罗马因礼仪之争关系彻底破裂,白晋又被召回北京。次年康熙下令广东官员,"见有新到西洋人,若无学问只传教者,暂留广东,不必往别省去。许他去的时节另有旨意。若西洋人内有技艺巧思,或系内、外科大夫者,急速着督抚差家人送来"。至9月18日,两广总督赵弘灿奏:"今查有新到西洋人十一名内,惟庞嘉宾据称精于天文,石可圣据称巧于丝律,林济各据称善于做时辰钟表,均属颇有技艺巧思。其余卫方济、曾类思、德玛诺、孔路师、白若翰、麦思理、利奥定、魏格尔等八

---

〔1〕《在华耶稣会士列传及书目》上,第482页;《在华耶稣会士列传及书目补编》上,第63页。
〔2〕《在华耶稣会士列传及书目》下,第573页。
〔3〕《在华耶稣会士列传及书目》上,第562—565页;《在华耶稣会士列传及书目补编》下,第556—557页。
〔4〕《在华耶稣会士列传及书目补编》下,第482页。一说其于1713年去世于果阿。
〔5〕参见《在华耶稣会士列传及书目》上,第436页,冯注。

名,俱系传教之人,并非内外科大夫,遵旨暂留广东,不许往别省去。"很可能是庞嘉宾等三人到京后,为了能使更多人来京传教,便又向康熙推荐说另有三人会天文或制药,于是康熙传旨赵弘灿将这三人护送进京。康熙四十七年(1708)正月初十,赵弘灿奏:"臣接奉上谕,着臣与巡抚将澳门存下捌人之内,有会炮制药的魏哥儿(即魏格儿)、会天文的得马诺(即德玛诺)、孔禄世(即孔路师)三人送来,臣等已经查取前来,见在另差家人伴送进京。"[1]魏哥儿(Miguel Vieira,1681–1761)修士,中文名又叫魏弥嘉、魏弥各、卫弥各,葡萄牙波尔图人。1708年进京,作为药剂师在宫廷服务达六年。后由于身体原因返回果阿,1760年葡萄牙驱逐耶稣会士时被捕,于1761年5月17日在里斯本附近去世。[2]

康熙五十四年(1715)八月十六日,两广总督杨琳奏"七月十九日,有香山澳本澳商人从小西洋贸易舡回澳门,搭载西洋人郎宁石、罗怀中二名。奴才于八月初六日传至广州,据郎宁石称系画工,年二十七岁,罗怀中称系外科大夫,年三十六岁,俱于旧年三月二十一日在大西洋搭舡,八月初十日到小西洋,今年四月十一日在小西洋搭舡,七月十九日到香山澳,因天气暑热,在舡日久,请假休息,并制作衣服,往北京天朝效力。等语。奴才见是技艺之人,捐给盘费衣服,俟其休息可以起身,即遣人伴送进京。"康熙朱批:"知道了。西洋人着速催进京来。"[3]罗怀中修士,字子敬,意大利人,来华前以外科闻名于那不勒斯地区。1715年8月来华后,以精明外科医理,内廷行走。他在京行医32年,历康、雍、乾三朝。后因治病染溃疡疾,于1747年3月1日去世。[4]

康熙晚年,概因身体原因,对西洋医生之需求更为迫切。在康熙五十七年(1718)七月二十七日朱批《两广总督杨琳奏报续到西洋船数据闻红

---

[1] 《康熙朝汉文朱批奏折汇编》第一册,第701—704、788—791页。
[2] 参见《在华耶稣会士列传及书目补编》下,第724—725页。该书云1707年进京,从中文资料看,则为1708年;另,此书将"魏弥嘉"写成"魏弥喜",误。
[3] 《明清时期澳门问题档案文献汇编》第一册,第105页。影印件见《清中前期西洋天主教在华活动档案史料》第一册,第13页,但编者将时间错推成1716年9月25日。
[4] 《在华耶稣会士列传及书目》下,第651页。

第三章 清宫中的西洋医学

票已传到教化王等情折》云:"西洋来人内,若有各样学问或行医者,必着速送至京中。"[1]但在此年年末杨琳奏报,并无西洋技艺之人到来。[2]直到次年夏天,才有一名法兰西外科医生来华,据杨琳、广东巡抚杨宗仁奏报:"本年五月十二日,到法兰西洋舡一只,据报装载燕窝、胡椒、绒氆等货。内有法兰西行医外科一人,名安泰,年二十六岁;又会烧画珐琅技艺一人,名陈忠信,年二十八岁。奴才等随催令安泰、陈忠信即速赴京,据二人回称,在洋舡日久,天气又热,必稍得歇息方可起身。奴才等现在捐备衣服行装,令其六月十八日即公同遣人伴送来京。"[3]安泰修士,字自得,法国人,1719 年来华后一直在北京行医,直到 1758 年去世,前后达 39年。[4]奇怪的是,此时方济各会安哆呢正在广州行医传教,且与总督杨琳有往来,杨琳为何也如南怀仁一样没有向康熙推荐方济各会医生?不知是安哆呢不愿入宫效力,还是杨琳有意隐瞒。

康熙宫廷中的西洋医生,以耶稣会士为主,但是康熙寻找的范围并不局限于传教会。清代第二个来华荷兰使团(1685—1687)在北京时,康熙得知使团医生凯瑟(Louise de Keyser)医好了多位中国官员的疾病,便有意将其召为御医。荷兰人本可以如法国人那样,通过这样的机会和途径在北京宫廷建立自己的驻地,但是由于巴达维亚当局对此无兴趣,凯瑟并没有留在北京。[5]

康熙还通过俄罗斯馆获得西洋医生。[6]康熙五十一年(1712)皇帝曾致信俄国加加林(Gagarin)亲王,请他派遣外科医生来华。1715 年俄政府派遣莫斯科医院英籍外科医生噶尔芬(Thomas Garwin)来华,次年抵京。这位英国医生曾给康熙把过脉,但由于水土不服等原因,于 1717 年

---

[1] 见《明清时期澳门问题档案文献汇编》第一册,第 115 页。
[2] 《明清时期澳门问题档案文献汇编》第一册,第 116—117 页。
[3] 《明清时期澳门问题档案文献汇编》第一册,第 121 页。
[4] 《在华耶稣会士列传及书目》下,第 677—678 页。
[5] WILLS, Jonh E., Jr., *Embassies and Illusions, Dutch and Potuguese Envoys to K'ang-hsi, 1666 - 1687*, Harvard University, 1984, p. 166.
[6] 关于俄罗斯馆,参见蔡鸿生:《俄罗斯馆纪事》,广州:广东人民出版社,1994 年。据蔡先生研究,"俄罗斯馆设随班医生始于 1821 年(道光元年)",则本节所提到的几位医生并非随班医生,而是专门应康熙之请而来京行医的。

春离开了北京。[1] 临行前康熙帝重赏了噶尔芬,并对其离去感到不舍,说:"令尔前来,朕并未视同外国人。既如同朕之人仁爱,内外药房诸处尔俱知。尔之医术甚好,想留尔于此处。"[2] 1716 年尚有一位毕业于莫斯科科学院的医生,随该年俄国使团一同抵华,其名普拉尔特(Pulart),[3] 或即是该使团随班学生伊凡·普哈尔特。[4]

曾在康熙朝宫廷行医的西洋医生不止这些,文献提及的至少还有裕吴实、[5] 米兰教士兼内科医生沃尔塔(Volta)、[6] 铎罗主教的随团医生布尔盖泽(Bourghèse)和罗马圣灵医院外科医生加里亚迪(Gagliardi)[7] 等。据梵蒂冈图书馆收藏的一份文献,康熙曾在召见嘉乐时,与在场的一位西洋医生开玩笑:

(康熙五十九年十二月)二十九日旨意,叫嘉乐进朝内见皇上,问嘉乐许多话,赏克食。皇上望西洋内科乌尔达说玩话:"你治死了多少了? 想是尔治死的人,比我杀的人还多了。"皇上大笑,甚喜欢。[8]

因乌尔达一名与嘉乐使团成员名单无一相符,故方豪先生推测此人可能是俄罗斯人。[9] 但此人应该就是马国贤在其回忆录中提到的米兰内科医生沃尔塔。遗憾的是,目前对于这几位西洋医生的具体事迹,我们所知甚少。

此外,法国耶稣会士白晋、洪若(Jean de Fontaney, 1643 - 1710)、巴多

---

[1] WONG, K. Chimin(王吉民), WU, Lien-teh(伍连德), *History of Chinese Medicine*, Shanghai, 1932, p.137;吴云瑞:《中俄医学交流史略》,《医史杂志》第一卷,第一期,1947 年 3 月,第 25 页;蔡鸿生:《俄罗斯馆纪事》,第 72 页。
[2] 《康熙朝满文朱批奏折全译》,第 1185 页。
[3] WONG, K. Chimin(王吉民), WU, Lien-teh(伍连德), *History of Chinese Medicine*, p.137.
[4] 1716 年抵华的俄国驻北京布道团名单见蔡鸿生:《俄罗斯馆纪事》,第 60 页。
[5] 陈可冀主编:《清宫医案研究》,北京:中医古籍出版社,1990 年,第 27 页。
[6] 马国贤:《清廷十三年——马国贤在华回忆录》,第 100 页。
[7] 《耶稣会士中国书简集》II,第 312 页。
[8] 转引自方豪:《中国天主教史人物传》中册,第 340 页。
[9] 方豪:《中国天主教史人物传》中册,第 341 页。

第三章 清宫中的西洋医学

明等人,也都为康熙帝在医学方面出过力。这样,从康熙三十一年(1692)至六十一年(1722)的三十年中,曾在宫廷行医的西洋人竟多达二十人(参见附表)。正如当初南怀仁神父所预料的那样,清廷中的传教士医生超过了传教士天文学家,成为天主教在华传教事业的根基。

康熙后期,中国传教事业和中西文化交流受到礼仪之争[1]的严重困扰,举步维艰。康熙从来没有对传教士进行迫害。在铎罗不顾后果坚持宣布禁止中国礼仪的教皇饬令后,康熙于四十五年(1706)冬颁布上谕,要求西洋人必须在领取内务府颁发的印票后,方可在华行教,[2]否则必须离开中国。西洋技艺之人,则不在被驱逐之列。康熙五十八年(1719)十月二十二日福建住堂西洋人利安国赴京陛见,康熙面谕云:

> 利安国并众西洋人等:尔西洋人之事,朕前后旨意俱无分别。先年发去红字旨意,并面谕多罗,俱是一旨。尔等来中国者,有优劣不等。利安国系新会长,以后西洋人来信必先奏闻,毋得隐讳。尔众西洋人如内仍似前次,各出己见,乱寄书信者,即系乱法之人,在中国亦无用处。除会技艺人留用外,其余众西洋人务必逐回,断不姑留。[3]

康熙不但不驱逐在华之西洋技艺人,而且还在礼仪之争闹得最厉害的时期,不失时机地招请技艺人。就在铎罗在京期间,康熙也曾让朝臣赫

---

[1] 关于"礼仪之争"问题,国际、国内学术界都有非常多的研究,近年又公布了相关中、西文文献数种。主要研究成果如:MINAMIKI, George, *The Chinese Rites Controversy: From Its Beginning to Modern Times*, Chicago: Loyola Univ. Press, 1985; MUNGELLO, David E. (ed.), *The Chinese Rites Controversy: Its History and Meaning*, Nettetal: Steyler Verlag, 1994;李天纲:《中国礼仪之争:历史,文献和意义》,上海古籍出版社,1998 年;林金水:《明清之际士大夫与中西礼仪之争》,《历史研究》1993 年第 2 期,第 20—37 页。已整理出版的葡文文献集有 SALDANHA, António Vasconcelos de, *De Kangxi para o Papa, pela via de Portugal. Memória e Documentos relativos à intervenção de Portugal e da Companhia de Jesus na questão dos Ritos Chineses e nas relações entre o Imperador Kangxi e a Santa Sé*, Instituto Português do Oriente, 2002.

[2] 参见《正教奉褒》,第 123 张。

[3] 《清中前期西洋天主教在华活动档案史料》第一册,第 26 页。

世亨向其索要得利雅噶、绰科拉等西药。[1] 五十四年(1715),由罗马传信部派来的马国贤、德理格二神父,在康熙授意下上书教皇,请求多派遣技艺人来华,云"西洋人受大皇帝之恩深重,无以图报,今特求教化王选极有学问:天文、律吕、算法、画工、内科、外科几人,来中国效力,稍报万一为妙"。[2]

为了缓和与北京的关系,教皇于1719年9月18日派遣嘉乐(Carolus Mezzabarba, 1682–1741)出使中国。使团于次年10月抵达中国,随行人员中有很多技艺人。据两广总督杨琳和广东巡抚杨宗仁奏报:

> 西洋教化王差来使臣一人,名嘉乐,业于八月二十七日船到澳门。奴才等随即差员查询得,嘉乐系奉差复命并进贡方物,其随从西洋人二十四名内,会画者二名,做自鸣钟、时辰表者一名,知天文度数者一名,弹琴的二名,内科一名,外科一名,制药料的一名,连从前到的会雕刻者一名,共十名,系教化王着进京伺候皇上。[3]

其中通内科、外科、药料者三人,囿于史料,我们知之甚少。嘉乐求康熙两件事,"一件求中国大皇帝俯赐允准,着臣管在中国传教之众西洋人;一件求中国大皇帝俯赐允准,着中国人教之人,俱依前岁教王发来条约内禁止之事"。[4] 对礼仪问题没有做丝毫的让步。见此情形,康熙下了禁教的决心,毫不姑息,传旨嘉乐云:

> 尔教王条约,与中国道理大相悖谬;教王表章,朕亦不览。西洋人在中国行不得教;朕必严行禁止。本应命尔等入京陛见,因道理不合,又生争端,尔于此即回去。明日着在京众西洋人于拱极城送尔。

---

[1]《康熙朝满文朱批奏折全译》,第418页。
[2] 陈垣辑:《康熙与罗马使节关系文书》,台北:学生书局,1973年,第19页。
[3]《清中前期西洋天主教在华活动档案史料》第一册,第31页。
[4] 见《来朝日记》,《康熙与罗马使节关系文书》,第42页。

第三章 清宫中的西洋医学

西洋人中有不会技艺之人,尔俱带去。再,尔等问嘉乐带来会技艺之九人,伊等情愿效力者,朕留用;不愿在中国者,即同回去,朕不强留。钦此![1]

嘉乐所带三位行医、制药之人,后不见于文献,很可能又随使团返回欧洲。

在中西礼仪之争问题上,康熙表现出了一个大国君主对外来文化主动选择的姿态。康熙所需要的是西洋科技、艺术和医学人才,而天主教对他来说,并无实用价值。康熙允许传教士来华传教,以便可以获得技艺之人;各传教会迎合康熙帝这一需要,以提供科学、医疗等为手段,以达到传教之目的。在这一互利的关系下,中国可以输入西洋文化中的先进成分,而天主教也可随之在华得到传播,本可相安无事。讵料因来华传教各派之间的矛盾等原因,引发了旷日持久且极具破坏性的中西礼仪之争。康熙对干涉中国传统礼仪的蛮横行径采取了坚决制止的态度,但并没有因此而盲目排外,将所有西洋人不加区别地驱逐出境;对西洋技艺之人仍予挽留、招请。

2. 雍正禁教:西医入华陷入低谷

康熙末年因礼仪之争开始禁教。康熙五十九年(1720)十二月,教皇特使嘉乐向中国教士、教徒发布了禁止中国礼仪的教皇饬令,康熙阅完该禁约后,大为恼火,朱批曰:

> 览此告示,只可说得西洋人等小人,如何言得中国之大理。况西洋人等,无一人同(通)汉书者;说言议论,令人可笑者多。今见来臣告示,竟是和尚道士、异端小教相同,此片乱言者莫过如此。以后不必西洋人在中国行教,禁止可也,免得多事。[2]

---

[1]《康熙与罗马使节关系文书》,第45—46页。
[2] 教皇禁约中文译本及康熙朱批,均见《清中前期西洋天主教在华活动档案史料》第一册,第47—49页。

不过,如前所述,康熙并没有因此而中止引进西洋技艺人。

雍正继位后,继续禁教,且措施严厉。在华传教士被逐至广州后,1732年又被赶至澳门。当时在京效力的西洋医生尚有罗怀中、安泰、魏哥儿等修士,雍正帝仍准他们在宫廷行医。据内务府档案,雍正至少有两次传旨罗怀中辨认宫中所储藏的西洋药物。[1] 但他们已经不受皇帝重视了,这一点可以从雍正对闽浙总督满保奏折的批改中窥见。满保原奏:"查得西洋人在各省大府县俱建天主堂居住,此等西洋人留居京城尚可编修黄历,治病及制造器皿。"雍正将"治病及制造器皿"用朱笔涂掉,朱改为"用于杂事",[2] 可见西洋人在京治病、制造器皿等工作,在雍正心目中只是杂事而已,无关紧要。雍正在位的十三年中,无一位西洋医生入宫效力,西医入京已由高峰跌入了低谷。

3. 乾隆朝:用其术而禁其教

乾隆时期仍推行严厉的禁教政策,且大小教案不断发生。但由于需要,北京宫廷中仍保留了西洋技艺之人,并对新到之西洋技艺人,仍招其进京效力。乾隆时期的国内形势比康熙时期已经有了很大的变化,政局稳定,文化繁荣,满族人的统治已经相当牢固。反映在个人的兴趣爱好方面,乾隆与康熙亦有很大差别。就引进西洋文化方面而言,乾隆对西洋科技没有什么兴趣,但对以美术为代表的西洋艺术却情有独钟。[3] 故此一时期西洋文化输入的主要内容,已不是科技,而是艺术了。尽管西医入华比雍正朝有一些起色,但已降为次要地位。

乾隆六年(1741)三月,戴进贤(Ignace Kögler, 1680–1746)等奏报,"有西洋人赵圣修、鲁仲、汤执中、纪文等四人,现在澳门,如蒙圣恩,准其

---

〔1〕 一次是雍正四年(1726)九月二十六日,另一次是雍正四年十月二十二日,见《清中前期西洋天主教在华活动档案史料》第四册,第15、16页。

〔2〕《明清时期澳门问题档案文献汇编》第一册,第135页。

〔3〕 从已公布的有关乾隆时期中国天主教档案文献的内容来看,主要有两个方面,一是教案,参见《清中前期西洋天主教在华活动档案史料》第一、二册,第73—812页;一是西洋美术,参见《清中前期西洋天主教在华活动档案史料》第四册,第44—477页。从清宫藏西洋仪器来看,康熙时期科技仪器居多,而乾隆时期则多为钟表之类,参见刘潞主编:《清宫西洋仪器》,香港:商务印书馆,1998年。

第三章 清宫中的西洋医学

来京,求皇上谕令广东督抚照例差人伴送前来。"乾隆颁旨准其来京。八年十二月十二日(1744年1月26日),广州将军策楞奏,据戴进贤等接澳门来信,称"有西洋人庞进仁能通天文算法,马得昭知外科、调和药料,二人情愿进京效力,恳祈皇上敕下广东督抚令其来京"。皇上准其遵照乾隆六年例,令其差人伴送西洋人入京。[1] 马得昭神父,中文名又作马德昭,字钦明,葡萄牙人。1725年在科英布拉进入初修院,1742年到达中国,1744年初作为外科医生和药剂师,奉召入宫效力。1748年被选为耶稣会中国副省会长,1751年4月20日因病去世于任上,[2] 在京七年。

马德昭神父去世后四个月,有葡萄牙耶稣会士罗启明修士以外科医生和药剂师之名抵达北京。启明字曜东,1725年5月10日出生于葡萄牙维塞乌(Viseu)。1746年4月5日在埃武拉(Evora)进入初修院,1749年启程东来。在京以医术活人甚众,1764年11月22日因病在京去世。[3]

18世纪中期,随着葡萄牙国力的下降,其远东保教权已经名存实亡;加上中国长期施行禁教政策,葡萄牙在华影响力已经大大减弱。为了维护和加强葡萄牙在中华帝国的教会势力,重振远东传教会以保证其在远东地区的政治、经济利益,葡王唐·若瑟上台后,便派遣使臣巴哲格出使中国。使团于1752年8月11日到达澳门。两广总督阿里衮奏:

> 据澳门夷目委黎多等禀称,本月七日有大西洋波尔都噶尔船一只来澳,系本国王遣使臣巴这哥航海来粤,赴京恭请圣安,现在候示……赍进方物二十九箱到粤,恭候请皇上圣安,以展向化感慕之诚,并带有西洋人三名,汤德徵、林德瑶知天文算法,张继贤善于外科,亦一同赴京,如蒙皇上谕允留用,汤德徵等亦愿住京效力。[4]

---

[1]《清中前期西洋天主教在华活动档案史料》第一册,第74页。
[2]《在华耶稣会士列传及书目补编》上,第275页。
[3]《在华耶稣会士列传及书目》下,第915页;《在华耶稣会士列传及书目补编》下,第532页。
[4]《清中前期西洋天主教在华活动档案史料》第一册,第176—177页。

张继贤神父,名舒,字依纳、继贤。1725 年出生于科英布拉教区。1742 年 8 月 24 日为了前往中国传教区而进入初修院。1753 年随巴哲格使团抵达北京,以外科医生的名义在京居住长达 40 年之久。1792 年 12 月 9 日在北京去世。[1]

1765 年,乾隆皇帝第五子腿患肿疡,对于此类外科疾病,宫中医生均无治疗之法。乾隆询问京中各神父是否有人能治,神父们推荐新到广州的法国外科医生巴新(Louis Bazin,1712-1774)。乾隆立即遣人南下召之。但由于巴新初来之时,受阻于广东官员。皇上急递到达广州时,巴新已返归南洋,至法兰西岛度岁。两广总督拟派人前往招请。次年初,巴新偕同汪达洪(Jean-Mathieu Tournu de Ventavon,1733-1787)神父重返广州。[2] 乾隆得知后,马上寄谕广东巡抚杨廷璋:"闻佛郎机亚国巴姓专治外科,其人于今岁到广东,在佛郎机行内,郎世宁等称其愿来京居住,着该督杨廷璋即派员照看,由驿送京,但不可令其惊惧。"[3] 巴新修士,字懋修,法国人。1735 年赴东方传教,隶波斯传教会,曾为纳迪尔沙(Nadir Shah)的御医。入华后在京行医八年,于 1774 年 3 月 15 日去世。[4]

经过这次寻医事件后,乾隆于三十一年(1766)九月重申了形成已久的引进西洋技艺人制度:

> 嗣后西洋人来广,遇有愿进方物及习天文、医科、丹青、钟表等技,情愿赴京效力者,在澳门则令其告知夷目,呈明海防同知;在省则令其告知行商,呈明南海县,随时详报,总督衙门代为具奏,请旨护送进京,俾得共遵王路,以效悃忱。[5]

---

[1] 《在华耶稣会士列传及书目补编》上,第 244—245 页。
[2] 《在华耶稣会士列传及书目》下,第 1025—1026 页。
[3] 《清中前期西洋天主教在华活动档案史料》第一册,第 254 页。
[4] 《在华耶稣会士列传及书目补编》上,第 66 页。
[5] 《清中前期西洋天主教在华活动档案史料》第一册,第 255 页。

第三章　清宫中的西洋医学

这样,尽管查处传教之人的力度不断加大,引进和使用西洋技艺人的制度却得到了巩固。

1770年10月,意大利耶稣会士齐类思(Luigi Cipolla, 1736－1805之后?)抵达广州。他在来华前便听说中国朝廷召医生和画师,因而研习医学。1771年被召入京服务。[1] 其人在京情况不详。

乾隆三十九年(1774),两广总督李侍尧奏:"现有西洋人岳文辉晓理外科,杨进德、常秉纲俱习天文,附搭商船到广,情愿进京效力,应否恩准之处,循例奏闻请旨。"按惯例,西洋人一经入京效力,则终生不返。但此时传教士有亲老告假者,乾隆对此非常不快,于是谕军机大臣等:"伊等既有亲待养,即不应远涉重洋投效中国,若既到京效技,自不便复行遣回,均当慎之于始。此次岳文辉等三人,即着李侍尧询问伊等,如实系情愿长住中国不复告回者,方准送京;若有父母在堂者,即不准其详报呈送。着李侍尧总督衙门存记档案。嗣后凡有西洋人恳请赴京者,即照此询明,分别奏办。"[2] 岳文辉是否进京不详。

18世纪后期,欧洲各国对华传教的热情已有所减退。1760年葡萄牙政府取缔耶稣会;1773年教皇克雷芒十四(Clement XIV, 1769－1774)下令解散耶稣会,此后竟无传教会愿意来华接替耶稣会的工作,致使此间甚少有西洋教士来华。乾隆帝已感到宫廷西士不够用,四十六年(1781)五月上谕云:"向来西洋人有情愿赴京当差者,该督随时奏闻。近年来此等人到京者绝少,曾经传谕该督,如遇有此等西洋人情愿来京,即行奏闻,遣令赴京当差,勿为阻拒。"但是由于没有西洋人到达,广东地方官也无能为力。后因宫中如艾启蒙、傅作霖等相继物故,西洋人在京者渐少,乾隆再谕广东官员,"三令其留心体察,如有该处人来粤,即行访问,奏闻送京"。[3]

---

[1]《在华耶稣会士列传及书目》下,第1028页;《在华耶稣会士列传及书目补编》上,第137页。
[2]《清中前期西洋天主教在华活动档案史料》第一册,第305页。
[3]《清中前期西洋天主教在华活动档案史料》第一册,第341—342页。

1783年,教廷指派遣使会(Lazaristes)[1]前往中国接替耶稣会的工作。首批来华的会士有罗广祥、冀若望(Chislain,或作:吉德明)、巴保禄(Paris,或作:巴茂正)等人,均怀技艺,其中冀若望兼通医学、物理、机械制造等学科。他们于1785年抵京,接管耶稣会所遗诸职,并被任命接替钦天监监正、国子监算学馆等官衔及职务。[2]

1784年,意大利传教士颜诗莫(Anselmo da Santa Margherita)以外科之名入京。据两广总督舒常奏:

> 兹据南海县详据洋行商人潘文岩等、通事林禧等禀称,有意打利亚奴国夷人德天赐、颜诗莫二名,附搭双鹰国夷船到广,情愿进京效力等情。卑职随即传唤该夷人德天赐、颜诗莫并行商、通事人等查讯,据德天赐供,夷人今年二十七岁,谙晓绘画;颜诗莫供称:夷人今年三十二岁,谙晓外科医理。因本国王接到在京夷人汪达洪的信,叫夷人进京效力,附搭双鹰国夷船来广等语。[3]

汪达洪即1766年随巴新一同入华的法国籍耶稣会士,以机械师名在京行走,曾造二机器人,可持花盆自行,深得乾隆赏识。[4]因为此时在京西洋人渐少,达洪借机写信向欧洲呼吁再派传教士来华。德、颜二神父均为奥斯定会会士,在华效力达27年之久。颜诗莫成为明末至清前期最后一位来华的西洋传教士医生。

4. 嘉庆朝:宁舍其医不纵其教

嘉庆帝登基后,禁教力度比乾隆时期有过之而无不及,就连在京效力的西洋人,也受到了严格的约束。嘉庆十年(1805)发生德天赐私递西字

---

[1] 遣使会,1625年由法国人味增爵(St. Vincent de Paul)创办于巴黎,也称味增爵会或辣匝禄会,以派遣会士往乡区向贫民传教为宗旨,故名遣使会。1773年传入中国,1785年接管了耶稣会在中国开办的教区。参见卓新平主编:《基督教小辞典》,上海辞书出版社,2001年,第16页。
[2] 杨森富:《中国基督教史》,台北:商务印书馆,1968年,第165页。
[3] 《清中前期西洋天主教在华活动档案史料》第一册,第342页。
[4] 《在华耶稣会士列传及书目》下,第963页。

第三章　清宫中的西洋医学

书信及地图一案,[1]此后朝廷更加紧了对在京西洋人的管束。该年6月12日,大学士禄康等奏请禁止北京四座天主堂收买羊草:

> 向来各西洋堂,每遇秋冬之际,该西洋人每以挑取药材为名,收买羊草。查各项药材,京城无不备聚,恐该西洋人指称寻取药材,实欲购求异物,暗配邪药,迷惑愚人,应请嗣后禁止该四堂收买羊草,以杜弊端。[2]

将收购药材诬蔑成"暗配邪药",并加以禁止,可见当时西士已经难以在宫廷继续行医了。而据同年军机大臣奏章,清廷已明确规定:"查封附属北京四堂之房屋;查封西洋人之乡下房屋;检查西洋人信件;限制西洋人之雇员、佣人数目;严禁西洋人研习医术。"[3]这是西洋人在华行医第一次被明确禁止。或许此时清廷已发觉,天主教之所以屡禁不止,与西人在华行医有一定关系,所以宁可不要其医,也不宽纵其教。

嘉庆十六年(1811),尚有十一名西洋人在京服务,这十一人据管理西洋堂大臣福庆、吏部左侍郎玉麟调查,为钦天监监正福文高,监副李拱宸、高守谦,内阁翻译南弥德,曾得六品顶戴的贺清泰,及吉德明、嘉庆九年(1804)来京的毕学元、高临渊、颜诗莫、王雅各伯、德天赐。嘉庆帝嫌其多为无用之人,除在钦天监中效力之西人外,对其余人则下令遣返。十一西士曾请求网开一面,准许其继续留京,但未得到批准。其中通医学的吉德明以年老多病而未遭遣返,以医生名义入华的颜诗莫则同德天赐、高临渊、王雅各伯一起,于十六年七月被遣返,[4]于十二月经广东抵达澳门。[5]西洋传教士在京的行医活动至此彻底终结了。

---

〔1〕　关于此次教案,参见方豪:《中国天主教史人物传》下,第215—221页。
〔2〕　《清中前期西洋天主教在华活动档案史料》第二册,第855页。
〔3〕　卫青心:《法国对华传教政策》上卷,黄庆华等译,北京:社会科学出版社,1991年,第35页。
〔4〕　《清中前期西洋天主教在华活动档案史料》第二册,第923—925页。
〔5〕　《清中前期西洋天主教在华活动档案史料》第三册,第972—973页。

清前期入宫的西洋医生,以传教士医生为主。西医入华因弛教而盛,因禁教而衰。康熙朝因对西洋技艺人特别是西洋医生的需要而弛教,成就了西医入华的鼎盛;嘉庆朝为禁教而驱逐西洋技艺人,导致了西医入华的终结。此后,再未见有以医生身份来华的西洋天主教传教士。直至1834年,才有美国新教传教士伯驾(Peter Parker,1804-1888)来华,并于1838年组建中华医学传教会(Medical Missionary Society),西医入华进入了新的阶段。

三 宫廷行医与教派斗争

路易十四时期的法国成为欧洲最强盛的国家,打破葡萄牙东方保教特权、改变法国在远东的颓势局面,成为路易十四面临的重要问题之一。1685年3月,经法王和法兰西科学院专家们精心挑选的六名博学的耶稣会士洪若、张诚、白晋、李明(Louis-Daniel le Comte,1655-1728)、刘应(Claude de Visdelou,1656-1737)和塔夏尔(Guy Tachard,1648-1712),以"国王的数学家"身份从法国布雷斯特港乘船东来。[1]这次行动未征得葡萄牙国王允许,未从里斯本乘葡萄牙船出发,1687年到达中国后绕开澳门,从宁波登陆,且完全在法国政府的资助之下,葡国东方保教权受到了沉重打击。从此以后,来华耶稣会士分为葡系(在葡萄牙保教权之下的耶稣会士)和法系(由法国直接派遣的耶稣会士)两派。法系耶稣会士入宫以后,与葡系耶稣会士彼此明争暗斗,法国传教士在科学技术上占有优势,而医学也成为双方斗争的工具。南怀仁给耶稣会总长的信中希望能够尽快地派遣传教士医生来华,因为"如果我会不尽快地满足皇帝的这个愿望,同样传教于此的其他修会,如方济各会、多明我会、奥斯定会,以及一些新的教士和法国教区神父们,将得到这个良机,并将由此涉足于宫廷之中。如果他们进入宫廷,将对我们造成很多障碍和困难,因为来自不同组织的人们,永远不会服从于同一总会长的领导"(见前引)。然而南怀仁的这一呼吁迟迟没有得到响应,他的担心果然发生了。

---

[1] 塔夏尔留在暹罗传教,未至中国。

第三章 清宫中的西洋医学

1. 进讲西医并建立西药作坊

1687年,五位以"国王的数学家(Mathematiciens du Roy)"为名的法国耶稣会士由宁波进入中国。次年,留宫服务的白晋、张诚二神父便抓住时机,为康熙帝进讲西洋科学知识;后来因为康熙帝偶患疾病,他们转而进讲西洋医学知识。他们编译解剖学讲义所用参考书都是当时欧洲最新的研究成果,例如法国医学家威尔尼(Joseph du Verney, 1648－1730)的发现,以及法兰西科学院院士们的发现等。在两三个月内,他们共编译出近20册讲义。康熙病愈后,白晋、张诚向康熙呈献了十四、五幅用铜版印刷的生理解剖图。康熙看了非常喜欢,还命宫廷画师进行临摹。他们还为康熙讲解病理学,对康熙以前所患过的各种疾病一一做病理分析。康熙帝完全康复后认真地阅览了他们编写的讲义。[1] 康熙对他们编译的西医讲义非常赞赏,因而明诏奖励他们,并答应了他们解除禁教令的请求。尽管上谕中没有专门提及法国传教士在传播西医上的贡献,但是白、张二神父通过给皇帝讲授医学知识、编写西医讲义可视为康熙颁布此上谕的直接原因,这无疑提高了法国传教士在华的声誉和地位。

法国传教士不仅为康熙讲解西洋医学知识,还为他配制西药。还在卢依道神父抵达北京前的1690年前后,白晋、张诚二神父便曾为康熙帝用化学原料配制过一种无副作用、无苦味的药剂,深得康熙赞赏,皇帝即谕令他们再配制几种。康熙为此指定了一所房子作实验室,里面的设备都是全新的,而且器具都是银质的。为了制药,二神父翻阅了路易十四王室实验室长官谢拉(Moise Charas, 1618－1694)的著作。[2] 据潘吉星先生引裴化行神父的研究,此著作即为1674年在巴黎发表的《皇家药典》(*Pharmacopée Royale galénique et chimique*),其拉丁文译本于1684年在日内瓦出版。[3] 据白晋撰写的《中国皇帝像传》中说,"当臣等制药的时

---

〔1〕《清康乾两帝与天主教传教史》,第97—98页。
〔2〕《清康乾两帝与天主教传教史》,第98页。
〔3〕 潘吉星:《康熙帝与西洋科学》,《自然科学史研究》第3卷第2期(1984),第183页。

候,康熙帝曾亲自来参观。药做好了以后,康熙帝就谕令全部留做御用"。康熙并非将所有药都留做自己服用。白晋说康熙有一把专供旅行用的银质药壶,在出巡的时候,"一听说哪个臣子有了病,就立刻和御医一起把药送去,这也是康熙帝与生俱来的善良个性"。"很多宫内官员们,都曾服用过臣等的药,每次都是药到病除。"白晋将中国皇帝刻画出一副"悬壶济世"的仁君形象。[1]

这个被称为"中国最先开办的西药制造作坊",[2]此后很少见于文献记载。关雪玲研究推测,清宫中的这间西药作坊隶属于内务府养心殿造办处。[3] 雍正朝以后来华的西洋医生,很可能仍然在这里工作,为宫廷炮制西药。据清宫内务府档案,乾隆二十八年(1763)四月二十一日,皇上谕令西洋人罗启明配制"巴拉萨吗香",在御医白世秀的协助下,罗启明用乾清宫所贮龙涎香一钱、桂皮油七分、丁香油六滴、琥珀油一钱、巴拉萨吗香油八钱;武英殿所贮肉豆蔻油一两七钱、黑龙涎香一钱,及罗启明自己事先配制的荆芥穗油一钱,于五月二十八日配成巴拉萨吗香,由催长葆光持进交讫。[4]此文献中没有表明罗启明医生是在什么场所配制西药,但是有可能就是在白晋、张诚所建立的化学制药作坊中。若这个推断是正确的,则说明至乾隆中期此作坊仍在宫廷中发挥着作用,且此时中医生也协助洋医生配制西药。近年公布的清宫西洋仪器,为我们提供了此西药作坊存在的物证。《清宫西洋仪器》公布了清中期银蒸馏器一件、清中期铜蒸馏器一件,及康熙时期银质制药器具一盒。器具多为银质,与白晋的说法吻合。[5]

张诚、白晋二神父还用满文著有一部介绍西方药物和各类疾病的书,名为《西洋药书》,目前仍藏于故宫之中。2005年夏,我曾趁参加在

---

[1]《清康乾两帝与天主教传教史》,第98—99页。
[2] 曹增友:《传教士与中国科学》,第365页。
[3] 关雪玲:《康熙朝宫廷中的西洋医事活动》,《故宫博物院院刊》2004年第1期,第106—107页。
[4]《清中前期西洋天主教在华活动档案史料》第四册,第302—303页。
[5] 刘潞主编:《清宫西洋仪器》,第234—236页。

第三章 清宫中的西洋医学

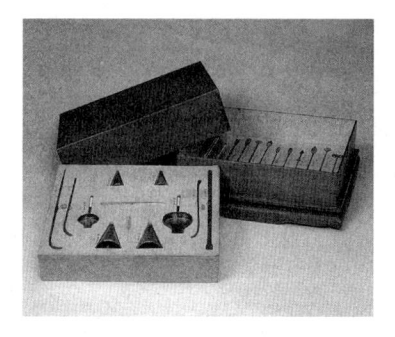

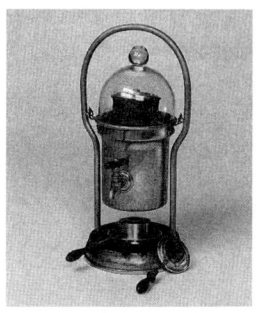

康熙时期宫廷西药作坊中的制药器皿

北京举办的第 22 届世界科学史大会之机,在故宫博物院见到了正在出展的《西洋药书》,可惜我不懂满文,对这部珍贵文献无法加以研究。关雪玲曾在文章中介绍过该书的大致内容,兹转述如下:"《西洋药书》为康熙朝内府满文袖珍写本,共 4 册,按版心排药名、药方。每半叶 6 行,每行 6、7 字不等。全书内容撮其要可分以下两方面:其一,介绍当时流行的 40 余种药品。内服药有金鸡纳霜、巴思地略、额尔西林、黄白丹及药露、药盐 20 多种。外科药物有治疗伤口的药膏、烧伤药、跌打损伤药、红白药水等 10 余种。还有各种各样的硫磺洗剂、眼药水、酊剂、酒剂等 10 余种。其二,分析论述了瘟疫、痢疾、水痘、疥疮、斑疹、瘫痪、泌尿系统疾病、肺痨、肝胆肠胃疾病、眼齿手足疼痛等 30 多种疾病的症状、病因、病例以及医疗护理药方与临床使用方法等。"[1]该书是否就是张诚、白晋为进讲所编译的近 20 册讲义的成书,我们还不得而知。其中所介绍的药物从种类上看,不由让人想起澳门圣保禄学院耶稣会士们的秘方,两者都包含有眼药水、烧伤药膏、酊剂、药露、酒剂等。关雪玲所列举的"巴思地略",即葡文"pastilha",意为药片,但具体指何种药片,则不清楚;"额尔西林"或为一种酏剂或药酒(elixir),其他各种药物也由于所列过简而暂无法考证。此书为满文,虽影响不广,但很可能成为宫廷中的中国医生乃至西洋医生的重要参考。

---

[1] 关雪玲:《康熙朝宫廷中的西洋医事活动》,第 109 页。

2. 卢依道与高竹的宫廷行医经历

与法国传教士的积极主动相对照，葡系传教士对向中国派遣医生持比较消极的态度。直到南怀仁神父去世四年之后，才有意大利耶稣会士卢依道医生抵达澳门，而澳门耶稣会在卢依道是否应该进入宫廷行医的问题上犹豫不决，最后在康熙皇帝的一再催促之下，才派遣卢依道和中国西医生高竹前往宫廷效力。

卢依道神父在宫廷行医一年多，后来他将自己来华的经过以及在宫中行医的经历以第三人称详细地记录了下来，题为《一位欧洲医生在中国宫廷成功行医的记录》。[1] 这是目前所发现的关于西洋医生宫廷行医的唯一一份较为完整的文献，对研究西洋医生宫廷行医弥足珍贵。

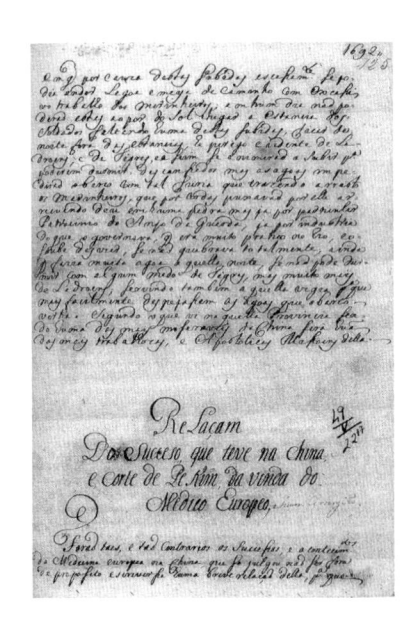

卢依道神父带着高竹医生到达北京后，康熙帝马上对他们的医术进行了考察。他们被康熙帝召见入宫，让他们为他把脉，并询问了自己曾患过的一些病症的病因和治疗方法。次日再次召他们入宫，让他们将前一天所回答的情况写下来，然后与法国神父们所做的诊断相对照。两位医生从白天一直工作到晚上，没有休息的时间。为了进一步了解卢依道神父的医术，康熙帝命他为一名患有子宫疾病的妇女治疗；卢依道成功地将其治愈。这次治疗为他赢得了皇上和宫中大员的赞誉，甚至将他的医术夸大，说他只

里斯本阿儒达图书馆藏《一位欧洲医生在中国宫廷成功行医的记录》抄件

---

[1] "Relaçam do succeso, que teve na China, e corte de Pe Kim, da vinda do Medico Europeo", BA, Jesuítas na Ásia, cód-V-22, fls. 125-140.

第三章 清宫中的西洋医学

给病人把把脉,病人马上就康复了。康熙曾规定,未经允许,他们不能治疗其他任何人。尽管如此,慕名前来求医的人使耶稣会北京学院门庭若市,其中不乏王公贵族。[1]

但是卢依道神父此后的几次治疗效果都不尽如人意。一次,皇帝的一个堂兄弟病了,他马上命卢神父前往治疗。神父给他服了一剂发汗药,到了早晨病情已经有了好转。然而,皇上的叔叔只相信中医,虽然对皇上派来西洋医生很感激,但是却不想将儿子交给他治疗。几天后,患者的病情再度恶化,皇上又让卢神父治。卢神父建议病人服一剂灌肠剂,但是他的父亲仍然拒绝这样的疗法。患者的病情进一步恶化,发烧很厉害,并开始说胡话了。卢神父和高竹医生再次受皇上之命,为患者治疗。但是他们认为为时已晚了。卢神父采取了放血疗法,但是并没有挽救其生命。病人在瘀斑或伤寒丘疹褪去后死了。此事之后,流言四起,有说是欧洲医生的药把人治死了。[2]

几个月后,皇上又命卢神父为他的一位亲戚治病,同时命另外两名中医生一起治疗。这位贵族患者同样倾向于服用中药,十几天后病故了。人们又开始纷纷议论,说是西医把人治死的。但是据卢神父自己说,病人根本没有服用他的药。而如果病人按照他的方法进行治疗,应该不会死的。[3] 不久后,康熙再次给了卢神父机会,让他治疗一位患病已久的官员。卢神父给病人开了一些药,然而并不见效。当皇帝派人询问病情是否好转时,这位官员说和以前一样,并未见丝毫的好转。康熙于是命卢神父中止对该官员的治疗,并不准其继续行医。[4]

连续的治疗不力使在京传教士们产生了很大恐慌。他们害怕因此而遭到不测,甚至担心整个传教事业有可能会毁于一旦。当初澳门方面在派遣卢依道神父进京问题上的担心看来并非多余。康熙在三十五年

---

[1] BA, *Jesuítas na Ásia*, cód‑V‑22, fls. 130va‑131v.
[2] BA, *Jesuítas na Ásia*, cód‑V‑22, fls. 133‑133v.
[3] BA, *Jesuítas na Ásia*, cód‑V‑22, fl. 133v.
[4] BA, *Jesuítas na Ásia*, cód‑V‑22, fl. 134.

(1693)五月,偶患疟疾。在为康熙治疗疟疾的过程中,属于葡国保教权下的卢依道神父彻底败给了法国传教士,使后者得宠于中国皇帝。

1693年6月13日下午,卢依道神父被召入宫。皇上问他脉象如何,卢神父回答说有些紊乱。又问是否有危险,回答说暂时还没有。当时所有的皇子都到齐了,情形非常紧张。康熙命人将闵明我从佛罗伦萨带来的药物取来,并问卢神父是否有治疗此病的好药。卢神父回答说没有却病之药,只有一些恢复体力和精神的药品。皇上对这样的回答并不满意,只是没有表现出来。他留下前来为他诊治的其他人,而让卢神父退下了。[1]当时卢神父也知道金鸡纳治疗疟疾的神效,可惜他手头上没有该药,也不敢保证澳门就有。他没有向皇上提及此药,因为考虑到一旦提及,皇上肯定会立即命人去澳门要,倘若要来后因为药材陈旧过期等原因,疗效没有达到预期的效果,则后果是不堪设想的。[2]

他的犹豫使法国传教士把握住了机会。张诚神父和白晋神父献上一种法国国王常发给贫苦患者的药粉。尽管中医生反对,康熙仍服用了一些。高烧当晚便退了许多,病情有了很大好转。但这一次只是治标不治本,没几天皇上的病又发作了。皇上向全城发布通告,寻找退烧良药。每天都有人前来献药、献方,甚至一些和尚也来施展法术,但是都无济于事。这时法国传教士刘应和洪若二神父来到北京,带有一包金鸡纳;此药当时在中国尚无人知晓。二神父马上将金鸡纳献给康熙,并介绍其配制和服用的方法。为了慎重起见,皇太子命索额图、明珠等四位大臣先服用此药,看是否有副作用。见四位大臣均安然无恙,康熙便用酒和药服下。服后效果非常好,连续服用几日,便痊愈了。"朝廷诸臣亦赞叹曰:凡病人如此迅速康复者,实从未经见。"[3]关于此事,中外史籍多有记载,如查慎行《人海记》、黄伯禄《正教奉褒》等,其中记载最详细的是洪若自己的记述。他在1703年2月给法国国王路易十四的忏悔师拉雪兹(La Chaise,

---

[1]　BA, *Jesuítas na Ásia*, cód‑V‑22, fl. 134v.
[2]　BA, *Jesuítas na Ásia*, cód‑V‑22, fl. 135.
[3]　《康熙朝满文朱批奏折全译》,第44页。

第三章 清宫中的西洋医学

1624－1709）神父的信中,详细讲述了此事的经过。[1]

康熙病愈后,对几名曾阻止他服用西药的御医进行了严惩,将他们流放;1693年7月8日,治疗不力的卢依道神父也被遣返,于9月13日到达澳门。[2] 第一位在京效力的传教士医生就这样结束了其短暂的中国宫廷行医经历,尽管他在回忆录中认为这段经历是成功的,但实际上他输给了法国耶稣会士。卢神父于1694年前往交州传教,1700—1710年成为该传教区的会长。1719年在交州去世。[3]

康熙皇帝对法国几位神父则大加赏赐。据洪若说,康熙公开宣布,是"张诚神父与白晋神父的药粉救了他的命,而我和刘应神父带给他的金鸡纳让他退了烧"。[4] 为此,皇上将西安门内蚕池口前辅政大臣苏克萨哈旧府,赏给这四位法国神父用作教堂;并下令工部,按照神父们的要求,对房子进行改建和装修。1693年12月工程完工,命名救世主堂,即著名的北堂。从此法国传教士在帝京中有了自己独立的驻地,法国传教士的势力也逐渐超过了葡系传教士,成为中西文化交流的主角。

据《正教奉褒》记载,康熙三十八年(1699),张诚、刘应、洪若等请皇上赐西安门内宇旁之隙地,以便扩建教堂。皇上不但答应,而且赐银两料物,派大臣督管工程,历四年,于1703年2月竣工。堂内陈设法国国王路易十四赠送的物品器具,堂侧另造客厅一所,内悬路易十四与英吉利、西班牙及他国君王画像多幅,"以示普世万国,共奉惟一真主,而中外竟如一家焉"。[5] 这次扩建,使建筑主体长七丈五尺,宽三丈三尺,高三丈,堂内无明柱,壁有半圆柱十六楹,柱绘镂刻花草。顶绘穹隆形,人物如生。堂落成后,镌"敕建天主堂"五字,康熙帝另赐额曰:"万有真原",又赐御撰联曰:"无始无终,先作形声真主宰;宣仁宣义,聿昭拯济大权衡。"[6]

---

〔1〕《耶稣会士中国书简集》I,第288—291页。
〔2〕 BA, *Jesuítas na Ásia*, cód-V-22, fl.139.
〔3〕《在华耶稣会士列传及书目补编》上,第390—391页。
〔4〕《耶稣会士中国书简集》I,第290页。
〔5〕 黄伯禄:《正教奉褒》,第117张。
〔6〕 方豪:《中国天主教史人物传》中册,第266页。康熙墨迹可见于《耶稣会士中国书简集》II,第44页。

如此盛况,实中国天主教史所罕有,标志着天主教在中国的传播进入了黄金时代。

与卢依道一同入宫的中国西医医生高竹要成功得多。刚入宫不久的高竹,便被康熙授予钦天监天文学候选博士。他先在顺天门居住,后迁东华门外干鱼胡同近朝房居住,便于每日入大内诊病。不久,擢升为养心殿御医。[1]他曾为康熙的九皇子治好了腮腺炎。当时九皇子的病已经非常严重了,脓肿达到了耳旁。宫廷中所有内科、外科医生都不敢施治。高竹建议用烧红的铁器将脓肿刺破,这样的治疗方式使宫中所有人都不寒而栗,皇子更是无胆接受这样的治疗。最后因为病情严重恶化而又无人能治,康熙不得不把他交给高竹,并由卢依道神父协助治疗。高竹给皇子做完手术后,回到学院。深夜有人来叫他们急赴宫内,因为皇子不省人事了。高竹和卢依道到达内宫后,遭到了皇太子的严厉训斥,尤其是高竹,皇太子说他"没有履行职责,直到现在为止所进行的治疗都没有什么价值"。但是经过卢神父的诊断,皇子并无大碍,只是受惊过度而已。不久,皇子果然痊愈了。从此皇帝对高竹更加宠信和尊敬,并让他给一些高级官员治疗疑难病症,甚至他本人的病,如腰痛等。此外,高竹还给许多患溃疡、瘰疬和其他重病的人治疗,也获得了同样的名誉。[2]高竹还曾为康熙的太后治疗乳疮,获赐"金特"(陈垣先生认为此物可能是一个十字架),令其以之圈官荒之地以为食邑。新会高氏祠堂供有宝石,相传即当年用以治愈太后乳癌的药物,高氏子孙视为宝物。陈垣先生认为这只不过是一种硫酸铜矿物而已。由于说是为太后治疗乳疮,语属不雅,所以对他的事迹文献上缺少记载。应陈垣先生所请,乡人还将高竹的遗像寄给他看,由像上说明得知高竹的字为嘉淇,曾任养心殿御医,陈垣先生据此认为,高竹"为吾国人习西洋医术者之祖也"。[3]

高竹在宫廷中行医不足两年,大约在1693年3月前后,他向皇上请

---

[1] 陈垣:《高嘉淇传》,《光华医事卫生杂志》第二期,1910年9月。
[2] BA, Jesuítas na Ásia, cód‑V‑22, fls. 132–133.
[3] 陈垣:《高嘉淇传》,《光华医事卫生杂志》第二期,1910年9月。

第三章　清宫中的西洋医学

求离开宫廷,以便回家照顾他的妻子。康熙皇帝非常想挽留他,并赐给他一处住所,以满足他与妻子团聚的愿望。不过高竹去意已定,康熙无奈只好批准了他的请求。据带高竹从暹罗返回中国的方济各会士余天明写给西塞的信(1693年4月9日,南京)说:"皇上命令洪若和刘应一起进宫廷的主要原因是,外科医生利马(高竹)向皇上陛下请求允许他返回澳门,尽管皇上在宫廷中已经赐给利马住所,以便他可以和他的夫人一起住在宫中。皇上对利马发了很大的脾气,对徐日升神父也非常生气。几天后,皇上便传旨令洪若和刘应入宫。"[1]据一位在北京的葡系耶稣会士说,高竹很爱私利,"重银子而不重好评和荣誉。他发现在宫廷中行医虽然所见到的都是大人物,但并不能赚大钱"。[2]这一说法不合情理,若想赚大钱,没有比在宫中行医更容易达到目的的了。耶稣会士的这一评价似乎有诋毁之嫌。高竹由方济各会士带回中国,回国后一直与方济各会往来密切。葡系耶稣会士与他的关系看来不是很好。高竹执意离开宫廷很可能与方济各会的安排有关。方济各会传教士绝少有在宫廷中效力者,他们奉行的是一条下层传教路线。而在下层百姓中传教,方济各会更需要高竹这样的掌握医学知识的本国教徒。高竹的离开,也为法国耶稣会士洪若和刘应进入宫廷提供了方便。这从一个侧面反映了各传教会之间的矛盾。

陈垣先生据高氏族谱认为,高竹于1694年(康熙三十三年四月)获得钦准回乡省亲。但据卢依道说,1693年7月,皇帝令索额图和李国正神父南下,前往广州等候从欧洲返回的闵明我神父,卢依道和高竹随他们一同南还,9月13日到达澳门。

高竹返回新会后,康熙皇帝又多次传谕招其入宫效力,在方济各会士余天明致阎当(Charles Maigrot, 1652－1730)的信(1695年9月26日,南京)中提到,"皇上下令,让外科医生利马再次从澳门进宫服务"。[3]西

---

[1] D. FR. Ioannes Franciscus Nicolai, "Epistola ad D. Lud. de Cicé", Nankini 9 Aprilis 1693. In *Sinica Franciscana* VI, pp. 81－82.
[2] SOARES, José Caetano, *Macau e a Assistência*, p. 51.
[3] D. FR. Ioannes Franciscus Nicolai, "Epistola ad D. Revmun C. Maigrot", Nankini, 26 Septembris 1695. In *Sinica Franciscana* VI, p. 179.

文资料并没有提到利马是否遵旨进京,但在方济各会士叶尊孝(Basilio Brollo de Glemona)的一封信(1696年6月6日,南京)中提到,高竹医生有一个箱子和其他物品存放在南昌府,并让卡罗斯·亚米亚尼(Carlos Amiani)神父经过南京时转交给南京主教。[1] 这表明高竹医生并没有遵旨入京,而在1696年6月之前,曾在南昌府。

他回到新会后不久,在濠桥街上街建屋居住,在金紫街开办"地利削"教会,"地利削"的西名待考,但应属于方济各会。当地人以高竹久处外洋,又习西医,故称其为"高老番"。大学士拉实送有题为"誉腾中外"的匾额,海关大员送有题为"品草皇家"的匾额,都悬挂于居室。对于朝廷的屡次招请,他不愿从命,多次求省督抚和海关各大人为其上奏,后获准在乡终养。康熙五十一年(1712)御赐"天台硕彦"四字,诰钦天监博士,留任养心殿御医。康熙对高竹的喜欢与信任可见一斑。高竹在会城所创建的天主教堂,雍正年间奉诏毁除,改为古冈义学,后又改为邑城公立学堂。[2] 有意思的是,高竹以御医身份宫廷行走,但康熙却赐以钦天监博士头衔,宫廷中的西洋医生与钦天监、太医院的关系,还需进一步研究。

3. 康熙朝的法国医生与乾隆朝的葡国医生

法国传教士因治愈了康熙帝的疟疾而备受信任。康熙朝后期来华传教士医生以法国人为主,并非偶然。在康熙朝后30年曾在宫廷行医的20多位西洋医生中,尤以樊继训、罗德先和安泰这三位法国外科医生最为出色,他们的表现更让葡系传教士相形见绌。

满族人尚武,并以武力入主中国。康熙亲政后仍守骑射之习惯,每年都有大规模的围猎活动。西洋医生在外科尤其是创伤、溃疡等治疗上比中医有很大优势,所以康熙帝每次出巡都要带上西洋医生。据洪若说,"樊继训修士、鲍仲义修士与罗德先修士擅长治愈伤口与配制药剂。皇

---

[1] P. FR. Basilius Brollo, "Epistola ad D. Art. de Lionne", Nankini 6 Iunii 1696. In *Sinica Franciscana* VI, pp. 1026 - 1027.
[2] 陈垣:《高嘉淇传》,《光华医事卫生杂志》第二期,1910年9月。

第三章 清宫中的西洋医学

帝派他们去给其宫中的官员及北京地位最显赫的人中的患者治疗。他对这几位修士的服务是如此满意,以至于他若去鞑靼与帝国的各省巡游时,老是把几位修士中的某一位带在身边"。[1]巴多明也说,在康熙最后二十年左右的时间里,先后随驾出巡鞑靼地区的西洋医生或药剂师有:布尔盖泽大夫、樊继训修士、罗德先修士、何多敏修士、罗怀中修士、安泰修士和外科医生加里亚迪等。在出巡过程中,他们还负责采集各种药材,以便为皇帝配制各种西药。[2]

樊继训修士尽管只在宫廷中服务了三年多,但是由于医术精湛,深得皇上和公卿大臣的赏识和厚爱。康熙四十二年(1703)十月,樊继训在北京去世。皇上得知后,甚为惋惜,谕赫世亨云:"似此外科,委实难得,且人品亦优,深为可悯,朕甚悼之。尔可齐集西洋人等,传此旨意,将大阿哥所付赏赉之物以赐之。特谕。"十六日,"赫世亨随广储司员外郎安泰,及茶膳房人员,将帑金二百两,大缎十匹,赍至西安门内天主堂,宣传旨意,行奠茶酒。闵明我等齐集恭钦,叩谢皇恩"。[3]皇帝的这一上谕被刻在樊继训的墓碑上。传教士卒后,凡有赏赐,多是帑银二、三百两,独樊继训获此帑金二百两,[4]可见康熙对其重视有加。

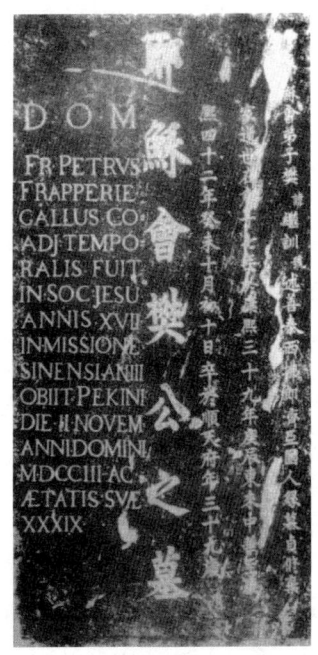

樊继训墓碑

康熙晚年,曾为太子废立问题而烦恼不堪,陷入了极度的忧郁之中,

---

[1]《耶稣会士中国书简集》I,第 309 页。原译文将鲍仲义译成"博丹";另外,三位西洋医生均为修士,原译文中均作"神父",笔者引时均作了更正。
[2]《耶稣会士中国书简集》II,第 312 页。原译文将罗怀中译成了科斯塔,笔者引时作了更正。
[3]《正教奉褒》,第 121 张。
[4] 林华、余三乐、钟志勇、高智瑜编:《历史遗痕——利玛窦及明清西方传教士墓地》,中国人民大学出版社,1994 年,第 43 页。

还并发了严重的心悸症,据康熙自己说:"朕体渐弱,心跳增加甚重。"[1]眼看他的病情日渐严重,中医生们束手无策。罗德先修士用胭脂红酒和葡萄酒等物治好了康熙的心悸。据殷弘绪神父记载:

> (罗德先)配制了胭脂红酒让皇帝服用,首先止住了最令他心神不安的严重的心悸症;随之又建议他服用产自加那利(Canarie)群岛的葡萄酒。为供弥撒之需,每年都有人从马尼拉给传教士寄这种酒,后者便留心提供给皇帝。不多久,皇帝恢复了体力,如今十分健康。他要臣民相信这一点,因此犹如帝国惯例一般再次下到市井之间,而且不要百姓回避,此种惯例使皇帝陛下赢得了近乎宗教般的尊敬。……
>
> 巴多明神父告诉我,(宫廷)曾密令广东及江西总督验收欧洲人带给他们的供皇帝使用的酒和其他物品,并立即送往宫廷——只要所送物品上有欧洲人封印即可;这一细节是特别关照的。它是皇帝信任我们的又一证据。[2]

康熙曾派专人观察罗德先的治疗方法,然后负责向皇帝汇报。这些人通过切身观察,很快便抛弃了一般中国人对外国医生抱有的偏见。一些官员首先请罗修士为他们的家奴看病,由于他的医术非常高明,以至于这些官员只信赖他而不愿意再请别的医生看病了。宫中的官员常对巴多明神父说:

> 这位欧洲大夫话语不多,很少许诺,却实实在在办事。如果他说不必担心,我们就完全放心,因为他是不会弄错的;如果他难以回答我们,或者他愁眉苦脸,那便是病人死兆了。长期实践使我们相信,

---

[1] 《康熙朝满文朱批奏折全译》,第609页。
[2] 《耶稣会士中国书简集》II,第37页。

第三章 清宫中的西洋医学

他能可靠地诊断各种疾病。但更让我们钦佩的是,他温和耐心,任什么也不能使他灰心,始终一副好脾气。他仁慈地对待所有人,穷人富人一视同仁。走出我们屋子后,他便去下人住处看望,给他们治病,宽慰他们,使他们康复。唯一使我们为难的是,我们无法让他收下哪怕最微不足道的礼品,即使向他提这种建议也会使他不快,甚至会逼得他"逃走"。[1]

1715年出巡鞑靼地区时,康熙嘴唇患肿疡。康熙命罗德先诊治,由巴多明担任翻译。据巴多明说:"这次,罗德先教友又完成了新的使命,皇帝痊愈后十分满意。"[2]马国贤在他的回忆录中记载了罗德先曾为康熙治疗面疮:皇帝"让罗德先神父,陛下的外科御医,给他治疗长在脸上的疮。罗德先神父开了一帖药膏,说是为了合适地敷药,有必要剪掉陛下的几根胡须。剪完之后,他马上又照镜子,显出深深的伤感,并严厉地责备那太监粗手粗脚,原本剪去三根就足够了,结果却剪掉了四根"。[3]皇帝对自己的胡子都如此在意,对他进行外科治疗的医生需要多么小心,也就可想而知了。

由于几次成功治好皇帝的病,罗德先深得皇帝和朝中大臣的喜欢,据巴多明神父记载:罗德先"温和、朴实、谦逊的言行一开始就赢得了中国人的好感和友谊,而当他的才干被人认识后,当实际工作显示了他对外科学、药剂学、脉理学及其他疾病是多么熟悉时,人们对他就更加尊重了。皇帝把他关心的好几名病人托付于他,因为中国医生未能治好他们的病。罗德先教友使他们恢复了健康,使皇帝龙颜大悦"。[4]康熙四十二年(1703)十月,翁牛特部之王班第尾骨下端生疮,皇帝特命罗德先前往诊治,并嘱咐:"着好生医治。"罗德先修士先每日换膏药,后借助器械探子,

---

[1]《耶稣会士中国书简集》II,第132页。
[2]《耶稣会士中国书简集》II,第133页。
[3] 马国贤:《清廷十三年——马国贤在华回忆录》,第78页。译者将罗德先译为"罗德",误。
[4]《耶稣会士中国书简集》II,第132页。

观察得疮之上边俱长肉,"疮口以下斜向大腿,探子尚入三寸有余,是故顺探子所入方向置捻子以治",十日左右痊愈。[1] 据此描述,罗德先采用的是外科手术的治疗方法。

皇帝 1715 年的出巡比平时推迟返回半个月,此时的罗德先已经年老多病,这次又因气候骤降而得伤寒,并伴有高烧。康熙见其病重,命阳秉义(Franz Thilisch, 1670 – 1716)神父护送其先行回京。行至北京附近,因病去世,时在 11 月 15 日。康熙赏其价值二十万法郎的黄金,以奖其功。这笔资金曾被教会贷给英国东印度公司,以每年所得利息供中国、印度两地耶稣会之需。1813 年,北京和本地治理两城的耶稣会士尽殁,此款转而供给中国遣使会之用。[2] 罗德先对天主教在东方传播之贡献,可谓大矣。

罗德先去世不久后,又有法国医生安泰修士进宫效力,安泰修士也以医术名满京城,殷弘绪神父说他"以热心治病而著名,被治者病辄愈,受其惠者咸称其曰'慈善大夫'。教内外人皆重其医术,每日午前午后求治者盈门。泰一一为之裹疮施药"。尽管来华较晚,但康熙帝最后几次出巡,均命其扈从。[3]

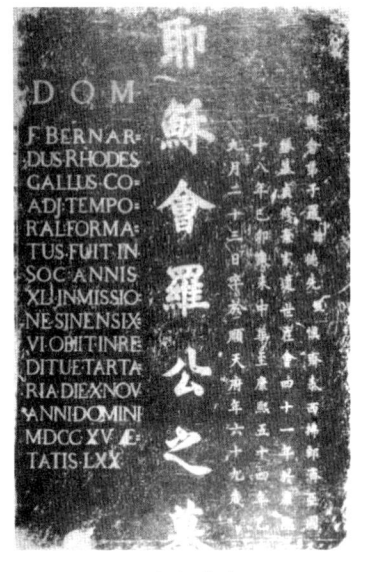

罗德先墓碑

康熙朝其他传教士医生(主要是意大利医生)宫廷行医也多见于文献记载,如意大利耶稣会士罗怀中修士为康熙第八子允禩治疗脚病。[4] 罗怀中去世后,葬于北京栅栏墓地,其碑文有云:"精通外科,善调诸药。

---

[1] 《康熙朝满文朱批奏折全译》,第 304 页。
[2] 《在华耶稣会士列传及书目》上,第 564—565 页。
[3] 《在华耶稣会士列传及书目》下,第 678 页。
[4] 参见罗丽达:《允禩足疾与西洋大夫的一篇满文史料》,《历史档案》1993 年第 3 期,第 129—130 页。

第三章 清宫中的西洋医学

内廷行走,效力多年。兼之施药济人,亲手理治各等疮毒,日日行之,无少厌怠,三十余年,受恩者无算。"[1]康熙四十五年十二月十二日,原镶白旗都统班达尔善长子患漏疮,病情危急,乞求康熙赐医救治。意大利耶稣会士医生鲍仲义奉命前往治疗,他汇报说:疮口生而日久,毒及骨髓,已无药可救;且病人身患痨病,发烧咳嗽,消瘦脚肿,"我等未有治痨病良方,病人未必能过春末"。[2]这些医生似均不如三位法国传教士医生受宠。法国传教士医生在宫廷中的出色工作,巩固了法国耶稣会在华的地位。

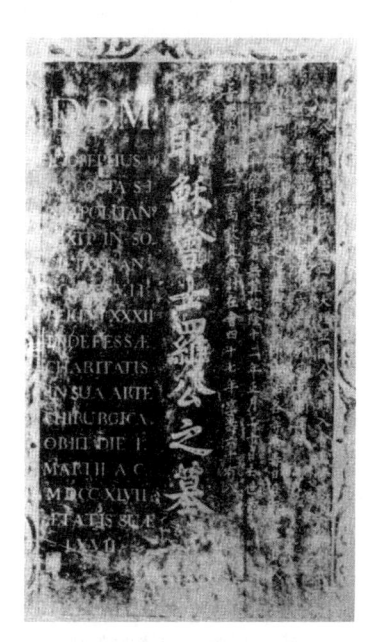

直至乾隆朝,入宫效力的葡系传教士医生又多起来,仅葡萄牙传教士医生便有马德昭、罗启明、张舒(继贤)和索德超(José Bernado de Almeida, 1728–1805)四位,而法国传教士医生仅有巴新一位。葡萄牙在华传教势力因此有所恢复,这与葡国此期向中国派遣使团以加强与中国往来有直接关系。遗憾的是,关于这些葡国医生,特别是在宫中效力长达40年的张舒,本人至今没

罗怀中墓碑

有发现关于其医疗活动较为详细的文献记载。他们去世后均葬于北京栅栏墓地,而只有罗启明的墓碑提到了其行医事迹与德行,云:"罗先生讳启明,号曜东,泰西玻尔都噶尔国人。幼肆外科,弱冠入会,持守谦恭,屡辞神品,术业所便,甘就辅弼。乾隆十六年(1751),来京效用,志宣圣信,言行化人,施医舍药,兼济神形,不知倦怠,积劳成瘵,功完谢世,洵为仁爱牺牲。计在会一十八年,卒于乾隆二十九年(1764)十月一十九日,享年

---

[1] 《历史遗痕——利玛窦及明清西方传教士墓地》,第80页。
[2] 《康熙朝满文朱批奏折全译》,第477页。

三十九岁。"[1]

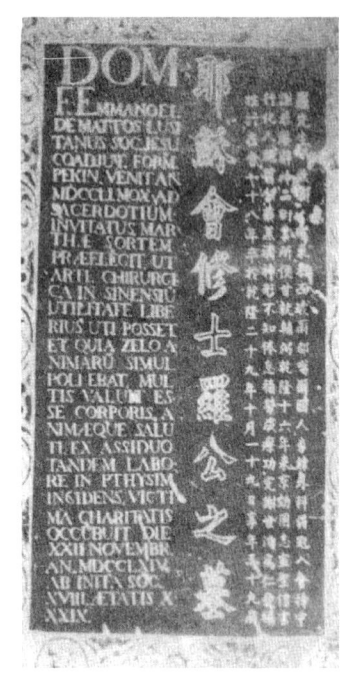

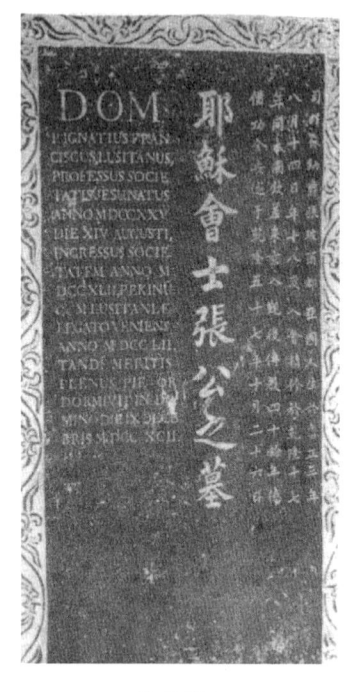

罗启明墓碑　　　　　　　　张舒墓碑

1759年以医生身份抵达北京的葡萄牙耶稣会士索德超神父,"北京南堂西士名单"称其"熟谙内外科"。[2]他曾给和珅治过病。和珅在其所撰《大清一统志》卷四二三《西洋》中有云:"本朝建元,始采取其说,命若望等理钦天监事,即医学亦间用之。"[3]此处特别提到医学,或许是曾得到索德超医治的缘故。索德超以其天文和医术而受到器重,官至钦天监监正(1779—1793),从而招致法国耶稣会士的妒忌。一位法国耶稣会士于英国马戛尔尼使团在北京期间,向马戛尔尼诋毁索德超云:"葡萄牙人索德超进了钦天监,可他连天文学的基本原理都不知道。他有幸给和

---

[1]《历史遗痕——利玛窦及明清西方传教士墓地》,第88页。此书录文标点有误,引用时已据原碑文改正。
[2]《清中前期西洋天主教在华活动档案史料》第四册,第478页。
[3] 和珅等:《钦定大清一统志》卷四二三,《文渊阁四库全书》第483册,第708页。

第三章　清宫中的西洋医学

珅治好了一次轻微的不适,那就是他发迹的原因,也是他为什么敢于争取当阁下翻译的原因。他现在有钱,有地位。但如果阁下能阻止他在热河当翻译,那么他就会很快丧失他的钱财和地位。……再说,我对这个传教士唯一的意见就是他有意反对英国。"[1]可见,欧洲各国在华传教士之间为各自利益而发生的明争暗斗一直延续到乾隆末年。天主教再度传华的失败,实不能仅从中国官方的禁止上找原因。从他们的明争暗斗中也可看出,行医对葡法传教士在华势力消长有着重要的关系。

在耶稣会士遭到葡萄牙政府驱逐(1760)以前,中国葡萄牙耶稣会士获得了其国内的大力支持。法国耶稣会士宋君荣在写给巴黎天文学家戴利斯勒(Joseph Nicolas Delisle,1644-1720)的信中抱怨,巴黎在支持本国来华耶稣会方面所做的比里斯本要差;葡国国王若望五世、他的奥地利王后和许多葡萄牙侍臣,都曾慷慨地资助过葡萄牙耶稣会在北京的传教事业,甚至一些奥地利人,德国人和意大利人也向葡籍耶稣会士提供帮助;他们所送的礼物包括资金、书籍和科学仪器,其中很多书籍和仪器是在伦敦募集的,通常是由一名被流放到英国的葡萄牙犹太人医生萨尔门多(Jacob de Castro Sarmento,1691-1762)代理募集这些书籍和仪器,而这位犹太人医生也是圣彼得堡宫廷葡籍御医桑切斯的联络人。宋君荣强调,这些慷慨的捐赠是葡萄牙人为民族的荣耀而做的。宋君荣神父试图想激发他的法国朋友的竞争意识,他告诉他们,在北京的葡萄牙耶稣会士决定建立一个比法国同行更大、更好的图书馆。葡萄牙耶稣会士既从新教国家也从天主教国家广泛定购书籍,其中包括一些医学方面的著作。[2]但是,同样因为教派以及教会与葡国政府之间的矛盾,耶稣会士被赶出了葡萄牙,耶稣会也被解散了。此后张舒、索德超等葡籍耶稣会士医生无法进一步获得本国的支持,而索德超更是于1802年前后请求加入白俄罗斯耶

---

[1] 《停滞的帝国——两个世界的撞击》,第197页。
[2] BOXER, C. R., *A Note on the Interaction of Portuguese and Chinese Medicine at Macao and Peking* ($16^{th}-18^{th}$), pp. 9-14.

稣会。[1]

　　来华各传教会的派系斗争对西医入华的不利影响是显而易见的,各派传教士之间在西学入华方面缺乏合作,在一定程度上影响了西医入华的进程,而他们的真实目的也不在于向中国传播西医知识。在明末清初来华耶稣会士中,卢依道是个别在欧洲获得过医学博士学位中的一位,其医学水平或许仅次于德意志耶稣会士邓玉函,他本应该在西医入华中作更多的贡献,但是由于自己经验不足,也由于葡法耶稣会士之间的矛盾与竞争,而遗憾地退出了西医入华的舞台。乾隆朝来华的葡籍耶稣会医生也因葡国政府取缔耶稣会而没能发挥进一步的作用。

四　康熙皇帝学西医与西洋解剖学著作的翻译

　　康熙帝对包括西医在内的西洋科技有浓厚的兴趣,传教士也以进讲为荣,正如巴多明神父在给法兰西科学院的信中所说:

> 这位于1722年12月20日去世的君主是人们在许多世纪中才能见到一个的那种非凡人物之一。他对自己的知识面不加任何限制,亚洲所有君主中从未有任何人像他这样爱好科学和艺术。向他介绍新的尤其是来自欧洲的发现,简直是对他的奉承和讨好;而这种新发现,只有你们卓越的科学院里才能获得这么多,因此,耶稣会传教士与这位伟大君主谈论得最多的也是你们科学院。[2]

康熙亲政后不久,便在解决杨光先教案中认识到西洋科学的先进,因此命南怀仁等传教士教授数学、几何学、天文学等西洋科学,医学很快也成为传教士进讲的学科之一。前文提到,南怀仁神父曾为康熙介绍西方药物吸毒石的原由与用法;白晋、张诚曾为康熙皇帝进讲西医知识,这是康熙皇帝了解和学习西方医学的开始。

---

[1]　《在华耶稣会士列传及书目》下,第935页。
[2]　"耶稣会传教士巴多明神父致法兰西科学院诸先生的信(1723年5月1日于北京)",见《耶稣会士中国书简集》II,第287页。

第三章 清宫中的西洋医学

1693年,白晋神父受康熙之命离京返欧,以召更多传教士来华;张诚等传教士亦忙于康熙交给的其他任务,进讲解剖学和医学之事因而告一段落。1698年11月巴多明神父随白晋来华,很快便学会了满、汉文字并开始为康熙进讲西洋科学知识。巴多明所讲的内容主要是以欧洲解剖学、生理学为主的医学知识,讲授的方式是将西方医学著作的内容用满文进行编译,每编译完一定的内容后便向康熙皇帝讲解。为了确保翻译工作的顺利进行,皇帝还"从上书房派了三位精干的官员、两名文笔极佳的司书、两名善于插图的画师、几名拉线工及纸板制造者等"。[1]

巴多明选择了法国解剖学家迪奥尼斯(Pierre Dionis)的著作《按血液循环理论及迪奥尼斯新发现而编成的人体解剖学》(*L'anatomie de l'homme suivant la circulation du sang, et les nouvelles découvertes par Dionis*, 1650)进行翻译,插图则选择丹麦哥本哈根大学解剖学家巴托兰(Thomas Bartolin, 1616 - 1680)教授的作品。[2] 巴托兰及其父亲卡斯帕·巴托兰(Kaspar Barthollin, 1586 - 1629)是英国学者哈维(Willliam Harvey, 1578 - 1657)血液循环理论的积极捍卫者。[3] 尤其应注意的是,这些著作代表了当时欧洲解剖学的先进水平。巴多明神父将整部著作分成若干部分,每翻译完十页左右,便呈御览。为了讲解得更加清楚易懂,巴多明在翻译过程中,加入了一些自己的解释,并在每一节的前面加上一篇导言。康熙学习十分认真,他常对译稿作些词句上的改动,并帮助润色译文,[4] 但对译文的实际内容不作丝毫改动。在讲课过程中,康熙表现出强烈的求知欲和学习兴趣,不断提出各种各样的问题,如毒药的突发作用、药物通常的缓慢作用以及一些化学原理等,甚至对蜘蛛网发生了兴趣。巴多明便借助欧洲的相关研究成果,如法国医学化学家勒梅里(M. Lemery, 1645 -

---

[1]《耶稣会士中国书简集》II,第289页。
[2] 事实上,巴多明所参考的西方解剖学著作还有很多,请参见本书下编的论述。
[3] 潘吉星:《康熙帝与西洋科学》,载《自然科学史研究》第3卷,第2期,1984年,第183—184页。
[4] 关于康熙对巴多明译文之修改与润色,参见 STARY, Giovanni, "The Kangxi emperor's linguistic corrections to Dominique Parrenin's translation of the 'Manchu Anatomy'", in *Altai Hakpo* 13: 41 - 60, Journal of the Altaic Society of Korea (Seoul), 2003。

1715)的著作,及《特雷武报》(*Les Mémoires de Trévoux*)上发表的有关文章等,对康熙提出的各种问题认真加以回答。康熙对巴多明渊博的知识非常钦佩,赞扬欧洲科学家道:"他们在这方面比我们能干,他们想知道自然界中的一切。"[1]

西洋解剖学通过传教士向中国传播,有其特殊的难度。无论对传教士,还是对中国传统观念,研究人体都有些不成体统。但是在这一点上,康熙与巴多明之间相互理解,有着默契。康熙对巴多明说:"朕很清楚你需要处理某些不太合适的内容,作为教士,你可以省略这些内容或只以含混的措辞表达;但这样一来它们就无用了。为此,朕给你们配备了两名熟练医生,由他们处理那些你认为与你职业不相宜的内容。"又说:"朕希望不省略任何内容。且不说我们不缺乏适当的表达方式,更重要的是大众应从这本书里受益,因此,它应当有助于拯救或至少是延长人的生命。这不是公诸于年轻人的书,因此,里面的插图只能被和你一起工作的人看到。"[2]受儒家如《孝经》"身体发肤,受之父母,不敢毁伤"思想的束缚,解剖尸体一般是不为传统观念所接受的。听过巴多明的讲解,康熙开始承认,"解剖罪犯尸体大有用处,尤其是如卿对朕所言那样,在偏僻之地,仅由医生和外科大夫进行解剖更是如此。这些可憎的家伙生前作恶多端,死后理应对公众有点用处"。另一方面,巴多明对中国的礼仪、思想已经有了一些了解,在讲解过程中,对欧洲一些事例有意避而不谈。据巴多明自己说:"我绝不会告诉他,在欧洲,父亲有时解剖儿子的尸体,而儿子也可以解剖父亲的尸体。若说了这些,不管我提出什么理由都将是徒劳的;因为儿子对父亲的敬重及父亲对儿子的慈爱,皇帝绝不会接受此种做法。"[3]

巴多明此项工作,历五年始告完成。起初康熙打算将其译成汉文并刊印出来,但是后来改变了主意,康熙说:"此乃特异之书,故不可与普通

---

[1]《耶稣会士中国书简集》II,第287—289、298—300页。
[2]《耶稣会士中国书简集》II,第287—289页。
[3]《耶稣会士中国书简集》II,第299页。

第三章 清宫中的西洋医学

文籍等量观之,亦不可任一般不学无术之辈滥读此书也。"[1]也有人说康熙不刊此书是因为御医的阻挠,[2]但不知据何而言。康熙命人将译文抄写三份,装订成册,分别藏于北京文渊阁、畅春园及热河避暑山庄,以备随时御览。[3]康熙又亲自从满文本摘译出三小卷汉文本,同样藏于上述三处。过了几年,康熙才准许好奇之人入库阅读,但是禁止带出和抄录。[4]这三小卷汉文本至今未被发现,不知是否仍存于世。

巴多明的满文译作,共九卷,康熙亲定书名为《钦定格体全录》,西文称"人体解剖学"(Anatomie Humaine),第一至四卷为"论解剖学"(De l'anatomie),第五至七卷为"人体疾病论"(Des maladies du corps humain),第八卷为"女性身体与疾病"(Physique;—Maladies des Femmes),第九卷是"病理学"(Pathologie)。目前,全部抄本有一套完好地保存在巴黎自然史博物馆中心图书馆中。[5]据费赖之说,巴多明满文译稿在清末有一份抄本藏于北京俄国使馆图书馆,还有一个抄本为北京医师德贞(Dudgeon)所得。[6]另据日本学者薮内清说,日本大阪武田杏雨书屋有一个抄本。[7]另外,此译稿曾在丹麦哥本哈根皇家图书馆发现,[8]这些抄本间的关系暂时尚不清楚。

由于康熙对此书严加看管,甚少有人能够读到,所以对中国医学到底产生了多大的影响,目前还是个未知数。《钦定格体全录》一个抄本在清

---

[1] 后藤末雄:《康熙大帝とルィ十四世》,《史学杂志》第42编第3号,东京,1931年3月;转引自潘吉星:《康熙帝与西洋科学》,载《自然科学史研究》第3卷,第2期,1984年,第184页。
[2] 周济:《新医东渐史之研究》,载《中西医药》第二卷第四期,1936年4月,第268页。
[3] 潘吉星:《康熙帝与西洋科学》,《自然科学史研究》第3卷第2期(1984),第183页。
[4] 《耶稣会士中国书简集》II,第301页。
[5] 编号:MS2009。黄绸封面,四孔线装,左侧装订,向右翻阅,半叶七列,前七卷附有许多精美插图,绘制水平明显比罗雅谷《人身图说》中插图精确美观。第一卷第一叶附巴多明给法兰西科学院诸科学家的信,为巴多明亲笔手稿。藏书印章为"法兰西科学院图书馆"(BIBLIOTHEQ. DE ACAD. DES SCIENC.)。据此推断,此抄本应该是巴多明于1723年5月初从北京寄给法兰西科学院诸院士的抄本。
[6] 《在华耶稣会士列传及书目》上,第520页。
[7] 薮内清:《西欧科学与明末》,《日本学者研究中国史论著选译》十,中华书局,1992年,第76页。
[8] 潘吉星:《康熙帝与西洋科学》,《自然科学史研究》第3卷,第2期,1984年,第184页。

未被发现,[1]第一图左侧有"宣武门内耕因堂白医药室记"之藏书印章,这位白姓医生事迹暂不可考,他也许是一位宫廷御医,这或许说明巴多明所译的西洋解剖学作品在清末仍被宫廷御医所使用。马伯英等将《格体全录》视为"有影而无响",[2]似没有考虑到此书在宫廷御医中的留传。另外,在20世纪初,《格体全录》还曾被翻译成蒙古文,对蒙古民族医学有所影响。[3]

康熙皇帝是明末清初唯一较为全面地接触当时欧洲解剖学、生理学、病理学及药物学的中国人。通过学习,这位东方君主对中西医学会通有着超前的见识:理论方面,他认为中医有必要引入解剖学,据巴多明说:"这位熟谙中医典籍的伟大君主清楚地知道,若不在中医知识中添加解剖学知识,以指导医生处方并指导外科医生进行手术,那么中医知识是不完善的。"[4]实践方面,每有皇族或朝臣染病,常由胤祉向康熙奏报请医;康熙览奏后赐药遣医以供治疗,并常对所赐药物之药性、功用作出说明。这样的例子在康熙朝朱批奏折中较为常见,康熙五十一年(1712)七月,江宁织造曹寅患病,其内兄李煦代奏讨药。康熙帝对其讨药表示了赞扬,并派驿马星夜带金鸡纳赶去,还详细说明了金鸡纳的使用方法和注意事项,云:

> 你奏得好,今欲赐疟疾的药,恐延迟,所以赐驿马星夜赶去。但疟疾若未泄痢还无妨,若转了病,此药用不得,南方庸医,每每用补济而伤人者,不计其数,须要小心。曹寅元宵吃人参,今得此病,亦是人参中来的。
>
> (引者按:此处有二满字,应为"金鸡纳")专治疟疾,用二钱末

---

[1] 关于这个抄本的研究,参见 SAUNDERS, John B. deC. M. and LEE, Francis R., *The Manchu Anatomy and its Historical Origin*, Taipei, Li Ming Cultural Enterprise Co., 1981. 本书在下编还将根据这部研究著作,对《钦定格体全录》做进一步的阐述。
[2] 马伯英等:《中外医学文化交流史》,第312页。
[3] 赵百岁、宝音图、杨阿民:《最早被译成蒙古文的西医学著作——〈格体全录〉》,《中国民族民间医药杂志》1996年第1期,第36—39页。
[4] 《耶稣会士中国书简集》II,第287页。

第三章 清宫中的西洋医学

酒调服,若轻了些,再吃一服必要住的,住后,或一钱或八分,连吃二服,可以出根。

若不是疟疾,此药用不得,须要认真,万嘱、万嘱、万嘱。[1]

1705年康熙南巡时也曾将金鸡纳赏给地方大臣,据《圣祖五幸江南全录》载:"这金鸡纳是皇上御制,服了很好,这是十两,着赐提督。"[2]

哲布尊丹巴呼图克图曾函问康熙帝骆驼、牛结石是否可药用,康熙谕旨呼图克图云:

> 举凡牲畜皆有结石,唯狮子、猴子体内之结石最为贵重。所有走兽之结石皆用为魔石祈雨,西洋人用此结石入药,我国医书、大夫等皆不用,唯以家牛牛黄、狗宝入药。[3]

可见,对清前期传入中国的两种重要药物——金鸡纳和保心石,康熙帝都很熟知。保心石即动物胃结石,尤其指波斯公山羊的胃结石;作为药物,它在波斯、印度被广泛使用。此物在蒙元时期已见于记载,《本草纲目》引《辍耕录》云:"蒙古人祈雨,惟以净水一盆,浸石子数枚,淘漉玩弄,密持咒语,良久辄雨。石子名鲊答,大者如鸡卵,小者不等,乃走兽腹中所产,独牛马者最妙,盖牛黄狗宝之类也。"[4]鲊答可能源于波斯语或阿拉伯语;古葡萄牙文作 bezar。[5] 康熙帝云其用作祈雨,或本自《辍耕录》,或满人亦用其祈雨。保心石在清代再次传入中国,石铎琭《本草补》中对其作了详细介绍。康熙帝通过宫廷中西洋传教士获得了关于保心石的知识,并以之解答了呼图克图的疑问。问题虽小,却包含了汉满蒙、中西

---

[1]《康熙朝汉文朱批奏折汇编》第四册,第326页。
[2]《圣祖五幸江南全录》,第16页,《丛书集成续编》第279册。
[3]《康熙朝满文朱批奏折全译》,第1670页。
[4] 李时珍:《本草纲目》卷五十"兽部"一,"鲊答"条。
[5] ORTA, Garcia da, *Coloquios dos Simples e Drogas da India*, Reprodução em facsímile da edição de 1891, dirigida e anotada pelo Conde de Ficalho, vol. II, p. 233. 现代葡语写作 bezoar。

（域）西（洋）文化大背景，也说明康熙帝学医并非"装点门面"而已。

遗憾的是，康熙并没有将其所接触到的近代西医知识加以推广，甚至有意阻碍西洋解剖学的进一步传播，这固然由于西洋解剖学与中国儒家礼教有着冲突，不过康熙皇帝同样也没有将传教士所讲授的除解剖学以外的西医知识加以推广，而只满足于增长本人的见闻。尽管传教士积极传播西洋医学，但是其传播的对象只有康熙皇帝一人。在东洋邻国，《解体新书》的出版使日本医学开始迅速走上西化道路，其影响甚至超出了医学科学的层面。[1] 而中国到了两个世纪后，才开始有意识地引进西洋医学，而且主要是向日本学习西医。[2]

五　宫廷西医与中医之关系

清代宫廷有太医院、御药房之设，据陈邦贤先生《中国医学史》云：

> 太医院设院使一人，左右院判各一人，掌医之政令，率其属以供医事；其属御医十有五人，吏目三十人，医士四十人，医员三十人，掌九科之法以治疾；医生二十六人，掌炙制之法以治药；咸给事内庭，供使令焉。
>
> 侍直内府，设东西御药房二所，西药房归院使、院判及御医、吏目分班轮直；东药房归御医、吏目及医士分班轮直。[3]

宫廷西洋医生效力于皇帝，或可称之为御医；但是他们是否如西洋天文学家之于钦天监那样，正式成为太医院中的成员，囿于文献，我们尚不清楚。清宫中的露房及西药作坊与御药房之间的隶属关系，暂时也不得而知。但是清廷西医与中医之关系，从教会史料和档案文献中还是有迹

---

〔1〕 关于《解体新书》的研究，参见杉木つとむ：《解体新书の时代》，早稻田大学出版社，1987年。

〔2〕 关于中国向日本学习西医，参见李经纬主编：《中外医学交流史》，第273—279页。

〔3〕 陈邦贤：《中国医学史》，第208、214页。参见崑冈等：《钦定大清会典》卷八十一，第13—15页。台北：新文丰出版公司据光绪二十五年刻本影印，1976年。

第三章　清宫中的西洋医学

可寻的。从留存不多的相关文献来看，宫廷中的西医与中医既有矛盾也有合作。

西医与中医从医理、医制到医疗观念，都存在非常大的差异。正如和珅在接受了马戛尔尼使团医生吉兰的治疗后评价道："与亚洲公认的概念完全不同，像是来自另一个星球。"[1]两者相遇之初，彼此必然产生一些不适与冲突。卢依道神父入宫行医的失败便是一个典型的例子。中国人习惯于中医的治疗，对西医的信任是有一个过程的。宫中一些人生病后，尽管康熙帝派遣卢依道神父前往治疗，但是患者仍拒绝他的治疗。如前述卢依道神父治疗皇帝的堂弟和另一个亲戚，均由于患者及其家人对西医不信任而导致治疗不力。

太医院中的中医生对新来的西洋医生也抱有不信任甚至诋毁的态度，法国传教士医生罗德先修士在清宫中以医术改变了人们对西医的偏见，但是"中国医生们则竭力维持这种偏见"。[2]这种偏见固然有"同行是冤家"的因素在其中，但是更深层次的原因恐怕还是中西医之间存在的巨大差异。对西医持怀疑态度并不足为怪，直到今天仍有很多人倾向于采用中医治疗，不愿用西医。只不过现代人们对西医已不盲目排斥了。

传统中医的一个显著不足在于外科相对落后。历史上入华的印度医、大秦医和回回医，均以外科留名中国医史，对中国医学有一定的补充作用，但是它们的传入并没有从根本上改变中医外科落后的局面。明清时期中医在外科方面仍然落后于西洋医学。清代前期引进的西洋医生中外科医生占了绝大多数，法兰西外科医生樊继训去世后，康熙帝传谕西洋人："用外科甚属紧要。无论其修道人或澳门地方人，若能得外科者，则当速找预备，勿致稍息，关系紧要。"[3]无论是宫廷西洋医生还是在民间传教的西洋教士，在华所治疗的疾病均以外科疾病为主，尤其是创伤、溃疡、肿瘤和眼外科等疾病，这在本书的诸多引文中不难发现。外科治疗方

---

[1]《停滞的帝国——两个世界的撞击》，第276页。
[2]《耶稣会士中国书简集》II，第132页。
[3]《康熙朝满文朱批奏折全译》，第284页。

法,特别是切割手术等,中国人难以接受;但是其显著的疗效又往往让中国人心服口服。前述罗德先修士为康熙帝治愈唇部肿疡就说明了这一点;高竹在宫中给九皇子治疗腮腺炎的事例也颇具典型性。

当时来华西人,在刚接触中医时往往持否定的评价。[1] 卢依道神父在宫廷中多次接触到了中医。他根据其对中医的直观了解,从处方、治疗、医事体制和医生地位等方面抨击了中医。一次皇上命他去给一个王侯的太太治病,卢神父本不想从命,因为他知道已有多个中医生给她治疗过了。他认为这一情况是在中国行医的一大困难,因为中国人对药物十分迷信,又特别珍爱自己的健康,故不管什么药,只要被说成是有效的,都会服用,而不顾当天已经服用了其他药物。事实上每一种药物都有其特殊性,不同药物间有可能是相互抵抗的。[2] 他了解到中国医生将有效验的药方秘而不宣,并不是根据疾病而开方,而是根据银子开方。对于熬制中药的方式,他感到很不科学;而西医中常见疗法,如服用泻药、放血疗法等,中医生一无所知。在中国,一些人昨天还是石匠,今天就有可能成为医生。如果医生治疗好了一些小病,便可以得到很高的评价,其所使用的药也被称为神剂;而如果治疗不好,无论以前治疗过多少疑难病症,也会被说得一文不值。而且从总体上来说,中国医生的地位是很低下的。在这样的环境下,即使是盖仑或希波克拉底也不敢按照欧洲的方式在中国给人治病的,尤其是不敢在北京给皇上治病。[3] 关于给皇帝治疗疾病的医生所面临的危险,曾在宫廷效力13年的马国贤神父也曾有过评论,他甚至认为传教士医生在宫廷中以治疗外科疾病为主,而"从来都不去充当内科大夫为皇帝服务",[4] 这主要是因为外科治疗对于他们而言相对

---

〔1〕 乾隆时期来华的英国马戛尔尼使团成员在中国接触到中医,他们对中医便持否定态度,如"在他们看来,除了西医这种科学和合理的医学外,世上没有任何其他办法可治病救人了。中国人的'十二脉',他们的药草与针灸都是'江湖骗术'。""中国人不仅不懂解剖学,而且他们对此十分厌恶;加上外科在中国知之甚少,他们连放血都不会。"参见《停滞的帝国——两个世界的撞击》,第74、298页。
〔2〕 BA, *Jesuítas na Ásia*, cód-V-22, fl. 132.
〔3〕 BA, *Jesuítas na Ásia*, cód-V-22, fls. 135v-136.
〔4〕 马国贤:《清廷十三年——马国贤在华回忆录》,第38页。

第三章　清宫中的西洋医学

容易一些,而治疗内科疾病却没有太大的把握,一旦治疗不当便会遭到皇上的惩处。

卢依道的上述评价有偏颇之处,例如传统西医重要疗法之一的放血法也并不科学;但以今天的眼光来看,他的批评在许多方面是有道理的。关于中国医生乱开方、乱收费的现象,有多位传教士都曾批评过,中国人自己也承认这一点。例如有中国官员向巴多明神父评价罗德先修士的医术时,将其与中国医生进行了对比:

> 这位欧洲大夫与我国的医生们多么不同!后者会无所顾忌地说谎,同时不顾病人巨大危险,遇到不懂的疾病也会不懂装懂,乱开药方。如病家对药方表示怀疑,他们就会说一通我们听不懂的粗野的话。总之,他们只会挖空心思从病人口袋里捞钱,然后就把他送入坟墓。[1]

在当时,给中国皇帝当御医要比给欧洲的国王当御医危险得多。朝臣为皇帝尝试药物,[2]这足以让西洋传教士们感到不安;卢依道神父返回澳门后,北京有耶稣会士写信告诉他,给康熙治疗疟疾不力的四位御医被判死罪。[3] 看来仅是将卢依道神父遣返已经算是皇帝的恩赐了。他将自己的失败归结为中国皇帝的专断,也并非完全没有道理。

从总体上说,当时中医与西医可以说是各有长短。一些传教士在较深入研究中医之后,对中医也有较为公正的评价,例如曾认真研究过中医人痘接种法的殷弘绪神父这样说过:"人们认为中国人缺乏解剖知识,这种成见也不无道理,它也许会使得那些读了我们的中国医生们的这些处

---

〔1〕 《耶稣会士中国书简集》II,第132页。
〔2〕 在康熙服用金鸡纳之前,先有三位病人、再有四位重臣品尝了此药,见他们均安然无恙后,皇上方才服用。见《耶稣会士中国书简集》I,第289页。这在中国是很正常的事,《曲礼》云:"君有疾饮药,臣先尝之;亲有疾饮药,子先尝之。"引自陈邦贤:《中国医学史》,第20页。
〔3〕 根据洪若的记载,当时被刑部判死罪的有三位御医;由于康熙开恩,将其改为流放。见《耶稣会士中国书简集》I,第290页。

方的人很惊讶。我觉得除非清楚地看到了他们所说的这一切是错误的、危险的,或会造成不良后果,还是应该相信他们的处方。"[1]

既然中西医各有长短,具有互补性,则两种医学并存将更有利于社会医疗。但是客观上的互补性并不能掩盖两者之间的矛盾,也并不意味着现实中的真正合作。其间的冲突是不同文化相遇时的自然表现,而其合作则需要在一种强大的外力作用下才能够实现,皇权便是这样一种外力。

尽管中西医存在着巨大的差异,其相遇之初也表现出一定的冲突性,但是在华西医没有像西洋天文学家那样,曾受到中国同行的强烈攻击,并因而引发教案。从总体上说,清宫中的西医与中医是"和睦相处"的。在皇帝的要求下,他们在寻找药材和配制药品方面甚至有过许多合作。

大约在1695年前后,为了配制底也迦解毒剂和曾治好过康熙心悸的胭脂红酒等西药,皇上指定法国人张诚神父、德国人纪理安神父、葡萄牙人李国正神父、意大利人鲍仲义助理修士与中国最博学的植物学家一起,去寻找龙胆、前胡及胭脂虫栎树等药材。[2]从寻药人员的国籍来看,可以说这是一次"国际化"的联合行动。

乾隆时期葡萄牙耶稣会士罗启明修士曾在中国御医的协助下为皇上配制西药,已见前述。早在康熙时期,西洋传教士便会通中西药学,配制新药品,见于记载的有康熙四十六年(1707)二月,张诚神父利用多味中药和西药,配制成"肺胸舒丸",以治疗康熙帝久治不愈的咳嗽。[3]也有御医对某些西药可以知其性而通其用,如大方脉大夫金廷诏对德里雅噶的使用,[4]御医刘声芳对金鸡纳、[5]如勒白白尔拉都[6]等西药的认识与使用,御医羌国中、王道华等制成如勒伯伯喇尔都(即如勒白白尔拉

---

[1] 《耶稣会士中国书简集》III,第217—218页。
[2] 《耶稣会士中国书简集》II,第311—313页。
[3] 陈可冀主编:《清宫医案研究》,第27—28页。
[4] 见《康熙朝满文朱批奏折全译》,第321页。
[5] 见《康熙朝满文朱批奏折全译》,第392页。
[6] 见《康熙朝满文朱批奏折全译》,第476页。

第三章　清宫中的西洋医学

都,西文名待考),[1]太医用中药和西药治疗保寿阿哥脾胃虚弱之症,[2]等等,这应是双方相互交流的结果。

在治疗方面,中西医生也有合作。康熙四十四年(1705)七月中旬,朝臣陈秉恒患"搭背疮",康熙帝派西洋大夫诊治,又命御医孙志定一同治疗。孙志定接旨后跪曰:"皇上所知甚是,奴才惧愧不已,奴才等欲与西洋大夫商议,尽力勤治。"[3]八月下旬,清宫中的苏麻拉姑生命垂危,腹内绞痛,便血,不思饮食。罗德先及太医院大夫刘声芳、李颖滋等共同出诊,否决了康熙帝用西白噶瓜那的提议。罗德先认为,用西白噶瓜那,稍泻呕吐,虽治痢疾,但不可用于年老体弱者。[4]

西洋传教士的中医知识,多是在中医生的帮助下获得的。殷弘绪对人痘接种法的了解,便是来自三位御医。[5]巴多明对冬虫夏草、三七、大黄、当归等中药的认识,也得益于中国医生的帮助;一些传教士还在中国医生的指导下用这些药医好了病。但巴多明神父也指出,中医生不善于对药物进行化学分析。[6]

康熙帝常命西洋医生为朝臣治病;而中医生为传教士治病同样常见于文献记载。例如康熙帝曾命御医前往诊治翟敬臣(Charles Dolzé,1663-1701)神父;[7]康熙四十六年(1707)清宫西洋医生宝忠义(鲍仲义)修士和张诚神父均患热病,御医李颖滋、张福贵曾前往治疗。[8]马国贤神父有一次在热河骑马摔伤,康熙命一位满族医生给他治疗,因为"皇上和他的朝廷一致认为:治疗摔伤,满族骨科大夫比欧洲人更好"。[9]又如,西洋画师聂云龙患肩痛,针灸御医凌易风、尹德奉命往视,但是西洋

---

[1]　陈可冀主编:《清宫医案研究》,第28页。
[2]　《康熙朝满文朱批奏折全译》,第371页。
[3]　《康熙朝满文朱批奏折全译》,第380页。
[4]　关雪玲:《康熙朝宫廷中的西洋医事活动》,载《故宫博物院刊》2004年第1期,第103页。原注释云此条史料引自《康熙朝满文朱批奏折全译》第481页,经查此处虽关于苏麻拉姑祖母治病之事,但并无所引之具体内容。所出何处,待进一步查证。
[5]　《耶稣会士中国书简集》Ⅲ,第212页。
[6]　《耶稣会士中国书简集》Ⅱ,第305—311页。
[7]　《耶稣会士中国书简集》Ⅱ,第30页。
[8]　《康熙朝满文朱批奏折全译》,第490页。
[9]　马国贤:《清廷十三年——马国贤在华回忆录》,第58页。

人不愿意接受针灸疗法,康熙帝也只好听其便了。[1]西洋人吉利安(纪理安)于康熙五十七年六月患病甚,曾向皇帝请赐重要螃蟹石,康熙批复道:"石蟹乃何好物? 不仅二两,十两亦易。照用数赐。"[2]

在皇权之下的中西医合作,主要表现在制药、临床方面,而中西医之间缺乏医理上的沟通,理论上的交流很难深入下去。

六 宫廷行医与传教之关系

在宫廷行医的西洋传教士,对于清廷而言,他们是信奉天主教并来华效力的西洋医生;而对于传教会而言,他们是懂医学并以之为传教手段的传教士;教会派之来华目的是传教,清廷招之入宫目的在行医。无一技之长的传教士是没资格被招入宫的。康熙朝尚准许西洋技艺之人传教,雍正以后则只准其效力,而严禁其行教。不过,西洋传教士宫廷行医对清前期天主教在华传播意义重大,在禁教时期尤其如此。

康熙末年以后,清政府施行禁教政策,且力度越来越大。在这样的传教氛围中,无论是宫廷中的传教士还是在地方上的传教士,多以行医来掩护传教活动和保护传教事业,使天主教在华得以为继。正如1750年来华的法国耶稣会士钱德明(Jean-Joseph-Marie Amiot,1718–1793)神父所说:"一个外科大夫通过给人看病,可以比所有其他富有才华的传教士加在一起为我们神圣的教会获得更多的保护人。"[3]

此前有安泰修士在行医的掩护下召集教徒。据殷弘绪神父说:"教徒以求诊为名而入堂,举行圣事时,则低声而为之。"[4]法国医生曾趁治病之机,偷偷给王公贵族的孩子进行洗礼。他们甚至希望这些孩子在长大后成为传教的保护人。樊继训曾借给皇孙治疗天花之机,给皇孙进行了洗礼,并认为是做了一件"世界上最幸福的事而不让任何人察觉"[5]。另据洪若神父信中说:"我们秘密地对一些出身极为高贵的儿童进行的

---

[1]《康熙朝满文朱批奏折全译》,第331页。
[2]《康熙朝满文朱批奏折全译》,第1307页。
[3]《停滞的帝国——两个世界的撞击》,第344页。
[4]《在华耶稣会士列传及书目》下,第678页。
[5]《耶稣会士中国书简集》Ⅰ,第227—228页。

第三章　清宫中的西洋医学

洗礼,没有必要说出他们的名字。由于很想治愈他们的病,他们的父母恳求我们去看看他们,以便知道在欧洲我们是否有医治这些病的药。我们以这样一种方式为其中的某些人行了洗礼,这种方式就是为我们和为皈依一个国家向上帝祈求。在这个国家中,如果这些儿童活着的话,他们将处在社会的上层。"[1]法国耶稣会士宋君荣神父便记录了雍正禁教时一些王亲贵戚家族的儿童教徒所表现出的虔诚。[2]

乾隆四十九年(1784)十一月,据陕西巡抚毕沅奏称,拿获奉教民人焦振纲,并查获广东西洋人啰玛当家(Francesco Giuseppe della Torre)[3]所发书信,内言"现派十人,分往山、陕、湖广、山东、直隶等省"。[4]往直隶者为汉色勒木、阿头大多二人。乾隆获知后,屡次下令,严拿此等传教西洋人。但是经过地方官的严密搜索,直隶传教二洋人仍未抓获。[5]直至十二月末才查明,原来汉色勒木即颜诗莫,阿头大多即德天赐,二人均于该年奉召入京效力,颜诗莫为外科医生,德天赐晓理天文。乾隆遂寄谕地方官,云其"并非汪达洪私行勾引、潜赴直隶传教之人,着传谕(直隶总督)刘峨,即通饬各属,停止查拿"。[6]教会派遣传教士入京是为传教,为了迎合北京宫廷的需求,所派教士多有一技之长;北京引进传教士是为了利用其技艺,但对天主教仍严禁不怠。发生在颜诗莫、德天赐身上的误会,便是这一背景下的产物。而颜诗莫等西洋教士,以其技艺为名,在京暗自传教,自不待言,只是皇帝不知或知之不究而已。

综合以上内容,现在或许可以对本章开头提出的问题(即为什么西方近代科学医学已经传入中国宫廷但却没能在中国生根并发展起来呢?)做如下几点回答:

---

[1]　《耶稣会士中国书简集》I,第294页。
[2]　杜文凯编:《清代西人见闻录》,第151—152页。
[3]　圣若翰保地斯大会传教士。
[4]　《清中前期西洋天主教在华活动档案史料》第二册,第547页。
[5]　参见《清中前期西洋天主教在华活动档案史料》第二册,第二六三、二六五、二六九、二七四、二七五、二八〇、二八一、二八九、二九一等号。
[6]　《清中前期西洋天主教在华活动档案史料》第二册,第642页。

第一，中西医学理论具有本质上的差异，绝大多数中国医学家乃至知识界仍坚守中医传统，对传入的西医无动于衷，更不会从理论上对西医进行研究。无论传入的数量还是当时西医发展的水平，都无法动摇中医在中国人心目中的地位。

第二，清前期西医传入宫廷完全取决于皇帝意愿。康熙招请西洋医生主要是为自己的身体健康服务，他学习西医与学习其他中西学问一样，属于自己的兴趣爱好，也有驾驭汉族士大夫、强化满族人统治的目的。他将传教士翻译的西洋解剖学著作秘而不传，也没有组织传教士与宫廷御医进行中西医学研究，没有开展西医教育，更没有派员去欧洲学习西医，这些都决定了宫廷西医不可能长期稳定存在，也无法向民间医学界扩散。这与法国国王路易十四建立王家科学院的做法是完全不同的，与日本学习西学的态度与目的也不一样。至雍正时期，由于皇帝对传教士的反感而没有一位传教士医生来华，乾隆朝虽然也有个别西医入宫，但都是为皇族成员治病而来，西医入华仍停留在较低的层次上。到了嘉庆朝，宫廷中的西洋传教士最终都被驱逐出中国，明末清初的西学东渐也随之告一段落。清前期西洋医生宫廷医疗活动，仅对中国宫廷医学产生了一些影响，但影响范围有限。

第三，西医入华的主要媒介是为数有限的传教士。尽管个别传教士有较高的医学水平，但是他们毕竟不是医学家，他们的目的在于通过医学来获得传教利益，且教会各派之间的矛盾使他们无法在传播医学方面进行合作。这决定了他们不可能向中国系统地输入西医，更不可能将西医在中国推广。

以上原因决定了康熙朝的西医入华，只能是昙花一现，而不可能在中国医学领域造成深远影响，也不可能将中医纳入当时正在发生的世界医学近代化过程之中。如果说此期西医入华有什么重要影响的话，那主要体现在传教士通过行医在一定程度上使天主教在禁教时期得以继续延续。

第三章 清宫中的西洋医学

清宫西医生、药剂师名录

中 文 名	西 文 名	国籍	修会	生卒年	在京时间
卢依道	Isidoro Lucci	意	耶稣会	1661—1719	1692—1693
高竹	João Baptista Lima	中国		1659—1733	1659—1733
安东尼奥·达·席尔瓦	António da Silva	葡			1693—?
鲍仲义	Giuseppe Baudino	意	耶稣会	1657—1718	1694—1718
樊继训	Pierre Frapperie	法	耶稣会	1644—1703	1700—1703
罗德先	Bernard Rodes	法	耶稣会	1646—1715	1700—1715
何多敏	Giandomenico Paramino	意	耶稣会	1661—1709	1704—1709
魏哥儿(魏弥嘉)	Miguel Vieira	葡	耶稣会	1681—1761	1708—1713
罗怀中	Giovanni Giuseppe da Costa	意	耶稣会	1679—1747	1715—1747
安泰	Etienne Rousset	法	耶稣会	1689—1758	1719—1758
噶尔芬	Thomas Garwin	英			1715—1717
普拉尔特	Pulart	俄			1720
乌尔达(沃尔塔)	Volta	意			
裕吴实					
布尔盖泽	Giovanni Borghesi	意		?—1714	1701—1710
加里亚迪	Gagliardi	意			
马德昭	António Gomes	葡	耶稣会	1706—1751	1744—1751
罗启明	Emmanuel de Mottos	葡	耶稣会	1725—1764	1749—1764
张舒	Inácio Francisco	葡	耶稣会	1725—1792	1753—1792
索德超	José Bernardo da Almeida	葡	耶稣会	1728—1805	1759—1805
巴新	Louis Bazin	法	耶稣会	1712—1774	1767—1774
齐类思	Luigi Cipolla	意	耶稣会	1736—1805后	1771—1805
岳文辉					1774?
颜诗莫	Anselmo da Santa Margherita	意	奥斯定会		1784—1811
冀若望	Chislain	法	遣使会		1785—1811

249

康熙朝在医学领域有所表现的其他传教士

中文名	西文名	国籍	修会	生卒年	在华年	主要事迹
赖蒙笃	Raimundo del Valle	西	多明我	1613—1683	1655—1683	《形神实义》
艾脑爵	Blasius García	西	方济各	1635—1699	1672—1699	行医粤澳
安哆呢	Antonio de la Concepción	西	方济各	1665—1749	1697—1749	行医粤澳
石铎琭	Pedro de la Piñuela	墨	方济各	1650—1704	1676—1704	《本草补》
白 晋	Joachim Bouvet	法	耶稣会	1656—1730	1687—1693 1699—1730	进讲西医;建西药作坊
张 诚	Jean François Gerbillon	法	耶稣会	1654—1707	1687—1707	同上
洪 若	Jean de Fontaney	法	耶稣会	1643—1710	1687—1699 1701—1703	用金鸡纳治疗康熙的疟疾
刘 应	Claude de Visdelou	法	耶稣会	1656—1737	1687—1708	同上
巴多明	Dominique Parrenin	法	耶稣会	1665—1741	1698—1741	进讲西医;编译《钦定格体全录》

清宫外来药物名称一览表

中 文 药 名	考证之西文药名及释义	文 献 出 处
各巴衣巴油		《康熙朝汉文朱批奏折汇编》八,页1118—1119。
的莫油		同上
昂的莫牛		同上
葛尔敏的那(油)	疑为 Calmante(镇静剂)	同上
巴思地略	pastilha 药片	《西洋药书》
额尔西林	elixir(?)一种酏剂或药酒	《西洋药书》

第三章　清宫中的西洋医学

续　表

中 文 药 名	考证之西文药名及释义	文　献　出　处
如勒伯伯喇尔都	疑为与 Julepo（糖浆药水）有关的某种药	《康熙朝满文朱批奏折全译》,页 84 等。
西白噶瓜那	Ipecacuanha 吐根	《康熙朝满文朱批奏折全译》,页 481。
绰科拉	chocolate 巧克力	《康熙朝满文朱批奏折全译》,页 418。
得利雅噶	teriaga 解毒舐剂	同上
格尔墨斯	quermes 胭脂虫	《康熙朝汉文朱批奏折汇编》二,页 768。
阿尔格尔墨斯	Alquermes 胭脂红酒	同上
金吉纳	Quinquina	《康熙朝满文朱批奏折全译》,页 44、392 等。
厚福水		《大清一统志》卷四二三
巴尔撒吗油（巴尔撒木油）	balsamo 镇痛剂	同上
阿噶达片	pirola contra a gotta 治疗痛风药品	同上
鼻烟	Rapé	同上
圣多默巴尔撒木油	St. Tomé balsamo 或指圣多美产巴尔撒木油	同上
璧露巴尔撒木油	或指秘鲁产巴尔撒木油	同上
伯肋西里巴尔撒木油	或指巴西产巴尔撒木油	同上
噶中得	Cachunde 儿茶,儿茶丸	《竹叶亭杂记》卷一

说明：1. 只选择中文和满文文献中出现的药物名;2. 很多药物在多种文献中均有出现,此表仅给出一种文献;3. 同一药物的名称在不同文献中往往有不同的写法,但是一般只是音译过程中选词不同而已,此表格仅列举其中一种写法。

下 编

医学与性学

第四章 性　　学

一　入华西学的体系

对于明末清初由传教士带来的欧洲文化,学界多以"西学"(west learning)概括,以别于本国文化。[1] 然而中西文化虽有显著的不同,亦有若干相似的方面。传教士(尤其是耶稣会士)常常尽力抓住这些相似的方面,以建立传播西学的基础,尤其是为与中国文化互异的那部分西方文化在华之传播创造条件,学术界多称之为调适策略(accommodation)。这种策略在具体的文化交流实践中表现出非常复杂的面貌,传播者与接受者对两种文化有意或无意、双重或多重的误读,是明末清初中西文化交流的一个重要特征。[2]

明末清初入华西学是一个整体,虽然入华西学的各个门类在数量上

---

[1] 也有不少学者用"天学"来概括明末清初入华的西方文化,例如祝平一先生认为,用"西学"这个语词时,多半预设着将当时的天主教教理和西方自然哲学、器用知识一分为二,而用"天学"则是继承了李之藻《天学初函》的用法,西方学者谢和耐等人亦赞成使用"天学"一词,见祝平一:《通贯天学、医学与儒学——王宏翰与明清之际中西医学的交会》,《中央研究院历史语言研究所集刊》第七十本,第一分,1999年,第167页注释6。但我认为,使用"天学"一词很容易与传统的天学(以天文学为主)相混淆,也容易使人误认为其内涵仅为天主教神学,所以本书仍用"西学"之名,且并没有将教理与器用一分为二的预设,而是用来概括此时期入华西方宗教、思想与知识的整体。

[2] 关于文化交流中的误读现象及其意义,参见吴莉苇:《试论文化交流中的误读与创造》,第二届国际青年学者汉学会议(台湾新竹清华大学,2004年11月)论文。

并不均衡,但是大致可以反映出当时欧洲的总体知识水平与结构体系。尽管当时欧洲科学已经开始走上了摆脱神学、独立发展的道路,但是至少在17世纪,科学仍是神学体系中的一个分支,其学科的分类与现代的分类方法和概念有很大区别。20世纪以来的学者,以科学与宗教完全分离的观念来回顾与研究明末清初的西学东渐,显然会有其局限性,正如钟鸣旦先生所言:"在研究一个时代或一种文化时,应该尽量以该时代或该文化所固有的语境为基础进行理解。"[1]目前有关明末清初西方天文学、数学、地理学及医学入华史的研究,仍存在以现代科学分类学的观念进行讨论的缺陷,导致了我们不能够准确地理解和把握那个时代西学东渐的途径、内容和影响。以西医入华为例,范行准先生将明季传入之解剖生理学分为前后二期,并说:"此前期解剖生理多言神经之学,盖当时彼教中人以神经知觉属诸灵魂也。其说甚繁,今删繁去复,并取其书之言骨骼、藏府、血液者分别立题,勉可与后期诸目方驾,而终不及其详也。"[2]范氏以现代医学的分类标准,将传教士性学作品中包含的解剖学内容分为消化系统、神经系统、循环系统等项,但是当时西方解剖学中尚不存在这样的分类法,而且仅将符合现代解剖学的内容抽出来进行研究,也无法全面考察入华西学的整体性、途径、背景与影响。较为合理的研究路径应该是,分析传教士性学作品中涉及的医学内容的本质属性和文化内涵,将医学、性学和神学作为一个整体进行观察,同时与中国传统文化中的相关内容进行对比,在中国传统思想的脉络中分析其影响的领域与程度。

西方科学早在柏拉图(Plato,前427—前347)时代便有了理性分类与整合;到了亚里士多德(Aristotle,前384—前322)时代,科学分类已经相对完善。基督教传入欧洲后,沿用古希腊时代的神学(Theology)一词,作为对所信上帝之存在、本体、本性,及其同世界、人类的关系进行研究、论

---

[1] STANDAERT, Nicolas, "The Classification of Sciences and the Jesuit Mission in Late Ming China", in Jan A. M. De Meyer & Peter M. Engelfriet (eds.), *Linked Faiths: Essays on Chinese Religions and Traditional Culture in Honour of Kristofer Schipper*, Leiden: Brill, 2000, pp. 287, 314.

[2] 范行准:《明季西洋传入之医学》卷一,第4页。

第四章 性　　学

述的理论体系。到 13 世纪神学家托马斯·阿奎那(Thomas Aquinas,约 1225 - 1274)将神学分为自然神学和启示神学两部分,肯定自然神学的可能和必要,认为可借助理智,通过对自然现象的观察分析而得到关于神的一部分知识,领受神的一定启示。他的名著《神学大全》(*Summa Theologica*)集以往神学之大成,使神学成为包括和贯通一切知识的"科学皇后"。[1] 文艺复兴时期,欧洲科学出现了新的整合过程,而耶稣会士们在这次整合中起到了积极的作用。耶稣会的创立者圣依纳爵·罗耀拉(St. Ignacio de Loyola,约 1491 - 1556)根据自己的学习经验,建立了一套非常独特的教育体系。他将神学置于该体系的最高点,认为人文(语法、修辞、诗歌和历史)、语言(拉丁语、希腊语和希伯来语)、逻辑、文科与自然科学(包括数学)、形而上学和伦理哲学等是通往神学的必备知识。其神学教育以阿奎那神学为基础,而逻辑学、自然哲学、伦理哲学和形而上学则沿袭亚里士多德的学说。当时欧洲耶稣会的两个最有影响的教育中心——罗马耶稣会学院和科英布拉大学都是按照这样的教育程序培养耶稣会士的。[2] 17 世纪来华的耶稣会士大多具有这样的教育背景。艾儒略曾在《西学凡》(1623)、[3]《职方外纪》(1623)[4] 和《西方答问》(1637)[5] 中三次向中国士人介绍西方这一教育体系,而以《西学凡》为详,其涵盖的内容基本上就是当时欧洲的知识系统。[6]

艾儒略将当时欧洲知识体系分为六科:第一为文科(rhetoric,勒铎理伽),包括古贤名训、各国史书、诗文和文章议论。入华传教士为了结交中国士人,也翻译了西学中这一领域的某些作品,例如利玛窦《交友论》、

---

〔1〕　卓新平主编:《基督教小辞典》,第 354 页。
〔2〕　STANDAERT, Nicolas, "The Classification of Sciences and the Jesuit Mission in Late Ming China", p. 288.
〔3〕　艾儒略:《西学凡》,《四库存目》子部杂家类,第 93 册,第 625—639 页。
〔4〕　李之藻辑:《天学初函》,台北:学生书局,1965 年,第 1360—1362 页。
〔5〕　参见 MISH, J. L., "Creating an Image of Europe for China: Aleni's Hsi-fang-ta-wen 西方答问", *Monumenta Serica* 23(1964), pp. 1 - 87.
〔6〕　参见 LUK, B. H. - K., "Aleni Introduces the Western Academic Tradition to Seventeenth-Century China: A Study of the *Xixue fan*", in "*Scholar from the West*": *Giulio Aleni S. J. (1582 - 1649) and the Dialogue between Christianity and China*, Monumenta Serica monograph series, XLII, Nettetal, 1997, pp. 479 - 518.

《二十五言》，艾儒略《五十言余》、卫匡国《逑友篇》等。但这一领域不是传教士的重点，作品并不多。

欧洲的学生在学完文科后，便进入理科的学习。理科(philosophy，斐琭所费亚)包括落日加(logic，明辩之道)、费西伽(physics，察性理之道)、默达费西伽(metaphysics，察性之上之道)、马得马第伽(mathematics，几何之学，包括算法家、量发家、律吕家和历法家)、厄第家(ethic，修齐治平之学)。其中落日加今译为逻辑学，在傅汎际《明理探》中有介绍，在传教士护教辟佛的作品中，也显示出了其所受逻辑学训练的功夫。费西伽是为了"剖判万物之理，而为之辨其本末，原其性情，由其当然以究其所以然"。费西伽包括六部分内容：一为闻性学；二为论有形而不朽者，如言天之属；三为论有形而能朽者，如人兽草木等；四为总论四元行本体；五为详空中、地中、水中之变化；六为论有形而生活之物，包括五项：总论生活之原（即所谓魂者）、生长之魂、知觉之魂、灵魂、灵魂离身后如何。费西伽是传教士性学著作中的主要内容，如艾儒略《性学觕述》、毕方济《灵言蠡勺》、高一志《空际格致》等书，均属此类。马得马第伽则包括了现代意义上的数学、几何学、音乐、天文和历法学，这两方面在来华传教士中文作品均有大量的介绍。如利玛窦《同文算指》、《几何原本》，徐日升、德理格《律吕正义》，阳玛诺《天问略》，诸传教士之《崇祯历书》等等，这是他们进行科技传教的主要领域。厄第家属于天主教伦理学，译成"修齐治平之学"乃是借用儒家伦理学的语汇，介绍天主教伦理思想。高一志《西学修身》、《西学齐家》、《治平西学》等属于此类。理科需要学习四年，学完后通过考试，选择后四科中的一科进一步学习。

艾儒略介绍西方的医科(medicine，默第济纳)云："操外身生死之权，盖人世所重莫甚乎袪其所忌，所忌莫甚乎害命之疾病。病之名无算也，而疗病之神药正方又无几，故有垂死而得一神药以复苏，有轻疾而投一妄剂以致殒。……西国不敢轻易此举，必立国中讲医之庠，延博学高明之医已曾留心斐录者，始令习医之徒，相从肄学，诠释古医遗经，发明人性之本原，辨外体百肢之殊，内脏诸情之验，及万病之所以然，而因设其所用治疗

第四章 性　　学

之药,大约六年之内,博习医经,然后随师日观所诊之脉,所定之方,所试之效,而始令其得与考选也。考非精熟领主司之命者,不得擅医人。"这段话向中国介绍了西方医学教育制度。不过医科和法科并非欧洲耶稣会大学所设之科,而是其他大学中的研修科目。医学的目的是为了治疗人体的疾病,但也有发明人性本原的神学目的。医学不是传教士中文作品的重点,但是他们的许多性学作品中却涉及了不少医学知识。

法科(civil law,勒义斯)即欧洲的世俗法律,传教士介绍得不多,只是在一些作品中略有涉及。教科(canon law,伽诺搦斯)阐述的是教会法律,即"古来教皇所定教中之法度者也"。一些教会规章、仪式规范等可归入此类,如《圣事礼典》、《司铎典要》、《耶稣会例》、《哀矜行诠》等。

第六为道科(theology,陡䘵日亚),又称超性之学,即神学,处于西方知识体系的最高地位,"乃超生出死之学,总括人学之精,加以天学之奥。将古今经典与诸圣人微论,立为次第,节节相因,多方证析,以明其道,使天主教中义理,无不立解,大破群疑,万种异端无不自露,其邪而自消灭,万民自然洗心以归一也"。[1] 来华传教士对托马斯·阿奎那《神学大全》多有译介,利类思曾将此部神学著作节译成中文,名为《超性学要》。[2]

《西学凡》用六科概括了西方学校教育的学科门类,这六科亦可被视为当时欧洲知识体系的概貌。同样向中国介绍欧洲知识体系的作品,还有傅汎际与李之藻共译之《名理探》(1631)。[3]《名理探》十卷,初刻于杭州,是 1606 年葡萄牙科英布拉出版的亚里士多德《范畴篇》(*In Universam Dialecticam Aristotelis*)的一部分。该书第一卷中叙述了欧洲哲学史,并介绍了欧洲科学的分类情况。其中有三种分类方式:依所论而别,依所向而别,依所居而别。"依所居而别"就是将科学分为上、下两个

---

〔1〕　艾儒略:《西学凡》,第 635 页。
〔2〕　利类思:《超性学要》,康熙十六年(1677)刻本,北京图书馆藏公教教育联合会 1930—1931 年重刊本。
〔3〕　傅汎际译义,李之藻达辞:《名理探》,台北:商务印书馆重刻本,1965 年,第 6—9 页。参见 STANDAERT, Nicolas,"The Classification of Sciences and the Jesuit Mission in Late Ming China",pp. 288-293.

等级,属于上级的有形性学(physics,费西伽)、修学(moralis,包括克己〔ethica〕、治家〔oeconomica〕、治世〔politica〕)和超性学(theologia);属于下级的有"总该修饰灵分之艺"和"总该事力之艺",前者包括谈艺(grammatica)、文艺(rhetorica)、辩艺(dialectica)、算法(arithmetica)、乐艺(musica)、量法(geometria)、星艺(astrologia),后者包括农(agricultura)、备(venatoria)、兵(militaris)、匠(fabrilis)、医形残(chirurgia)、织(textoria)、浮海(nautica)。

属于上一级别的三种学科也分属不同层级,形性学、修学、超性学三者逐级而高,所有学科以超性学为冠。按照这样的分类来考察明末清初传教士的中文作品,不难发现几乎每一个学科都有专门的作品,而其中尤其以形性学、超性学、算法、量法、星艺、农艺、兵、匠等为最夥。

李之藻编辑《天学初函》,将20部传教士中文著译作品分为理编和器编各10种,也是按照傅汎际对西学上下两级的分法。从《天学初函》的内容来看,李之藻是想对当时入华的数量不多的西学作较为全面的接纳。万历四十一年(1613)李之藻上"请译西洋历法等书疏",除了建议翻译西洋历法书外,又说"其书非特历术,又有水法之书,机巧绝伦,用之灌田济运可得大益;又有算法之书,不用算珠,举笔便成;又有测望之书,能测山岳江河远近高深及七政之大小高下;有仪像之书,能论极天地之体与其变化之理;有日轨之书,能立表于地,刻定二十四气之影线,能立表于墙,随其三百六十向,皆能兼定节气,种种制造不同,皆与天合;有万国图志之书,能载各国风俗山川险夷远近;有医理之书,能论人身形体血脉之故与其医治之方;有乐器之书,凡各种钟琴笙管,皆别有一种机巧;有格物穷理之书,备论物理、事理,用以开导初学;有几何原本之书,专究方圆平直,以为制作工器本领"。[1] 李之藻所罗列的西方12种学问,囊括了除超性之学外的大部分西方学术科类。身为教徒(李之藻于1608年入教),他当然希望将天主教神学作品也翻译成中文,但是在给万历皇帝的

---

[1] 徐宗泽:《明清间耶稣会士译著提要》,上海书店出版社,2006年,第195页。

第四章 性　　学

奏疏中他有意回避了这一问题。

杨廷筠对当时西学亦有较为全面的了解。杨廷筠《代疑续编》云："西教不然,其学有次第,其入有深浅,最初有文学,次有穷理之学,名曰斐琭所费亚,其书不知几千种也。学之数年,成矣,又进而为达天之学,名陡琭日亚,其书又不知几千百种也。"[1]杨廷筠《西学凡》序云："所称六科,经籍约略七千余部,业已航海而来,具在可译,此岂蔡愔、玄奘诸人近采印度诸国寂寂数简所可当之者乎? 而其凡则艾子述以华言……"据方豪先生考证,金尼阁于1620年从欧洲带来七千部西书乃确有其事,[2]而艾儒略著《西学凡》或许即是为了介绍这些书的总体内容。当时在北京的传教士已经拥有比较丰富的西文藏书,保留下来的多藏于北堂图书馆。[3]据瑟利先生(Thierry)的统计,19世纪后期北堂所藏书籍中,医学和药学类有308种,仅少于天文学(438种)和数学(378种)。[4]这或许也能反映17中叶以后耶稣会士带到中国的各类书籍的比重。在杨廷筠看来,这些书都应该进行翻译。但是当时每年入华的传教士仅几人而已,又分散各地,而中国学者又罕有通西文者,所以除非官方大力支持,否则不可能将这些书都译为中文。尽管如此,仅耶稣会士所译著的作品也有数百种之多,[5]且内容基本上涵盖了当时西方的整个知识体系。入华西洋传教士所译著的数百种中文作品中,以性学作品为主。徐宗泽先生在其《明清间耶稣会士译著提要》中,将耶稣会士的中文作品分为圣书类、真教辩护类、神哲学类、教史类、历算类、科学类和格言类七个门类,虽未尝不可,但是若从当时天主教神学体系的角度看,这样的分类似乎并不合理。比较合适的做法应该是按照艾儒略《西学凡》、傅汎际《穷理探》中所

---

[1]　引自方豪:《方豪六十自定稿》上册,台北:学生书局,1969年,第40页。
[2]　方豪:《明季西书七千部流入中国考》,《方豪六十自定稿》上册,第39—54页。
[3]　参见方豪:《明季西书七千部流入中国考》,《方豪六十自定稿》上册,第39—53页。
[4]　VERHAEREN, H.(惠泽霖), "Aperçu historique de la Bibliothèque du Pét'ang," in *Catalogue de la Bibliothèque du Pé-T'ang, Pékin*, Beijing: Imprimerie des Lazaristes, 1949, p. XXXI.
[5]　传教士中文作品留传下来的也有很多,仅徐宗泽《明清间耶稣会士译著提要》中便介绍了200余种。

讲的分类法,并结合当时中国理学的体系进行分类,可先分为超性学(陡琭日亚)与格物穷理之学(斐琭所费亚)两类,而穷理与格物(性学)是两个部分,格物又可分为"人学"与"物学",前者包括亚尼玛之学(灵魂)与肉身之学(如解剖学等),后者包括天文学、算学、地理学、动植物学、音乐、机械等,至于教史、语言、文学等方面,则属于更为低级别的知识,可另列一类。总之以神学为宗,依次而下为穷理、格物、文科等。

杨廷筠《代疑续编》将西学列为文学、穷理之学和达天之学,可以说对西学分类有较为准确的把握。就这三个层次的西学而言,传教士中文作品中与穷理之学相关者独多,这一现象亦有深刻之原因,盖当时中国士人受理学影响颇深,关注格物穷理之事,故对西方涉及物理(物之理,非今日之物理学也)的学问甚有兴趣;而达天之学(即超性之学、神学)对中国士人而言,颇有陌生之感,产生了较多的文化排斥性。明末清初西学在华之传播,尤以超性之学为最难,皆因中国固有文化无与其相应之基础。中国士人希望通过借鉴西方的格物穷理之学以达到穷知万物之理(致知,理学的终极目标)的目的,而传教士希望通过介绍中国士人感兴趣的形性学,逐渐使他们认主、归主(皈依,神学的终极目标)。两者的动机不同,结果各异,使此时期西学在华传播过程中呈现出非常吸引人的文化交流史画面。

二　理学的性学与神学的性学

在汉语中,"性"的本义为人或事物的本质。《荀子·正名》云:"生之所以然者谓之性。"《论语·阳货》云:"性相近也,习相远也。"都是指人的本质而言。而水性、酸性、性苦、性冷等,是指物质所具有的某种特征。则"性学"就是研究人或事物的本质的学问。在西方谓之费西伽(physica),在中国谓之格物。

在对人和事物取得认知的基础上,总结和阐发出一定的道理,这一研究过程在西方称为斐琭所费亚(philosofia),在中国称为格物穷理。明末清初的中国士人便将斐琭所费亚译为格物穷理,认为两者是同一门学问。毕拱辰《斐录答汇·序》中说:"斐录者何？泰西方言所谓格

第四章 性　　学

物穷理是也。"[1]杨廷筠曾将西学分为天学和人学两部分,"天学名陡琭日亚,此种学有录略一书(引者按:即阿奎那《神学大全》),见其发问条目,有三千六百余条……人学名斐琭所费亚,皆格物穷理之事,其书之多,与天学仿佛"。[2] 其名人学者,乃是与研究灵魂与上帝关系的天学相对应,其并非仅限于对人的研究,也包括对万事万物之理的研究,故杨廷筠将其与中国的格物穷理之学相对应。

无论是天主教神学还是宋以来的理学,都强调从万事万物中发现理。但是从理学观念来看,通过格物达到致知即发现唯一的理(16世纪的阳明之学应排除在外),便可以"尽性",因为理本身就具有伦理和道德内涵。张载云:"万物皆有理,若不知穷理,如梦过一生。"[3]朱熹云:"所谓致知在格物者,言欲致吾之知,在即物而穷其理也。盖人心之灵莫不有知,而天下之物莫不有理,惟于理有未穷,故其知有不尽也。是以《大学》始教,必使学者即凡天下之物,莫不因其已知之理而益穷之,以求至乎其极。至于用力之久,而一旦豁然贯通焉,则众物之表里精粗无不到,而吾心之全体大用无不明矣。"[4]但是在天主教神学看来,穷理并非认识的终点,还要"认主"即感受上帝的存在。罗耀拉在《神操》中要求:"观察天主怎样驻留在受造物之中。在元素中赋以存在,在草木中赋以生机,在禽兽中赋以感觉,在人身上赋以理智;我以区区之身,集一切之大成;存在、生命、感觉、理智,无不具备。抑有甚者,我既曾按照天主的肖像而受造,俨然是至尊者天主的殿宇。"[5]利玛窦批判理学家以理为万物之原,他说:"中国文人学士,讲论理者,只谓有二端,或在人心,或在事物。事物之情,合乎人心之理,则事物方谓真实焉。人心能穷彼在物之理,而尽其知,则谓之格物焉。据此两端,则理固依赖,奚得为物原乎?二者皆在物后,

---

[1] 毕拱辰:《斐录答汇》序,见《罗马天主教文献》第十二册,第5页。
[2] 杨廷筠:《代疑篇》上卷,吴相湘主编:《天主教东传文献》,台北:学生书局,1965年,第542页。
[3] 《张子全书》卷十二,《四库全书》子部儒家类。
[4] 朱熹:《四书章句集注·大学章句》,《四库全书》经部四书类。
[5] 依纳爵·罗耀拉:《神操》第235号,房志荣译,台北:光启出版社,1999年再版,第94页。

而后岂先者之原？且其初无一物之先，渠言必有理存焉，夫理在何处，依属何物？"又云："理卑于人。理为物，而非物为理也。故仲尼曰'人能弘道，非道弘人'也。如尔曰'理含万物之灵，化生万物'，此乃天主也，何独谓之'理'，谓之'太极'哉！"[1]显然，中西性学的最终目的不同，一个在理，一个在"主"，但相同之处在于，两者都强调对万事万物的认知，都需要格物。这种相同点成为明末清初西学在华得以传播的重要基础，而两者的不同又造成中国士人对入华西学中的超性之学反应冷淡，甚至表现出强烈的排斥性。[2]尽管李之藻、杨廷筠等教中人士对全面接受西学表现出热情，但是就明末清初，特别是清前期中国学界的整体而言，对西洋天文学、地理学、数学、炮学等形性学知识更感兴趣。乾隆时期所修《四库全书》对传教士神学作品一概不收，而又按照中国学术分类法将《职方外纪》收入史部，将部分天文学、数学等方面的书收入子部，在吸收西学方面清中叶的官方体现出了更强的选择性。

性学有狭义广义之分，广义的性学包括一切研究万物和人的本质的学问，狭义的性学则专门指研究人性的学问。在东西方思想体系中，对于人的认知都是很重要的部分。

在中国传统儒家思想中，人性指的是什么呢？《告子》说："生之谓性。"《中庸》中说："天命之谓性。"韩愈说："性也者，与生俱生也。情也者，接于物而生也。"[3]程颢说："上天之载，无声无臭。其体则谓之易，其理则谓之道，其用则谓之神，其命于人则谓之性。率性则谓之道，修道则谓之教。"[4]程颐说："性字不可一概论。'生之谓性'，止训所禀受也。'天命之谓性'，此言性之理也。今人言天性柔缓，天性刚急，俗言天成，

---

[1] 利玛窦：《天主实义》卷二，朱维铮主编：《利玛窦中文著译集》，复旦大学出版社，2001年，第18、20页。
[2] 参见钟鸣旦：《"格物穷理"：17世纪西方耶稣会士与中国学者间的讨论》，载魏若望编：《南怀仁(1623—1688)——鲁汶国际学术研讨会论文集》，北京：社会科学文献出版社，2001年，第454—479页。
[3] 韩愈：《原性》，《四库全书》集部总集类《唐宋八大家文抄》卷九。
[4] 《二程遗书》卷一，《四库全书》子部儒家类。

第四章 性　　学

皆生来如此，此训所禀受也。若性之理也，则无不善。曰天者，自然之理也。"[1]总之，人性就是人与生俱来的本质特征，而这种本质特征从天而来，也是天的本质。张载认为"天性在人，正犹水性之在冰，宁释虽异，为物一也。受光有大小、昏暗，其照纳不二也"。张载又说："形而后有气质之性，善反之则天地之性存焉。故气质之性，君子有弗性者焉。"[2]将人性分为与生俱来之性和气质之性，认为要尽量克制气质之性，才能够保持与生俱来之性。程颢将普遍存在于宇宙中一切事物的"道"或"理"分为四种，即天道、物理、性理、义理。性理指人的道德本质，程颐后来提出"性即理"，认为人性就是禀受的天地之理，后来理学家普遍接受这种看法。[3]朱熹将气质之性称为情，他认为："情之未发者性也，是乃所谓中也，天下之大体也。性之已发者情也，其皆中节则所谓和也，天下之达道也。"[4]又说："心主于身，其所以为体者，性也；所以为用者，情也，是以贯乎动静而无不在焉。"[5]"性者心之理也，情者心之用也，心者性情之主也。"[6]"只是这一个心，知觉从耳目之欲上去，便是人心；知觉从义理上去，便是道心。"[7]"必使道心常为一身之主，而人心每听命焉，则危者安，微者著，而动静云为自无过不及之差矣。"[8]强调以心抑情保性，亦将人性之研究上升至道德高度。情又可称为人欲，谢良佐云："天理与人欲相对，有一分人欲即灭一分天理，有一分天理即胜得一分人欲。"[9]理学家们将人性分为性与情，与天主教神学将人分为身体与灵魂，并强调灵魂对身体的制约有相似之处。

既然性即是理，那么对人性的研究，也成为穷理致知的重要途径，而对人性的研究首先要研究人身。"反身格物"即是将人身作为格物的对

---

[1] 《二程遗书》卷二十四。
[2] 《张子全书》卷二，《四库全书》子部儒家类。
[3] 陈来：《宋明理学》，上海：华东师范大学出版社，2004年，第61页。
[4] 朱熹：《晦庵集》卷六十七，《四库全书》集部别集类。
[5] 《晦庵集》卷四十。
[6] 《晦庵集》卷六十七。
[7] 朱熹：《朱子语类》卷七十八，《四库全书》子部儒家类。
[8] 朱熹：《四书大全·中庸章句大全序》，《四库全书》经部四书类。
[9] 康熙御制：《性理大全书》卷五十，《四库全书》子部儒家类。

象,这一格物方法成为宋明理学格物穷理的重要内容。南宋杨时(1053—1135)认为,"为是道者,必先乎明善,然后知所以为善也,明善在致知,致知在格物。号物之数至于万,则物盖有不可胜穷者。反身而诚,则举天下之物在我矣。诗曰'天生烝民,有物有则',凡形色具于吾身者,无非物也,而各有则焉。反而求之,则天下之理得矣。由是而通天下之志、类万物之情、参天地之化,其则不远矣"。[1]《二程遗书》卷二下云:"一身之上,百理具备,甚物是没底? 背在上故为阳,胸在下故为阴,至如男女之生,已有此象。天有五行,人有五藏。心,火也,着些天地间风气乘之,便须发躁。肝,木也,着些天地间风气乘之,便须发怒,推之五脏皆然。"扬雄曾说:"通天地人曰儒,通天地而不通人曰伎。"[2]朱熹认为:"博学,谓通天地万物之理,修己治人之方,皆所当学。"[3]明薛瑄(1389—1465)说:"格物所包者广,自一身言之,耳目口鼻身心皆物也,如耳则当格其聪之理,目则当格其明之理……推而至于天地万物皆物也。"[4]凡此足见理学家对性学之重视,而对人的研究的重视,使明末中国士人比较关注入华西学中所包含的人的知识。

对人的研究即狭义的性学,也是西方传统学术思想中的重要内容,但是其关于人的本质的讨论与中国儒家有着显著的不同。在古希腊思想中,灵魂的观念占有重要地位,与灵魂相对立的是肉体,肉体终归变灭,而灵魂可以不朽。从此便引申出感官(肉身)与理性(灵魂)的对立。感官所接触到的世界是物质世界,而理性所接触的世界则是精神世界,从而又引申出精神世界和物质世界的对立。新柏拉图主义的代表普罗太奴认为,身体为大辱,而灵魂正为着身体之罪恶而在哭泣。在斯多噶派学说中,灵肉之对立更为显著,他们将人的理性与感觉划分开来,肉体人格之外另有精神人格。基督教同样持灵肉对立之二元观,从希腊思想转至基

---

〔1〕 李清馥:《闽中理学渊源考》卷一,《四库全书》史部传记类总录之属。
〔2〕 宋林亿等《新校正黄帝甲乙经序》,引自徐仪明:《性理与岐黄》,第19页。
〔3〕 《朱子语类》卷六十四,《四库全书》子部儒家类。
〔4〕 薛瑄:《读书录》卷二,《四库全书》子部儒家类。

第四章 性　　学

督教,其接榫处只在此。自从基督教在西方宣扬开以后,西方人对于世界的二重观,更为清澈鲜明。奥古斯丁的上帝之城,只在天上不在地上。人生之终极,灵魂之救度,精神世界之重现,均为西方中古时代的普遍表征。[1]虽然身体与灵魂对立,但是按照基督教教义,人为上帝所造,对人体和灵魂的研究,乃是通向"认主"的必要途径。亚里士多德的《灵魂论》是阿奎那《神学大全》阐述人之灵魂的重要基础,而盖仑的解剖学成为阿奎那研究人体的神学内涵的主要资源。

来华传教士很清楚,若想让中国人接受上帝,首先必须向他们传播天主教神学中的灵魂与肉体学说。罗明坚《天主实录》中有"论理人魂不灭大异于禽兽"和"解释魂归四处"两章,阐述了"魂有三品"和"身有五觉"。[2]是为明末西洋灵魂与身体学说传入之始。利玛窦《天主实义》也用了不少篇幅阐述天主教的灵魂与肉身观念。以利玛窦为代表的西洋传教士,虽然对理学的许多观点持反对态度,[3]但是在对人性的讨论上,也表现出不少与理学类似的观点,如云:"夫性也者,非他,乃各物类之本体耳。"又云:"若论厥性之体及情,均为天主所化生,而以理为主,则俱可爱可欲,而本善无恶矣。至论其用,机又由乎我。我或有可爱,或有可恶,所行异,则用之善恶无定焉,所为情也。夫性之所发,若无疾病,必自听命于理,无有违节,即无不善。然情也者,性之足也,时着偏疾者也。故不当一随其欲,不察于理之所指也。身无病时,口之所啖,甜者甜之,苦者苦之;乍遇疾变,以甜为苦、以苦为甜者有焉。性情之已病,而接物之际,误感而拂于理,其所爱恶,其所是非者,鲜得其正,鲜合于真者。然本性自善,此亦无碍于称之为善。盖其能推论理,则良能常存,可以认本病,而复治疗之。"[4]此处除了说性与情均为天主所生外,其他均与理学观点类似,都强调抑情养性。

---

[1] 钱穆:《灵魂与心》,第1—2页。
[2] 《罗马天主教文献》第一册,第39—40页。
[3] 关于利玛窦《天主实义》"容古儒"、"斥新儒",参见张晓林:《天主实义与中国学统——文化互动与诠释》,学林出版社,2005年,第115—186页。
[4] 利玛窦:《天主实义》,朱维铮主编《利玛窦中文著译集》,第72、73页。

此后大多数传教士中文教理书中,都包含这方面的内容。《天主实录》与《天主实义》属于综合性的教理书,故其中即包括超性之学的内容,也涉及性学的内容。随着传教士翻译工作的逐步开展,一些专门的性学作品(专讲灵魂与肉身的作品)陆续出现,其中以艾儒略《性学觕述》[1]八卷为代表,清初多明我会来华传教士赖蒙笃所译之《形神实义》也是一部典型的性学作品,但有关形、神内容的比例与《性学觕述》刚好相反,艾作讲灵魂者两卷,讲肉身者六卷,而赖作讲肉体者两卷,讲灵魂者六卷。但讲灵魂与讲身体两部分分量的对比并不体现两者中哪方面更为重要,事实上,对于传教士而言,认识灵魂比认识身体更为重要,有关灵魂的学说是他们向中国人介绍的重点,而对身体知识的介绍亦为传播灵魂学说服务。

艾儒略《性学觕述》是明末来华传教士第一部专论性学的作品。据陈纶绪先生的研究认为,该书前六卷主要源自亚里士多德(《性学觕述》中译为"亚利斯多")《灵魂论》(De Anima),后两卷主要源自亚氏的《自然诸短篇》(Parva Naturalia),而全书编译的底本是葡萄牙科英布拉大学"亚里士多德心理学教程"。[2] 阿奎那对亚氏著作拉丁文本的注疏,连同原著,曾一直是欧洲各神学院的教学课程。亚里士多德的《灵魂论》和《自然诸短篇》在近年才有完整的中译本。[3] 将中译本与三个半世纪前的艾儒略编译本比较,不难发现,艾儒略《性学觕述》所体现的灵魂思想显然是经过阿奎那改造过的亚里士多德学说,与亚氏原本的学说已经有

---

[1] 见《罗马天主教文献》第六册,第 47—378 页。完成于武林(杭州)慎修堂,艾儒略在序言署有 1623 年和天启甲子(1624)两个时间。该书由耶稣会士黎宁石、阳玛诺、伏若望仝订,司会傅汎际准梓,江右后学朱时亨校刊,敕建闽中天主堂刻行,署刻印时间为"二年岁次丙戌正月既望"。查明末清初皇帝年号中"二年"与"丙戌"合者,只有南明隆武二年(1646),为清顺治三年。"隆武"二字被涂掉,以免遭满人之祸。闽中天主堂称"敕建",当为隆武帝赐建。书前有庚戌(1610)进士陈仪序、海虞瞿式耜序、艾儒略自叙及南州朱时亨引言各一篇。朱时亨引作于丙戌春三月,即该书刻行之时。据瞿式耜序云:"甲子春,予获与艾子游。……一日出其性学以示曰:儒者致知,必先格物。物有觉魂,灵实兼之。欲识灵之为灵,宜先知觉之为觉。"则瞿式耜在 1624 年时已经阅读了《性学觕述》稿本。
[2] CHAN, Albert, S. J., *Chinese Books and Documents in the Jesuit Archives in Rome*, New York: M. E. Sharpe, 2001, p.296.
[3] 亚里士多德:《灵魂论及其他》,吴寿彭译,北京:商务印书馆,1999 年。

第四章 性　　学

了很大的差异,亚氏著作虽也研究人的灵魂,但是全书大量内容利用其广博的生物学知识,讨论生物之魂,而《性学觕述》所论主要是人的生、觉、灵三魂,如艾儒略说"生长本为草木之德,而人与禽兽兼得之。草木未暇详及,直论人之生长",[1]其主要目的在于体认上帝,即造物主生物"皆属有意……实在生物以事人,生人以事主也"。[2]

艾儒略此书以"性学"为名是经过深思熟虑的。他认为"万有统归四品：有具体质而无生长者,天地金石四行属是；有具体质生长而无触觉者,谷实草木属是；有具体质生长触觉而无灵明者,羽毛鳞介汇是。三者咸囿有形。复有超形而纯灵者,天神(引者按：今译天使)是也。维人则既该体质生长触觉三美,兼含灵明,括众品之攸具,亚天神而君万物,且居有始无始之界(原注：有始指万物,无始指天主),有形无形之联,为乾坤万化之统宗也"。[3]所以"宇内受造之物,畸莫畸于人性,廓莫廓于人性"。故艾儒略认为"性学为天学、人学之总,另辟廓途,俾诸学咸得其正焉"。总括人学与天学的性学,是广义上的性学,与中国的格物之学研究的内容相当。艾儒略又引圣奥斯定的话说："欲格物者,其要端有二：一为人性之论,一为造物主之论。瞩人性者,俾人认己,瞩造物主者,俾人认己之原始要终。一为性学,一为超性之学。"[4]这里的"俾人认己"的性学则是狭义的性学,专论人性而不论物性,艾儒略《性学觕述》所阐述的,就是狭义的性学。对于天主教神学与宋明理学在认知途径上的相似之处,艾儒略是深有了解的,他不仅借用理学中"性学"一词来翻译西方的灵魂与身体的学说,而且认为"善学者,必以穷理尽性为极焉"。[5]但是,两者的认知途径虽然有相似之处,终极的认知目标确是迥异的。

在狭义性学中,儒家思想主要是通过认识人体以及人与自然的关系

---

[1]　艾儒略：《性学觕述》卷三,第177页。
[2]　艾儒略：《性学觕述》卷一,第99页。
[3]　艾儒略：《性学觕述》自叙,第79—80页。关于西方对万物的分类法,利玛窦《天主实义》中有较为详细的介绍,并绘有图表加以说明,见《天学初函》第一册,第462—463页。
[4]　艾儒略：《性学觕述》自叙,第79—82页。
[5]　艾儒略：《性学觕述》自叙,第81页。

来获得对理的认识,而天人合一、人体器官与天地自然一一对应的关系是这一认知途径的基础,如明儒医张介宾在《类经附翼·医易》中云:"故曰天人一理者,一此阴阳也……天之气即人之气,人之体即天之体……人身小天地,真无一毫之相间矣。"[1]天主教思想也讲天人合一、人身一小天地,艾儒略说:"天地亦大矣,而人于其中括其妙有,具有形体,如天地、四行也者;有生长、养育,如花卉、百谷也者;有五官、触觉、运动,如飞走、潜跃也者;又独有灵性,遍烛万里,如天神之灵也者,故谓人为万物之灵,谓人身即一小天地,而万物咸备于我也。"[2]天主教神学还认为,人是天主的缩影,认识人自身是认识天主的捷径,如赖蒙笃说:"此形体一途,予大西医学事也,于予何与?而格物穷理家,每必取著之,以人不知形体,何知灵性。形体为灵魂之舍,亦即藉以知灵魂之门。故西圣尝曰:人一天主小像;又曰:身为天主之全书。然则诚披其内外上下百篇而玩阅之,由粗及精,因显推微,斯可与语灵魂矣,于以事主报恩其奚难?"[3]但是天主教的灵魂学说对中国人而言是完全陌生的,通过认识灵魂来接近上帝也是中国人所难以理解的。理学家认为,性即是理;而神学家认为人的本质在于灵魂,灵魂的作用在于认识"理",而"理"在上帝那里。有中国士人向艾儒略提出:"我中土魂字与性字,似乎异意。魂属气,性属理,今所用魂性二字,亦有别否?"艾儒略知道,让中国人明白灵魂的概念是非常重要的,所以针对这一问题给出了详细的、贯通中西式的回答:

> 中华用字甚活,著书各有其意。字虽同,或大异,率以上下文推其旨也。性字之用甚宽,虽于不灵之物亦恒有之,如言药性,性苦、性甘、性热、性冷;如论水、火、金、石,亦云刚柔燥湿诸性。则性义且大不同也。如言人之性气,则又兼人之禀气而言矣。若夫言

---

[1] 张介宾:《类经附翼》卷一,《四库全书》子部医家类。
[2] 艾儒略:《性学觕述》卷一,第104页。
[3] 赖蒙笃:《形神实义》卷二,第22页。

第四章 性　　学

灵性,言天性,非云造物主所赋人义理之性乎？魂字亦然。魂者,生活之原,加以生字,则指草木所以能生长养育;加以觉字,则指禽兽所以能触觉运动;加以灵或神字,则指人所以能明理推论之原也。总之人以灵神、肉躯二者而成,一为内,一为外;一为神,一为形;一为魂,一为魄;一为顽,一为灵;一为主,一为仆;一为贵,一为贱;一为小体,一为大体。如此论之,其内神大体,或谓之灵性,指其灵明之体,本为人之性也;或谓之灵魂,以别于生觉二魂也;或谓之灵心,以别于肉块之心也;或谓之灵神、神体,指其灵明而不属形气者;或谓之良知,谓之灵才,指本体自然之灵者也;或谓之灵台,谓之方寸,指其所寓方寸之心,为灵魂之台也;或谓之真我,明肉躯为假借之宅,而内之灵乃真我也;或谓之天君,指天主所赋于我为一身之君也;或谓之元神,以别于元气,二者缔结而成人也。《大学》谓之明德,指其本体自明,又能明万理者也;《中庸》谓之未发之中,指其本体诸情之所从出也;《孟子》谓之大体,指其尊也。总之,称各不一,而所指之体唯一。[1]

艾儒略有意回避儒家思想与天主教神学的不同,而将儒家思想中诸多本体论的概念都统一到神学中的灵魂概念中来。他似乎并不担心中国士人将天主教神学思想在中国儒学框架下进行理解,从而导致一定程度上的理解偏差甚至误解。这便是由利玛窦开创的合儒补儒的传教策略。在认为神学与儒学的根本点一致的基础上,天主教的信仰、思想与知识在明末得以较为广泛地传播。而艾儒略对"性学"的阐述成为沟通神学与儒学(理学)的重要桥梁。

意大利耶稣会士毕方济的《灵言蠡勺》(1624)则主要阐述灵魂学说(按：又称为亚尼玛之学,亚尼玛为拉丁文 anima 的音译,意为魂),对身体方面的知识介绍得较少。他在该书引言中说："亚尼玛(原注：译言灵魂),

---

[1]　艾儒略:《性学觕述》卷一,第105—107页。

亦言灵性之学,于斐琭所费亚(原注:译言格物穷理)之学中,为最益,为最尊。古有大学,牓其堂曰:认己。谓认己者,是世人千百万种学问根宗,人人所当先务也。其所称认己何也?先识己亚尼玛之尊、亚尼玛之性也。若人常想亚尼玛之能,亚尼玛之美,必然明达世间万事。……亚吾斯丁(引者按:今译奥古斯丁)曰:'斐琭所费亚总归两大端,其一论亚尼玛,其一论陡斯。亚尼玛令人认己;论陡斯者,令人认其源。论亚尼玛者,使人可受福。论陡斯者,使人可享福。'〔1〕今略说亚尼玛四篇,一论亚尼玛之体,二论亚尼玛之能,三论亚尼玛之尊,四论亚尼玛所向美好之情。总归于令人认己而认陡斯,以享其福焉。"〔2〕亦体现出天主教神学中认身体(corpo)——认灵魂(anima)——认上帝(Deus)的认知模式。

专门介绍人身知识的书,除了上编所述巴多明用满文翻译的《格体全录》之外,在明末有邓玉函《人身说概》(1634 年以后)和邓玉函、罗雅谷、龙华民《人身图说》。〔3〕但传教士在介绍人体知识方面并没有介绍

---

〔1〕 此段话以及西国大学门悬"认己"之匾额,艾儒略《性学觕述》序中均有引述,但译文略有不同。
〔2〕 毕方济:《灵言蠡勺》引,见《天学初函》第二册,第 1127—1131 页。
〔3〕 《人身说概》刻本目前仅罗马中央图书馆(Biblioteca Nazionale Centrale Vittorio Emanuele II, Rome)中文书籍部有藏,编号 B. 486;抄本有数种传世:(1)BNF:Chinois 5130,上、下两卷分别标页码,前者后面附有《正面全身之图》及其文字说明、《背面全身之图》及其文字说明,均抄自《人身图说》,末页尚有"手之三阴从藏走手"、"手之三阳从手走头"两行字及人手略图一幅,乃是中医十二静脉的内容。(2)BNF: Chinois 5131,从序言开始标页码,共四十二页半,附有《洗冤录》之"尸格"条,有"仰面部位"和"周身"两部分,从第四十页后半页直到最后。(3)中国国家图书馆,编号 01741,这个抄本前有清代学者姚衡作于道光十年(1831)的跋一篇。(4)北京大学图书馆抄本,其后附抄有毕方济《画答》中的部分内容。(5)上海图书馆藏两个抄本,编号线普长 53382,据该图书馆信息,为清抄本,前者每半叶 8 列,每列 21 字,与(4)一致,且笔迹亦很相似,估计为同一人所抄;后面均抄有《画答》相同部分的内容,亦与北京大学抄本一致。(6)上海图书馆,编号线普 444454,何时抄本尚不清楚,但从纸质和抄本保存状况判断,应也是 20 世纪初以前的抄本,后面附抄《洗冤录》部分内容,与(2)一致。(7)澳大利亚国家图书馆藏抄本,原为伦敦会所藏,参见陈万成、罗婉薇:《汤若望的〈主制群征〉与翻译》,《中国典籍与文化》,2004 年第 1 期,第 97—105 页。(8)北京大学医史研究所藏有一个当代抄本,乃是郎文先生根据叶企孙先生所藏抄本抄录,参见程之范:《北医所存〈人身说概〉与〈人身图说〉的来源》,《中华医史杂志》第 36 卷第 3 期(2006),第 156 页。《人身图说》从未出版过,所流存的抄本除北京所之近代抄本外,尚有罗马中央图书馆、中国科学院自然科学史图书馆、华东师范大学图书馆、中国国家图书馆、北大图书馆分别所藏明清时期抄本,后两者均与《人身说概》合订。《说概》和《图说》有这么多抄本传世,或可说明明清时期中国学界对此二书给予了相当大的重视程度,只可惜抄者多不留姓名,使我们无法对此二书的影响面作进一步的探讨。我所见的《说概》、《图说》各种抄本,除个别文字差异外,主体内容均一致,未见抄写者注释、评论之文,故亦很难推知抄写者对两书内容的接受程度。

第四章 性　　学

灵魂学说所表现出的那种热情。巴多明之译《格体全录》乃是在康熙皇帝的要求下进行的。至于《人身说概》，毕拱辰在其序中说："甲戌岁（1634）余得交汤道未先生（引者按：即汤若望）于京毂。一日乘间请之，谓贵邦人士，范围两仪，天下之能事毕矣；独人身一事，尚未睹其论著，不无缺望焉。时先生……谓西庠留意此道，论述最夥，但以旅辈日译教中诸书，弗遑及此，请以异日。"毕拱辰从儒学中的天、地、人三才观念看待西学，认为西学中关于天、地的知识对儒学有补充意义，或许在人身方面的知识也有补于儒学，但是由于传教士忙于教理书的翻译，尚未向中国人系统介绍人体知识。

毕拱辰是万历四十四年（1616）的三甲进士，虽然在仕途上多有波折，但是"嗜读书，积书至万余卷"，与传教士也多有交往。[1]虽然我们尚不了解毕拱辰所读之书主要在哪方面，但明代以朱熹编辑校注的《四书》、《五经》为科举之必考科目，则进士出身的毕拱辰应受宋明理学影响不浅。他向西士了解人身知识的目的，也在于格物穷理，而不在于行医治病。他在与汤若望见面时，汤若望向他出示了一部邓玉函的译稿，名为《人身说》；汤若望本来想增译一些内容，以组成一部《人身全书》出版，但由于一时无法完成，故让毕拱辰将邓玉函所译之《人身说》先行出版。毕拱辰在对该书加以润色之后，约于1634年稍后将其刊行，名为《人身说概》。毕拱辰在《人身说概》序中最后写道："而仰观之，俯察之，近取之，三才庶几无缺漏之憾矣。"所仰观者即天，所俯察者即地，而近取者即人身，显然是理学格物穷理的思路。中国传统学术中于解剖学一门向不发达，《内经》、《难经》中虽包含一定的解剖学内容，历史上也曾出现过个别的解剖犯人的事例，但是与欧洲学术对人体的认识相比，差别很大。对人体认识方面的不足，导致理学"近取诸身"的认识途径难于实现，毕拱辰主动向西士了解人身知识的动机或即在于此。

―――――――
〔1〕 郭文华：《〈泰西人身说概〉初探——以毕拱辰与其成书为中心》，龙村倪、叶鸿洒主编：《第四届科学史研讨会汇刊》，"中研院"科学史委员会，南港，1996年，第88—90页。

在欧洲的学术机构中，解剖学被视为一种理论科学，其研究的目的在于理解人体、生命以及器官功能。由于当时尚无有效的麻醉法，所以解剖学知识很少被用于治疗疾病，甚至非常有名的医生也否认解剖学在临床治疗中的价值。[1]因此，完全可以将《人身说概》、《人身图说》等视为性学作品，而不将其看作近代医学作品，这或许更接近这些作品的本来性质，而其中经常出现"上帝"等神学词汇实属本来面目，不能将其说成是传教士为传教的目的而蓄意在其中添加一些神学的内容。

一些传教士的中文作品属于广义的性学，既包含对物的研究，也包含对人的研究，以汤若望《主制群征》二卷[2]（1629）为代表。此书之目的从书目便可得知，即从万物中发现和证明上帝的存在，上卷首论"物公向"，即万物均有之向天主特性；次论"物私向"，即讨论不同事物体现上帝的各种不同形式。其内容包括以物向征、以天向征、以地向征、以气向征、以海向征、以人向征，等等，乃是格物穷理认主的典型作品。"以人向征"节开头即云："欲征主制，远取诸物，近取诸身，无物无向，岂身独否乎？"[3]这样的表述与理学家之言非常相似，只不过两者"近取诸身"的目的不同，一个在于征主制，一个在于穷至理。

传教士借用中国理学中的格物穷理、性学等概念以表达西方自然哲学与神学的内容，是其调适性传教策略的重要表现，也是天主教神学本土化的重要步骤，对明末清初的中国士大夫，特别是奉教士人产生了深刻影响。徐光启、杨廷筠、毕拱辰等明末士大夫自不待言，清初教徒夏玛第亚著有《性说》一篇，为融会中西性学的代表作，其云：

　　明于性者，必通三才之理；尽于性者，将与造物同归。三才者，天

---

[1] STANDAERT, Nicolas (ed.), *Handbook of Christianity in China*, Volume One: 635–1800, Leiden, Boston and Köln: Brill, 2001, p.786.

[2] 是勒西乌斯(Leonard Lessius)《论神的智慧》和《论灵魂不灭》二书的中译本，参见费赖之《在华耶稣会士列传及书目》上，第182页。此书比较易见，影印本见《天主教东传文献续编》第二册。

[3] 汤若望：《主制群征》卷上，见《天主教东传文献续编》第二册，第520页。

第四章 性　　学

道、地道、人道也。天道无形,地道有形,人道则兼处乎天道地道之间。灵性者,无形之体,同于天道也;肉身者,有形之物,同于地道也。故曰:人道能兼天道地道焉。人道所以同于天道,而大异乎飞潜动植之诸物者,岂非为此灵性之尽美而尽善也哉? 然观有形无形诸物,同属天主所生。灵性何以独尊于天下? 无形者贵,有形者贱也。《易传》云:形而上者谓之道,形而下者谓之器。器之不得埒于道也明矣。天主无形,天神无形,灵性亦同为无形。惟无形之体,合于天主天神之体,故独贵焉。……天主之生物也,有大生焉,有广生焉,有特生焉。大生者,天主于万物未生之先,先生一混沌之形体,以为造天地及造水土火气者之材料。迨至天开地辟,水土火气既分之后,复取水土火气,以造飞潜动植及造人类肉身。……惟此灵性者,独为天主所宝爱,颗颗粒粒,皆从天主特意而生之。……人每称呼天主为大父,天主至善之父也,忍不以善贻子乎?……赋性者必不赋之以恶性矣。《书》言"降衷",衷者善也;《诗》言"懿德",懿者善也;孔子言"天生德于予",德者善也;《中庸》言"知仁勇"者善也;《孟子》言"仁义礼智"者善也。皆言人性之善者,无异词矣。三代而下,知性之善者,汉有董仲舒,唐有韩愈、李翔,元有吴澄,明有刘宗周、史桂芳诸人焉。[1]

夏玛第亚此文为回答郭隆孙之问而作,郭氏注意到西洋生、觉、灵三魂之说与韩愈《原性》分性为三品,有类似之处,故向夏氏问性说。夏氏所列举之言性善者,宋明理学家均不在列,因为夏氏认为其"气性"之说与天主教性说相违,应给予批判,夏氏对释、老之性说一并批判之,[2]旨在沟通天儒。

从以上对中西性学的阐述,以及对传教士性学作品的举例考察中,我

---

〔1〕 夏玛第亚:《性说》,《罗马天主教文献》第十册,第3—6页。
〔2〕 夏玛第亚:《性说》,《罗马天主教文献》第十册,第6—16页。

们可以得出这样的结论,即性学既是联系身体、灵魂和上帝的纽带,也是联系身体、自然与万物之理的纽带,更是沟通神学与儒学的桥梁,在明末清初西学入华以及中国人对西学的接受方面均发挥着重要作用。

三 医学与性学

什么是医学?《大英百科全书》给出的"医学(medicine)"定义是:"预防、缓解和治疗疾病以保持身体健康状态的科学。"这是现代科学医学的准确定义,但是从历史的角度看,无论是西方传统医学还是传统中医,其含义都不是这么简单的。东西方传统医学与各自的宗教、思想和知识体系有着密不可分的关系,单纯的疗病之术往往仅被视为一种方技,而医学更多地表现为一种"生命科学"或"人学",人与自然的关系、生命的本质以及人体的神学或思想内涵等都是医学家所要思考的问题。在西方中世纪,医学是神学的婢女,是神学体系的一个分支;在中国,理学兴起以后,医学被纳入理学的体系,成为格物穷理之学的组成部分,医学家不通理学并将自己训练成一名儒医,就难以成为大医。此在绪言中已述其大概。

明末清初入华西学以性学为主,若从现代医学的角度来看,入华西学中纯粹属于医学的内容很少,或许只有法国传教士在清宫中所翻译介绍的西洋药物学知识(《西洋药书》)和生理学、病理学知识(《钦定格体全录》),以及方济各会士石铎琭撰写的《本草补》;至于传教士大量介绍的人体解剖及生理知识,均属于性学的范畴,当时中国士人亦是从格物的角度加以接受,传教士和中国士人均未将这些知识与治疗疾病联系在一起。若从传统意义上的医学角度来看,传教士性学作品中的"人学"部分,以及很多关于"物"的知识,如四元行、天地、气候等,均与医学有着密切的关系,是传统医学的基础。传教士将医学视为"发明人性之本原"(艾儒略语,见前引)的手段,而中国士人亦认为医学有助于格物穷理,所以对传教士性学作品中的知识给予了一定程度上的回应。所谓的西洋医学入华,也就较多地体现为西方性学在中国的传播以及中国士人对其的反响。西洋医学是以性学的面貌传入中国的,而又在格物穷理之学的框架下对

第四章　性　学

中国产生了影响。[1]

艾儒略《性学觕述》向中国士人展现了一个完备的格物体系,三言两语很难将这一体系讲述清楚,故根据该书制成下表,读者或可一目了然。

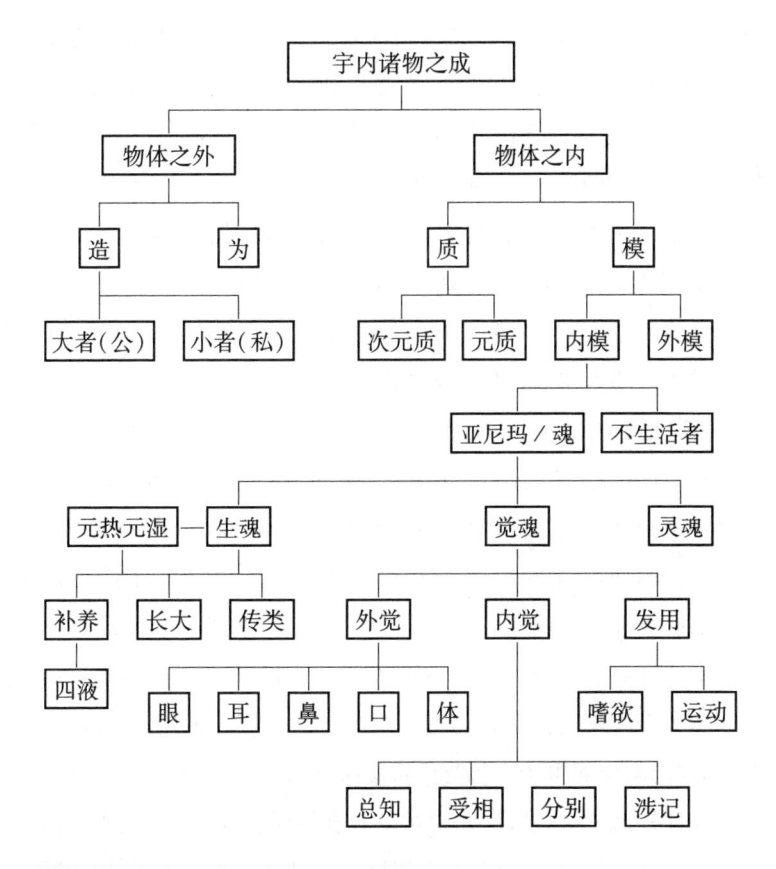

```
                          宇内诸物之成
                         ┌────────┴────────┐
                      物体之外            物体之内
                    ┌────┴────┐        ┌────┴────┐
                    造        为        质         模
                  ┌─┴─┐              ┌─┴─┐      ┌─┴─┐
               大者(公) 小者(私)      次元质 元质   内模  外模
                                              ┌────┴────┐
                                           亚尼玛/魂   不生活者
                                    ┌────────┼────────┐
                                  生魂      觉魂      灵魂
                         ┌─元热元湿─┤       ┌─┴─┐     │
                      ┌──┼──┐      │    外觉  内觉   发用
                    补养 长大 传类                  ┌─┴─┐
                     │                           嗜欲 运动
                    四液            ┌──┬──┬──┬──┐
                                   眼 耳 鼻 口 体
                                            ┌──┬──┬──┐
                                           总知 受相 分别 涉记
```

艾儒略整部书围绕着"魂(亚尼玛)"这个中心进行论述,他所介绍的三魂思想源自亚里士多德的理论。亚里士多德通过对大量植物、动物以及对人体的观察和研究,认为一切生物都有魂,并将生物的魂分为三个等级,构成一个三级体系。植物只有生魂(anima vegetativa),只能生长与繁衍,不能感知;动物除有生魂外,还有觉魂(anima sensitiva),具有知觉;只

───────
[1]　参见拙文:《从艾儒略〈性学觕述〉看明末清初西医入华与影响模式》,《自然科学史研究》第26卷第1期(2007年),第64—76页。

有人具备生、觉、灵三魂,灵魂(anima spiritula)为人类所独有。《性学觕述》首二卷论述了人的灵魂,认为人之灵性为造物主所赋,并针对中国传统人体一元思想,着重介绍基督教神学中肉身、灵魂对立的二元论思想,并批判了已久入中国的佛教灵魂轮回观念。第三卷论人的生魂及其生长、繁育之功能。然后按照"欲识灵之为灵,宜先知觉之为觉"的思路,详论人的觉魂,其中第四卷论述人的知觉外官即眼、耳、鼻、口、触五官,第五卷论述人的内觉四职,即人脑的总知、受相、分别、记忆四个功能,第六卷论述人知觉的功用,即嗜欲与运动。最后两卷则是根据亚氏《自然诸短篇》,分别阐述了人的睡与醒、梦、呼吸、夭寿、老稚、生死之理。这是一个神学化了的亚里士多德生物心理学体系,而这一理论体系的最重要基础,便是当时西方的人体知识与医学知识。

《性学觕述》中所包含的西医知识,主要是在欧洲占统治地位的盖仑医学,该书直接引用盖仑(《性学觕述》中译为"加勒讷"或"加勒诺")原著内容者至少有六处,而书中所运用的大量神经学知识,都非亚里士多德时代所掌握的,而是盖仑以后解剖学发展的成果。《性学觕述》中还引用过阿拉伯医学家阿维森那(Avicenna, 980-1037)的医学知识,[1]阿拉伯医学继承并发展了古希腊、罗马医学知识,在15、16世纪,阿维森那的著作是欧洲大学医学院的必修课程。[2]可见,《性学觕述》中涉及的医学知识,远非局限于亚里士多德时代希腊医学知识,而是艾儒略时代欧洲医学的一般性知识。这些医学知识被整合在性学体系之中,成为认己以认主的基础。在这些西医知识中,尤以脑、心、神经等内容为主,因为听命于上帝的灵魂居于心中,脑在灵魂的驱使下通过神经完成对人体各部位的指挥,这样便构成了人体——神经(脑)——心(灵魂)——上帝的逐层从属关系,传教士想要让中国人明白的也即是这个道理。另一方面,艾儒略所讨论的三魂说,尤其是生魂与觉魂的内容,均与传统西方医学相关,也

---

[1] 艾儒略:《性学觕述》卷五,《罗马天主教文献》第六册,第226页。
[2] FICALHO, Conde de, *Garcia da Orta e o Seu Tempo*, Lisboa: Imprensa Nacional, 1886, p.14.

第四章 性 学

构成了西方传统医学的理论基础。这样,西方西学知识便以性学的面貌,作为证明灵魂学说与上帝存在等神学内容的证据而传入中国。

尽管艾儒略在书中纠正了儒释二家一些传统看法,如儒家的心主记忆、觉灵一致思想、佛教的轮回思想等等,[1]但他总是在可能的地方尽量通过儒家思想和语言来阐述天主教神学中的性学观,以便使其更容易为儒士所接受。如云:"亚利斯多生平最好穷理……天地间义理无穷,知识有限,穷理固儒者本分,而事理多出于人力之外,必不可强。"[2]为让中国士人明白人之觉性与灵性二分之理,艾儒略颇费了些篇幅,并引《孟子》所论云:"口期易牙,耳期师旷,目期子都,独至于心,指出同然,在于理义。"[3]又引虞廷道心人心之说,[4]均为证明灵性与觉性"其性相反,其实相远"。这种通过儒家思想阐释天主教思想的例子,在《性学觕述》中较为常见。

而中国士人也纷纷将艾儒略之论与儒学比附,如陈仪序云:"叶相国、[5]韩宗伯、陈司徒诸老皆喜其学之有合于圣贤,为序其著述诸书,而三魂一篇(引者按:即《性学觕述》),尤先生之推极。草木禽兽所以不同于人,独有灵所以独异于物,与孟子几希之旨合。其旁喻广证,触类引申,无非欲人之摄性完灵,以无忝于天主所以生我之意,盖肫乎吾儒淑世觉人之心也。"[6]朱时亨《性学觕述引》云:"今而知是书一出,所谓相远者,无不咫尺,岂惟咫尺,竟且察形开疾,又闻舒几乎与为一体矣。相远,习也;相近,性也。此论真千圣一辙,又何远之足忧? 余受而足业,亦傥幸乎天之可近,而大主之威灵慈悯,庶几日鉴在兹乎! 是敢奉其教而为序。"[7]

---

[1] 参见艾儒略:《性学觕述》卷六"辨觉性灵性"、卷七"记心辨"、卷二"灵魂身后不轮回人世"等,见《罗马天主教文献》第六册,第249—256、294—302、167—174页。
[2] 艾儒略:《性学觕述》卷八,《罗马天主教文献》第六册,第371页。
[3] 艾儒略:《性学觕述》卷六,第251页。《孟子》所论"独心在于义理",见赵岐、孙奭:《孟子注疏》卷十一上,《四库全书》经部四书类。
[4] 艾儒略:《性学觕述》卷六,第251页。"人心道心"乃虞廷(舜)对禹说的话,见《尚书·大禹谟》"人心惟危,道心惟微,惟精惟一,允执厥中",宋儒将此十六字视为尧、舜、禹心心相传的个人道德修养和治理国家的原则。艾儒略将"道心"与灵魂(灵性)相附会。
[5] 即引艾子入闽之叶向高。
[6] 陈仪:《性学觕述》序,见《罗马天主教文献》第六册,第61页。
[7] 朱时亨:《性学觕述》引,见《罗马天主教文献》第六册,第89—90页。

中国学者接受西学进而奉其教,天、儒间的互通性是原因之一。性学以认识人本身为基础,故与医学颇有关系,即朱时亨"察形开疾"之谓。但《性学觕述》之目的毕竟在于认己与认主,其中涉及的医学知识离治病之术相去尚远,其对中国士人的影响亦不在于治病救人方面,而在于认识人性本原方面。

我们再来看看另一部典型的性学著作《形神实义》以及其中包含的医学知识。关于赖蒙笃《形神实义》中的医学知识及其影响,学界尚未注意,故先对赖氏及其作品略作介绍。

赖蒙笃于1613年出生于西班牙马拉加(Malaga)教区的格拉扎勒马(Grazalema),由一个寡妇抚养长大。在修完文法课程后,加入了多明我会,后在格兰纳达(Granada)教授哲学。1642年经墨西哥前往菲律宾传教,次年春天到达马尼拉。他在菲律宾期间学习了厦门方言,并掌管当地华人教区。1655年离开马尼拉到达中国福建,驻扎在福安,并在那里学习官话。从此他一直传教于福建北部和浙江南部,长达29年,直到1683年去世。[1]

《形神实义》[2]八卷是赖蒙笃代表性中文作品,康熙癸丑(1673)刻印于福安长溪天主堂,同会万济国(Francisco Varo,1627－1687)、闵明我(Domingo Fernández Navarrete,1618－1686)、白闽我(Domingo Sarpetri,1623－1683)、罗文炤(按:即罗文藻,Gregorio López,1615/6－1691)订,值会万济国准刊,潎水祝石、三山李九功阅,韩阳王道性、王道牲润。前有赖蒙笃自序,作于康熙癸卯(1663);又有李九功序,作于1673年;尚有凡例若干条。罗文藻、祝石、李九功均为中国天主教史上的著名人物,其传略可见方豪《中国天主教史人物传》,惟王氏二人生平不详。

赖蒙笃是书所论主旨与艾儒略《性学觕述》一致,"形"指肉身,"神"指灵魂,即讨论肉身与灵魂的本质及其相互关系,虽不称"性学",却是一

---

〔1〕 赖蒙笃传记见 GONZALEZ, Jose Maria, *Historia de las Misiones Dominicanas de China*, Tomo I, pp. 511－524。

〔2〕 ARSI: *Japonica-Sinica* I, 117;BNF: *Chinois* 6969/6970。

第四章 性 学

部典型的性学著作。赖蒙笃在自序中概述此书要旨云:

甚哉造化大主,体性之妙也。其智无量,其能无疆。至高至尊,超乎见闻之象,亦超乎不见闻之性。大约不外三端:一全神者,一全形者,一神与形并者。全神如天上之天神,地下之魔鬼(原注:天神、魔鬼同为无形,但有善恶之分);全形如天地、日月、火气、水土、草木、禽兽;形与神并则惟人,肉身属形,灵魂属神。是大主之于人,亦见其全能全智之妙矣。因是生天地为覆载人,生日月为照临人,生火气水土为保存人,生禽兽草木为养育人。至于天神之纯善以护守人;魔鬼之暴恶以警醒人;设天堂永福以赏人善,示人趋;设地狱永苦以罚人恶,示人避,是天主于人,其恩逈殊诸无形有形之物矣。奈何人生斯世,昧昧以处,非惟不知主而妄测以天地、理气、阴阳、性道等说,且不知人之所以为人。于人之有形者,虽知形骸肢体,而多未得真于人之无形者;虽拟游魂心气,而仅得其似。嗟乎!人之一身动静与偕,寝食不离,尚不知己之形神,安望其能知全能全智之天主哉?不佞人也,欲与人认天主,先与人认人,欲与人认人,当与人认人之有形,与人之无形,因译形神一书。形为神之用,人之形近禽兽,而实超乎其上,有粗分,亦有精分。粗分则官体、血脉、脏腑、肢液,相为联贯;精分则公觉、受像(相)、分别、涉记,名为四职,稍近明悟,足通灵性,此则形之大端也。神为形之主。人之神近天神,而实不同类。有上分,亦有下分。上分则明悟向真、爱欲向善;下分则生觉能,而有养、长、传生之效,运动、触觉之工,此则神之大端也。当其神与形合,则人生。肉身易累灵魂,灵魂足制肉身,制之得权者为善人,制之失权者为恶人。当其神与形离,则人死,肉身有形能灭,灵魂纯神弗灭。善者则上升,恶者则下坠。此则形神离合之大端也。或曰:子亦人耳,何能测人之形,并能测人之神?其诞已甚。予曰:否、否。此非予之臆说也。予大西名医所载形之粗分,毫发不差。予亦译其要者,而著于篇。若夫形之精分,并神之上、下分,则祖诸圣师多玛斯所著

《陡琭日亚》(原注:译言超性学也)之言,无弗实也。颜曰形神实义,亦欲认人之所以为人而已矣。人诚能认人之所以为人,则于形而践之,于神而全之,不独能认人之所以为人,并能认人所由以有形神之主。则斯篇也,谓之形神实义可,谓之天主实义亦无不可耳。

《形神实义》卷二以"论形体下分之大原"为终,将人体构造与上帝之功相联系,用以劝人事主报恩,再次表明其研究人体的根本目的:

> 右言形体,亦约略而得其概矣。但思上下百肢之妙,稍欲迁其所,变其形,易其本用,而有所不得,则安排如此其当,分置如此其工,是岂偶然而成,与自然而成乎?明医测理云:人身他不具论,即如大小之骨,总计三百有奇,分于左右两旁,每旁诸骨皆有本情,合计其情,约有三千,一一对应,而无错乱,即使至巧慧者,如谙若纯神,将肢骨别移上下,而有所不得,即父母仅能以传生质具,相为授受,未尝取儿之肢体,而一一排列之也。……造物主所以生我形体之意,则心不至妄思,口不至妄言,身不至妄动,因而毛发不敢损伤,精神不敢戕贼,无非助吾灵魂以事主报恩……然则人诚披其内外上下之百篇而玩阅之,由粗及精,因显推微,斯可与语灵魂矣,于以事主报恩其奚难?

赖蒙笃的这些阐述明确表现了其认己以认主的思路。所不同者,赖蒙笃不像艾儒略那样,尽力与儒学相附会,其言"非惟不知主而妄测以天地、理气、阴阳、性道等说,且不知人之所以为人",显然在于明确其天主教神学的思想,而不与理学相同流,而艾儒略《性学觕述》则尽量与儒学中的性道说相沟通。赖氏与艾氏在这方面的不同,体现了多明我会士与耶稣会士传教策略的差异,或许也是赖氏不用"性学"冠名其书的原因。尽管如此,身为教徒的李九功亦将赖氏之作与儒学相参照,其所撰《形神实义序》云:

第四章 性　学

　　愚读赖先生《形神实义》，乃不觉喟然叹曰：吾国先师孔、孟二夫子，尝有克己复礼之训，有践形尽性之论，有大体小体之分，亦第举形神大概耳。何意西海通儒，乃取人之形神，而条分之，缕析之，洋洋洒洒乎累数千万言，若于吾人之内外悉洞，如观火然者，是岂无得于其实而臆为之说哉？盖编中所发，明形论之粗者、显者，固本于西国之名医；至形神之精者、微者，皆祖于其圣师多玛斯著，名《陡琭日亚》者，译述其略，以传于世。……是以译成斯编，使吾人由粗及精，由显察微，则必了然知人之形受于父母，本造物主所钧陶也；人之神合于形躯，胥造物主所赋畀也。因是而克己复礼，因是而践形尽性，因是而别大体小体，而毋以小害大，毋以贱害贵。则先生斯编之传，尤为格致之要指，存养之先资，于以引掖灵民，俾各自顾自珍，期无负造物主生成贵重人类至意，究而复命归根之有赖焉。厥功岂浅鲜哉！

　　在李九功看来，赖作中的内容显然有补于儒学，在阅读传教士性学作品时，中国士人所戴的"儒学眼镜"是很难摘掉的。

　　赖蒙笃书中关于人体和医学的知识，与《性学觕述》一样源自西国的名医，反映了当时欧洲天主教神学对医学与人体的一般认识。其第一卷所论人之生长、五官、四职等内容，艾作中均已详论，但第二卷"论头"、"论心"、"论肝"、"论胆"、"论胃"、"论脾"、"论肺"、"论食喉气喉"、"论肠"、"论肾"、"论膀胱"、"论睾丸"、"论筋络"、"论大血络口"、"论周身大血络"、"论脉络"以及分论四液等内容，均不见于《性学觕述》。其对人体脏器、四液的阐述，在众多传教士性学作品中，仅比《人身图说》简略，单就该书前两卷而言，不啻为除《说概》、《图说》、《格体全录》之外又一部西洋解剖学著作。惟这些解剖学知识均为认己以人主，是其性学体系的组成部分。

四　传教士性学作品对王宏翰之影响

　　关于王宏翰及其著作，前有范行准、方豪二先生发其端，近有祝平一、徐海松二先生专其论，研究得已经相当深入，这里仅在前人研究的基础之上，对王宏翰接受西医的动机和角度再作些引申。

王宏翰,字惠源,号浩然子,隋末大儒王通(584—618)之后,华亭(今松江)人,后迁居姑苏西城(今苏州)。王氏一家世代习儒精医,但似均无科名。王宏翰有兄三人:王珪(字树德)、王夏(字禹生)、王桢(字宁周);有弟名王宏骏(字云锦)。王宏翰有四子一女,子名王兆文(字圣来)、王兆武(字圣发)、王兆成(字圣启)、王兆康(字圣章),女名不详。

关于王氏家族,尤可注意者,是其世代与西学、儒学和医学的密切关系。王宏翰在《乾象坤图格镜》中追述其祖父王国臣(字仰庄)、父亲王廷爵(字君惠,号蒲村)以及他本人与西学结缘的经历云:

> 先大父仰庄公,明经老儒也。因中年酷佞佛氏,遍访诸山南海,俱无确竟。后晤同学文定徐公讳光启者,讲授天文性学,得昭事之理明□宇内。惟火、气、水、土四元行之本,而万物之体质,皆由此化育生长,空际中风云雨雪慧孛之变化,亦皆由此而来,而寒暑变迁,由太阳北陆南陆之故,气运灾祥,乃日月五星照临所施,此致知格物之理,而道之大原,真出于天也。始彻释老之学,皆虚妄无据,惟我儒昭事之学,危微精一之奥,尽从大本而来。至乾象坤体昼夜之运动,俱有测量仪器,我父蒲村公,珍藏年久,而诸书遗失,止有乾象坤舆二图。康熙三年夏秋,有彗星昏光于东南,不肖年虽十七,学问疏浅,不知慧体出于火、气二域,遍考天文专书,及六经月令元命苞玉历通政诸书,讲论不一。予虽先编辑《天地考》一书,计九卷,采诸家所论天之高、地之厚,风云慧孛,俱贸贸言为无实据也。续后始得西士利玛窦字西泰《浑盖通宪》、《万国坤图》,艾儒略字思及《职方外纪》、《几何要法》,龙华民字精华《地震解》,高一志字则圣《空际格致》,南怀仁字敦伯《坤舆图说》,汤若望字道味《测蚀略》、《恒星历指》、《交食表》诸书,其论尽发前人之未言,补我儒格物之学,始知天地之所以然也。[1]

---

[1] 王宏翰:《乾象坤图格镜》叙,康熙三十年(1691)稿本,浙江大学西溪校区图书馆藏稿本。

第四章 性　　学

此书(引者按：即《乾象坤图格镜》)予自少至老得传于西儒汤、南二师天文坤舆精奥之秘,有三十余年。[1]

王宏翰又述其祖父、父亲与医学的关系云："王国臣,字仰庄,云间华亭人也。性端方,好学,兼精医理,士大夫重之。子廷爵,字君惠,号蒲村,承父学,隐居蒲溪,更明天文度数,超彻性学,博精医理。凡遇七情染症,秽疫流行,开导世事虚伪,病人能悔过迁善,服药无不立痊,咸称神医。著有《性原广嗣》书六卷行世。内论人之寿夭,在体质有元热有元湿二端,发明黄帝伯高论寿夭之基,又辨巢元方《病源论》孕妇配定某经藏某月养胎之谬,皆发前人之未言。"[2]

王氏三代之学由此可见其概,惟仰庄、蒲村是否为教徒尚有待证明,不过从蒲村"开导世事虚伪,病人能悔过迁善,服药无不立痊"来看,其行医方式与天主教传教士如出一辙,则其有可能是教徒。仰庄、蒲村之著述几无留存至今者,惟蒲村《性原广嗣》经王宏翰之修订后冠己之名出版,[3]很遗憾我至今未见此书,不过从王宏翰对其的描述来看,其"元热"、"元湿"、"寿夭"之论,应均受艾儒略《性学觕述》之影响。

王宏翰的著述流传至今的有《医学原始》[4](1688)、《性原广嗣》(1691)、《四诊脉鉴大全》[5](1694)、《乾象坤图格镜》(1691)和《古今医史》[6]

---

〔1〕　王宏翰：《乾象坤图格镜》第一册封面,作者题字。
〔2〕　王宏翰：《古今医史》,《续修四库全书》子部医家类,第1030册,第374页。
〔3〕　王宏翰在《古今医史》中说《性原广嗣》六卷为王廷爵所著,但在《四诊脉鉴大全》中所列"浩然著集书目"中,将《性原广嗣》列入其中,并标明为五卷,故此推测《性原广嗣》乃王宏翰修订父作而成。《性原广嗣》独藏于云南中医学院图书馆。
〔4〕　此书有四卷本和九卷本,四卷本刻于康熙年间,现有上海科学技术出版社1989年影印本;九卷本在日本内阁文库汉籍部藏有抄本,体仁堂原刻,感谢黄一农教授惠赠此书复本。关于《医学原始》之版本,参见祝平一：《通贯天学、医学与儒学：王宏翰与明清之际中西医学的交会》,《"中研院"历史语言研究所集刊》第七十本第一分,1999年3月,第193页。
〔5〕　见《续修四库全书》子部医家类,第999册,据中国中医研究院图书馆藏康熙三十三年刻本影印。
〔6〕　除《续修四库全书》子部医家类第1030册据南京图书馆藏抄本影印外,上海图书馆藏有抄本九卷四册,该书七卷续增二卷,其中续增部分有王宏翰传记,以及乾隆时代缪遵义(乾隆丁巳进士)小传,故非王宏翰所作,当为后人补入。

(1697)五种,见于文献记载的尚有其他十三种。[1] 这些著作中《天地考》和《乾坤格镜》属于天地类,其余全部是医学著作。

目前学界比较一致的看法认为,王宏翰是天主教徒,虽没有最为直接和确凿的证据(比如洗名或被称为教友等),但是从其著作的内容和用词来看,他很可能入过天主教。[2] 他在《医学原始》中讨论梦的时候,曾批判佛、道思想,云:"道家出神往返,释氏入定神游,俱属虚幻妄诞之谈。此不但俚俗迷而不觉,即文人亦沉溺不知。但我儒学宜格物明理,岂可不辩而明之哉! 余痛通世之沉溺旁门,有《辟妄》一书,嗣刻问世,以救狂澜之万一也。"[3] 查明徐光启曾作《辟妄》一书,后张星曜、洪济又作《辟略说条驳》,康熙二十八年(1689)二书合刻出版,[4] 前有序一篇,署名武林(杭州)王若翰。颇疑此王若翰与王宏翰为一个人,而王宏翰所提到的《辟妄》一书,即是徐光启的《辟妄》。[5] 若此推测不误,则王宏翰必为教徒。而王宏翰之子为教徒无疑,因为其两个儿子曾协助他们的老师陈薰编撰《开天宝钥》,署名为"教中门人王兆武圣发、王兆成圣启"。[6] 这也可以作为王宏翰入教的一个旁证,因为明末清初很多入教都是家族式的。故本书亦按照学界的普遍看法,将王宏翰视为教徒,而其思想则代表了清初一般入教士人的思想特征。

---

〔1〕 包括《古今医籍考》、《急救良方》、《本草性能纲目》、《方药统例》、《伤寒纂读》、《刊补明医指掌》、《女科机要》、《幼科机要》、《针灸机要》、《病机洞垣》、《怪症良方》、《寿世良方》、《天地考》,见王宏翰:《古今医史》,《续修四库全书》第1030册,第378页;参见徐海松:《王宏翰与西学新论》,黄时鉴主编:《东西交流论谭》第二集,第134页。

〔2〕 参见徐海松:《王宏翰与西学新论》,第137页。

〔3〕 王宏翰:《医学原始》卷二,上海科学技术出版社影印本,1989年,第191页。

〔4〕 《罗马天主教文献》第9册,第389—528页。

〔5〕 这一推测基于如下理由:王宏翰应该知道徐光启所著《辟妄》一书,因为不仅其祖父仰庄公曾与徐光启有过密切往来,而且陈薰(王宏翰好友,其子的私塾老师,曾为《医学原始》作序)乃是读了徐光启《辟妄》和庞迪我《七克》后走上辟佛尊天的道路的(见孙致弥《性学醒迷》序,徐宗泽:《明清间耶稣会士译著提要》,第87—88页)。王若翰《辟妄条驳合刻》序作于1689年,恰在王宏翰《医学原始》成书后不久,与王宏翰所云"嗣刻问世"时间相当吻合。另外,王若翰序云:"人生要务莫重于认本源。"与王宏翰的思想和语气都极相近。若翰很可能就是王宏翰的洗名,惟署名武林王若翰,而王宏翰为华亭人,故有待进一步考证。

〔6〕 陈薰:《开天宝钥》,BNF: Chinois 7043。该书包括:《景教碑颂解》、《天学洗心论》、《天儒合一论》、《天堂真福论》、《省察涤罪论》、《修身七克论》、《哀矜十四端论》、《三仇论》、《十字圣号论》、《存殁至要论》、《领圣身升天论》、《肉身复活论》、《利西泰先生行实》、《澳门记》、《三巴集》等,多数已刻,也有待刻者。

第四章 性　　学

从现存王宏翰的著作来看,他处处以儒者自居,将自己装扮成一名儒医的身份。他不仅认为西学是儒学的补充,甚至径直认为两者原本为一。无论是《医学原始》《古今医史》等医学著作,还是作为天地之学的《乾坤格镜》,都是在格物穷理的思路下,通过对天、地、人的研究与认识,来探索儒学之本原。这也是他曾将《医学原始》改名为《儒学原始》的原因。[1]而认为儒学与天学同源、儒天合一,是清初一部分入教士人的普遍思想,这些人以张星曜、陆仲息、陈薰、王宏翰、王弼、尚祐卿、许缵曾等为代表。他们接受了传教士所宣扬的儒学即是"性教"阶段的天主教的观点,[2]认为中国的儒学后来受到释道等旁门影响,而没有发展至"书教"和"新教"的阶段,因此,抨击释道两教是他们的共同特点。他们认为传教士传入的西学为恢复儒学本原提供了契机,因此大力宣扬儒天合一的思想。张星曜在《天教明辨》自序中云:

> 于康熙戊午(1678)发愤领洗,阻予者多方,予皆不听,有仇予者背谓人曰:"张某儒者也,今尽弃其学而学西戎之教矣。"予闻之谓曰:"世之儒者皆儒名而墨行者也,以其皆从佛也。予归天教,是弃墨而从儒也。孔子尊天,予亦尊天,孔孟辟异端,予亦辟佛老,今日始知有真主、有真儒,奉真主以讨叛逆,如奉周天子以伐吴楚。今而后三皇五帝所传之正道,予始得而识之矣,岂曰尽弃其学乎?"奈世人未知天教之即儒也,又不知天教之有补于儒也。[3]

张星曜在《天教明辨》中不仅阐释了三位一体、降生、升天等天主教超性学思想,还论引述了"性教"、"书教"、"新教"的观点。此后张星曜

---

〔1〕 王宏翰在《乾坤格镜》卷十一"五大洲总论"中,将"医学原始"划去,改为"儒学原始"。参见徐海松:《王宏翰与西学新论》,第135页。

〔2〕 有传教士将天主教分为"性教"、"书教"和"新教"三个阶段,"新教"指当时耶稣会士所传播的天主教义,"书教"指摩西十诫中包含的教义,而"性教"指人天生对上主的敬畏。说见孟儒望:《天学略义》,《天主教东传文献续编》第二册,第219—227页;参见祝平一:《通贯天学、医学与儒学》,第181页。

〔3〕 徐宗泽:《明清间耶稣会士译著提要》,第94页。

为《天儒同异考》作序与弁言，[1]继续阐述其天儒为一的思想。王弼《天儒印正》序、[2]尚祐卿《补儒文告》总论、[3]《天儒印说》、[4]陈薰《天儒合一论》[5]等均与张星曜持相类似的观点。陆仲息《哀矜十四端论》亦倡导"天儒合一"，如云：

> 尧舜以如天如日之仁，无一夫之不获，古帝之哀矜至矣，极矣，蔑以加矣。禹汤之泣罪解纲，文王之发政施仁，皆以尧舜之心为心者也。孔子曰："老者安之，少者怀之。"非此心乎？孟子曰："人皆有不忍人之心。先王有不忍人之心，斯有不忍人之政矣。"朱子曰："天地以生物为心，而所生之物因各得夫天地之心以为心，所以人皆有不忍也。"夫所谓不忍者，即哀矜也。天学最以爱人为本，而爱人莫切于哀矜，益有十四端焉。[6]

清初著名主教徒的许缵曾与王宏翰私交甚笃，王宏翰曾于康熙癸酉（1693）将《医学原始》送许缵曾阅，次年又请许缵曾序《四诊脉鉴大全》，许缵曾在《四诊脉鉴大全》序中对《医学原始》的评价，也是在天儒合一的思路下进行的，其云："癸酉春以《医学原始》见示，观其首立元神元质一论，详父母生人之始，明性命之本，贯天地之所以然，阐儒易之理，宗《灵》《素》之旨，发前人之未言，且得海外秘学，参悟吻合，真聪明博学兼而有之矣。"[7]

王宏翰对于儒学与天主教之关系的观点，与这些清初入教士人基本一致，其思想在《医学原始》一书中表露无遗。《医学原始》四卷本前有韩

---

[1] 徐宗泽：《明清间耶稣会士译著提要》，第96—98页。
[2] 徐宗泽：《明清间耶稣会士译著提要》，第99—100页。
[3] 徐宗泽：《明清间耶稣会士译著提要》，第99页。
[4] 见《天主教东传文献续编》，第989—992页。《天儒印》为利安当所作，尚祐卿参阅，前有嘉善魏学渠序。
[5] 《天儒合一论》为陈薰《开天宝钥》中的一部分。
[6] 陆仲息：《哀矜十四端论》，不分页，见 BNF: Chinois 7043。
[7] 许缵曾：《四诊脉鉴大全》序，《续修四库全书》第999册，第150页。

第四章 性　　学

菼（1637—1704）、徐乾学（1631—1694）1692年序、沈宗敬（1669—1735）1689年序和王宏翰1688年自叙各一篇。[1] 韩、徐、沈三人均为清初著名士大夫，在他们看来，王宏翰《医学原始》乃是一部儒学或儒医的著作。韩菼序《医学原始》云："王子惠源，少时勤习儒业，博学遍览。"又云："王子立论独宗儒理，其藏府经脉无不备详。"徐乾学序云："王子惠源儒也精乎医，有闻于时，又能苦心斯道，于后世经方传授之外，别有所会。"沈宗敬序云："夫王子乃文中子之裔，而儒本家传，因知其探程朱之奥，明太极西铭之理，以儒宗而演义黄之学，宜其阐发之精也。"对王宏翰其人其书均以儒相看。

这些人对王宏翰的看法显然无误，所不同的是，王宏翰治儒学的途径乃是引进西学，通过西学将儒学恢复到三代、孔孟时期的本原境界。王宏翰在《古今医史》自序中说："夫天下之事，宗儒理之真实则为正道，稍涉虚伪即为邪说。况医也者，出上古立极之神圣，法天地生成之德，拯群黎疾病之危，立经立典，垂万世之则，实我儒佐理治平之学，寿世保身之道也。故儒与医皆明心见性之学，修身、事君、事亲之本。"

王宏翰在《医学原始》自叙中言其内涵、编撰之原由、内容及取材云：

> 学问之原，须应致知格物，而格学之功，莫不有机焉。余少苦志业儒，因慕古人有言："不为良相，则为良医。"然良医岂易言哉？上知天文气运之变化，下达地理万物之质性，中明人事情欲之乘克，庶几医学之原，在于斯矣。予虽不敏，每思人之性命于天，而本来之原，务须明确，不致贸贸虚度。于是从师讨究，博访异人，而轩、岐、叔和、仲景、东垣、河间诸家，及天文、坤舆、性学等书，罗核详考，而天地造化之理，五运六气之变迁，人身气血之盈虚，脏腑经络之病机，悉皆参论。至于人之受命本来，最为关切，先儒虽有谆谆之论，今儒务末置

---

[1] 陈薰有《医学原始》序一篇，载陈氏《性学醒迷》卷下；《医学原始》九卷本多缪彤（1627—1697）序一篇。

而不讲,虽有论者,俱多远儒近释。大医大儒,道无二理,亦岂愦愦乎?愚慨性命之学不明,今而幸闻,凡究确而得于心者,不敢私秘,首立元神元质一说,明人道之生机,上帝赋畀之本原,一烛了然,不使诱入修炼旁门之误。次论受形男女之分别,知受赋立命之原。命既立矣,而元质生机,原系四行缔结,资饮食而成四液,由四液以发知觉,而五官四司,得以涉记明悟。至癔寐、睡梦,前人论而不确……俱经分晰理明。又五脏六腑,其中各有胎生之原病……若不胸有《灵》、《素》,何以知其原? 又医不知经络,犹夜行无烛,是以一脏一腑之下,详论经脉络穴起止,病原分列,每经正侧细图,致内照灼然,及七经八脉之奥,亦并陈缀。至周身俞穴主病,针灸补泻之法,俱经详悉。而引经用药之理,靡不由斯。凡昔贤与儒说不出于医、而有关于性旨者,亦辩悉而著之,间以不揣之愚,附管窥以缀其中,皆出乎性学之实理,不敢以意为度也。使学者知变化曲折之深,得探性命之原,亦未必不于是而得之,岂医道云乎哉?

王宏翰认为医学的根本目的(医学原始)在于探索人性之原。继承"儒医一事"思想的王宏翰,将探索人性之原这一目标作为"大医大儒,道无二理"的根本依据,也就是说,性命之原既是"大医"的目标,也是"大儒"的目标。王宏翰认为,"人之受命本来"上古圣人已有高论,可惜至道教兴起、佛教传入以后,古圣人的这些思想没能传下来。这显然是受了传教士的影响,又与中国士人"尊古"思想相合。王宏翰认为,需要消除释老的不良影响,进而恢复上古圣人的境界,而达到这一目的的途径,就是吸收未经释老邪说破坏的天学思想,这一点在卷一"天人合一论"中再次被强调:

大医大儒,道无二理。学宜穷理格物,务得致知之功,庶可与讲儒而论医。然儒能穷危微精一之奥,明修身治平之道,致斯民于衽席之间,始可称之为大儒。医能格致物性,参究天人性命之旨,宗儒理

第四章 性　　学

而斥旁门,使人均沾回春之泽者,始可称之为大医。是以上古圣贤,念切生民疾病之危,立经立典,垂训万世,而《灵》、《素》诸书,俱讲究藏府脉络之委,病机经穴之奥,立九针,详运气,极悉民疾,尽善尽美矣。则知格物性命之学,天地风雷变化之理,上古圣神良有真传。历洪水,遭秦火,书籍散亡,庄、列、淮南辈突出,立言荒唐,幸赖程、朱诸儒,援溺挽颓,性学一明。惜乎宋儒以后,讲道学,辨性命,往往不入于禅,则流于老,全失大学明德真旨,今余得遇西儒,参天讲性,溯源而至尧、舜、孔、孟,其理惟一。既明性命之本,则知吾儒之途,明亮正天,原无径窦可以驳杂也。[1]

王宏翰接受宋明理学思想,认为格物是大医与大儒必经的认知途径,而人亦在所"格"之列;岐黄之道在于通天地人,而通天地人的途径在于格物。在王宏翰的思想中性学与医学有密切关系,医学是性学的一个方面。既然在王宏翰看来,儒学与天学为一,格物又是通向认识本原的途径,那么传教士性学作品中的知识便理所当然地成为他构建自己的思想体系的源泉之一。《医学原始》卷二云:

夫世人尽知身乃小天地也。此真千古之确言。若人不格知天地之内,气域之间,变化之机,四元行之性本,则人身之性体,何由知之与天地同也?愚少自苦禀拙学疏,凡三教诸子等书,虽经辩论详考,遇老儒博学之士,俱师礼问论,励志苦心,潜学有年,而本来性命之原,俱无究竟。后得艾儒略、高一志《性学》等书,极论格物穷理之本,理实明显。至立论天圆地圆之一端,真发千古未明之旨,讲论性命医道之理,皆特见异闻,出前圣未经论及者,如披云睹日。觉道原之大,凡究确而得于心,义理明实,前人未经发论者,今特表而出之,分别四元行、四行变化、生长、四液、知觉五官、四司等论,逐一条分缕

---

[1] 王宏翰:《医学原始》卷一,第1—3页。

析,梓之公于天下,使人人观之了然人与天地同也,不致误入旁门。得悟性命之本来,岂止医道云尔哉![1]

王宏翰《医学原始》中丝毫没有提及或征引《人身说概》和《人身图说》的内容,这多少有些令人意外。因为王宏翰曾与汤若望、南怀仁前后接触三十年,而汤若望是西洋解剖学著作中译的最早推动者之一。《医学原始》所参考的西学著作包括《性学觕述》、高一志《空际格致》、汤若望《主治群征》、赖蒙笃《形神实义》等,但是其医学体系的主要构建依据是从《性学觕述》和《形神实义》以及传统中医移植而来的。王宏翰在书中没有直接提及赖蒙笃及其《形神实义》,但是《医学原始》中所包含的一些内容,例如"受形论"、"脉经之血由心炼论"等,均不见于其他传教士书,仅与《形神实义》多有类似,故推测王宏翰很可能读过此书,至于王宏翰与多明我会传教士的关系,以及他如何获得此书,则尚不清楚。《医学原始》成书晚《形神实义》15年,两者编撰时间接近,我推测宏翰《医学原始》之作很可能与参加《形神实义》编译工作的中国士人、教徒,如祝石、李九功、王道性、王道牲诸人有关。范行准先生曾将王宏翰《医学原始》涉及的西学知识的来源列成一表,[2] 由于范氏没有见过赖蒙笃《形神实义》,故许多内容无法举出准确的来源而仅云其来自西士性学书。为说明王宏翰《医学原始》与传教士性学著作之关系,不妨重列此表如下:

《医学原始》与传教士性学作品之关系

《医学原始》	卷数	《性学觕述》	卷数	《形神实义》	卷数	其他性学书
元神元质说	一	灵性非气 辨觉性灵性	一六			传教士天文书
受形论	一			论生人必渐结渐大成其质、论形体之生长	一	

---

[1] 王宏翰:《医学原始》卷二,第61—62页。
[2] 范行准:《明季西洋传入之医学》卷九,第22—23页。

第四章　性　学

续　表

《医学原始》	卷数	《性学觕述》	卷数	《形神实义》	卷数	其他性学书
命门图说考	一			论生人必渐结渐大成其质	一	
天形地体图论	二					南怀仁《坤舆图说》
四元行论	二					《空际格致》上卷
四元行变化见像论	二					《空际格致》下卷
生长赖补养论	二	约论生长	三	论传生质具为饮食变化之余 论形体之生长	一	
四液总论	二	论四液	三			
红液黄液	二			论红液 论黄液	二	
黑液	二			论黑液	二	
白液				论白液	二	
脉经之血由心炼	二			论心 论周身大血络 论脉络	二	
动觉至细之力德	二			论生活最细之德、论动觉最细之德 论脑	一 二	
知觉外官总论	二	总论知觉外官	四			
目之视官	二	目之官	四	论目之官	一	
耳之闻官	二	耳之官	四	论耳官	一	
鼻之嗅官	二	鼻之官	四	论白液	二	
口之啖官	二	口之官	四	论舌啖官	一	
身之触官	二	触官	四			
知觉内司总论	二	总论知觉内职	五			
总知司	二	总论知之职	五			
受相司	二	论受相之职	五			
分别司	二	论分别之职	五			
涉记司	二	论涉记之职	五			

续　表

《医学原始》	卷数	《性学觕述》	卷数	《形神实义》	卷数	其他性学书
记心法	二	记心法	七			
记心辨		记心辨	七			
瘖痱论	二	论瘖痱	七			
论梦	二	论梦、破梦	七			
嘘吸论	二	论嘘吸	八			
经脉营卫呼吸考	三	论老稚	八			
周身骨肉数界论	三					《主制群征》卷上
喉咙通五脏论	四	口之官	四			
肾	四	论老稚	八			

　　王氏对西士性学作品有比较透彻的研究,认识到医学在西方神学体系中所处的位置和作用,即认识自我以昭事天主。王宏翰吸收西方性学知识所进行的医学研究,最大的目的也是为了认识上帝。王氏所说"西儒参天讲性,溯源而至尧、舜、孔、孟,其理惟一",这是他及当时一些中国士人的理解。王氏医学研究之终极目的,虽然也是认识本原与上帝,但他的认识是在儒学框架下的,他所要回归的"上帝"是中国思想中所固有的"上帝",在他看来,这个"上帝"与天学所言之"上帝"是一致的。王氏将《医学原始》亦称为"儒学原始",而赖蒙笃把《形神实义》视为"天主实义",这一方面体现了双方对性学功能理解的差异,另一方面则反映了性学在沟通天学与儒学方面的作用。

　　王宏翰吸收西学中的性学诸说,让人明了性命之原,以达到大医大儒的境界,在他看来,这也是医生治疗疾病的根本。王宏翰认为:"世人不明性命之本来,而贸贸一生,老死而不悟者既众矣,医者操乎司命之权,若不格学明理,何能起沉疴于顷刻哉!"[1]王宏翰毕竟是医学家,无论怎样谈论灵性、觉性问题,最后还是要落实在治病延年这一现世的目标上,与

---

[1]　王宏翰:《医学原始》卷一,第31页。

第四章 性　　学

天主教神学关注身后灵魂的目标又是相反的,也就是说,艾儒略《性学觕述》目的是治疗世人灵魂之疾,而王宏翰《医学原始》最终是为了治疗被天主教神学视为卑贱的身体。对人性本原及人体的认识,王宏翰从《性学觕述》中得到了充分的借鉴,但是在对人体的治疗方面,包括《性学觕述》在内的西学各种译著中几乎没有可以供王宏翰借鉴的内容,于是在《医学原始》的后两卷中,王宏翰不得不完全求助于中医理论,对藏府、经脉理论进行阐述。这既说明中西医会通的难度,也可以看出王宏翰在这方面所作的努力与所遇到的理论困境。中西医如何进行会通至今仍是一个没能解决的超级难题,而王宏翰是在这一领域进行实践的最早的中国医学家。王宏翰的著作在清代医学界似乎并未引起强烈的反响,为《医学原始》作序的无一医家,而是儒学造诣极深的清初著名士大夫。

范行准先生在评论王宏翰之学术时说:"故诸人中所受西洋医学影响亦以宏翰为最大,然王宏翰之书亦仅能在选录西士书时窜易原文,妄加游字而已,似未有会通之力(原注:若云有之,则《原始》卷一命门按语稍有近之也)。"[1]若从近代意义上的会通中西医学角度而言,"未有会通之力"的评价是公允的;但王宏翰绝非"窜译原文、妄加游字而已",他所努力会通的不是近代意义上的中西医学,而是理学中的医学与神学中的医学。范行准先生也看到了这一方面,如云:"宏翰之医学思想渊源,盖成于《大学》致知格物之说,此致知格物与西国医学颇合,因而采用其说演。致知格物之说者,在宋则有程颐、朱熹诸人,故宏翰之医学以宋儒之说融会西方医学,反之亦可言以西方医学诠释宋儒之说。此犹宋儒以禅学入儒也。"又说:"宏翰儒也而兼医,其言医也,亦中程朱理学之说,故以人身一小天地之说以为立言之本。……是宏翰固以儒须穷理格物,医亦宜然;不仅天人合一,医儒复可一体。而宋儒性理之学,又为明季西教士认为可与灵魂之学相通者,故其书有性学、理学、超性学之称,实则皆言灵魂之书也。其译为性学理学者,盖悉本宋儒之名而来。……是宏翰之沟

---

[1]　范行准:《明季西洋传入之医学》卷九,第12—13页。

通西说,固以宋儒之理学为其邮也。"[1]此皆入理之论。但范氏乃在民初中西医论争的背景下完成《明季西洋传入之医学》一书,受余云岫等人全面否定中医的思想影响(余氏曾为范著作序),从近代科学医学的角度出发,以明末清初中国人未能会通中西医学为憾,故对清初接受西医思想最为突出的王宏翰亦有些过于苛求了。

五　方以智对传教士性学知识的扬弃

清初对入华西医进行系统接纳与会通的中国医家,仅王宏翰一人。但西方人体解剖生理知识在华之影响不局限于医学领域,其在中国思想界亦引起反响,其中以清初思想家方以智为代表。近年来国内外学界开始重视对方以智的研究,已发表了不少论著,[2]专门讨论方以智医学思想的论文也间或出现,[3]惟不及范行准《明季西洋传入之医学》中相关内容深入而详细。

方以智(1611—1671),字密之,安徽桐城人,崇祯十三年(1640)进士。[4]方以智一生博涉多通,自"天文、舆地、礼乐、律历、声音、文字、书画、医药、技艺之属,皆能考其源流,析其旨趣"而"会归于一",[5]著述多达四百万言,如《周易图像几表》《浮山文集前编》《浮山前集》《浮山后集》《通雅》《物理小识》《东西均》《医学会通》《药地炮庄》《性故》,等等。[6]方以智一生与西士、西学有着较为频繁的接触,甚至在皈依佛门后仍关注西学。毕方济在南京期间(1631—1643),以智曾登门问学,其《膝寓信笔》记此事云:"顷南京有今梁毕公,诣之,问历算、奇器,不肯详言,问事天,则喜。盖以《七克》为理学者也。"以智《流寓草》卷四有"赠毕今梁"诗一首,云:

---

[1]　范行准:《明季西洋传入之医学》卷九,第13—16页。
[2]　如余英时:《方以智晚节考》,北京:三联书店,2004年;罗炽:《方以智评传》,南京大学出版社,2001年;PETERSON, Willard J., "Fang I-chih: Western Leaning and the *Investigation of Things*", in BARY, Williams Theodore de (ed.), *The Unfolding of Neo-Confucianism*, New York: Columbia University Press, 1975, pp.369-411.
[3]　如赵璞珊:《方以智的医药论述和见解》,《中华医史杂志》第23卷第2期(1993),第65—67页;丁珏:《方以智——中西医学会通思想的启蒙者》,《中华医史杂志》第24卷第2期(1994),第85—90页。
[4]　方以智传略见罗炽:《方以智评传》,第17—81页。
[5]　《清史稿》卷二八六《遗逸传》一本传。
[6]　参见罗炽:《方以智评传》"方以智编撰书目",第428—429页。

第四章 性　　学

先生何处住？长揖若神仙。

言语能通俗，衣冠更异禅。

不知几万里，尝说数千年。

我厌南方苦，相从好问天。[1]

方以智次子方中通在《与西洋汤道未先生论历法》中记述了以智与汤若望的交往，云："先生崇祯时已入中国，所刊历法故名《崇祯历书》。与家君交最善，家君亦精天学。"[2]以智还让中通结交波兰传教士穆尼阁，与之游学京师。[3]对西士的中文作品，方以智多有涉猎，他在《膝寓信笔》中说："西儒利玛窦泛重溟入中国，读中国之书，最服孔子。其国有六学，事天主，通历算，多奇器，智巧过人。著述曰《天学初函》，余读之，多所不解。"[4]所言"六学"，即艾儒略《西学凡》中所介绍的文、理、医、法、教、道六科。方以智《通雅》、《物理小识》、《东西均》、《膝寓信笔》等对西学著作均多有引用，《通雅》所引不下数十处，《小识》除四、五两卷外，其他十卷对西学著作均有摘引。

在方以智所构建的博大思想体系中，以"质测通几"之学为特质的实学思想占有重要地位。在我看来，质测相当于格物，通几相当于穷理，则他所倡导的质测通几之学本质上也即是格物穷理之学。《通雅》、《物理小识》是其质测通几之学的代表。《物理小识》自序云：

> 盈天地间皆物也。人受其中以生，生寓于身，身寓于世，所见所用，无非事也，事一物也。圣人制器利用以安其生，因表理以治其心，器固物也，心一物也。深而言性命，性命一物也。通观天地，天地一物也。推而至于不可知，转以可知者摄之以费知隐，重玄一实，是物

---

[1] 转引自罗炽：《方以智评传》，第185页。
[2] 《陪诗》卷二，转引自罗炽：《方以智评传》，第185页。
[3] 转引自罗炽：《方以智评传》，第186页。
[4] 转引自罗炽：《方以智评传》，第185页。

物神神之深浅也。寂感之蕴,深就其所自来,是曰通几;物有其故,实考究之,大而元曾,小而草木蠢蠕,类其性情,征其好恶,推其常变,是曰质测。质测即藏通几者也。[1]

方以智将世间一切皆视为物,对包括天地人的万物"实考究之"(质测),以探求其中蕴涵的内在实理(通几),是方以智学术研究的基本途径,也与宋明理学中格物穷理的思路一脉相承。方以智不仅重视对天、地、草木、动物等的研究,也重视对人体和医学的考察,在他看来人也是物,也是质测的重要对象。方以智的人体与医学知识,主要来源于中医,但他注意到当时西来的人体知识有不同于中国传统观念者,故对其有所吸收。方以智没有读过《人身说概》、《人身图说》等书,他所了解到的西方人体知识,主要来自汤若望《主制群征》。

与王宏翰不同,方以智既不是医家,也没有入天主教,甚至也不能完全算是一个儒者,他不仅不辟佛,反而最终成为佛门中人;他对西方人体知识的吸收,也不是站在恢复儒学本原的角度进行的,目的仅限于穷物之理,他在谈到编撰《物理小识》之目的与过程时说:"儒者守宰理而已。圣人通神明,类万物,藏之于易。呼吸图策,端几至精,历律医占,皆可引触,学者几能研极之乎?智何人斯,敢曰通知。顾自小而好此,因虚舟师物理所,随闻随决,随时录之,以俟后日之会通云耳。"面对西学,方以智对其中所包含的宗教思想,则一概摒弃。他认为西学"详于质测而拙于通几,然智士推之,彼之质测犹未备也",显然是针对西学格物以知上帝的思想而言的。

《物理小识》卷三"人身类"多依据《灵枢》、《素问》、《内经》、《难经》等传统中医理论,乃至元、明医学之说,来阐述人体构造与机能,其中"血养筋连之故"、"论骨肉之概"、"身内三贵之论"三部分,对汤若望《主制群征》卷上"以人身向征"加以吸收,但是对其中直言天主的语句则一概

---

[1] 方以智:《物理小识》自序,王云五主编《万有文库》第二集,商务印书馆,民国二十六年(1937)。

第四章 性　　学

略去。例如《主制群征》中关于人体骨骼、肌肉的论述,《小识》卷三"论骨肉之概"条从"首骨自额连于脑"开始引,直到此段结束,但将末句"呜呼!非全知全能孰克谋此哉!"略去;接着又引《主制群征》卷下"以人物外美征"中对人体、面部比例的论述,但省去"凡人身相称之属,悉数之,数万不啻,然又缺一不可,异哉?"等语。〔1〕对《主制群征》中有关心、肝、脑"三贵"之论述,将"缺一不可,缘此大主造人,预备三肢于身内为君,曰心,曰肝,曰脑"改为"其在身内,心、肝、脑为最贵"。《小识》中论"血养筋连之故"条,全引《主制群征》中对"身必须血与三气周通者何"这一提问的回答,〔2〕而对汤若望在"以人身向征"中所作的神学总结,则不引一字。由此也可以看出,在接受当时传入的西方文化时,教内与教外人士有着不同的取向。王宏翰在研究传教士性学后,其通过格物所穷之理已与天主教神学相近,而方以智仅取西士作品中部分身体知识,作为自己质测人身的一部分内容,而所穷之理与传教士断然两途。

方以智承认《主制群征》中的人身知识有为中医前贤所未言者,如云"此论以肝、心、脑筋立论,是《灵》、《素》所未发",所以要"存以备引触"。〔3〕但在他的医学思想中,中医仍占有绝对的统治地位,故对西来的人体知识则尝试从中医学说找出其渊源,如在引述完《主制群征》关于心、肝、脑之说后评论道:"人之智愚,系脑之清浊。古语云:'沐则心腹,心腹则圆反。'以此推之,盖其有故。《太素》、《脉法》亦以清浊定人灵蠢,而贵贱兼以骨应之。"〔4〕则西学在方以智的思想体系中也不过处于查缺补漏的次要地位,借鉴其部分格物知识则可,但与西学中所宣扬的天主划清界限。

医学只是方以智所接受西学之一部分,其他如西洋天文、历算、舆地、器械、水利等学,均在他的作品中有所反映。他在了解了西方字母文字

---

〔1〕 参照《物理小识》卷三,第75页;及《主制群征》卷下,见《天主教东传文献续编》,第564—565页。
〔2〕 《主制群征》卷上,见《天主教东传文献续编》,第524—527页。
〔3〕 《物理小识》卷三,第74页。
〔4〕 《物理小识》卷三,第74—76页。

后,甚至设想对汉字进行改造。[1] 方以智一生由儒而释,从仕逃禅,却始终对西学给予了高度关注。但在实学观念的指导下,他所关注的西学主要是技术层面的实用知识,而对传教士所重点宣扬的天主教神学则采取一概舍弃的态度。他对传教士性学作品中部分人身知识的选择与扬弃,也体现了他注重实学的治学取向。

六 中国士人对《人身说概》和《人身图说》的评价

《人身说概》和《人身图说》是明末清初来华传教士仅有的两部用中文翻译的西洋解剖学专著。前面已经讲到,此两部书也归属于传教士性学作品的范畴,但是与《性学觕述》、《主制群征》等书不同,它们的内容全部是人体解剖学知识,而没有专门阐述灵魂学说的章节。此二书在明末清初似流传不广,王宏翰、方以智诸人均未读过,假若他们读过《说概》和《图说》,不知又会作何等的发挥。

《说概》译者邓玉函在入耶稣会前已经是欧洲著名的医学家,蜚声德意志全境,对16世纪欧洲解剖学的新发展,如维萨里、包因、帕雷等人在解剖学上的成就,必相当熟知。他曾根据欧洲人在新大陆的发现,撰成《新西班牙医药全书》(*Thesaurus rerum medicarum novae Hispaniae*)。他医术高明,手术安全,深得王公们的赏识。1618年随金尼阁一同从里斯本乘船来华,同行的还有《人身图说》的翻译者之一罗雅谷。邓玉函在船上航行期间,为随船人员医治疾病;每到一地,采集动植物、矿物等作标本,绘成图画,并记录当地的气候、人物,编成《印度博物志》(*Plinius Indicus*)两册。邓玉函在澳门时不仅行医治病,还进行过一次人体解剖,是西方医学家在中国所进行的第一次人体解剖。由此可见,邓玉函在东来过程中对医学一直颇为关注。另外,他是随金尼阁一同来华的,而金尼阁此次返华,携带了大量的欧洲书籍,其中有关医学的部分,邓玉函应有所了解。邓玉函在杭州李之藻家中学习汉语期间,便在一个中国助手的协助下开始翻译《人身说》,以便向中国人介绍西方的人体知识,其目的仍为认己

---

[1] 参见罗炽:《方以智评传》,第188—193页。

第四章 性　　学

以认主。他随身携带的书籍中应包括一些西方医学、解剖学的著作,作为他翻译的底本。他在杭州学习汉语时,取汉名"玉函","玉函"一词源自汉张仲景《金匮玉函经》,可见他在自己的身份认同上,除了传教士的身份外,亦以医者自居,而《人身说》之译亦始于此时。

邓玉函所翻译的解剖学内容,属于16世纪欧洲解剖学知识。维萨里在人体解剖学上的成就曾遭到欧洲盖仑医学的拥护者和教会的抵制与攻击,但是他们的反对仅是针对维萨里解剖学中的某些内容,例如解剖尸体的合法性,人体骨骼中不存在一块可以藉以达到肉体复活的骨头,左右肋骨之数相同等,[1] 而另一方面,维萨里对人体的精确研究进一步揭示了人体构造的奇妙与完美,从而支持了基督宗教上帝造人的观念。或许出于这样的考虑,耶稣会士才敢于将这些欧洲解剖学的新内容介绍到中国。

从毕拱辰《人身说概》序中可知,邓玉函不久后赴京修历并不幸英年早逝而没有完成全书的翻译。汤若望得到邓玉函的译稿后,一边让毕拱辰先将其润色出版,一边又答应他将来翻译《人身全书》,以完成邓玉函未竟之业。由于汤若望终日忙于修历和翻译教理书籍,无暇顾及《人身全书》的翻译,所以他可能将此书的翻译工作交给了罗雅谷和龙华民。罗雅谷来华后没有再与邓玉函谋面,但他同邓玉函同船来华,或对邓玉函翻译西方解剖学的打算有所了解。《人身图说》署名为远西耶稣会士罗雅谷、同会龙华民、邓玉函译述,当时邓玉函已经去世,之所以署其名,概因为《人身图说》乃是接续邓玉函的工作而成。而《人身说概》与《人身图说》合起来,或即为汤若望所说的《人身全书》。

从《说概》、《图说》二书的内容来看,两者恰好形成互补,不妨罗列二书目录如下:

---

[1] 在中世纪,自始至终存在着这样一种信念:在人体中有一块骨头是无法称量的、不易腐败的和不易燃烧的——它是尸体复活必不可少的关键所在。在维萨里时代还有这样一种居主导地位的学说:人们长期以来认为,既然夏娃是万能的上帝从亚当身体的一侧取出的一根肋骨创造出来的,那么,每一个男人身体中有一侧的肋骨一定比另一侧少一根。维萨里的研究证明了这些都是毫无根据的。参见安德鲁·迪克森·怀特:《基督教世界科学与神学论战史》下册,第487—488页。

《人身说概》：

卷上：骨部　肯筋部　肉块筋部　皮部　亚特诺斯部　膏油部　络部　脉部　细筋部　外面皮部　肉部　肉块部　血部（毕拱辰注：元阙此部，今取毕先生［引者按：即毕方济］《灵言》补之）

卷下：总觉司说　附录利西泰记法五则　目司　耳官　鼻司　舌司　四体觉司　行动　语言

《人身图说》：

卷上：论肺　论心包络二条　论心二条　论心穴　论心上下之口及小皴之用　论络脉及脉络何以分散　论周身大血络向上所分散之诸肢　论周身脉络上行分肢　论筋　论气喉　论食喉　论胃总二条　论大小肠二条　论肝及下腹大小肠　论胆胞　论黄液　论脾　论脉络之源及分散之始下行分肢　论诸筋分散由来之根下截　论周身大血络分散下行至诸分肢　论腰　论男女内外阴及睾丸并血脉二络　论小便正面背面质具络及溺络〔1〕　论睾丸曲折之络与激发之络　论小便源委溺液　论膀胱二条　论女人子宫　论子宫包衣胚胎脐络　论脐带

卷下：血络图　周身血络图说　脉络图　周身脉络图说　筋络图　周身筋络图说　气喉图　气喉图说　周身正面骨图　周身正面骨图说　周身背面骨图　周身背面骨图说　正面全身图　正面全身图说　背面全身图　背面全身图说　下腹去外皮图　下腹去外皮图说　下腹去皮膜见血脉二络图　下腹去皮见血脉二络图说　胃正面图　胃正面图说　胃反面图　胃反面图说　下腹大小肠图　下腹大小肠图说　胆胞图　胆胞图说　血脉二络正面图　血脉二络正面图说　血脉二络背面图　血脉二络背面图说　小便源委图　小便源委图说　膀胱外阴图　膀胱外阴图说　子宫图　子宫图说　男女分别肢分图　男女分别肢分图说　下腹后面图　下腹后面图说

---

〔1〕　北大藏《人身图说》抄本目录中无此条，据正文补。

第四章 性　　学

　　显然,《说概》中已详的运动系统、皮肤、五官等内容,在《图说》中均省略了;《图说》中所详细论述的人体各器官,是《说概》所没有的。只脉、络二部似乎有重合,也以《图说》为详。二者相结合,便是一部完整的"人体全书"了。二书的编译是有统一规划的,而最初的规划者应是邓玉函。

　　《人身图说》所据之底本,钟鸣旦先生考定为帕雷的《解剖学》,并认为"中译本依据了那些讨论人体解剖的'分册',尤其是第二册(关于普通解剖学)、第三册(胸部的重要部位,如心脏、动脉和经脉)与第五册(神经与骨骼)。然而,中译本的部分文本和图并不完全类同于帕雷的著作。而且,正如许多其他西方著作的中译本一样,它只是一个节选本"。[1]《人身说概》的底本,至今尚未被学界确定。1948年,范行准曾以核堂为笔名,在《医学杂志》上发表一篇短文,根据《方豪文录》中节译裴化行《灵采研究院与中国》所提供之信息,认为《人身说概》底本即瑞士解剖学家包因之解剖学原著。[2]但经近人将两者对比研究,发现《说概》并非包因著作的中译本,而从结构和形式上,更像受维萨里著作的影响。[3]则范氏此前"向疑《人身说概》与未塞利阿斯《人体构造》有关"[4]反而有一定道理。我认为,刻意寻找《说概》和《图说》的精确底本,可能是一个误区。《图说》的翻译虽然主要参考的是帕雷的著作,但也参考了其他解剖学著作;《说概》的翻译很可能也是如此。邓玉函等人向中国人介绍欧洲人体解剖学时,应该是综合了当时其手头所拥有的相关著作而进行翻译的。所以,尽管两书均称"译述",实则等同于"编译"。而就结构框架而言,二书合在一起所组成的结构,与维萨里《人体构造》相似,[5]尽管具体内容来源不同,但若说二书之译乃以维萨里《人体构造》的框架为蓝

------

〔1〕　钟鸣旦:《昂布鲁瓦兹·帕雷〈解剖学〉之中译本》,《自然科学史研究》第21卷第3期(2002),第272页。
〔2〕　核堂:《〈人身说概〉底本之发现》,《医史杂志》第2卷第3、4期,1948年6月,第58页。
〔3〕　STANDAERT, Nicolas (ed.), *Handbook of Christianity in China*, p.788.
〔4〕　核堂:《〈人身说概〉底本之发现》,《医史杂志》第2卷第3、4期,1948年6月,第58页。
〔5〕　参见维萨里《人体构造》英译本,http://vesalius.northwestern.edu/。

本,亦未尝不可。不管怎样,《说概》、《图说》中所包含的内容是 16 世纪欧洲解剖学的成就。

《说概》和《图说》中有些字句明显表现出神学内容,如《说概》卷上"盖造物主之妙用如此,真所谓全能者不可思议也";《图说》卷上云"心,灵魂之宅也",等等,这些并非传教士为传教目的而有意添加的,而是欧洲当时解剖学著作的本来面貌。维萨里、帕雷等人虽然在某些解剖学内容上触犯了教会,但是他们并没有完全与教会决裂,他们不是彻底的反教会者,更不是无神论者,在他们看来,他们的研究成果更加证明了上帝的伟大和上帝造人说的正确;而且他们也没有与盖仑的体系完全决裂,他们的研究是在盖仑体系的基础上进行的。钟鸣旦先生对此有令人信服的论证,他将帕雷著作的拉丁文原版、英译本原本与《人身图说》中带有神学字眼的几个段落相对照,发现《图说》的编译者只是忠实地翻译了原著而已。[1] 中国学者往往从传播科技的角度来评价传教士的功绩,而一旦传教士科技作品中包含神学内容,则评价较低。而事实上,当时向中国传播西学的基本上都是传教士,而传教士的首要任务就是传教,其所介绍的一切科技知识都是在当时西学的体系内,而这一体系是以天主教神学为总括的。所以后人在研究西学东渐史时,将科技与教理两分,重前者而轻后者,这样很难反映当时的真实历史情况。

《人身说概》和《人身图说》将欧洲 16 世纪解剖学知识传入中国,在学术史上的意义不亚于清末英国新教传教士合信所译之《全体新论》(1851)、《内科全书》(1858)等书。但是就对中国医学的影响而言,显然前者是无法与后者比的。《说概》、《图说》二书均译成于明末,但是从目前所掌握的资料来看,在明末清初无一位中国医家对此二书有过评论,甚至这一时期对此二书表现出浓厚兴趣的只有毕拱辰一人。这或许因为文献不传,或许因为当时正值战乱,中国学界无暇对此二书给予回应。

毕拱辰曾为高一志《斐录答汇》作序,序中"天主"二字另行抬头,署

---

[1] 钟鸣旦:《昂布鲁瓦兹·帕雷〈解剖学〉之中译本》,第 275—278 页。

第四章 性　　学

名中有"后学"字样,[1]则毕拱辰或亦为教徒。[2]《人身说概》的出版,毕氏之功不可没,范行准先生甚至赞"其功绩足与玄扈、我存并传"。[3]毕氏对《说概》不但作了文字上的润色,而且参考毕方济《灵言蠡勺》和利玛窦《记法》对《说概》进行了补充,所以可以说是《说概》的编撰人之一。他对《说概》所述内容的接受有类王宏翰之于《性学觕述》和《形神实义》等书,目的是合儒补儒,但不同的是,毕拱辰并非医家,故没有从医学的角度对《说概》加以发挥。

至清中后期,中国学界才对《人身说概》、《人身图说》二书有些回应,但褒贬不一。清嘉、道间学者俞正燮(字理初,1775—1840)读过《人身图说》,并于嘉庆乙亥(1815)二月写了一篇《书〈人身图说〉后》。此篇书评作于休宁北门汪氏书馆,则俞正燮所读的《人身图说》应是汪氏所藏。俞正燮在文中将《图说》与《灵枢》、《洗冤录》、《素问》、《丹溪心法》乃至《明史·占城传》、《汉书·元后传》、《战国策》、佛家《禅秘要法》、宋窦汉卿《疮疡全书》、明王肯堂《证治准绳》、张介宾《景岳全书》等书有关人体、疾病的记载相比照,旨在证明中、西人体构造的不同。如云:

> 此书在中国二百年矣,未有能读之者。今求其指归,则中土人肺六叶,彼土四叶;中土人肝七叶,彼土三叶;中土人心七窍,彼土四窍;中土人睾丸二,彼土睾丸四;中土人肠二,彼土肠六;中土人肝生左,肺生右,肝系在心系左,彼土心系在肝系左;中土人心带五系,彼土心有大耳二,小耳十一,则所谓四窍者,又有二大孔,十一小孔。[4]

如果以今天科学的眼光来评判,则显然俞氏关于"中土人"器官的知

---

[1]　毕拱辰:《斐录答汇》序,见《罗马天主教文献》第十二册,第15页。
[2]　黄一农先生对毕拱辰为教徒一说表示怀疑,因为毕拱辰在临死时仍有妾。参见氏著:《两头蛇:明末清初的第一代天主教徒》,新竹:清华大学出版社,2005年,第132页,注4。
[3]　范行准:《明季西洋传人之医学》卷一,第24页。
[4]　俞正燮:《癸巳类稿》卷十四,涂小马、蔡建康、陈松泉点校,辽宁教育出版社,2001年,第488页。

识几乎全误,而《图说》则与科学人体解剖学相差无几,《图说》论心之十一小孔,乃指心脏的十一个心瓣,而睾丸四乃将副睾包括在内。俞氏对《图说》虽不接受,亦不否定,只是认为《图说》所论乃就西洋人而言,对中土人并不适用。俞氏的目的不在论中西脏腑之别,而在于排斥天主教,故其最后结论云:

> 惜藏府经络,事非众晓。藏府不同,故立教不同。其人好传教,欲中土人学之,不知中国人自有藏府经络;其能信天主教者,必中国藏府不全之人,得此等千百,于西洋教何益? 西洋人倘知此,亦当殷然自惜,掉首芟舍,决然舍去者欤![1]

其以对人体脏腑的错误认识作为反教的理论依据,在中国反教史上堪称"别具一格"。其所谓"藏府不全之人"及杨梅疮"应曰洋霉"之论,[2]几为谩骂之语,可见他对天主教与西洋人已经是恨之入骨了。俞正燮又有一篇《天主教论》云:"今天主教皆罗刹,力距(拒)佛,佛以罗刹名被之,夜叉戾厉,洋人巧器,亦呼为鬼工,而罗刹安之,其自言知识在脑不在心,盖为人穷工极巧,而心巧不开,在彼国为常,在中国则为怪也,乃好诱人为之。则自述本师之事,亦不求所本。然则耶苏在罗刹为持世之人,而他部之人入其教,则亦无心肝之人矣。"[3]嘉庆朝禁教政策最为严厉,1811年在宫廷服务的最后一批传教士也大都被逐出国门,包括最后来华的传教士医生颜诗莫,俞正燮《书〈人身图说〉后》和《天主教论》成了带有嘲弄与讽刺的"送客辞"。

另外,俞正燮已感受到了西方列强对中国的威胁,其《澳门纪略跋》云:"荷兰之据台也,初养盗,后败于盗。凡海上警,非盗使外夷,即外夷

---

[1] 俞正燮:《癸巳类稿》卷十四,第490页。
[2] 俞正燮云:"杨梅疮者,宋窦汉卿《疮疡全书》及《名医类案》谓之霉疮,据此书(《人身图说》),洋有之,应曰洋霉。"见俞正燮《癸巳类稿》卷十四,第489页。
[3] 俞正燮:《癸巳类稿》卷十四,第524页。

第四章 性　学

使盗,此可佯为不知,不可竟不知也。荷兰之属,为渤泥,为噶罗巴,为爪哇,为英吉利,为瑞,为琏。佛朗机之据澳也,奉释教,后改天主教,不十年,澳门遂为意大里亚所有。此二事最可宝贵。意大里亚久假澳门,顺治时,乃遂置两王于此,今天子圣明,抚外夷有道,不过以澳门为天文生客馆耳,且事久难骤更,以西洋之互为窥伺,知此书不可废。"[1]则其排教动机亦为严夷夏之防,惟对西来文化与势力不分好坏,一概斥之,不免有些盲目,而其对西洋诸国之知识,错漏百出,凭这样的认识,即使有防夷之心,恐亦枉然。

毕拱辰由慕西学而入教,俞正燮由排教而反西学,一前一后,倒成为两百年间中国人对西学态度变化的缩影。但是嘉庆、道光以后的中国士人对待西学的态度并非均如俞正燮那样偏激。俞正燮中西脏腑不同之谬论在晚清遭到了批判,温热大家王孟英、其友胡琨都斥俞氏此文为慎妄,胡琨更另作《书〈人身图说〉后》一篇,专辟俞氏之妄。胡氏开篇云:

> 黟俞理初先生《癸巳类稿》,有《书〈人身图说〉后》一首,谓彼国之脏腑,与中国异,罗举数事,若辨黑白。余初阅之,以为泰西医术内景尽此矣,嗣阅《人身图说》,乃知俞氏涉猎浮文,揽其标而未究其蕴也,后又从潜斋[2]借得泰西《人身说概》,及玉田王清任《医林改错》,读之益知俞氏之谬。[3]

然后对俞氏所罗举的中西脏腑不同之处,逐一条驳,最后结论云:

> 先生谓此书在中国二百年矣,未有能读之者,今始得其指归。及余以原书质之,其疏略如此,是仍未之能读也。古人谓治经者必研群

---
[1]　俞正燮:《癸巳类稿》卷九,第292页。
[2]　王孟英书房名。
[3]　见王学权:《重庆堂随笔》,施仁潮、蔡定芳点注,江苏科技出版社,1986年,第114—115页。

经,乃始可通一经。先生止见《图说》一编,姑有此臆说,若见《人身说概》诸书,彼此参校,亦当贯通矣。今欲为西医内景书,迟迟不敢落笔,正恐所见西人书少,又蹈俞氏之辙耳。[1]

对俞理初"因脏腑不同,故立教不同"之论,孟英反驳道:

> 夫泰西之教,虽不同于中国,而彰善瘅恶,未尝不同。盖立教不同者,何必脏腑不同耶?孔孟杨墨,并生中国,而立教不同者,非有形之脏腑不同,乃无形之性道不同也。推之舜象惠跖,生于一本,而圣狂迥别者,岂脏腑不同乎?世斥谬狂者曰:此人别有肺肠,非言其肺肠之形不同也,亦言其无形之心术不端也,以至气质偏戾,而志向乖僻也。想俞氏误解此言,故有此论。[2]

王孟英不仅读过《说概》与《图说》,且读过王清任《医林改错》、合信《全体新论》等书。他参照新传入之西洋解剖学、中国传统的人体知识以及自己的解剖经验,对《说概》"骨部"、《图说》之人体内脏都有新的审视,对中医与西医采取一种折中的态度。如云:"尝检头骨,有浑成不分片数者,其女子之骨,较男子之骨尤为莹白,未见有黑色者,故《洗冤录》一书,最不可泥。"关于脊椎骨,他说:"《说概》又云:背脊骨共三十四节……按此当从《内经》二十四节为是。《洗冤录》云:颈项骨五节,脊背骨六节,脊肋骨七节,腰眼骨五节,方骨一节,共二十四节。……《新论》亦云:脊骨二十四节。"[3]王孟英又说:

> 《人身图说》所言脏腑之形,与《灵》、《素》、《难经》之论,迥然不同,或者疑中外人形稍异,脏象亦殊。道光间,玉田王勋臣(引者按:

---

[1] 见王学权:《重庆堂随笔》,第116—117页。
[2] 《重庆堂随笔》,第113—114页。
[3] 《重庆堂随笔》,第111—112页。

第四章 性　学

即王清任)先生,谓著书不明脏腑,真是痴人说梦,治病不明脏腑,何异盲子夜行。慨古人以无凭之谈,作欺人之事。……而著《医林改错》一书,所载脏腑诸形,与《图说》略同。近阅惠爱医馆《全体新论》云:世有古今,地分中外,人之形貌,各有不同,至脏腑功用,血气运行,无少异焉。俞理初熟于《内经》,因未见《改错》,过信古书,遂谓中外禀质不同,生源亦异。噫! 此何异俗吏做案,以合例哉![1]

王孟英对于《人身说概》和《人身图说》的折衷态度,乃是受其父王大昌、祖父王永嘉和曾祖父王学权的影响。王学权(? —1810)字秉衡,晚号北水老人,浙江海宁人,后迁居杭州。于嘉庆戊辰(1808)著《医学随笔》二卷,书未脱稿而病故。后由其子永嘉为之辑注,亦未竟而撄疾谢世。其孙大昌于嘉庆丙子(1816)为之诠次,缮成稿本,最后由学权曾孙孟英于咸丰壬子(1852)详加阐发,并易名《重庆堂随笔》。

王学权在《随笔》"论解剖"节中评论《说概》、《图说》二书云:

> 毕拱辰云:"泰西格致名流,值有殊死重囚,多生购之,层剥寸刳,批郤导窾,毫发无不推勘,故其著论,致为详尽。按新莽时,捕得王孙庆,使太医尚方与巧屠共刳剥之,量度五脏,以竹筳导其脉,知所终始,亦可治病。……至于精思研究,不作一影响揣度语,则西土所独也。"愚谓人与动物,皆气以成形。《经》云:"出入废则神机化灭。"如革囊盛水而不漏,其活时之元府,已无可验,故有形之死质可睹,无形之功用不可睹也。纵精思研究,断不能如《西游记》所说,钻入人腹,周行脏腑经络,尽悉其所以然,而后出以著书,不过批郤导窾,推测其所当然而已。故其所著《人身说概》、《人身图说》等书,虽有发明,足补华人所未逮,然不免穿凿之弊。信其可信,阙其可疑,是皮里

---

[1]《重庆堂随笔》,第113页。

春秋读法也。[1]

尸体解剖在探索人体功能运转方面的确有一定的局限性,这也是解剖学家用猴子进行活体解剖试验的原因。学权以"人体气成"的原理,指出尸体解剖的不足,当为卓见,但亦不否认西说之发明,"足补华人所未逮"。关键在于分析其中可信为何,可疑为何,以及怎样将西说更进一步发展。按照这个标准,光"皮里春秋读法"是不够的,更需要科学的研究了。

王孟英父王大昌云:

人身经络脏腑,虽《灵枢》、《素问》言之凿凿,然上古圣人,以不忍之心,行不忍之政,著书疗病,意在仁民,不过以天纵之明,推测其理而已。……后之谈内景者,又不屑询于屠刽之流,若非泰西之书入于中国,则脏腑真形,虽饮上池水者,亦未曾洞见也。[2]

王氏四代对传统中医脏腑之论均持有怀疑态度,并根据当时王清任《医林改错》、合信《全体新论》等著作取得了对人体各器官的新认识,在当时中国医界产生了一定的影响。胡琨、李志锐、徐然石等纷纷作文,[3]支持新说,从此西方解剖学在中国产生了真正医学意义上的影响,惟此时距离《说概》之译成已两百年,又值新一轮西学东渐时期,故不可视其为纯粹由《说概》、《图说》带来的影响。

我目前所见到的《说概》、《图说》二书,一概为抄本。《图说》可能从来没有刻印过,而《说概》虽然据毕拱辰所说曾经刊行,但刻本也只在罗马中央图书馆藏有一册。这与一般的性学书是不同的。传教士所翻译刊

---

[1] 《重庆堂随笔》,第109—110页。
[2] 《重庆堂随笔》,第110页。
[3] 胡琨作《书〈人身图说〉后》、《读〈全体新论〉》;李志锐作《书〈医林改错〉后》,徐然石亦作《书〈医林改错〉后》,均收入《重庆堂随笔》,第114—122页。

第四章 性　　学

行的大量性学著作,其原版至今可见者较多,而且一些性学作品还多次重刻。若将二书传播之不广及《图说》之未出版归因于明朝灭亡,也有些牵强,因为许多明代刻印的性学作品在清代继续较广泛地流传。我认为主要原因之一是科学传播者的宗教身份。《说概》、《图说》二书的翻译,邓玉函的功劳至关重要,这与他在欧洲所受教育及知识背景有关。但大多数传教士在解剖学方面并没有受过专门的学习与训练。传教士的根本目的是传播宗教,他们在科学方面的大量工作,也都是为了传播宗教的目的,就解剖学及相关医学知识而言,传教士倾向于在神学的框架下加以介绍,但是对纯粹解剖学著作的推广没有太大的热情。《说概》、《图说》之译虽亦出于认己以认主的考虑,但从传播灵魂学说的角度而言,其作用显然不如《性学觕述》等兼论形神的作品大。

从接受者的角度看,二书虽然有多种抄本,但是在中国医学领域中的影响似仅有王学权医学世家,可以说中国医学界对通过《说概》、《图说》传入的西洋解剖学,并没有表现出较多的兴趣。理学思想框架下的医学,对尸体解剖持否定态度。中国人对于保存尸体的完整,是很严肃的。《孝经》所言"身体发肤,受之父母,不敢毁伤",这一思想制约了我国解剖学的发展。[1] 直到19世纪前期,中国才出现一部具有近代意义的解剖学著作,即王清任(1768—1831)的《医林改错》(1830)。王清任从1797年开始至1828年的三十多年间,时常进行观察死尸的工作,但他的手从来没有接触到死尸。[2] 即使这样,《改错》出版不久,便被儒医陆懋修(1818—?)严词呵斥。陆懋修在其《世补斋医书前集》卷十有专论王清任《医林改错》之文,谓:"是教人于骱骼堆中、杀人场上学医道矣。"[3] 从而维护死尸不可剖验的正统。而《说概》、《图说》均是从尸体解剖得来的学说和知识,不合中国礼教,与儒医们的思想传统相违背,故不受重视。

《说概》、《图说》所介绍之西洋解剖学得不到传播,也可以从中医医

---

[1] 参见范行准:《中国医学史略》,第204—206页。
[2] 范行准:《中国医学史略》,第206页。
[3] 转引自《明季西洋传入之医学》卷九,第38页。

理中寻找原因。阴阳五行是中医的重要理论基础,这与欧洲古典医学中的四元行说有共通之处,所以高一志《空际格致》所介绍的四元行说,艾儒略《性学觕述》、赖蒙笃《形神实义》所介绍的四液说,比较容易且系统地被以王宏翰为代表的中国医学家所接受。但中医理论缺乏科学的人体生理解剖学基础,这是与西医的一个本质上的区别。西洋解剖学传入后,中医学界只不过将其视为中国传统人体知识的改进,而并没有将其提高到改造中医理论基础的位置。也就是说,西洋解剖学对于中医而言,只在认知层面上具有意义,但对于疾病的诊断与治疗,以及对中医理论的改进,意义都不大。

第五章 医　　学

　　明末清初西洋医学以性学的面貌传入中国,其具体的内容以西洋解剖生理学为主,也包括传统西医的理论、疾病的观念等。尽管传教士传播这些知识的目的不在医学,而在于解释形、神(魂)与天主之关系,但是从传统中西医学的角度而言,传教士性学作品中所阐述的人身知识、形神关系、人与自然的关系等,均是医家所关注的内容,可以被纳入医学的范畴。此期受入华西医思想与理论影响的中国医家很少,中国医家亦没有借助传入的西医知识发展出较有影响力的新医学理论,且作为医学主要内容的疾病诊断与治疗技术在此期传入不多,也就是说,此期入华西医在中国医学界的影响不大。但是这些西来的知识却对中国传统思想观念产生了一定的冲击和影响,例如四行四液学说对五行五脏理论的挑战,脑主记忆说对以心为记忆之官的思想的颠覆,神经、血脉知识对经脉理论的冲击,等等。此期以性学面貌入华的西医知识实质上是西方关于人的思想与观念。天、地、人、神之关系以及对"人"的认识既是中西思想和宗教所关注的内容,也是传统中西医学所研究的范畴。儒家思想是关于天地人关系以及与之相应的社会伦理的思想体系,天主教神学则是关于人、世界和上帝关系以及与之相应的社会伦理的信仰体系,而中西传统医学均植根于各自的思想、信仰体系之中。此期入华的西方天文学和地理学知识颠覆了中国传统思想中的天地观和天下观,而对中国传统"人观"的冲击,则多是来自此期入华西学中以性学面貌出现的西医知识。

西方的自然哲学是传统西医理论构建的主要依据,中国的象数学是传统中医理论构建的主要依据。[1] 亚里士多德的自然哲学和盖仑的医学后来被赋予了神学内涵,成为基督教神学体系中的重要分支。象数学是中国古代学术中关于宇宙天地以及人与万物存在方式及其生成和变化规律的各类学术的总称,与亚里士多德自然哲学有诸多共同的研究对象,但是对共同对象所形成的思想与观念很不相同,而且象数学没有如后者那样,被纳入到一个神学的体系之中。明末清初来华西洋传教士将神学化了的西方自然哲学思想大量介绍到中国,西医知识亦包含于其中,其对中国学术所产生的影响主要体现在传统中医的理论基础——象数学方面,也就是说入华西医及其影响反映的是西方自然哲学的传入及其对中国象数学的影响。本章从传教士中文作品中选取与西洋医学相关并具有代表性的内容,并与和这些西医知识相应的传统中医内容略作比较,来探讨入华西医在思想观念方面的影响。

台湾学者杨儒宾先生认为,先秦时期儒家的身体观有二源三派,二源指以周礼为中心的威仪身体观,和以医学为中心的血气观;三派指以孟子思想为代表的形—气—心一体、生命与道德合一的精神化身体,强调自然与人身同是气化产物的气化身体,和以荀子思想为代表的强调人的本质、身体与社会建构不可分的社会化身体。三派思想在儒家文化中影响深远,"宋明以后的儒者论及人身问题时,通常也是在这三种模式之间游走"。[2] 其实不仅是身体观,传统中医的阴阳、五行、气、经脉、脏腑等理论在汉代以前也都基本定型,后世医家虽然在某些方面有所发展,但是均未对这些形成已久的基本理论产生根本性的超越,而只是在固有理论上进行发挥。

---

[1] 关于医学理论的产生途径及其与自然哲学或象数学的关系,参见鄢良:《人身小天地——中国象数医学源流》(时间医学卷)导论,北京:华艺出版社,1993年,第1—7页。
[2] 参见杨儒宾:《儒家身体观》,"中央研究院"中国文哲研究所筹备处,1998年,第8页。

第五章 医　　学

是故,本章在研究入华西洋医学知识时,作为参照系而选取的中国传统医学理论与身体知识一般都来自汉代以前,其中又以《黄帝内经》为主要参考。

一　天地人神之关系

李之藻《天主实义重刻序》云:"尝读其书,往往不类近儒,而与上古《素问》、《周髀》、《考工》、漆园诸编,默相勘印,顾粹然不诡于正。至其检身事心,严翼匪懈,则世所谓皋比儒者,未之或先。信哉! 东海西海,心同理同。所不同者,特言语文字之际。而是编者,出则同文雅化,又已为之前茅,用以鼓吹休明,赞教厉俗,不为偶然,亦岂徒然? 固不当与诸子百家,同类而视矣。"[1]在明末清初入华传教士的中文作品中,利玛窦《天主实义》的地位可谓最重要,它不仅是反映中西文化最初接触状况的代表性文本,而且流传广泛,影响深远。那么李之藻为什么说该书与"上古《素问》""默相勘印"呢?

《天主实义》云:"夫天高明上覆,地广厚下载,分之为两仪,合之为宇宙。辰宿之天,高乎日月之天;日月之天,包乎火;火包乎气,气浮乎水土,水行于地,地居中处,而四时错行,以生昆虫草木;水养鼋龟蛟龙鱼鳖,气育飞禽走兽,火煖下物。吾人生于其间,秀出等夷,灵超万物,禀五常以司众类,得百官以立本身;目视五色,耳听五音,鼻闻诸臭,舌啖五味,手能持,足能行,血脉五脏全养其生。"[2]《素问·宝命全形论》云:"天覆地载,万物悉备,莫贵于人。人以天地之气生,四时之法成。"李之藻将《天主实义》与《素问》相勘比,应即看到了两者在探讨人与天地关系方面的一些相似之处,即人生于天地之间,于万类中为最贵、最秀。而且利玛窦所使用的语汇多来自儒家和中国传统医家,例如两仪、百官、五常、五色、五味、五脏等,容易使人产生两者相类的联想。利玛窦虽多用"五"之数,其所论却包含了西方四元素思想;而《素问》虽云人为世间最尊贵者,但

---

[1]　《利玛窦中文著译集》,第100页。
[2]　《利玛窦中文著译集》,第11页。

人乃天地之气所成，与上帝造人的神学学说完全不同。作为深受儒家思想教育的中国天主教徒李之藻，则强调两者的相似性，而尽量回避两者之间的差异。

传统中医理论中最重要者之一，是天人合一（也称天人相应）的思想。这一理论不仅在《内经》中反复出现，而且自汉以后也是儒家思想的重要内容之一。《灵枢·邪客》云：

> 黄帝问于伯高曰：愿闻人之肢节，以应天地奈何？伯高答曰：天圆地方，人头圆足方以应之。天有日月，人有两目；地有九州，人有九窍；天有风雨，人有喜怒；天有雷电，人有音声；天有四时，人有四肢；天有五音，人有五藏；天有六律，人有六府；天有冬夏，人有寒冷；天有十日，人有十指；辰有十二，人有足十指茎垂以应之，女子不足二节，以抱人形；天有阴阳，人有夫妻；岁有三百六十五日，人有三百六十节；地有高山，人有肩膝；地有深谷，人有腋腘；地有十二经水，人有十二经脉；地有泉脉，人有卫气；地有草蓂，人有毫毛；天有昼夜，人有卧起；天有列星，人有牙齿；地有小山，人有小节；地有山石，人有高骨；地有林木，人有募筋；地有聚邑，人有䐃肉；岁有十二月，人有十二节；地有四时不生草，人有无子。此人与天地相应者也。

董仲舒《春秋繁露·人副天数》云：

> 天地之符，阴阳之副，常设于身。身犹天也，数与之相参，故命与之相连也。天以终岁之数成人之身，故小节三百六十六，副日数也；大节十二分，副月数也；内有五脏，副五行数也；外有四肢，副四时数也；乍视乍瞑，副昼夜也；乍刚乍柔，副冬夏也；乍哀乍乐，副阴阳也；心有计虑，副度数也；行有伦理，副天地也……其可数也副数，不可数也副类，皆当同而副，天人一也。

第五章　医　　学

尽管在阐述天地与人如何相应过程中各家互有不同,但是天人合一却是儒家和医家的共识,它既是传统中医的指导性思想,也是儒家思想的核心理论。这种天地与人相应关系的基础,是古代中国人对天地与人的认识与观念,而这种认识与观念与西方不同。明末清初时期西洋传教士对西方的天地知识做了大量的介绍,这些知识不仅对儒家思想所赖以建立的中国传统天地观念产生了冲击,而且也冲击着传统中医的根基。

明末西洋传教士向中国介绍的西方天文学以托勒密(Claudius Ptolemy,约85—约165)和第谷(Tycho Brahe,1546-1601)的天体运动体系和宇宙结构理论为主,这些天文学理论与思想均被包含于天主教神学体系之中。利玛窦早在1595年11月4日写给耶稣会总会长阿桂委瓦的信中,带着嘲弄般的语气向其介绍了中国人的天地知识,他说:"他们所讲的多为可笑的事,所知值得惊奇的真不多,例如他们相信天是空虚的,星宿在其中运行。对空气一无所知,知五行;不知空气,而把金、木放在五行之中;他们相信地是方的,任何不同的思想或概念都不容接受。而对月蚀的成因则以为当月之直径正对着太阳时,好像由于害怕而惊惶失措、失色,光也失去而成阴暗之状。对夜之形成,则认为是太阳落在地球旁边的山后之故;他们又说太阳只不过比酒桶底大一点而已等等,这类无稽之谈不胜枚举。"[1]利玛窦的评论虽然过于片面,但当时中国天文学水平相对落后于西方却是不争的事实。利玛窦以及其他信奉知识传教的耶稣会士很清楚,若想让中国人接受天主教义,首先要用构建天主教神学基础之一的西方天地知识取代儒家思想根基之一的中国传统天地知识。利玛窦有《坤舆万国全图》、《浑盖通宪图说》、《乾坤体义》、《理法器撮要》等中文作品,是向中国系统介绍西方天文学和地理学的第一人。

利玛窦《乾坤体义》云:"地与海本圆形,而合为一球,居天球之中,诚如鸡子,黄在青内。有谓地为方者,语其德静而不移之性,非语其形体也。

---

[1]《利玛窦书信集》上,罗渔译,台湾光启出版社、辅仁大学出版社,1986年,第209—210页。

天既包地,则彼此相应,故天有南北二极,地亦有之;天分三百六十度,地亦同之。天中有赤道,自赤道而南二十三度半为南道,赤道而北二十三度半为北道,据中国在北道之北。日行赤道,则昼夜平,行南道则昼短,行北道则昼长,故天球有昼夜平圈列于中,昼短昼长二圈列于南北,以著日行之界,地球亦有三圈对于下焉。"[1]利玛窦不仅介绍这些学说,亦介绍了这些学说的测量依据,在有理有据的西说面前,《内经》所云"天圆地方,人头圆足方以应之"便站不住脚了。而当利玛窦《万国全图》展现在中国人面前时,《内经》所说的九州与九窍的对应关系也难以存在了。利玛窦之后,传教士继续向中国介绍西方的天地知识,专门的论著有阳玛诺《天问略》、龙华民《地震解》、熊三拔《表度说》、南怀仁《坤舆图说》等,而同样为数不少的历法、测算之书的翻译则为西方的天地知识提供了科学依据。西方天地知识的传入对中国传统思想的冲击可谓是根本性,在明末清初时期,接受西说的不仅有徐光启、李之藻等士人天主教徒,在教外士人如李贽、张京元、章潢、方以智父子、熊明遇等人的著述中均对西说加以接纳和传播。[2]

从医学的角度对西方天地知识进行接纳与融会者,则以清初医家王宏翰为代表。他不仅综合西方的天地之说而成《乾坤格镜》一书,而且在其重要的医学著作《医学原始》中,也用西说驳斥中国传统的天圆地方观念。他说"古来俱以天圆地方立论,至释道两家,以天有三十三重之说,甚为妄诞。今我朝睿圣,钦天监擢用泰西南怀仁,极详天圆地圆之理。天圆者,天非可见其体,因众星出入于东西,旋转管辖两极,故见天体之圆也;地为圆者,以月蚀之形圆一端推之,则地体之本圆确矣。"接着有引南怀仁《坤舆图说》(该书与利玛窦《乾坤体义》有许多相同的内容)中论天地之内容及"天形地体"图(见下图),谓"若人不知天运地凝之本来,犹同梦梦,今述一端,明天体地形之本然关尔"。[3]

---

[1] 《利玛窦中文著译集》,第 518 页。
[2] 葛兆光:《中国思想史》第二卷,第 347—351 页。
[3] 王宏翰:《医学原始》卷二,第 63—68 页。

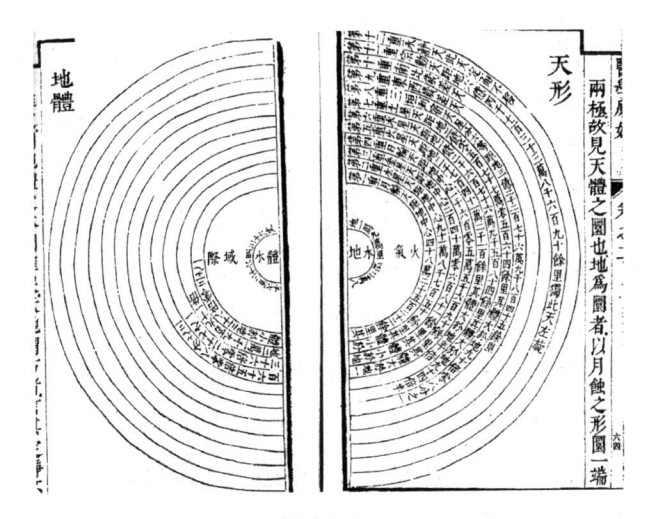

第五章 医　学

王宏翰《医学原始》中的天形地体图

但王宏翰并没有抛弃传统中医的天人合一理论，而且还利用西说来强调和发展这一理论。《医学原始》开篇第一节便是"天人合一论"，云："人受天命之性，禀阴阳媾和以成形，肢体百骸，知觉运动，无不与天地相合，故曰：人乃小天地也。"但由于释道之影响，儒家与医家的性命本原之论渐失，故需要通过传入的西学，"立元神元质之论，明上帝赋畀之原，乾坤氤氲之奥，则知人身之小天地，与覆载之大天地，两相吻合，原无旁门可以假借混淆也。"而"空际中，惑世之事多端，迷害愚人者不浅，皆因不明天文之理，四元行之变化，日月之蚀，雷震慧孛之本"，幸得西说，"尽悉而详辩之，又举切近者八端，如双火单火、跃羊拈尖等火，通世咸疑鬼神所使；又空际之飞龙，乃燥气寒云所逼，像似龙形，概世误认真龙，皆详确四行之情，变化之由，以释世人永惑之害，免陷旁门魔溺之竟也。"[1]

传统中医天人合一论中的"人"是包含形与神的完整的人，而人形成于地，人神得于天。《素问·宝命全形论》云："岐伯曰：夫人生于地，悬命于天，天地合气，命之曰人。人能应四时者，天地为之父母。知万物者，

---

[1]　王宏翰：《医学原始》卷一，第1—4页。

谓之天子。天有阴阳,人有十二节。天有寒暑,人有虚实。能经天地阴阳之华者,不失四时,知十二节之理者,圣智不能欺也。……帝曰:人生有形,不离阴阳,天地合气,别为九野,分为四时。"《素问·天元纪大论》说:"在天为气,在地为形,形气相感而化生万物矣",故"人与天地相参"(此语见《素问·咳论》及《灵枢·经水》)。《内经》中的天地乃自然的天地,[1]也就是说,人是大自然的产物,故人体与自然界有一一对应的关系。董仲舒云"为生不能为人,为人者,天也。人之为人,本于天,天亦人之曾祖父也",[2]"天"虽具有人格化神的特征,但亦不过比喻而已,其本质亦指自然天地,与天主教所云"上帝"完全不同。在西方思想中,人之形体是由自然界的四元素而成,但人的灵魂为上帝所赋予,故人体中有四液与自然界的四行相对应,而人的灵魂则对应的是上帝,人魂是上帝的小像。罗明坚告诉中国人,除了自然之天外,另有一个天主在,"天非尊神,乃天主之家庭也"。奉事天,就如拜皇宫而不拜皇帝一样。中国传统思想以自然的天为万物之本,故有中国人问罗明坚道:"汝言天非尊神,焉能化生万物哉?"对此罗明坚答曰:"化生万物,皆由天主,掌运诸天,阴阳流转,而降之雨露;然天能降之雨露,所以降者,天主使之也。"[3]利玛窦《天主实义》云:"天主生物,乃始化生物类之诸宗。既有诸宗,诸宗自生。今以物生物,如以人生人,其用人由天,则生人者岂非天主?"[4]人虽生于天地之间,但是归根结底人的形与神以及一切万物均由天主所造生。王宏翰融合中西知识而成的"天人合一论",前提之一是他看到了中西学说中均认为人体成于自然界这一共同之处,而在他看来,儒家思想中的天、上帝,与天主教所言的天与上帝(天主)是一样的,故他的天人合一论与

---

〔1〕 先秦时期论"天"的含义,概言之包括"至上神"之天、"道德"之天与"自然"之天三义,而《内经》所探讨的"天",不是天帝之天、意志之天、道德之天,而是"自然之天",与《老子》"法道自然"、《庄子》"常因自然"等"自然"之义较为相近。参见蔡璧名:《身体与自然——以〈黄帝内经素问〉为中心论古代思想传统中的身体观》,台湾大学出版委员会,1997年,第191—192页。
〔2〕 董仲舒:《春秋繁露》卷十一,《四库全书》经部春秋类。
〔3〕 罗明坚:《天主实录》,第20—21页。
〔4〕 《利玛窦中文著译集》,第12页。

第五章 医　学

传统中医有所不同,就是加入了人与上帝相对应的西学思想内容。

中国传统天人合一思想包括阴阳、五行和气的理论,天人合一是通过阴阳离合、五行变化和气在人身与自然之间的流通来实现的。这些理论与西方自然哲学、神学和医学均不相同。接下来便在医学思想的框架下分别考察明末清初入华西学与阴阳、五行和气理论的相遇情况。

阴阳学说是传统中医的理论基础之一,病理、诊断、经络、针灸等均是建立在阴阳学说之上的。《素问》诸篇中以"阴阳"命名者就有"阴阳应象大论"、"阴阳离合论"、"阴阳别论"、"太阴阳明论"、"阴阳类论"等五篇,而所有八十一篇中所论均不离阴阳学说。《素问》第一篇《上古天真论》云:"上古之人,其知道者,法于阴阳,和于术数。"第二篇《四气调神大论》云:"夫四时阴阳者,万物之根本也。……故阴阳四时者,万物之终始也,死生之本也。……从阴阳则生,逆之则死。"第三篇《生气通天论》云:"夫自古通天者,生之本,本于阴阳。天地之间,六合之内,其气九州九窍,五藏十二节,皆通乎天气。"《素问·宝命全形论》云:"人生有形,不离阴阳。"凡此均说明阴阳在人与天地关系中的重要角色与作用,亦表明阴阳说为《内经》的核心理论。至于阴阳说是如何被运用在具体的病例、诊断与治疗中的,则非本书所讨论的内容,姑且略之。

阴阳学说为中国传统文化所独有,西方自然哲学、神学与医学中均不存在体系完备的阴阳理论。就目前所见的传教士中文作品而言,没有发现专门驳斥中国阴阳学说的篇章,相反"阴阳"一词倒是经常为传教士所用,以阐述西方自然哲学或神学思想。罗明坚《天主实录》云:"月属阴,本无光者也,必借日之光以为光。"[1]利玛窦《天主实义》云:"阴阳五行之理,一动一静之际辄生阴阳五行,则今有车理,岂不动而生一乘车乎?"[2]利玛窦此处意在驳斥宋明理学中理"先生阴阳五行,然后化生天

---

[1]　罗明坚:《天主实录》,第29—30页。
[2]　利玛窦:《天主实义》,《利玛窦中文著译集》,第19页。

地万物"之说,但却没有排斥阴阳学说。"理生万物"或"太极生万物"均与上帝造成万物相抵触,故均在利玛窦批评之列。《天主实义》驳太极说云:"太极之解,恐难谓合理也。吾视夫无极而太极之图,不过取奇偶之象言,而其象何在?太极非生天地之实,可知已。"[1]但未见利玛窦攻击阴阳学说的言论。艾儒略《性学觕述》云:"若夫次质,则于元质之上,加以阴阳刚柔、寒暑燥湿等情而成。"[2]可见,艾儒略亦认可万物具有阴阳之性,而未对中国的阴阳学说进行批判。对于接受西说的王宏翰而言,传统医学中的阴阳理论也是他所奉行的,在其《医学原始》"总论"一节中,引述了传统中医名家之言,这些经典言论中多与阴阳学说相关,如引《内经》云:"岐伯曰:五脏者,所以参天地,副阴阳,而运四时、化五节者也。"[3]王宏翰所阐述的经脉诸说亦本于阴阳学说。可见,无论是传教士还是接受西说的中国人,在他们的交流过程中,阴阳学说并没有成为一种文化交流障碍,双方似乎都默认了该学说,视其为当然,而没有成为重点讨论的对象。这与五行、气、天地、理、太极等传统概念遭遇西说时所引起的反应是不同的。

西方虽没有阴阳学说,但从拉丁语系语法中名词有阴性、阳性之分来看,西方似乎也有一种阴阳观念。在拉丁语系中,表示万物的每一名词几乎都有阴、阳之分,这表明在他们的观念中,每一事物都具有阴性或者阳性。这种对万物的观念与中国古代阴阳学说是否有着某种联系,暂时尚无法弄清。但在中西思想中一些关键性的名词,其阴阳之性基本上是相同的。如《素问·阴阳离合论》云:"天为阳,地为阴,日为阳,月为阴。"在拉丁语系中,表示天和日的名词为阳性,表示地和月的名词为阴性。兹以葡萄牙语为例,将一些名词及其阴阳之性列成表格,以与中国的阴阳观略作对比。

---

[1] 利玛窦:《天主实义》,《利玛窦中文著译集》,第17页。
[2] 艾儒略:《性学觕述》卷一,第101页。
[3] 王宏翰:《医学原始》卷一,第6页。

第五章 医　　学

汉语	天	地	日	月	昼	夜	火	水	男	女
葡语	Céu	Terra	Sol	Lua	Dia	Noite	Fogo	Àgua	Homem	Mulher
性	阳	阴	阳	阴	阳	阴	阳	阴	阳	阴

就所有物名的阴阳之性而言,中西有同有异,但是所列举的这五对在中西思想中均占重要地位的名词中,其阴阳之性在中国与西方竟然完全一致。这只是一种巧合吗？不管两者是否存在着联系,阴阳观念在中西文化直接相遇时并没有造成双方的不适,这或许是因为阴阳观念在两种文化中都存在的缘故吧。

关于人体与自然界的关系,西方传统医学主要以四元素与四液学说来阐释。传统西方医学也重视自然环境与人体状态之关系的考察,希波克拉底著有一篇《气候水土论》,[1]从23个方面详细阐述了人的健康状况与自然环境之关系。西方不存在中国古代思想那样的天人相应理论,惟四元素与四液的对应关系略有类似之处。四元素与四液学说在传统西方医学理论中占有重要地位。四元素(four elements)说是古希腊哲学家恩培多克勒(Empedocles,约公元前492－约公元前432)综合当时诸家之说而成的,该学说认为世界是火、水、气、土四种元素构成,这四种元素是最原始的物质,具有不可毁灭性,过去、现在和未来的万物都由它们产生,四元素为万物之源。[2]恩培多克勒认为四元素分别具有冷、热、干、湿四性,并通过与体液说相匹配,从而将此理论引入医学。而四行、四液学说在医学中更为系统的运用乃是由希波克拉底完成的。他认为人体和生命的基本元素是由四种主要液体组成的:血从心来,代表热;黏液代表冷,从脑来,散布全身;黄胆汁由肝所分泌,代表干;黑胆汁由脾和胃来分泌,代表湿。此四液配合正常时,身体就处于健康状态;配合不

---

[1]《希波克拉底文集》,赵洪钧、武鹏译,徐维廉、马堪温校,合肥:安徽科技出版社,1990年,第17—33页。
[2] 卡斯蒂廖尼:《医学史》上册,第101—102页。

当,便会生病。[1] 盖仑是体液学说的集大成者,他继承并发展了希波克拉底的学说,并将四体液说应用到临床,形成了更加系统的体液病理学与临床治疗学。基督宗教传入欧洲以后,四元素与四液的学说被纳入到了基督宗教神学体系之中,而具有了神学的内涵。由于天主教义的绝对地位和盖仑医学的权威,四体液学说在欧洲中世纪一直占有统治地位,直到哈维发现血液循环的规律后,该学说才逐渐式微。

传统中医则以阴阳五行、气与五脏理论来阐释人与自然的关系,当西方四元素与四液学说在明末清初传入中国时,两种理论之间曾产生过什么样的激荡呢?

最早向中国介绍四元素说的是罗明坚神父,他在《天主实录》中说:"人有魂形两全,禽兽亦有魂形两全,此乃同乎人也。人之身体固成于地、水、气、火,而禽兽之身,亦成于地、水、气、火,此亦同乎人也。人之所以异于禽兽者,在乎体态奇俊。体既不同,则魂亦异矣。"在讲述上帝创造世界之过程时说:"第一日先作一重绝顶高天,及其众多天人,混沌之地、水;第二日之所成者,气也,火也。"[2]罗明坚向中国人表明,作为万物本原的四元素乃是由上帝所造,人体与动物虽均由四元素组成,但人的灵魂为上帝所赋予,不是由四元素构成的,所以永存不灭。虽然罗明坚对西方四元素说介绍得很简略,却明确揭示了该学说的神学内涵。

最早将地(土)、水、气、火翻译成四元行或四行的是利玛窦。《天主实义》云:"凡天下之物,莫不以火气水土四行相结以成。然火性热干,则悖于水,水性冷湿也;气性湿热,则背于土,土性干冷也。两者相对相敌,必自相贼,既同在相结一物之内,其物岂得长久和平? 其间未免时相伐兢,但有一者偏胜,其物必致坏亡。故此,有四行之物,无有不泯灭者。夫灵魂,则神也,于四行无关焉,孰从而悖灭之?"[3]由四行构

---

〔1〕 希波克拉底体液学说在其《自然人性论》中系统提出,见《希波克拉底文集》,第216—224 页。参见卡斯蒂廖尼:《医学史》上册,第119—122 页。
〔2〕 罗明坚:《天主实录》,《罗马天主教文献》第一册,第37、25—26 页。
〔3〕 利玛窦:《天主实义》,《利玛窦中文著译集》,第27 页。

第五章 医 学

成的世间万物总归灭亡,因为四行之间是相敌相贼的关系;但灵魂不灭,因为灵魂非成于四行,乃是万能的上帝所赋予。利玛窦强调的仍是四行的神学内涵。

利玛窦在南京期间,曾用中文写了一篇《四元行论》,后收入利玛窦《乾坤体义》中。利玛窦用"元行"译"元素",乃是借用了中国传统思想五行中的"行"字,但是元素与"行"在中西思想概念中毕竟不同。四元素具有不可再分性,是构成世界万物的最基本元素,是表明事物构成的理论体系;而五行中的各行不具有这样的意义,五行也可称为五运,是阐释事物变化的理论体系。传教士起初用"元行"二字,以体现"元素"的最初性质,但也经常简称四行。利玛窦认为,"所谓行者,乃万象之所出,则行为元行,乃至纯也。"[1]这是利玛窦赋予"行"字的含义,而五行的"行"有运行的含义,并非指至纯之体。利玛窦的这一翻译为此后传教士中文作品所借鉴,熊三拔《泰西水法》卷一"水法本论"、傅汎际《名理探》卷一"向界"、《寰宇始末》卷下"四行所生物存否"、高一志《空际格致》、艾儒略《性学觕述》等作品,在涉及四元素思想时,均称四元行或四行,[2]而以《空际格致》对西方四元素学说介绍最详。[3]

在利玛窦《四元行论》中,介绍了四行与四液的关系,从而首次将西方四液说传入中国,其文云:"若人内四液者,血属气,黄痰属火,白痰属水,黑痰属土也。四液者,下民皆所备有之以养生,而人人得一二盛以名其性也。斯可因外行动明验之。默暗寡寂少言者,必盛于黑液矣。性速反复易怒者,必盛于黄液矣。愉容宽恕和气者,必盛于红液矣。愁色多忧

---

[1] 利玛窦:《乾坤体义·四元行论》,《利玛窦中文著译集》,第525页。
[2] 目前西方翻译中国"五行"一词则用 five elements,则"行"与"元素"(element)起码在译文上已经是对等的了。
[3] 关于明末西方四元素说的传入及其与中国五行理论的遭遇,台湾学者徐光台先生和美国学者裴德生均有过专门的研究(徐光台:《明末西方四元素说的传入》,《清华学报》新二十七卷第三期(1997),第347—380页;PETERSON, Willard J., "Western Natural Philosophy Published in late Ming China", in *Proceeding of the American Philosophical Society*, vol. 117, no. 4, August 1973, pp. 300 ff.),但是他们的讨论均从自然哲学的角度进行的,没有涉及四液说的传入以及四元素说与医学的关系。这里将此议题纳入到医学交流的讨论之中,或可对前人研究略作补充。

过虑者,必盛于白液矣。此生而所禀性,吾不能拔脱,惟能遏掩之耳。人发病疾,盖四液不调耳已,故医家以四者分课,则先访审所伤者,后以相背药治之也。"[1]四液不调而患病是西方传统医学中体液病理学的基本观点,源于恩培多克勒和希波克拉底的学说。传教士虽然不否认这种观点,但在疾病原由方面,更强调神学上的阐释,如罗明坚《天主实录》云:"亚当魂形两全,亦似当世之人。但他聪明美貌,故为普世之主。彼时若不违戒,天主当使亚当万寿无疆。及其年久,则魂形俱升天堂受福,虽后世子孙,亦如是矣。彼时既违其戒,则天主将其福基而改易之,所以令人之有疾病灾难亡夭者,皆因亚当之所致也。"[2]也就是说,四液不调是导致疾病的直接原因,但致病的根本原因是人类始祖的原罪。

关于四行与人体四液之关系,艾儒略在《性学觕述》中有更进一步的介绍:

> 凡世物之体,皆以水、火、土、气,相结而成。故物皆有湿、燥、冷、热,相辅而运,亦相克而成。凡以四行结体者,相战相薄,不免有胜有负,迨其散也,物体随之。盖以此结者,即以此灭,而要终归于四行。试观生木受火化之时,其木上必有滋润出沫,即水也;必有烟,即气也;必有焰,即火也;煨烬成灰,即土也。化既分归于四行,则知其初生之始,亦必由四行以成矣。是以人之气体,生时必有火情,以暖周身,以化饮食;有气情,以呼吸,以遍注;有水情,以滋骨肉;有土情,以坚形骸。而四液由此生焉。

> 此四液有合有分,其所云合者,皆能流注,皆从肝生,皆与血并行,而其分于本位,则各不同。盖血中有纯清而红色者,此本等之血,有气行之性者也。血上有轻浮如沫而带黄色者,此乃火性之液也。次有淡白色而粘者,此乃白痰,有水之性者也。次有在底粗浊,而为

---

[1] 利玛窦:《乾坤体义·四元行论》,见《利玛窦中文著译集》,第528页。
[2] 罗明坚:《天主实录》,第35—36页。

第五章 医　学

黑液，其性属土者也。四种之液，若审察其脉，刺而出之，可以明见。而其上下次第，亦如在天地间之次序焉。土至重而居下，火至轻而居上，气重于火，而轻于水，水重于气，而轻于土。故水在土上气下，气在火下水上也。此四液者，虽遍体血中之所必有，然而各有一本所焉，以藏之。黄液在胆，黑液在脾，白液多在脑，红液则多在脉络中。此四液之用，原以浸润藏腑，而体所由养，尤赖乎血，血乏则痰因代之。痰之为物，亦以害人，亦以养人。黄液近热，使血流行不滞。黑液近冷，使血不过于流而缓行。白液则散在一体，以滋百体，乘汗而出，或从脑由肾而入膀胱也。四液之外，尚有他液，如乳，如汗，如溺，如涕之类，谓之第二等液，更有别论。总之不兼四行，不能成体，不赖四行，不能自养。[1]

这段话将四液与四行及人体部位的匹配关系、四液的性状、四液的本位、四液的功用等，一一作了介绍，但是没有对四液中的每一种体液进行专门介绍。赖蒙笃《形神实义》弥补了这一不足。《形神实义》分别介绍四种体液云：

红液者何？即血液是也。血出生于肝，一运散于周身以补养（原注：即周身血络），一至心细炼，以为脉经之血，在四液中为最纯最上者。然红液行，三液未尝不附焉。其情甚湿次燥（引者按：燥应为热之误），于四行属气，于四时属春。春气司令，人身即以红液为主，而三液和之。名医曰：血宜温和，春时挑之，可以免病，亦视其多寡如何耳。

黄液亦生于肝。初俱为公细体所炼，亦是血之粗者。以小络带至胆，胆吸之，是为黄液。其本所在胆，其作用以养胆体，更助胃化饮食，并以辣驱肠粗物。其情甚热次燥，于四行属火，于四时属夏。夏

---
[1] 艾儒略：《性学觕述》卷三，第181—184页。

火司令，人身即以黄液为主，而红、白、黑三液和之。亦不宜过热伤血，如伤寒、肋旁疼，其验也。

黑液亦生于肝。肝以血之粗者，从小络下至脾，脾吸之，是为黑液。其本所在脾，其作用以养脾体，亦以上挤胃皮，使胃觉饥。其情甚燥次冷，于四行属土，于四时属秋。秋土司令，人身即以黑液为主，而红、黄、白三液和之。亦不宜过冷，今人有内生瘴疾压心之热而忽殒者，有受大辱大难莫当而猝毙者，皆黑液过于冷燥之害也。

白液亦生于肝。肝之血以养周身，而人以周身之湿气上升于脑，脑吸变为白液（原注：俗云痰）。其无用者自鼻出之。更胃亦以湿变为白液，以为元热之薪，其所不须者，口则吐之。其本所多在脑后。其作用润头，使易睡易记，并与黄、黑液和于血络，以滋周身。其情甚冷次湿，于四行属水，于四时属冬。冬水司令，人身即以白液为主，而红、黄、黑三液和之。又不宜过于冷湿，恐头眩鼓胀之病易招也。[1]

从传教士的这些论述中，我们不难发现，四行及其四情、四液、人体脏器、自然界的四时、人体的疾病之间，也存在着对应的关系，尽管与中医阴阳五行五脏的对应关系在内容上不同，但是这种将人体与自然相联系的思维方向具有相似性。这里不妨通过表格的形式列出两种理论各自的人与自然对应关系，以便于比较。

四行对应表

四 行	气	火	土	水
四 液	红液（血）	黄液（胆汁）	黑液	白液
季 节	春	夏	秋	冬
性	甚湿次热	甚热次燥	甚燥次冷	甚冷次湿
所生之脏	肝	肝	肝	肝

---

[1] 赖蒙笃：《形神实义》卷二，第19—21页。

第五章 医　学

续　表

所处之脏器	心	胆	脾	脑
疾病与治疗	春时放血	伤寒、肋旁疼	猝死	头眩鼓胀
人之性情	愉容宽恕和气	性速反复易怒	默暗寥寂少言	愁色多忧过虑

五行对应表[1]

五行	木	火	土	金	水
数	8	7	5	9	6
方位	东	南	中	西	北
季节	春	夏	长夏	秋	冬
颜色	苍	赤	黄	白	黑
气候	风	热	湿	燥	寒
性	温	热	平	凉	寒
星宿	岁星	荧惑星	镇星	太白星	辰星
脏	肝	心	脾	肺	肾
官	将军	君主	仓廪	相传	作强
腑	胆	小肠	胃	大肠	膀胱
形体	筋	脉	肉	皮毛	骨、髓
体液	泪	汗	涎	涕	痰
窍	目	舌	口	鼻	耳
志	怒	喜	思	忧	恐
音	角	征	宫	商	羽
声	呼	笑	歌	哭	呻

〔1〕 此表为法国学者戴思博（Catherine Despeux）依据《素问·阴阳应象大论》所列，见氏文：《从秦代至唐代的中医经典理论》，《法国汉学》第六辑，中华书局，2002年，第186页。

续　表

变动	握	忧	哕	咳	栗
精神	魂	神	思	魄	志
畜	鸡	羊	牛	马	彘
谷	麦	黍	稷	稻	豆
味	酸	苦	甘	辛	咸
嗅	臊	焦	香	腥	腐

两相比较,显然各自属于不同的文化背景,但是其中竟有部分内容相同或类似,例如五行之间有相成相克的关系,四行则有相战相贼的伐克关系;脾为黑液的本脏,属土;而五脏中的脾亦属土;四行和五行中,均为火热属夏、水寒属冬的对应关系。希腊四元素思想、佛教的四大(地、水、火、风)思想及中国的五行思想,的确有非常相似之处,不过目前尚无证据表明三者之间有渊源关系。[1]佛教四大思想传入中国后,对中国医学产生了一定的影响。唐代医学家王焘《外台秘要》卷二十一就曾引印度医学著作云:"身者,四大所成也。地、水、火、风,阴阳气候,以成人身八尺之体。骨肉肌肤,块然而处,是地大也;血泪膏涕,津润之处,是水大也;生气温暖,是火大也;举动行来,屈身俛仰,喘息视瞑,是风大也。四种假合,以成人身。"[2]艾儒略《口铎日抄》云:"观人之身,其暖者为火,呼吸为气,精血为水,骨肉为土,是合火气水土而成人,并不言金木二行者,是知元行只有四也。"[3]不难发现,四大与四行几乎完全一致(只是风与气略有差异),而且与人体的对应关系也几乎完全相同。但传教士为扩大天主教义之影响,将佛教思想树为对立面进行批判,即使两者相似之处,亦强调其中的细微差别,而与佛教思想划清界限。利玛窦云:"释氏,小

---

[1]　NEEDHAM, Joseph, *Science and Civilisation in China*, vol.2, Cambridge: Cambridge University Press, 1962, pp.245－246.
[2]　王焘:《外台秘要》卷二十一,《四库全书》子部医家类。
[3]　艾儒略《口铎日抄》卷二,《罗马天主教文献》第七册,第126—127页。

第五章 医　学

西域人也,若闻太西儒所论四行,而欲传之于中国,谓地、水、火、风,乃四大也。然吾太西庠儒,惟名之四大体焉。……夫以形言之,宇内大者无大乎四行体也,但日轮宿星及各天重愈大。又天也,星也,四行也,以事人类为职,则人尤大矣。如是,讵世界无风,便少一大乎？人及鸟兽,非吹呵喋际,便缺一大乎？释氏何不知风者虽盛于气,而杂有水火,为不纯之类,则不宜例乎四纯体矣。其谓地,又非所论也。地乃对天,抱山水万森之总名,孰为纯体,而列之于四元行哉？不若以中国之理,译之为火、气、水、土,乃四元行,四纯体也。"[1]利玛窦自称西儒,以合儒的姿态批判佛教四大学说,一方面说其源自太西,另一方面又攻击"地"、"风"二名之译不合元行本义与中国之理。但罗明坚《天主实录》中涉及四行时,亦译为地、火、水、气。仅译名的差异便让利玛窦紧抓不放,大肆攻击,但出于合儒的考虑,利玛窦对中国传统思想中的五行的批判,起码在语气上没有如此激烈。五行与四行最明显的区别在于,前者比后者缺气行而多金、木二行。利玛窦从"行"属纯体的角度阐述金、木不可为元行的理由,云："窃谓中国论五行,古与今不同矣。所谓行者,乃万象之所出,则行为元行,乃至纯也,宜无相杂,无相有矣。故谓水、火、土为行,则可。如以金、木为元行,则不知何义矣。……又谁不知,金木者实有水、火、土之杂乎？杂则不得为元行矣。"[2]但是利玛窦并没有完全否定中国的五行说,而是用体与用来阐释四行与五行之关系,他说："理本无穷,言各有当,自伏羲画易以后,文王图位,已错综互异矣。滋行也,溯其原,则四之以立体；别其流,则五之以达用。何害其心之一理之同耶？《中庸》谓：'及其至也,虽圣人有所不知焉',上国名儒,何尝自是其见也？如信不及,姑存而不论可矣。"[3]在讨论四行、四大与五行问题上,利玛窦显然采用了双重标准,对近似于四行的佛教四大学说采取了坚决批判的态度,而对与四行说存在更大差异的中国五行说,不仅在翻译时尽量与之相合,而且持求同存异的

---

[1] 利玛窦：《乾坤体义·四元行论》,《利玛窦中文著译集》,第528—529页。
[2] 利玛窦：《乾坤体义·四元行论》,《利玛窦中文著译集》,第525页。
[3] 利玛窦：《乾坤体义·四元行论》,《利玛窦中文著译集》,第533页。

态度,在没有达成一致的情况下姑且"存而不论"。

四行为体、五行为用的思想为中国医家接受四行四液说降低了难度。五行说是传统中医的根本性理论之一,若五行说遭到彻底颠覆,则中医的理论框架将轰然倒塌。但若认为五行为用、四行为体,虽然将五行的地位降格,但起码认为五行说仍有一定的道理在。王宏翰在其《医学原始》中对西方四行说大量引入,不仅在开篇之"天人合一论"中涉及四行说,而且专列一节"四元行论",其内容全部来自高一志《空际格致》,包括《空际格致》卷上"行之名义"、"行之数"、"金木不为元行"、"行之序"、"行之情"、"行之形"、"行之厚",卷下"火熛"、"火锋"、"狂火"、"跃羊火"、"垂线火"、"拈顶火"、"双火单火"、"飞龙"等节。王宏翰从高一志《空际格致》、艾儒略《性学觕述》和赖蒙笃《形神实义》那里接受了四行四液说,并对五行理论进行了一些改造,由"五藏五行论"改造成"五藏四元行相属论",认为"肺为气行,心为火行,肝为水行,脾为土行,肾为水行。"[1]但是在疾病诊断与治疗方面,少有西说传入,故王宏翰不得不转向以五行理论为基础的传统中医,例如《医学原始》卷四云:"病在脾,愈于秋(原注:秋令金旺,木不克土);秋不愈,甚于春(原注:春木克土);春不死,持于夏(原注:夏火生土也),起于长夏(原注:土病复于土月)。禁温食、饱食、湿地、濡衣(原注:温食、太饱、湿土、湿衣皆脾土所恶)。"[2]《医学原

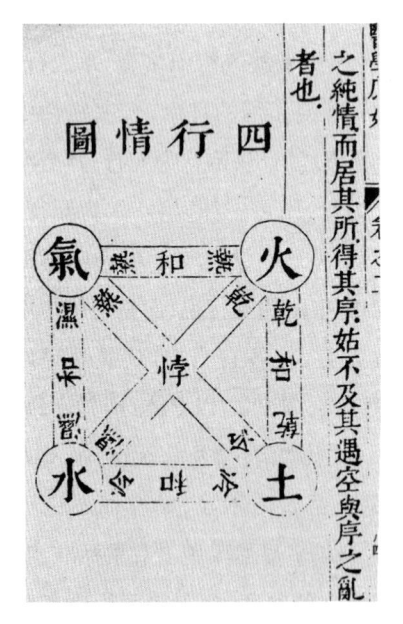

王宏翰《医学原始》中的四行情图来自高一志《空际格致》

----

[1] 王宏翰:《医学原始》卷四,第 304 页。
[2] 王宏翰:《医学原始》卷四,第 356—357 页。

第五章 医　　学

始》中既接受四行说,又使用五行论,或可视为四行为体、五行为用思想的一个表现。

王宏翰在《医学原始》卷二中,引西说而详论四液,其中"四液总论"前半部分与艾儒略《性学觕述》卷三"论四液"全同,而在后半部分中王宏翰将四行四液说与中医五脏相融会,具体阐述了他的"五脏四元行相属论"。王宏翰说:

> 夫水行之德在肝、在肾者,盖肝生四液。试将血贮于一器,久之,白液在于血内者,则必变为水也。肾藏精,故水德亦在肾也。
>
> 气行之德在肺。肺主嘘吸,吸外气以凉心。至右舌转动,击气为声音,为语言,及带至耳,遂得听闻,犹钟击之方响也。凡音之有声者,在气,无气则无声也。
>
> 火行之德在心。心甚热,生动觉至细之德,以使五官各得其本界之向也。
>
> 土行之德在脾。脾主黑液,而化饮食,而骨肉亦土之德,故身死归于土也。
>
> 然火气之德情俱细,力殊厚乃少;水土之德情俱粗,其力薄乃多也。
>
> 人身有火德之热,以气之湿润之。盖湿凉热,热暖湿,两者和,生命所以存也。水土之德虽多,然与他德相调,人身所以得成也。[1]

王宏翰又分别论四液,从目前掌握的传教士中文作品来看,只有赖蒙笃《形神实义》对四液有分别的阐述,故疑王宏翰之四液说来自《形神实义》,但两者所论又不全同。王宏翰论四液云:

> 凡红、黄、白、黑四液,皆从肝生,而黄、白、黑三液,相和洽以行于

---

[1] 王宏翰:《医学原始》卷二,第116—117页。

红液血络之中也。黄液以甚热陪血,使血行不滞。其细纯者陪血,粗者自肝渗至胆。胆为黄液之本所。胆在右,联于肝。胆以黄液养本体,又以热助胃化饮食,如薪焚斧下。黄液自肝下肠,以其热辣动肠中之渣滓也。盖肠无力德以泻渣滓。以黄液下而渣滓始可出也。

红液应气,主于春。春之情湿与热兼,故气在中,不使甚热甚湿,而时令温。春之温,以方过冬也。春之热,以将至夏也。然春之气主火、水、土三行,故得温,与湿热两者相和也。血应气,得气之情。春气时血,主黄、白、黑三液。血之情温,如气通行于周身,与三液调和,则恒无疾也。

黄液应火,主于夏。夏之情热与燥,因日近北陆,切对人,而人遂发大热燥也。而黄液应火,得火之情,故夏时增生黄液于肝也。若黄液过热过多,则易致重病,如伤寒、肋旁痛诸症是也。总之火与燥过多,黄液太热,则血因之而坏也。

黑液应土,主于秋。秋之情燥与冷兼。秋之燥,以方离夏去热也。秋之冷,以将至冬也。而土甚燥次冷,秋得燥冷之情,故土主秋。土冷燥,冷软腻,犹之石灰,易受外之湿气也。如冬易受湿气之寒,夏则受湿气之热也。因日近赤道者地热,远赤道者地寒。是皆土之受于外也。故黑液应土,得土之情,而秋时增生黑液于肝,自肝泻之于脾。故黑液之本所在脾。脾在左,黑液之用养脾也。自脾上胃,撼皱胃之皮,人即觉饥,非此黑液则不思食。病者黑液散于周身,故形貌皆黑,甚至不欲食也。但胃本无力德,人觉饥,惟藉此黑液耳。黑液燥冷,其为病多危,如痈、疔诸患,病愈重,血愈烂,皆黑液过重过冷之害也。人有内生痫压心之热忽而殒者,病发于黑液也。有受大难大辱,以致猝死者,盖心燥闷,发黑液之害也。

白液应水,主于冬。冬之情,冷与湿兼。冷为日远南行,湿为霜雪雨多。故冬时之水,主火、气、土三行。而白液应水,得水之情,主红、黄、黑三液,故冬时增生白液于肝也。白液之情冷湿,饮食变化,为暖体,则身旺。若胃弱元热少,饮食不能化,则不能变暖体,多变为

第五章 医　　学

恶气,则胃不饥,食亦不和。白液为病者,多头眩、发喘、鼓胀诸症也。人之鼓胀者,为饮化过分,致生白液,遍散周身,流溢脏腑之外,而病根在膀胱,而腹与脬及身皆肿,口出臭气,有发热口渴不欲食者,日夜饮水而渴不止也。白液本所在脑后。盖人周身之液气,皆上升于脑后,变为白液以润头,使易睡易记。其无用者,自鼻出之。人乃小天地也,如地之诸湿,为日德吸取上升于气域,即变为云。复为日德吸之,或为雨、露、雪也。白液之能自鼻出者,因脑内有一络管,上圆下尖,状如漏酒之斗,头所不需之白液,聚其中以出之。如作室者,必有沟以泄水也。[1]

与《形神实义》相比,王宏翰对四液的阐述加入了一些天文地理知识和人体解剖知识,更为详细,但这些知识也都是从西说而来。王宏翰的四行四液五脏相属论乃综合中西传统医学理论而成,与传统中医和传统西医均不完全相同。兹将王宏翰的这一理论列为一表如下:

王宏翰四行四液五脏相属论

四　　行	气	火	土	水
五脏所属	肺	心	脾	肝、肾
四　　液	红液	黄液	黑液	白液
季　　节	春	夏	秋	冬
所生之脏	肝	肝	肝	肝
所处之脏器	肺	胆	脾	后脑
性	湿与热兼(温)	热与燥兼	燥与冷兼	冷与湿兼
四液为病		伤寒、肋旁痛	痈、疔、猝死	头眩、发喘、鼓胀

王宏翰对五行五脏说所进行的最明显的改造,是将属木的肝与属水

---

[1] 王宏翰:《医学原始》卷二,第119—126页。

的肾同归属于水,将属金的肺改为属气;相应地,每一行与季节、颜色和属性的对应关系也发生了变化。王宏翰在《医学原始》卷三、卷四中分别在传统中医的框架下讨论脏腑理论与经络理论,而他也尽量将四行理论运用于其中,如云:"肺以四元行相属则肺为气行之德";[1]"肝以四元行之相属,则肝为水行之德。肝之为藏,其治在左,其藏在右,以象较之,在右肋下,右肾之前,并胃与小肠之右外"。[2]然而,五行说作为传统中医的理论基础,疾病诊断、人体脏腑及各部位、经络、针灸治疗乃至药性与药方等中医各方面均建立于五行说之上,虽然王宏翰对脏腑与五行之关系加以改造,但是对于中医的其他方面均无法采用四行说进行类似的改造。而即使在脏腑理论的改造上,也显得前后矛盾,例如按照他的理论,则肝属水,但他又说:"肝者,干也。属木,象木枝干也,为将军之官,谋虑出焉,所以干事也。"[3]显然又回到了中医理论之中;又如,脾与黑液、秋季相应,但王宏翰在讨论肺脏的时候又说:"肺司秋令,万物之所以收成也。"[4]

传统中医的五行理论经过两千年的发展,已经成为一套完整而严密的医学理论体系,在这一体系中,2(阴阳)、5(五行)、6(六气、六腑)、9(九州)、12(十二节、十二经)是常用之数,[5]4则很少用到,即便是涉及体液的论述,也配合五行而有五液之说,如《素问·宣明五气》云:"五藏化液,心为汗,肺为涕,肝为泪,脾为涎,肾为唾,是为五液。"在明末清初传入的西方四行四液说,若与五行说并行则可,若欲用一种学说改造另一种学说则绝无可能,王宏翰仅根据四行与五行在阐释天人关系方面所具有的一些表面相似性,而没有看到两者在中西文化中所扮演的具体角色的差异,试图将两者进行融会贯通,这种尝试注定是行不通的。

佛教传入之时,中医理论正在形成过程之中,故佛教医学中的一些理

---

[1] 王宏翰:《医学原始》卷四,第273页。
[2] 王宏翰:《医学原始》卷四,第379页。
[3] 王宏翰:《医学原始》卷四,第379页。
[4] 王宏翰:《医学原始》卷四,第285页。
[5] 马伯英等:《中外医学文化交流史》,第125页。

第五章 医　　学

论与观念对中医理论产生了影响,将佛教医学中的四大说与传统中医相融会者,有南朝陶弘景、唐代孙思邈、王焘等人,但他们在这方面的阐发对后世影响不大。[1]西洋四行四液说传入之时,中医的基本理论已经定型,而从医学的角度将四行说与五行说相融会的,仅王宏翰一人,且影响更小。清中叶郑复光读过利玛窦《乾坤体义》、高一志《空际格致》、熊三拔《泰西水法》诸书,主张"四行"、"五行"兼而信之,[2]并用四元行说解释万物化生之理,[3]但没有像王宏翰那样利用西学在医学上进行发挥。至18世纪,随着科学的进步,四行与四液说在西方也逐步被推翻,而成为历史了。

气在西方只是四元素中之一,而在中国,气虽不列于五行之中,却有着更为丰富的思想内涵。汉许慎《说文解字》释"气"云:"云气也。象形。凡气之属皆从气。"[4]可见气的本义是指可以见到的蒸汽、云气。气的引申义有很多,可概括为四个方面:表氤氲聚散、形成万物之气,进而抽象出精气、元气、阴气、阳气;表人的嘘吸气息;表人的血气;表人的道德精神,如勇气、志气、骨气等。气的引申义扩展至天地人系统的各个方面,从物相到精神,从具体到抽象,成为一个包罗万象的中国传统思想范畴。[5]

气是传统中医理论中的核心概念之一。以《内经》为例,气分阴阳,再分而成风、寒、暑、湿、燥、火六气,人与自然同有六气,在人曰内气(同气),在自然界中谓之外气(客气)。人与自然的沟通,天人的合一,全赖内气与外气的交流,是谓之"气交"。故《素问·六微旨大论》云:"上下之位,气交之中,人之居也。"《素问·生气通天论》曰:"夫自古通天者,生之本,本于阴阳。天地之间,六合之内,其气九州、九窍、五藏、十二节,皆通乎天气。"又云:"气门,玄府也。所以发泄经脉营卫之气,故谓之气门。"

---

[1]　参见马伯英等:《中外医学文化交流史》,第127—133页。
[2]　郑复光:《费隐与知录》"五行四行各明一义"条,《续修四库全书》子部杂家类,第1140册,第282页。
[3]　郑复光:《费隐与知录》"人物初始皆由化生"条,第313页。
[4]　许慎:《说文解字》,中华书局,1963年,第14页。
[5]　参见周与沉:《身体:思想与修行——以中国经典为中心的跨文化观照》,北京:中国社会科学出版社,2005年,第74页。

由于自然之气与人体之气存在互动交流的关系,故自然之气对人有着显著的影响。《素问·生气通天论》云:"阳气者,一日而主外,平旦人气生,日中而阳气隆,日西而阳气虚,气门乃闭。是故暮而收拒,无扰筋骨,无见雾露,反此三时,形乃困薄。"《素问·四时刺逆从论》云:"春气在经脉,夏气在孙络,长夏气在肌肉,秋气在皮肤,冬气在骨髓中。"人体通过气门要汲取正气,排斥邪气,以保持健康状态。在中医思想中,气是人体生成的基础和生命存在的标志。《素问·五常政大论》云:"气始而生化,气散而有形,气布而蕃育,气终而象变,其致一也。"《素问·六节脏象论》云:"天食人以五气,地食人以五味","五气入鼻,藏于心肺,上使五色修明,音声能彰;五味入口,藏于肠胃,味有所藏,以养五气,气和而生,津液相成,神乃自生。"《庄子·知北游》曰:"人之生,气之聚也,聚则为生,散则为死。"[1]

《内经》中除了气的概念外,还有魂、魄、意、志、神等概念,这些概念与气有着密切的关系,也同属于儒家思想的范畴。蔡璧名认为,在《内经》的身体观中,合"魂、神、意、魄、志"称"神"者,方为一完整的灵魂,而肝魂、心神、脾意、肺魄、肾志,则不过同首、身、四肢之于身体般,是共名的"神"舍于有形之驱时,位居五藏各部的指谓。[2]而杜正胜先生在更为广阔的历史背景中所进行研究的认为,"气"是身体与生命的根本,气之精者谓之"精",精之极致谓之"神",精、气、神三者均是"气",而魂、魄就本质而言也是"气"。[3]则气既是客观存在的实体,也是主观的精神,学界多称其为"气一元论"。[4]

既然人的形与神均由气化而成,则在许多中国人的观念中,人的灵魂

---

[1] 关于中医对气的讨论与认识,参见蔡璧名:《身体与自然》,第191—276页。
[2] 参见蔡璧名:《身体与自然》,第116—128页。
[3] 参见杜正胜:《形体、精气与魂魄:中国传统对"人"认识的形成》,《新史学》第2卷3期(1991),第1—65页。
[4] 参见王玉兴:《试论中医学的哲学基础——气一元论》,《北京中医药大学学报》19卷3期(1996),第12—15页;徐树民:《祖国医学与气一元论》,《浙江中医杂志》25卷4期(1990),第148—150页;赵博:《气一元论与〈内经〉气化理论形成的探讨》,《陕西中医》28卷1期(2007),第70—73页。

第五章 医　　学

不是别的,只是气。当传教士向中国人宣传他们的灵魂观念时,中国士人不免用灵魂是气的固有观念来审视西来的灵魂观。针对这种情况,多位传教士都进行了专门的辩驳,可谓西方灵魂说与中国气论的遭遇。《天主实义》云:"人有魂魄,两者全而生焉。死则其魄化散归土,而魂常在不灭。吾人中国,常闻有以魂为可灭,而等之禽兽者。其余天下名教名邦,皆省人魂不灭,而大殊于禽兽也。"[1]又云:"若以气为神,以为生活之本,则生者何由得死乎?物死之后,气在内外犹然充满,何适而能离气?何患其无气而死?故气非生活之本也。传云:'差毫厘,谬千里',未知四元行之一,而同之于鬼神及灵魂,亦不足怪。若知气为一行,则不难说其体用矣。夫气者,和水火土三行,而为万物之形者也。而灵魂者,为人之内分,一身之主,以呼吸出入其气者也。盖人与飞走诸类,皆生气内,以便调凉其心中之火,是故恒用呼吸,以每息更气,而出热致凉以生焉。"[2]

艾儒略辩之更详,他在《性学觕述》中专列"灵性非气"一节云:

> 或云:性,阳气也,生而聚于身,死则升于天;每见人气续则生,气绝则死,知生死之根独关一气也。答曰:以草木生魂为生气之发育,以禽兽之觉魂为血气之精华,于理固近。盖草木有生气,禽兽有灵气。气聚而生,气散而灭故也。若乃吾人之性,纯为神灵,绝不属气。缘气本乃四行之一,弥漫宇内,顽然冥然,不可谓灵。设气有灵,则所在通达,叩之即应,触之即随,人在气中呼吸,何缘有尽,而谓呼吸之气尽而身死乎?性自性,气自气,其必非一物也亦明矣。……
>
> 或曰:人性非空中之气固矣,但云即人身精气何伤?曰:性若属精气,则人当精气强壮时,灵魂亦宜并强,气衰时,灵魂亦宜并衰。今每见有人虽强壮,而灵性反昏弱,亦有气虽衰耗,而灵性更精明者。性不属气,此又其明证矣。又谓性固非气,然气中有灵,即是灵性。

---

[1]《利玛窦中文著译集》,第26页。
[2]《利玛窦中文著译集》,第39页。

是又非达于气者也。夫气也,非独在人身中,天壤之间,咸此一气充塞。奚为宇内万物皆不能灵,而独人有之? ……然世人称灵魂为气者,由灵魂本属灵妙,非目可接,气亦微渺,难以目击,故取其近似者名之,而实超越于气之上,余不得不为辩之。[1]

与五行相比,中国传统思想观念中的气更具有西方元行论的特征,因为气是万物之本原,万物皆由气化而成,气是万物的最基本的构成元素,具有不可再分性。问题在于,在气一元论的思想下,不仅人的肉体由气而成,而且人的灵、神、精、魂等亦由气化而成,而在天主教神学中,包括人体在内的物质世界是由气、水、火、土四元素化成的,但人所独有的灵魂则是上帝赋予,非四元素构成,故可永生不灭。故艾儒略认为,将植物的生气(生魂)、动物的觉气(觉魂)视为气,庶几近理,但人的灵气(灵性、灵魂)决不可归为气,否则天主教神学的根基性思想之一——灵魂不灭、死后接受审判的理论便无法成立。这也是传教士一再向中国人重申灵魂非气的原因所在。

天主教神学的灵魂学说是在亚里士多德三魂论的基础上发展出来的,传教士借鉴理学的术语将其装扮成西方的性学,向中国人作了大量的介绍,利玛窦《天主实义》云:

> 世界之魂有三品。下品名曰生魂,即草木之魂是也。此魂扶草木以生长,草木枯萎,魂亦消灭。中品名曰觉魂,则禽兽之魂也。此能附禽兽长育,而又使之以耳目视听,以口鼻啖嗅,以肢体觉物情,但不能推论道理,至死而魂亦灭焉。上品名曰灵魂,即人魂也。此兼生魂、觉魂,能扶人生长,及使人知觉物情,而又使之能推论事物,明辨理义;人身虽死,而魂非死,盖永存不灭者也。凡知觉之事,倚赖于身形。身形死散,则觉魂无所用之,故草木禽兽之魂,依身以为本情,身

---

[1] 艾儒略:《性学觕述》,第109—112页。

第五章 医　学

殁而情魂随之以殒。若推论明辨之事,则不必倚据身形,而其灵自在;身虽殁,其灵魂仍复能用之也,故人与草木禽兽不同也。[1]

又云:

> 西儒说人,云是乃生觉者,能推论理也。曰生,以别于金石;曰觉,以异于草木;曰能推论理,以殊乎鸟兽;曰推论不直曰明达,又以分之乎鬼神。
>
> 吾所论学,惟内也,为己也,约之以一言,谓成己也。……吾侪本体之神,非徒为精贵,又为形之本主。故神修即形修,神成即形无不成矣。是以君子之本业,特在于神,贵邦所谓无形之心也。有形之身,得耳、目、口、鼻、四肢五司,以交于物。无形之神,有三司以接通之,曰司记含,司明悟,司爱欲焉。[2]

利玛窦所论已具三魂论之大凡。而艾儒略《性学觕述》、毕方济《灵言蠡勺》、赖蒙笃《形神实义》为专论天主教灵魂学说的著作,此在前章已作过交代。三魂之论将山石、草木、鸟兽和人作了区分,是古希腊人对万物进行观察与分类的一种认识。中国古代也有非常类似的观念,《荀子·王制》曰:"水火有气而无生,草木有生而无知,禽兽有知而无义;人有气、有生、有知且亦有义,故最为天下贵也。"将其中的"知"换为"觉","义"换为"灵",则几与西说同。故对于中国士人而言,应有接受三魂论的文化基础。但问题仍在中国"义"与西方"灵"的差异上,天主教将亚里士多德的三魂论改造成灵魂说后,灵魂具有了神学内涵,与中国古代思想发生了更大的差异。故瞿式耜《性学觕述序》云:"从未闻以生魂、觉魂、灵魂,判草木、禽兽与人之界者,闻之自利西泰始。"并对西士介绍的天主

---

[1] 利玛窦:《天主实义》,《利玛窦中文著译集》,第26页。
[2] 此两段分别见《利玛窦中文著译集》,第73、76页。

教灵魂观加以接受。[1]而从医学的角度对西方三魂说加以接受与阐发者,亦只有清初医家王宏翰一人。王宏翰在《古今医史》中云:"上帝付畀以灵性,而觉性、生性涵全,故能知纲常,别仁义也。"[2]人所具有的生性、觉性与灵性,也就是利玛窦、艾儒略等传教士所说的生魂、觉魂和灵魂,可见王宏翰对此说是全然接受的。

在王宏翰所构建的医学体系中,除了秉持天人合一思想外,元神元质说是最主要的基础。《医学原始》卷一述元神与元质概念云:"元神即灵性,一曰灵魂,一曰神性,一曰灵神,即天之所命之灵性也;元质即体质内含觉性,一曰知觉,一曰体魄觉性之原,一曰元火,一曰元气,一曰精血,即母胎中先天之禀受也。"[3]元神一词在《性学觕述》中出现过(见本书第271页之引文),王宏翰选取艾儒略所罗列的诸多灵魂名称的几种,并以元神为代表立论。元质一词在《性学觕述》中也有出现,但是王宏翰所言元质与《性学觕述》中的元质不同,而基本上相当于《性学觕述》中的觉魂。《性学觕述》认为,宇内诸物,悉由"造、为、质、模"四者而成,其中"质"又分为"元质"和"次质"。"元质是造物主自生天地之初,备为千变万化之具,此质非天非地,非水非火,非阴非阳,非寒非暑,非刚非柔,非生非觉,而能成天地水火、阴阳寒暑、刚柔生觉之种种也。盖凡物皆有生息,有变灭,而元质则不生不变,常存不亡,为造化基,万象所共,庶类所同者。昔儒有云,太极、元气庶几近之,然须知元质非无始者,亦非自有者,乃受生于造物主,开辟天地之初者也。"[4]《医学原始》中所言之元质,并没有这些性质,而是指人先天具有的知觉能力。但是王宏翰又将元质与精血、元火、元气等几个中医概念相等同,以沟通中西身体观念。不过其元神元质说几乎均来自《性学觕述》卷六"辨觉性灵性"和卷一"灵性非气",就连所引《尚书》、《孟子》、《中庸》中的一些话也是从《性学觕述》上转引而

---

[1] 见《罗马天主教文献》第六册,第69—76页。
[2] 王宏翰:《古今医史》,《续修四库全书》子部医家类第1030册,第323页。
[3] 王宏翰:《医学原始》卷一,第25页。
[4] 艾儒略:《性学觕述》卷一,第99—100页。

第五章 医　　学

来。其"元神"、"元质"二词明显对应的是"灵性"、"觉性"。

　　王宏翰采用西说而立元神元质说，表明他接受了人身二元论的思想，即人身由四行化成可灭，灵魂乃上帝赋予永生。《医学原始》"元神元质说"节引《性学觕述》"辩觉性灵性"节云："觉为形质之用（原注：形质即元质，而元质即形体精血之质，是父母受生所禀精血形质之元体也），灵为义理之用。一局促现在，一照彻无涯。二者其性相远，奈何世人不辨，混而一之乎？良由并处身中，无形可辩。有时血肉胜则灵为觉役，有时义理胜则觉为灵役，有时形质义理相互低昂，而觉灵杂糅，莫适谁胜，人遂认为一物也。"〔1〕作为奉教医家的王宏翰，其将人身二分的目的，在于明澈形病与神病之别。王宏翰接受西说，认为"人之性，上帝赋畀，纯为神灵"，〔2〕大医与大儒道无二理，均要让人明白人性之本原，不使人性堕落。但在对待形病问题上，王宏翰没有像传教士所宣扬的那样，将其视为上帝对人类原罪的惩罚，而是从元质、血气等方面寻找病因。王宏翰说："夫人之疾病，皆由元质禀气与后天培养精血失调，或饮食劳逸过度，或时令与地土不和而生者。善调摄者，斟酌药性气味之厚薄，寒热温平甘苦之升降，用以扶柔复强，使藏府气血调和，以乐天年耳。"〔3〕这种疾病观念与《内经》和希波克拉底学说相近。

　　本节从天人相应、阴阳观念与理论、四行四液与五行五脏、灵魂与气四个方面，考察了中西两种医学文化首次相遇的情况。传统中西医学包含不同的理论与观念，同时亦有许多内容在一定程度上表现出相似性。在初次相遇之时，这些相似的部分比较容易被接纳，而互异的部分则产生了排斥。面对传入的这些医学知识，中国医学界仅有奉教儒医王宏翰有较多的回应。他尝试在天儒合一的脉络下对中西医学进行整合与贯通，但是由于中西医学理论的根本性差异，他的这一尝试仅从医学角度而言是失败的。

---

〔1〕　王宏翰：《医学原始》卷一，第25—26页。
〔2〕　王宏翰：《医学原始》卷一，第31页。
〔3〕　王宏翰：《医学原始》卷一，第31页。

二 人的生命历程

在人的一生中,出生、生长、呼吸、睡眠、梦、疾病、衰老、死亡等都是不可避免的生理现象。对于这些现象,中西思想文化和医学有不同的观念与阐释。明末清初西洋传教士的性学作品中,对西方有关人的生命历程的知识和观念多有介绍,使中西文化在这一领域上相遇了。按照亚里士多德的三魂论,以上列举的这些生理现象均可包括在生魂的范围之内,艾儒略《性学觕述》论生魂有三种功能,一补养、一长大、一传类。兹先述传教士中文作品中所包含的人类生殖与胎生知识。

1. 传生

艾儒略《性学觕述》对生魂传生之能介绍极为简略,仅云:"至于论传类之能,惟是生活之物有焉。盖其本身,既归于灭,则各欲传其类以接之。此能亦有二用,一以养身之余,而生其相继之体;一以种内所存之活德,各发育同类之身,完全俱足,以便其魂之所寓也。"[1]传教士中文作品中对西方生殖与胎生知识介绍较少,似乎是因为这方面知识对于传教士而言有些敏感而有意避讳。就目前所知,对生殖器官的解剖知识有所介绍者,以从未刊行过的《人身图说》为最详,在赖蒙笃《形神实义》中相关内容仅有"论睾丸"一节,而其他传教士中文作品中均无相关内容;对受孕过程及胎生有所介绍者,则以《形神实义》为最多,高一志《斐录答汇》中也略有提及。

中国古代关于繁衍、胎生方面的知识,多包含于房中术、带下医(妇科)和产科之中。由于解剖学在中国未能发展起来,关于人体生殖器官的解剖学知识在中国文化与医学中相对匮乏。产科及胎生学在西方有着悠久的历史,《希波克拉底全集》中相关的篇目包括:"精液论"、"胎儿论"、"七月胎儿论"、"八月胎儿论"、"碎胎术论"等;[2]亚里士多德、盖仑等人在胎生学上都有卓越的贡献,他们的胎生学说是建立在对鸡卵孵

---

[1] 艾儒略:《性学觕述》卷三,第180—181页。
[2] 赵洪钧、武鹏:《希波克拉底文集译者前言》,第3页。

第五章 医　　学

化和动物胎生的观察基础上的,[1]尽管不甚准确,但言之有物。而中国的胎生之论多为基于阴阳学说的泛泛而论,与西说相比缺乏实证。故西说传入之后,对中国传统的生殖器官解剖与胎生知识和认识有较多的补充和提高。

《人身图说》论及人生殖器官解剖生理的部分包括:"论男女内外阴及睾丸并血脉二络"、"论睾丸曲折之络与激发之络"、"论女人子宫"、"论子宫包衣胚胎脐络"、"论脐带",以及"子宫图说"、"男女分别肢分图说","下腹图说"中亦有相关的内容。《人身图说》所本,乃西洋16世纪解剖学。其中有关生殖器官解剖生理的内容,乃是源自当时西方解剖学家尸体解剖所得,与今说多有相合,而多为传统中国医学所不知,故虽然此书流传不广,但中国学界在此方面给予了回应。《人身图说》"论男女内外阴及睾丸并血脉二络"云:

> 外阴及睾丸大抵皆血脉二络所成。质具之脉络、血络左右共四肢,与周身大血络、大脉络之体同,以长短论则上段短、下段长,因睾丸在下而远也。男人此络更长于女人,因男人之睾丸悬于外,女人则藏于内。其体之成有似脉络、血络、筋络之成,蜿蜒而行至睾丸,盖以质具之质未成,必曲行则易备,始变为质具之色而成熟之。是以睾丸之作德照热积成也。其数总有六,四肢为备办质具材料(原注:血公用之质也),二肢为激发备办之络。左右边各二肢,一血络,一脉络,由周身之血络、脉络所发也。又左右各有血络、脉络二肢,下行直进于睾丸,复蜿蜒而行,其屈斜处在腰下略上,虽与诸络相参而行,实不相混,其情与一身之血络、脉络、筋络同,其作用以带质具之质至睾丸为生,称质具之体,而后可传生人类也。睾丸之体细嫩腻滑,是以易纳受质具之质。其形如热鸡蛋而略扁,以血、脉、筋三络而成,血、脉二络所生发,是为质具之络。筋则从肋旁下至睾丸,由肋旁之根下通

---

[1] 参见范行准:《明季西洋传入之医学》卷八,第33—36页。

至睾丸之内膜,左右共有四包。以二包为公用,二包为本用。公用者以实皮发于腿之肉皮,受诸多络;本用者为额利多夜苏,由丹田生发,与质具络展转相包。其色红,盖兼管路之色与硬肉之色也。其情热如火。睾丸之体既嫩滑,且复多窍,故不能以质具之络结合而成,硬坚中有细膜相隔。其情冷与温,或时以其情之外受热,以多血络脉相积也。男人睾丸若热,则易动,易为传生;若冷则迟动,亦不得传生。大概男女睾丸之作用为成质具之体,以坚周身百肢,而加男人之作德,以成热照之德。因知宦者得女人之性,故亦似女之软弱柔懦。[1]

由于中国解剖学向不发展,许多人体细小部位均无专有之术语名之。《人身图说》在翻译时不得不面临许多术语选择与创造的难题,故其文对于中国学者而言,难免艰涩难懂。[2] 俞正燮言"此书在中国二百年矣,未有能读之者",盖因于此。俞正燮云"中土人睾丸二,彼土睾丸四"(已见前引),他可能是根据《图说》中"筋则从肋旁下至睾丸,由肋旁之根下通至睾丸之内膜,左右共有四包"一语而有如是结论,但他显然误读了《图说》本意,对此胡琨驳俞正燮云:

> 今按《图说》论睾丸篇,明言其数二,不言四也,且书中论睾丸经络最多,无一语可附会及四睾者,惟言睾丸有小体,岂因此而误耶?然前注中已明言,是转折之络,似睾丸底分之小体,则小体乃激发络,非丸也。又图中绘睾丸,作两囊状,分于左右,两囊宜有四丸,岂因此而误耶?然其所绘是丸非囊。欲其经络分明,故离绘之,分于左右,非二囊而四丸也。(俞)先生指鹿为马,反谓书之隐约其文,岂非慎邪?[3]

---

[1] 罗雅谷等:《人身图说》,第45—46页。
[2] 关于传教士中文作品中的医学术语,另有专论,参见下一章。
[3] 王学权:《重庆堂随笔》,第116—117页。

第五章 医　　学

俞氏读《人身图说》后，根据传统中医之说以及释氏之论，对《图说》中生殖器官解剖知识加以评论，如云：

> 此书言睾丸积精，又以要（引者按：即腰）肾达膀胱之络脉为溺络，其精名质具，肝血补养心脉，而以脑髓筋为激发。按《灵枢·本神》云：肾藏精，精者，髓也。《海论》云：脑为髓海。是精由脑随脊而下，今据此书，则西洋人生源已异。古经言精路不由胃与膀胱，不为不净，精循督脉而下，故谓之精，而此书要（腰）肾积质具、积溺，则佛书以出精为出不净，自是西土禀赋不同，亦不足怪。此书言子宫如膀胱，而有二角，检《丹溪心法》，有妇下一物，如垂帕，有角二歧；一妇下一物，如手帕，约重一斤余；一妇下一物，如合钵状，有二歧，此子宫也，皆以大补气升提之。事与此书合。而《汉书·元后传》王章言：羌杀首子以荡肠正世。是羌以妇人肠为子宫，羌汉不同，则西洋与中土不同，均不足怪。佛家《禅秘要法》云：子藏在生藏之下，熟藏之上，如猪胞，如芭蕉叶，如马肠，如臂钏形，上圆下尖如贝齿。此书言子宫有颈，以硬肉成，能缩展拳张，长圆而空，如狗喉管，皱缩不平，则非膀胱之渗者可知。言子宫外短而广户，有细皮阻冷气，亦为中土人所不能言。[1]

俞正燮发现中西所论各不相同，据此认为西方人与中国人有着不同的构造，进而又得出"脏腑不同，故立教不同"的结论，欲以此为排教的依据。其云"为中土人所不能言"者，并非赞扬西说之高明，乃是鄙视西人讨论中国人所不齿讨论、羞于讨论的内容，意在说西人思想之卑下。对于中西不同之观念，则以中西脏腑不同加以定论，而不欲进行进一步的考察与验证，以判断两者的是非；关于子宫形状，《图说》所言与《丹溪心法》较为一致，对此俞氏则不置一词。

---

[1] 俞正燮：《癸巳类稿》卷十四，第489页。

传统中医认为肾脏与生殖有关,乃是生精藏精的器官,而《图说》以西方解剖学为基础,认为肾与膀胱乃排溺之器官。但《图说》与《形神实义》论肾脏时,亦认为其与生殖相关。《图说》"论腰"云:

> 乃备一细筋于肋旁,从六品筋发,即以腰之络分散。或谓此小筋以脉络、血络并行,或谓此小筋不但分散于腰膜,更进于腰内。其数二,亦或有本性传生之质具,少其力德,不得生生,或既生生以后,或一受伤损,止存一,为扶救以避害。[1]

《形神实义》"论肾"云:

> 肾者,炼质具之所也。……数属二,以细炼质具,亦以蓄积周备之用也。内有质具络,由肾而通于睾丸,有溺络由肾而通于膀胱。[2]

《形神实义》"论睾丸"云:

> 睾丸者,所以贮质具之器,以为传生之用者也。盖质具由脑而来,过内肾精炼,至于睾丸始熟而可用。……左右边有二络,名为激发络,由膀胱颈经历,下至外阴,以泄质具也。[3]

则《形神实义》与《图说》所论亦不同,认为肾有炼精藏精之功能,且精由脑来,凡此均与传统中医相近,盖承续古希腊、罗马医学而来,而与现代解剖学不同。但就此期传入之生殖器官解剖知识整体而言,多与现代解剖学相合,而不为传统中医和人体观念所认识,虽然中国学界直到清中后期才出现对这些知识的评论和争辩,但亦可视其为对改变中国传统人

---

[1] 罗雅谷等:《人身图说》,第44页。
[2] 赖蒙笃:《形神实义》卷二,第13页。
[3] 赖蒙笃:《形神实义》卷二,第14—15页。

第五章　医　　学

体认识的影响。

而其影响亦不仅限于此。初学者刘献廷(1648—1695)亦读过《人身图说》,并借此书所论以解释女变男之理。氏著《广阳杂记》卷二云:

> 长沙有李氏女,其母尼也。年将二十,已许字人矣。忽变为男子,往退婚,夫家以为诈,讼之官。官令隐婆验之,果男子矣。……余忆泰西人身之说,言变女为男,只内肾脱出便是,若男变女,则绝无此理矣。说在脉络图说中可检也。[1]

内肾指女人卵巢。查《图说》之"脉络图说"并无"变女为男只内肾脱出便是"之言,惟在"论膀胱"节中,有答"男女质具之血络、脉络,带质具之质与睾丸,其分别何如"一段,云:"女人质具之络与睾丸,其体及形悉与男人无异,"只是女人睾丸(卵巢)在内,男人睾丸在外而已。[2]刘献廷之解释或本于此。我国古代一向视男女变易之事为国家妖异之象,历代史书《五行志》中多载其事,史官向视其为灾异,这也是一般人的普通观念。范行准先生认为刘献廷"获睹西说,以破千古之惑,卓识伟见固非小儒曲士所能几及也"。[3]

西方胎生学在明末清初传入较少,只在《形神实义》中讨论生魂功能时有所介绍,其"论生人必渐结渐大成其质"一节云:

> 人自媾接以后,男之质具既到子宫,而女之质具相与和洽,血内随生一细皮,周围其质具,使不致冷气之侵,而此细皮随变为胞衣。其质具将变之时,内体尚未尽凝,又生有多线相粘,内白外红,如血洒焉。始于质具中间,发一脐络,透于母信之络,以周身质具之体,以通受母血,与生活细德。热乃发动,如以滫汁和面,面遂罨郁而起,因渐

---

[1] 刘献廷:《广阳杂记》卷二,北京:中华书局,1957年,第8页。
[2] 罗雅谷等:《人身图说》,第51—52页。
[3] 范行准:《明季西洋传入之医学》卷九,第12页。

成三花(原注:质具变发如三茉莉花形),以发三肢之原,肝一,心一,头脑一。是形模之所肇始也,不得仍谓质具,名曰人胚。此即生魂之工。及胚略大,有将成百肢之势,而即为觉魂所发矣。及四十日,百肢已成,不名为胚,而名为胎,遂为灵魂之所由赋。若女,则必俟八十日始赋。由是脐络愈吸母血,肝有血络,心有脉络,头有筋络,以充满其体。厥后皮骨渐以坚,百肢渐以大。男胎成七月有二十余日,合四十日之胚,约有九月余。女胎成六月十有余日,合八十日之胚,亦约有九月余。胎因动解胞衣,及细皮之线。胞中多液,胎即随诸液而下,遂产为小儿焉。乃产有未满期,或八月、七月者,缘母胎有缺,黄液火情甚热,蒸其胎体,因热每易成体,以至产或夭殇,不能留胎也。[1]

此述结胎与胎儿生长之过程,源于希波克拉底、亚里士多德及盖仑等人之说,虽亦不甚准确,尤其是与三魂之说相附会,与现代胎生学相差尚远,但对胎儿形成过程的描述,其详细程度为传统中医所未曾见。

王宏翰对西方传入之胎生学说进行了吸收与融会,并亦将三魂之说与胎儿发育过程相附会。《医学原始》卷一"诊脉分男女考"有云:

胚在母腹中,未足一月,不得结成,必循性之本德,足三十日,始得结上下百肢,其体纤小,如蛛网织聚也。如未足六十日,不能运动,必足六十日,始能运动,母亦觉胚胎之运动轻快也。但男胎,须四十日以后,乃结成整足,灵性遂得赋焉;女胎必八十日后,始能结成整足,乃得赋之灵性也(原注:未受灵性曰胚,已赋灵性曰胎也[2])。[3]

---

[1] 赖蒙笃:《形神实义》卷一,第4—6页。
[2] 王宏翰这个注释概从《形神实义》而来,该书卷一"论形体之生长"首句云:"人身未赋灵魂为胚,已结灵魂为胎",第8页。
[3] 王宏翰:《医学原始》卷一,第43页。

第五章 医　　学

王宏翰又将西方的胎生学和元神（元火）元质（元气）说融入传统中医的命门学说中。《医学原始》卷一"命门图说"云：

浩然曰：夫男女交媾之始，皆动元火元气，而后精聚两火，气感则两精渗洽，凝于子宫，如炉炼金，如浆点腐。两精凝结细皮，即成胚胎之胞衣矣。两情既相感凝，有如哺鸡之蛋，虽未变未熟而在将变之时，其内体尚未尽凝，犹如包汁；即有多线相接合，其外白而内红，如以血洒之。中见小鸡将变，其脐与细皮，并化成胞衣矣。人之胚胎、子宫既相似也。夫两精凝结，细皮变为胞衣，此细皮不但为胞衣裨益凝结之体，更为胚胎脉络之系。乃先生一血络与一脉络，以结成脐与命门。但脉络乃九日后结成，而脐系于胚以代口之用，吸取母血以养，渐化为胚胎也。但先生一血络之根，而渐变多细血络，而周于精质之体，以通受父母之血与元火。生活发动，如水和面，署郁而热发也。遂成三泡，如雨滴下之水泡。三泡既发，首成三肢，心一，肝一，脑颅一。是胚胎形模之兆发也。心为百体之君，元火之府，生命之根，灵神之寓，故四藏皆系于心，而次第生焉。但心一系，系于脊之上七节之旁，贯脊上通于脑，下通命门与肾。魂居于肝，为藏真之处，肝生四液，为生气之门。脑颅居百体之首，为五官四司所赖，以摄百肢，为运动、知觉之德。脑颅既成，而后全体诸骨渐成。诸骨既成，乃生九窍，首七、眼、耳、鼻、口，下体二，前后便也。女则加一子宫，为生育之须。人之始生，先脐与命门，故命门为十二经脉之主，一曰真火，一曰真气，一曰动气。真火者，人身之太极，无形可见，先天一点之元阳，两肾之间是其息所，人无此火，则无以养生。曰真气者，禀于有生之初，从无而有，即元气之本体也。曰动气者，盖动则生，亦阳之动也。命门具而两肾生，两肾者，静物也。静则化，亦阴之静也。命门者，立命之门，乃元火、元气之息所，造化之枢纽，阴阳之根蒂，即先天之太极，四行由此而生，脏腑以继而成。越人曰：脐下肾间动气，人之生命也，五脏六腑之本，十二经脉之根，呼吸之门，三焦之原。又曰：命门者，诸精神之所舍，元气之所系也，故男子以藏精，女子以系胞，其气与肾通。[1]

王宏翰《医学原始》一书，在引入西说方面多为直接摘引传教士中文作品中的内容，如四行、四液、灵魂非气之类，而未进行多少融会贯通；但其在命门说中，却将传统中医的太极、阴阳、脏腑诸说与西方胎生、元火元气之论融为一体，若言王宏翰在会通传统中西医学上之贡献，其命门说最为显著。命门一词最早见于《内经》，《灵枢·根结》云："太阳根于至阴，结于命门。命门者，目也。"《难经》中也提到命门，但不是指目，而是指右肾，其第三十六难曰："脏各有一耳，肾独有两者，何也？然肾两者，非皆肾也。其左者为肾，右者为命门。命门者，诸神精之所舍，原气之所系也；男子以藏精，女子以系胞。故知肾有一也。"至明代，受理学太极之说的影响，孙一奎、张介宾、赵献可等医家对命门说有所发展，认为命门出于两肾之间，为一身之太极，如赵献可《医贯·内经十二官论》云："两肾俱属水，但一边属阴，一边属阳。越人谓左为肾，右为命门，非也。命门即在两肾各一寸五分之间，当一身之中，《易》所谓一阳陷于二阴之中。《内经》曰七节之旁有小心是也。命曰命门，是为真君真主，乃一身之太极，无形可见。两肾之中，是其安宅也。"[2]孙一奎《医旨绪余·命门图说》云："二肾如豆子果实，出土时两瓣分开，而中间所生之根蒂，内含一点真气，以为生生不息之机，命曰动气，又曰原气。禀于有生之初，从无而有。此原气者，即太极之本体也。……其斯命门之谓欤？"[3]此皆王宏翰命门说的中医根源，但他将"动气"变为西说中的元质（元气），将五行改为西说中的四行，并结合西方胎生学中的脐带、心肝脑三贵等说，认为命门与其一样为一身中之最先生者，从而通过传入之西说为明代流行的太极—命门说提供更有力的依据。尽管范行准先生从现代医学的角度出发，认为

---

[1] 王宏翰：《医学原始》，第51—55页。
[2] 赵献可：《医贯》卷一，第7—8页，《续修四库全书》子部医学类。
[3] 孙一奎：《医旨绪余》卷上，《四库全书》子部医家类。

第五章 医　　学

王宏翰的命门说"无一是处",而偏重于王宏翰对西方胎生学的引入,[1]但就早期中西医学的融会而言,王宏翰之命门说不啻为最典型的代表。

传生即繁衍子嗣,乃人类及一切生物之本能需求,而在中国文化中尤强调其重要性,儒家有"不孝有三,无后为大"的伦理要求,而世俗中亦普遍流行着"多子多福"的观念,惟均以生子为要,而有重男轻女之思想。故在胎生方面,中国人很重视如何能够生得儿子,以及怀孕期间对胎儿性别的判断。在西学传入之时,中国人亦希望从中获得相关的知识,以达到求子的目的。有中国人询问赖蒙笃曰:"受孕后,男女攸分,预有辩否?"赖蒙笃回答说:

> 良医有云,此有三验。其一,受孕后,身更清爽,更健壮,厥性常喜,色颜增红,斯男胎也。因男之情热,能加其母之热情,故面发红色,喜美好之饮食;若女之情,必反是焉。其二,男胎至四十余日后,遂能兆动,女则运动更迟。其三,男胎,右肢之行工,愈觉轻便,右之乳体,必先高硬;若女胎,则行工必便于左,而左之乳体先高硬也。[2]

此皆综合古希腊巴鲁迈尼特斯(Parmenides)、希波克拉底诸人之说而成。[3]关于胎儿性别之判断,中国文化尤其重之,故各家多有阐述,南齐医家褚澄云:"男女交畅,阴血先至,阳精后冲,血开裹精则生男;阳精先至,阴血后参,精开裹血则生女;阴阳均至,非男非女之身;精血散分,骈胎、品胎之兆。"道家有"月水止后一、三、五日成男,二、四、六日成女"的观念。金代医家李杲(东垣)、朱震亨(丹溪),明代医家李时珍等人对前人观点均有辩论与阐发,[4]王宏翰根据西说,首先否定了胎儿由父精母

---

[1] 参见范行准:《明季西洋传入之医学》卷九,第17页。范行准先生未读过赖蒙笃《形神实义》,故不知王宏翰所论胎生之说的来源(见同卷,第19页),惟叹王氏之说与亚里士多德等人之说颇合,而为传统中医诸书所未见。
[2] 赖蒙笃:《形神实义》卷一,第7页。
[3] 关于西方胎生学之渊源,参加范行准:《明季西洋传入之医学》卷八,第33—36页。
[4] 参见王宏翰:《医学原始》卷一,第33—35页。

血而成的观点,认为"夫人之生,男女俱有精,男女俱有真元之神气。精者,神气之安宅也,无精则无气。女人经后受胎者,以月水始净,新血方生,此时子宫乃开,男女交会之时,皆有精有气。"[1]认为女子有精,当秉承西说,因为在传教士中文作品中,将男精与女卵均称为质具。王宏翰又引述赖蒙笃判断胎儿性别的三点依据,其中第一、第二条完全一致,而第三条则有所不同,云"胎是男,则左肢之行工,愈觉轻便,左之乳体,必先高硬",与赖蒙笃之说刚好相反,当是受中国传统"男左女右"思想的影响;但王宏翰又加了第四条,云"胎是男,用行亦便于右,若女,则必便于左也",[2]此仍为西说之影响。另外,王廷爵、王宏翰父子根据西说,成《性原广嗣》一书,专门讨论生子问题,惜本人暂未获读此书,不能进一步讨论。

关于西方胎生之说,高一志《斐录答汇》亦略有涉及,但却是从占星学角度进行阐释的,如:

问:小儿七月而生能存,八月反不能者何?

答:儿在母腹,每月有相应之星主之,首月土星,二月木星,三月火星,四月太阳,五月金星,六月水星,七月太阴,八月复应土星,九月复应木星。土星之情主冷,乃不顺之气,故生于八月者,因土星施毒,多致夭伤,在七月反能育也。其八月生而存者,惟西国厄日多国屡见之。[3]

高一志此说在中国未产生影响。欧洲中世纪占星医学曾盛行,来华传教士也将其介绍到了中国,以穆尼阁《天步真原》一书为最详,对此范行准先生已有详论,[4]本书则对西方占星医学入华一事从略。

2. 长大

按照三魂论的说法,生魂的功能除了传生之外,还有长大。对于人体

---

[1] 王宏翰:《医学原始》卷一,第36页。
[2] 王宏翰:《医学原始》卷一,第41—42页。
[3] 高一志:《斐录答汇》卷上,见《罗马天主教文献》第十二册,第83页。
[4] 参见范行准:《明季西洋传入之医学》卷六,第7—9页。

第五章 医　　学

如何通过饮食而生长，明末清初传教士作品中亦多有介绍，如熊三拔《泰西水法》、汤若望《主制群征》等，而尤以艾儒略《性学觕述》和赖蒙笃《形神实义》为最详。《性学觕述》卷三"约论生长"云：

> 物之所由生活者，大关有二，一为元热，一为元湿。譬如烛光，有火有油，无火则灭，无油亦灭。火常消油，欲存其火，必须补其所消之油。人之活体，或受外物之侵，或被内热之损，不补亦不能活也。兹详生魂之能有三：有补养，有长大，有传类。补养者，用饮食膏润之质，补其元湿，即以补元火之所耗也。此补养又含三用，一吸，一化，一泄。吸饮食之精华，存于内，化为血肉精气，其渣滓则泄之于外。此养大抵由三化而成，一口化，一胃化，一肝化也。口化不惟在齿牙之咀嚼，亦在津液调和，以助饮食之化，而输之于胃。至胃为第二化，胃之左边有胆，胆有细脉，以通热气于胃，如火上之加薪；右边有肝有脾，是为血府，自有余热到胃。胃所化即为百骸所需，百骸各以其火输焉。胃化饮食，乃成白色，如乳粥之凝，引入大肠，肠有多脉，吸之至肝，肝因以所吸之精华，化为四液，即肝之第三化也。血为红液，其液之粗者，成黄、白、黑三色。黄、白、黑液，虽有本用，然不能补养，独血能补。血成于肝，又分二处，一遍流浑身，以养百体；一至于心，心有二孔，血先入右孔炼之，次入左孔又细炼之，以成生活之气。此气性热，而亦分之为二，一偕血遍流，使血不凝，一至脑中，又炼而成知觉之气。心其苗乎，脑其秀乎。心其光乎，脑其焰乎。脑有细细条管，由此达于五官，而成知觉之气，能使目视耳听，鼻嗅口尝。若气有阻滞，不能至于五官，则虽欲视欲听，而无其力，小则疲倦，甚则聋瞽诸般之患，所必至者，盖虽生觉之功，本原于灵魂之能，然必用此五官百体，与其气血，如人作事之用器具也。[1]

---

〔1〕 艾儒略：《性学觕述》卷三，第177—180页。

艾儒略通过"元热元湿"的理论,简要阐述了饮食如何经过口化、胃化和肝化三道程序转变为血肉精气,四液和生活之气又是如何通过管路达于人身百体,以补养周身,并成知觉之气。范行准先生将此段文字截取"此养大抵由三化而成,……即肝之第三化也"这部分,归为消化系统之"三化说",而不谈此段涉及当时西方生理学重要观念之一的"元热元湿"学说。[1]这便是用现代医学观念(解剖学中的人体消化系统)考察当时入华西医所造成的研究盲区的一个例证。

"元热元湿学说"为希波克拉底所提出,他在"摄生论一"中详细论述了人体中的"水"与"火"的关系。他写道:"一切动物,包括人,是由功能不同但一起发挥作用的东西——水和火组成的。二者在一起相互充实,而且使万物满足。……它们各自具有的功能如下:火总是消耗一切,水能够滋养一切。"又说:"其他一切事物,包括人的灵魂和肉体,都遵循一定的秩序。人体的全身和局部,甚至局部的局部、全身的全身都由水火混合而成,只是有些地方管消耗,其他的地方管供应。消耗的地方增加了,供应的地方便减少了。"[2]这里的水与火,便是元湿和元热。希波克拉底也谈到,水与火的消耗靠营养来供应。

亚里士多德《灵魂论》中对生魂摄食营养以生长的功能作了简单的叙述,但并未明显提到元热元湿的理论。阿奎那在对亚氏营养说所作的注释中则说:"食物的性质就在维持其所供应的那个本体之存活;在它存活的时候,自然热量和内涵水分,继续地消耗,这些就得依靠食物为之补充。本体的存在与其生命直保持到它停止进食的时刻。"[3]这里的"自然热量"与"内涵水分"即是元热与元湿。艾儒略所言元热元湿之学说,

---

〔1〕 范行准:《明季西洋传入之医学》卷二,第6页。近年关于艾儒略《性学觕述》的另一篇文章则只选取前两卷纯粹论述灵魂的内容进行研究,见 PAN Fengchuan, "The Dialogue on *Renxue*. Giulio Aleni's Writings on the Philosophy of the Soul and the Responses of the Chinese Scholars", in LIPPIELLO, Tiziana, and MALEK, Roman (eds.), "*Scholar from the West*": *Giulio Aleni S. J.* (1582 – 1649) *and the Dialogue between Christianity and China*, Nettetal: Steyler Verlag, 1997, pp. 527 – 538.
〔2〕《希波克拉底文集》,第262—263页。
〔3〕 亚里士多德:《灵魂论及其他》,第99页。

第五章 医　　学

即是源自于阿奎那对亚里士多德学说的发展。

《性学觕述》进一步用"三化说"来阐释食物转化为人体不断消耗的元热元湿的过程,但该书的目的并非介绍消化的过程,而在于说明食物转化为知觉之气,达于五官百体,而成灵魂之用。无论"元热元湿说"还是"三化说",都是为了阐明灵魂说。

关于生魂生长之能,赖蒙笃《形神实义》介绍得更为详细,其中多为《性学觕述》所略者。《形神实义》中涉及人身生长的内容有"论形体之生长"、"论饮食可动变为人之实体"、"论传生质具为饮食变化之余"、"论养、长、传生三能"、"论本性之德"、"论生活最细之德"、"论动觉最细之德"等部分,将西方有关生长、补养的学说较为系统地传入中国,兹略述其内容。

《形神实义》"论形体之生长"所述内容与《性学觕述》"约论生长"同而更详,如云"盖人身有元热,有元湿。二端相为资用,可为生活之原。心甚热,肝胆亦热,数者相和,以生元热。而元热即助胃力,以化饮食,变动以成实体。元湿之根在脑,恒取润白液,以滋百肢,以济元湿。"表明元热之本所为心、肝、胆,元湿本所在脑,故脑与心为一身之最贵,"足统诸贱体"。又引托马斯·阿奎那(《形神实义》作圣多玛斯)之说云:"人之形体,易受生,亦易受坏。盖始也,形体具有全力之德,以所补养其所消,因得臻长大之界。时为三旬外,五旬内也。阅五旬外,本性之力渐减,饮食但足补其所消,终不能补本性之体,至消减已极,补无由进,虽有饮食,肉身其殆矣。"阐述了人身生长及衰老的原因。在"论饮食可动变为人之实体"中引亚里士多德(《形神实义》作亚利)之说云:"凡物之实有者,当相对称,乃实为物之体。如此则人百肢之实体,非骨肉筋血之实有,何以成?骨肉筋血之实有,非饮食变化之实有,又何以成之?"并驳斥了人之实体根系始祖亚当之说。"论传生质具为饮食变化之余"解释了为什么质具为饮食变化之余,而不是由骨肉筋血所化,云:"夫所谓质具者,须包百肢诸公能之德,以未成未变之公体,可渐变为各肢体之私本。如骨肉筋血等类,既成其己体之本分,自不能变为生人之质具也。惟于饮食既化之后,其余未变为百肢者,以传生之能,即吸收为质具,包乎公体之能,而可继类于无穷也。""论养、长、传生三能"一节认为,人体有补养、长大和传生三能,以传生之能为最重要,但三能统归于人之亚尼玛(灵魂),并引托马斯·阿奎那之说云:"养、长、传生三能,故生能(引者按:即生魂)之本分,以生活形体者也。然必以亚尼玛结于形体,而后形体生活,即有三能之工。"[1]凡此均来自以亚里士多德学说为基础的阿奎那神学学说。

其论"本性之德"、"生活最细之德"、"动觉最细之德"云:

  人身百肢,各有本性之宜,故有一本性之德以照管之,使百肢咸得所须用而安焉。其所在肝,而以血络带乎周身也。

  生活细德者,即使一身能得其生长者也。其所在心,而以脉络最纯之血,带于周身焉。

  动者,使周身能有其运动;觉者,使周身能有其知觉(原注:知觉,非如明悟之知,乃触觉属形者)。其所在脑,而以筋络带之。大筋带运动,小筋带知觉也。[2]

此处"最细之德",今译灵气(pneuma),这三段源自盖仑之说。盖仑认为灵气是生命的要素,共有三种:"自然灵气"从肝到血液中,是营养和新陈代谢的中心;"生命灵气"在心内与血液混合,是血液循环的中心,并且是身体内调解热的中心;"动物灵气"位于脑,是感觉和动作的中心。[3]需要指出的是,这些内容虽都是欧洲中世纪以前的知识,但在15、16世纪,仍为欧洲所普遍接受,是当时欧洲神学、生理学的一般知识。

在探讨中国学界对西方关于生长的诸学说的反响之前,不妨先将其与传统中医理论略作比较。《灵枢·决气》岐伯曰:"两神相博,合而成形,常先身生,是谓精。"后世医家注云:"所生之来谓之精,两精相博谓之

---

[1] 赖蒙笃:《形神实义》卷一,第8、9—10、13—14 页。
[2] 赖蒙笃:《形神实义》卷一,第15—16 页。
[3] 参见卡斯蒂廖尼:《医学史》上册,第175 页。

第五章 医 学

神。又曰：神者，水谷之精气也。两神者，一本于天一之精，一生于水谷之精，两神相博，合而成此形也。"[1]则人体之生存，靠先天之精与后天水谷(即饮食)之补。此相博之两神，故与相消之元热元湿不同，惟其中一神之耗靠饮食的补充，则与元热元湿学说有相通之处。水谷之补者，如清代医学家张志聪(1610—1674)阐释云："胃主受纳水谷，肠主传导变化，其精液血气，由此生焉。越人曰：唇为飞门，齿为户门，会厌为吸门，胃为贲门，太仓下口为幽门，大小肠会为阑门，下极为魄门。"张氏又云：《灵枢·平人绝谷》"论人之藏府形骸，精神气血，皆藉水谷之所质生。……五味入口，藏于肠胃，胃有所藏，以养五气，气和而生，津液相成，神乃自生。故神者，水谷之精气也。"[2]则水谷所补，乃以其所蕴含的精气补人体之精神气血、藏府形骸，而这一过程也通过"口化"、"胃化"及肠之传导排泄。中医又用五味配五行，认为其各有所主，如《灵枢·五味》云"各有所走，各有所病。"则与西医完全不同了。而"神乃自生"中的神，乃水谷中所蕴含之精气，与《性学觕述》所言之知觉、灵性也互不相干。

中西学说的相似性，成为中国学者接受西说的基础。对西方关于生长诸说加以接受和融会的中国学者，主要是王宏翰，清道光年间学者郑光祖亦受其影响。王宏翰《医学原始》"生长赖补养论"节中的大部分内容，[3]均录自《性学觕述》卷三"约论生长"，但将"生活之气"改为"生活至细之德"，又加入"知觉之气，从脑后下于内肾，更细炼而至外肾，以成精质之纯体"，盖从《形神实义》而来。[4]《医学原始》又有"经脉之血由心炼论"和"动觉至细之力德论"二节，亦与生长机能有关，从内容和语言来判断，当是综合《性学觕述》和《形神实义》相关部分而成。但由于其主要内容为阐述心血循环以及脑与神经之功能，故此处暂不讨论，详于

---

[1] 张志聪：《黄帝内经集注》之《灵枢集注》，第230页。
[2] 张志聪：《黄帝内经集注》之《灵枢集注》，第232—234页。
[3] 王宏翰：《医学原始》卷二，第107—111页。
[4] 赖蒙笃《形神实义》卷一"论传生质具为饮食变化之余"有云："饮食至口、胃、肝既化，变为骨肉血筋等之实体。尚有极细之余者，又于心、肝、脑中，复炼而下于内肾，既为传生之质具。"(第12页)当为王宏翰所本。

另节。

郑光祖在清中叶可称得上受西学影响最大之人,其《一斑录》中所述天文、地理、勾股等内容,采用西说尤多,其中亦涉及西洋生理知识。《一斑录》卷三"人身"云:

> 人之食入于口,至于胃,乃化而成液,散给周身,液又化而为血,融养百骸。血在肝肾者,又化而成精,精又凝而成髓,充实骨中,髓又结而成脑,一条从命门两肾贯背脊而上入额中,结大块,为人身之至宝。脑分两股,率肝精开窍于目,以察五色,又分两股率肾精开窍于耳,以听五声,又分两股率肺精开窍于鼻,以别五臭,若心通于舌,以尝五味,心通于脾,以旺中官,其精气亦通脑也。[1]

郑光祖利用西方关于饮食生化、脑与神经诸说,与传统中医五脏、五官相应之说相融会,这种融会中西传统医学的思路和做法,与王宏翰如出一辙,惟不知郑光祖是否受过王宏翰之影响。郑光祖读过不少西学作品,其中包括《泰西水法》,[2]而《泰西水法》亦涉及人体消化过程,[3]故此处所引郑光祖之说或来自《泰西水法》。

除王宏翰、郑光祖外,清中叶安徽歙县郑复光(1780—约1862)亦从西学著作中接受元热元湿之说,其《费隐与知录》有云:

> 热之根生于日,热之本具于胎。故万物资日温暖者,无不生皮壳封固,况人秉五行之秀,天之笃生赋禀,自具火气,加以皮肉包裹完

---

[1] 郑光祖:《醒世一斑录》卷三,《续修四库全书》子部杂家类,第1140册,第14页。
[2] 见郑光祖:《醒世一斑录》"杂述"卷六,"太西水法"条,《续修四库全书》,第1140册,第202页。
[3] 熊三拔:《泰西水法》卷四云:"凡人饮食,盖有三化,一曰火化,蒸煮熟烂,二曰口化,细嚼缓咽,三曰胃化,蒸变传送。……胃化既毕,乃传于脾,传脾之物,悉成乳糜,次乃分散达于周身。其上妙者,化气归筋,其次妙者,化血归脉,用能滋益精髓,长养肌体,调和荣卫。"见《泰西水法》,《天学初函》本,第1631页。这里的脾当为肝之误,因为西学中的三化一般指口化、胃化和肝化。

第五章 医　学

密,滋养以脂膏(原注:膏油能养元火,本《人身说概》),橐籥以呼吸,且饮食郁中皆能生热(原注:如物得湿而掩盖,则成湿热),又以运动节宣,不使湿热为害也。观人遇冷,进以饮食,不论冷热之品,俱觉温暖,亦一证也。[1]

郑复光所引《人身说概》之内容,见《说概》卷上"膏油部",按照西说,人体的膏油(即脂肪)有存养元火之功能。西方元热元湿之说,与现代生理学中之新陈代谢说有类似之处,但仍差别巨大,或可视其为西方早期的代谢学说。随着西方生理学在17、18世纪突破性发展,元热元湿说逐渐被淘汰,而19世纪初叶的中国学者,仍承接明末传入之传统西说,对于西方科学的迅速发展,18世纪后期至19时期前期的中国学者,没有感受到。

3. 呼吸

古希腊希波克拉底、柏拉图、亚里士多德等人认为,心脏为元热之所,故甚热,需以呼吸而冷却之。此呼吸凉心之说为盖仑所继承和发展,在呼吸取氧作用被发现之前,此说在欧洲一直占有主流的地位。[2] 西方传统的呼吸学说在明末清初由传教士传入中国,其中以《性学觕述》、《人身图说》等书为详。

《性学觕述》卷八"论嘘吸"依照盖仑的理论,较为详细地阐述了人的呼吸过程及其作用,并解释了鱼类在水中是如何进行呼吸的。艾儒略首先阐述了人的心、肺、鬲、气管在呼吸过程中的作用,其说云:

> 嘘吸之具有四,一为心,一为肺,一为鬲,一为气管。肺之体轻,

---

[1] 郑复光:《费隐与知录》"火由热化热自日生"条,《续修四库全书》,第1140册,第318页。
[2] 参见范行准:《明季西洋传入之医学》卷八,第20—21页。关于氧及其在人体生理上的作用的发现,要归功于18世纪法国化学家拉瓦锡(A. L. Lavoisier, 1743-1794)和意大利生理学家斯帕兰扎尼(Lazzarro Spallanzani, 1729-1799)等人,参见卡斯蒂廖尼:《医学史》上册,第538—539页。

有如浮血所结之沫,便于气之渗也。加勒讷(引者按:即盖仑)云:自喉之中下通于肺,有一筋脉,合而到心之右孔,气海自此心孔通出,以养其肺。又有一血脉通贯其肺,合于心之左孔,颔下则分为二管,透入于肺,又细分之,满肺皆通嘘吸之气焉。鬲者,一层细膜,隔心肺与肝肠。……鬲肺开,则外气自气管吸进,以凉其心;其所入气,旋为心所蒸热,则旋闭而出之。……缘人心元火极热,热则津竭,必得清凉之气,调以冲和,故一呼一吸,消息无停。……依加勒讷之论,此气非一直到心,必先至于肺,多所积蓄,渐注于心。盖肺体虚通,是为藏气之府,藏多而后可以出音声、供血脉、足其用。[1]

盖仑呼吸凉心说的依据为元热元湿说,故《性学觕述》在介绍完四种与呼吸有关的器官后,又用元热元湿说阐释呼吸之作用:

论嘘吸之用,当知原以存心中之温和,使之不灭不炽。依前所论,凡人生命之根,在于元湿元煖(引者按:此指元热),而元煖之用,多在于心。元煖所以至于灭者,其故有二:一为酷寒;一为酷热。如人或遭严冬,或遇大雪,或过饮冷水,其元火为大寒所扑灭,命斯毙矣;若内之元火太旺,亦能焦枯元湿,命亦殂焉。又或咽喉被绳急绞,全无凉气进入,或在煖炕,嘘吸皆带热气而进,或在窄小不通气之所,随嘘随吸,所吸即其所嘘,不能换其凉气,则内火益增其旺,酷虐五脏,因归殄灭,譬如火闭瓮中,不通凉气,其火即时灭也。故造物主于气之旺者,必与之以嘘吸之能,使其常换凉气,以存元火,庶不至于灭亡耳。[2]

吸凉气以和元热、以存元火的理论,为亚里士多德所提出,甚至艾儒

---

[1] 艾儒略:《性学觕述》卷八,第333—335页。
[2] 艾儒略:《性学觕述》卷八,第337—338页。

第五章 医　　学

略这段话基本上是直译了亚氏《自然诸短篇·呼吸》中的相关段落,[1]只是亚氏著作中不存在"造物主"的字样。盖仑吸气凉心之说,在16世纪的欧洲仍然被普遍接受,以解剖学家帕雷著作为主要底本而译成的《人身图说》,在介绍肺的结构与功能时,也认为肺呼吸的主要功能在于凉心。[2]而且,《性学觕述》中又介绍了呼吸的其他两种作用,一是"身内有邪秽不洁之气,赖此嘘时,亦带而出,清其五内";一是嘘吸之气"亦受肺心之锻炼,而同知觉、生活之气,遍注于一身以相助也"。[3]其实,后两者反而道出了呼吸的真正作用。艾儒略就这样通过介绍人之生魂、觉魂之能而将中世纪以前西方关于呼吸的各种学说都介绍到了中国。

传统中医没有呼吸凉心或者类似的理论。王宏翰《医学原始》卷二"嘘吸论"一节全部来自艾儒略《性学觕述》卷八"论嘘吸"而略删减之,《医学原始》卷三"经脉营卫呼吸考"则对中西诸说进行了融会。王宏翰云：

> 人禀天地、阴阳、四元行以资生,而生生不息者,皆上帝赋畀元神,禀元质以生育,正所谓天命之性也。盖身具有营卫、表里、脏腑之异,其清阳在上,浊阴在下,经有十二,络有十五,骨节三百六十五,窍八万零四千,此皆应合天地之数也。血为营,气为卫。营者,水谷之精气,行于脉中者也;卫者,水谷之悍气,行于脉外者也(原注：世谓营为血者,非也,乃营气化而为血耳)。夫脉得气血之先,由心炼生活甚热、至纯之血,贴于血脉之下,运行周身,而寸口为之总会,故足以知脏腑而决生死。人一呼脉行三寸,一吸脉行三寸。呼出心与肺,吸入肾与肝。[4]

---

[1]　亚里士多德：《灵魂论及其他》,第317—318页;并参考第318—337页中关于呼吸之冷却作用的论述。
[2]　《人身图说》,第3页。
[3]　艾儒略：《性学觕述》卷八,第337页。
[4]　王宏翰：《医学原始》卷三,第197—198页。

王宏翰在这里将西方的四行说、心炼血说引入到传统中医的营卫、血脉说中,为之综合。关于心率与呼吸频率之关系,西方亦有阐述,如《性学觕述》云:"肺动而嘘吸外气,虽由肺之本能,然鬲亦同动相辅。肺、鬲之动,又本于心。虽心动速,肺动缓,心动关乎脉,嘘吸关于肺,心动由于内,嘘吸之动由乎外,其动不侔,其实肺与嘘吸之动,总根于心之动也。"[1]显然与中医一呼一息脉行六寸之说不同。王宏翰没有引用《性学觕述》中的这段话,表明他在这一问题上倾向于中医理论。

4. 寤寐与梦

睡眠与做梦是人类共有的生理现象,因此也是中西传统医学所关注的内容。中国文化的不同流派对睡眠与梦有不同的解释,西方文化亦然。东西方文化中的各流派对睡眠与梦的各种不同观念,不是本书要探讨的内容。[2]在这一节中,通过传教士的中文文献,考察早期传入中国的西方关于睡眠和梦的观念,比较这些观念与传统中医关于睡眠与梦的观念的不同,以及以王宏翰为代表的中国人对西来的这些观念是如何接受的。

明末清初来华传教士对西方睡眠观念的介绍,主要是艾儒略《性学觕述》和毕方济《睡答》,[3]《性学觕述》卷七"论寤寐"与《睡答》的主体内容基本一致,二书均对亚里士多德、盖仑和几位天主教神学家关于睡眠的观点做了介绍,并将睡眠现象进行了神学上的阐释。也就是说,传教士通过中文性学作品向中国人传播了亚里士多德心理学、盖仑医学和天主教神学中关于睡眠的观念,这些观念基本上代表了17世纪中期以前西方人对睡眠的认识水平。

寤与寐(即醒与睡)是关系密切、状态相反的两种生理现象。传教士

---

〔1〕 艾儒略:《性学觕述》卷八,第336页。
〔2〕 参见刘文英、曹田玉:《梦与中国文化》,北京:人民出版社,2003年。
〔3〕 李之藻曾将毕方济《睡答》与《画答》合订,成《睡画二答》,并作《睡画二答引》置卷首。BNF藏本名为《睡答画答》,编号Chinois 3385,此本无李之藻《睡画二答引》。ARSI藏三部,编号Japonica-Sinica II, 59a-b, 59D,其中之一收入《罗马天主教文献》第六册;徐家汇藏书楼亦有藏,影印本见《徐家汇藏书楼明清天主教文献》第一册,台北:辅仁大学神学院,1996年,第423—462页。《睡答》为云间孙元化校订,崇祯二年(1629)年刻印于尚论斋,其成书比《性学觕述》略晚,但刻行却早于《觕述》。

第五章 医　　学

所介绍的西方观点认为,醒就是五官处于工作状态,而睡则是五官处于休息状态;只要有一官在工作,则是醒的状态,而在睡眠的时候,大脑的四职是不休息的,始终处于运作的状态,这就是所谓的梦。那么人为什么会睡觉呢?传教士引用西方先哲的观点,给出了几种解释,一种是亚里士多德的学说,认为:

寐乃饮食粗湿之气,自脾胃腾达脑中,冲塞筋脉,阻其知觉之气,不得通于五官,故五官不能适用,渐成寐也。[1]

人之腹譬如斧,饮食至则煎调焉。煎必发气,气蒸必有结焉。……饮食之气蒸至于脑,……总司在脑,是以塞。[2]

这是古希腊人从自然的角度来解释睡眠现象,不带有神学的色彩。这种解释的角度与《内经》有相似之处。《内经》中没有专门讨论睡眠的篇章,但是对睡眠与健康的关系也很关注,对于睡眠与醒的生理现象,《内经》中有这样的解释:

卫气昼日行于阳,夜半则行于阴。阴者主夜,夜者卧。阳者主上,阴者主下。故阴气积于下,阳气未尽,阳引而上,阴引而下,阴阳相引,故数欠。阳气尽阴气盛则目瞑,阴气尽而阳气盛则寤矣。(《灵枢·口问》)

夫卫气者,昼日常行于阳,夜行于阴,故阳气尽则卧,阴气尽则寤。故肠胃大则卫气行留久,皮肤涩分肉不解则行迟,留于阴也久,其气不精则欲瞑,故多卧矣。其肠胃小,皮肤滑以缓,分肉解利,卫气之留于阳也久,故少瞑焉。(《灵枢·大惑论》)

---

[1]　艾儒略:《性学觕述》卷七,第305页。
[2]　毕方济:《睡答》,《罗马天主教文献》第六册,第407—408页。

在传统中医中,水谷通过饮食进入人体后,水谷之气形成营气与卫气,营气为清者,卫气为浊者。卫气在白天行于阳,在夜晚行于阴,阴阳上下相引,人便会打瞌睡,阴胜于阳,人便睡着,阳盛于阴,人便醒来。尽管《内经》与亚里士多德对睡眠现象的解释互有不同,但却均从饮食之气的角度进行解释,表现出很大的相似性。

但到了盖仑时代,西方对于睡眠的解释便多了些神学色彩。《性学觕述》引盖仑的学说云:

> 古闻士加勒讷有言:人与禽兽之魂,调摄百髓,使四肢官窍,各司其事,出力以尽职。又恐过用其力,使有节宣。[1]

此说则强调灵魂对四肢五官的支配作用,睡眠乃是灵魂有意使五官四肢得到休息。毕方济、艾儒略又进一步介绍西方几位神学家的观点,对睡眠的解释更加带有神学色彩。艾儒略引西方"古贤"云:

> 古贤谓寐为死之影像,死之昆弟。盖死后灵魂既离,则一身诸用皆止。而寐时五官停息,其用全与死类也。咪第阿曰:呜呼!梦寐何谓也?非死状乎?德睹略讷曰:造物主曰俾人睡,正欲人每忆睡时形容,不忘其死也。又人于睡间,为一日之安,则知身死为人终身睡期矣。[2]

既然睡如死状,则克睡就等于延长了生命,嗜睡就是在浪费生命。传教士以这样的逻辑来劝人努力。传教士举了亚里士多德持铜丸读书,以及中国古代苏秦锥刺股、柳仲郢含熊胆以助勤克睡的例子,[3]以劝人苦读。由此,传教士对睡眠的解释,上升到了对天主教的苦修美德的宣扬。

---

[1] 艾儒略:《性学觕述》卷七,第305页。
[2] 艾儒略:《性学觕述》卷七,第304页。
[3] 毕方济:《睡答》,第415页。

第五章　医　　学

但是，一味地克睡苦读，不懂劳逸结合，必然会导致身体的崩溃，于是传教士又提倡适当的睡眠，并且介绍了西方一些有利于身体健康的睡眠常识和习惯。如云：

> 右乃万动之根，醒之劳，右为多，故右睡安。又胃口在左，宜仰。若左睡，口压于下，睡多间断。医家与人泻药，戒左睡，心气呕逆者亦然，皆欲胃口开受耳。[1]

又如：

> 病、枵腹勿睡，此最要切也。凡病者，各病之气俱在内，睡则良热内收，至五脏焉。若枵腹无饮食之气，以供其消且摄，病气聚蠹心矣，死近矣。[2]

这些都是从医学保健的角度，阐述睡眠之法。总之，毕方济、艾儒略二人对西方关于睡眠观念的介绍，包括了思想、神学和医学各方面。

这些介绍在中国医学界并没有产生多大的反响，只有王宏翰在其《医学原始》中对《性学觕述》"论寤寐"有所吸收。《医学原始》卷二"寤寐论"的内容完全来自《性学觕述》，[3]但其所摘选的内容包括亚里士多德的学说、医疗保健的常识等方面，而对《觕述》中对睡眠进行神学解释的内容则一概摒弃。作为教徒的王宏翰，在书中对天主教神学的内容并不避讳，其"寤寐论"一节不引《觕述》神学内容，而只摘引对睡眠的生理解释等内容，或许是出于篇幅的考虑。在《医学原始》所构建的医学体系中，睡眠知识仅为一个次要的问题，故对其着墨不多也不足为怪。

中西传统文化都将梦视为某种启示或暗示，故对梦的阐释便显得很

---

[1] 毕方济：《睡答》，第432—433页。
[2] 毕方济：《睡答》，第431—432页。
[3] 王宏翰：《医学原始》卷二，第179—184页。

重要。中国古代有《周公解梦》，西方近代有弗洛伊德《梦的释义》，诸如此类的书有很多，但对梦的认识有不同的取向。对西方梦的观念进行介绍的来华传教士，主要是艾儒略，其在《性学觕述》卷七中有"论梦"一节，还译有《圣梦歌》一篇〔1〕。虽然艾儒略多从天主教神学的角度对梦进行阐释，但也将西方传统医学中由梦诊病的学说传入中国。关于天主教的圣梦观及其传入后的影响，夏伯嘉先生已有深入探讨，〔2〕本节仅从医学的角度略作补充和发挥。

艾儒略根据西方观念，将梦分为两类：一类是"自生者"，一类是"外来者"。梦之外来者又分为两种，一种为"圣梦"，即由圣神所托之梦，做圣梦者，造物主"训其行，使之归正，命以事，使之肩承，励其德，使加进修，诏以未来，使知证据"；一种为"邪梦"，乃是信仰不坚之人，被邪魔抓住可乘之机，用梦幻之境对其进行迷惑，使人"跃入魔界"。〔3〕这些都是从神学的角度释梦的。

自生之梦，也分为两种，"一从内血气所藏而生，一从外五官所纳而生"，这类梦乃是由人体自身的状况所引起的，故通过其梦像可以了解人的身体状况，而医家也可以通过梦进行诊病。艾儒略云：

> 盖四行之液，遍注一身，而其蒸焰之冲，或根其所禀所养所感者，以各征于梦。水液胜，则多梦江海云雾等；火液胜，则多梦争斗烈火等；土液胜，则多梦丘墓幽暗等；气液胜，则多梦飞游欢笑等。西国之医，问梦于病人，亦因梦之休旺，以证病之虚盈。昔名医加勒讷，将梦之关于病者，著为一书。此所谓从内藏而生者也。五官之感，虽历年

---

〔1〕 艾儒略：《圣梦歌》，康熙甲子(1684)三山钦一堂重梓，影印本见《罗马天主教文献》第六册，第435—465页。对《圣梦歌》的研究，参见李奭学：《中译第一首英诗——艾儒略〈圣梦歌〉初探》，《中国文史哲研究集刊》第30期(2007年3月)，第87—142页。
〔2〕 参见夏伯嘉：《宗教信仰与梦文化——明清之际天主教与佛教的比较探索》，《"中央研究院"历史语言研究所集刊》第76本第2分，2005年。HSIA Po-Chia, Dreams and Conversions: A Comparative Analysis of Catholic and Buddist Dreams in Ming and Qing China, Part I, *The Journal of Religious History*, Vol. 29, No. 3, October 2005, pp. 223 - 240.
〔3〕 参见艾儒略：《性学觕述》卷七，第323—324页。

第五章 医　　学

已久，而讬记尚存。故人之所梦，亦由五官之所感。大抵一官为主，四官从附，一事有触，余事牵焉。如梦色而声臭亦并随之；如梦悦色，而气脉亦俱动。盖记存习熟，而同类者自挟以俱来也。[1]

用五官与四行四液学说解释梦，并进而诊病，是西方传统医学的内容之一。艾儒略提到的盖仑著作为《论梦诊》(De Dignotione ex Insomniis)。该书至今未有中译本，但艾儒略已阐述了其主要的思想。艾儒略在《性学觕述》卷七"破梦"一节中，主张梦是不可据的，因为圣梦仅发生在极个别的圣人身上，而且即使圣人一生也最多仅可得一二圣梦；而邪梦更不可靠。至于自生之梦，只有掌握了其中的道理，才能够用以诊病，他进一步引西方医家的观点说：

凡人内之四液，有所不足，将发为病，梦中先有其兆，医家得此，可以窥见病根。且夫天道寒暑，常与人相通。身之精血不足，即易受感，是以将雨梦水，将晴梦火，往往有之。[2]

传统西医的这些观点与中医有着明显的区别，但亦有共通之处。中国传统医学也比较重视通过解梦诊病，但不存在四液学说，而是通过阴阳、脏腑等学说阐释梦病关系的，这在《灵枢·淫邪发梦》中有专门的论述，如云：

正邪从外袭内而未有定舍，反淫于藏，不得定处，与营卫俱行而与魂魄飞扬，使人不得安而喜梦。气淫于府，则有余于外，不足于内；气淫于藏，则有余于内，不足于外。……阴气盛则梦涉大水而恐惧，阳气盛则梦大火而燔，阴阳俱盛则梦相杀。上盛则梦飞，下盛则梦

---

[1]　艾儒略：《性学觕述》卷七，第321—322页。
[2]　艾儒略：《性学觕述》卷七，第329页。

堕。盛饥则梦取,甚饱则梦予。肝气盛则梦怒,肺气盛则梦恐惧哭泣飞扬,心气盛则梦善笑恐畏,脾气盛则梦歌乐身体重不举,肾气盛则梦腰脊梁解不属。凡此十二盛者,至而泻之立已。

《灵枢》随后又罗举十五种厥气客于体内不同部位时产生的梦境,与"十二盛者"相对,此为"十五不足者",认为"至而补之立已"。这也是从身体生理状况与梦的关系的角度进行诊病、治疗的思维方向,与西方古典医学一样,没有神学色彩。

与西方睡眠观念的传入一样,面对传入的西方梦的观念,目前所知,中国医学界仅王宏翰一人对其有所回应,其《医学原始》卷二"梦论"一节的内容基本上都来自艾儒略《性学觕述》,但在这里,王宏翰除了吸收艾儒略所介绍的西方传统医学关于梦的观点外,亦接受了西方神学关于梦的观念,如"圣梦"(王宏翰谓之"正梦")、"邪梦"之说等,并以此驳斥中国传统观念中的"魂出为梦"思想,尤其批判了佛、道观点,他引《性学觕述》云:

> 或谓魂出为梦,非也。人之生死,魂合于身则生,离身则死。人之梦有最长久者,倘其魂出,则宜周身脉理俱停,暖气俱绝,如死人然矣。何其呼吸如常?又何一灵方涉水登山,游于千里万里,而一唤即归醒之理,其有乎?[1]

接着又说:"即道家出神往返,释氏入定神游,俱属虚幻妄诞之谈,不但俚俗迷而不觉,即文人亦沉溺不知。但我儒学宜格物明理,岂可不辩而明之哉!"(见前引)对于梦的阐释,王宏翰所主张的仍是天儒合一。

5. 寿夭、老稚与生死

人为什么会逐渐衰老?为什么终归死去?对于这类问题,高一志

---

[1] 王宏翰:《医学原始》卷二,第190—191页。

第五章 医　　学

《斐录答汇》和艾儒略《性学觕述》等传教士中文作品中都有阐述,其中以艾著最为详细和全面。传教士不外从两个角度对这类问题进行解释,一个是生理学的角度,一个是神学的角度。前者多依据亚里士多德、盖仑等人的学说,即通过四元素、四液、元热(元火)元湿等学说阐释人的生死之由;后者则是天主教神学家的观点,用灵魂、上帝的观念来解释人衰老、死亡的原因。

艾儒略引述亚里士多德的观点云:

> 人含生命,其寿夭之故,归在二端:元热元湿是也。肉躯备火、气、水、土之德,即具燥、热、寒、湿之情,而燥与寒不过辅热辅湿而已,热与湿为君,其相得则为寿根,其不相得则为夭根。……人生元热元湿,自母腹带来,遍身都是,而元热无时不克湿,如火无时不化物。然而所由得滋补其元湿者,赖有饮食脂润之气也。……
>
> 或问:饮食既能续补元湿,则常补而不死,可乎?曰:不可。元湿者,母胎最初之精气,而饮食终属粗物也。人年渐老,元湿渐衰,虽有饮食,不免损二补一,但可藉以养生,岂能恃以长至也?即有人将死而用药以救者,不过因其热湿失调,用药扶柔复强,虽从新调理,终不能增元初之禀受也。生命之根,在元火元湿之和。然亦有生而有余,生而不足。大寿原由禀受,若禀受不殊,而此失调,彼不失调,则其故又系于人为矣。或因所居之方,天气大热大湿,人感其气,其人素禀多热,所居又热,则两火相助,而元火易灭。又或各人所作不同,如多思、多劳、多怒、多欲,又如多食缺食、懈怠懒散而不运动,或能耗散其元火,或能闭藏其元火也。惟夫饮食调,天气清,劳佚均,可以自存天年之寿耳。[1]
>
> 亚利斯多曰:生活者,皆身内有元火,而魂寓其中也。……
>
> 或谓:人之生死,惟属一气,聚则生,散则死。此说指论草木禽

---

〔1〕 艾儒略:《性学觕述》卷八,第349—351页。

兽之生死则可,人类不然。盖呼吸之气,但为调剂元火之用,绝非生命之本;血肉之气,虽为培扶生长知觉之用,亦非生命之根。二气虽在一体,俱属依赖,人之死也,必因元火消耗,魂乃离身,呼吸遂止,血肉遂寒。惟魂也,乃生命之本原也。论人生死之由,全系灵魂。若论一身百体有关生死者,则心为甚。亚利斯多云:百体中,心为生命之根本,心在身之中央,稍偏于左。[1]

元热元湿学说是西方古代生理学的主要理论之一,该学说对人体生长的解释以及传教士对该学说的介绍,已见于前。上引数段则基本上体现了亚里士多德等西方先哲如何用元热元湿学说解释人的衰老与死亡。尤可注意者,艾儒略对"气聚则生、气散则死"这一中国传统思想的驳斥,其所根据的理由与他辩"灵魂非气"(见前节)是一致的。

亚里士多德的学说在盖仑时期被进一步阐发,与天主教神学相附会。艾儒略引盖仑学说云:

按加勒诺所论,寒非长养存命之助,仅为调适其火,不使太烈,且散而不收也。干情亦仅为调适原(元)湿,与夫身内血脉,使水气不得泛滥,而但存其润泽耳。故四情中,干寒者为调以存体,湿热者为化以养体。此谓生活皆由元火,元火与诸情,备存身内,而魂乃安处也。知生之理,则死可知。[2]

盖仑所提到的"魂",既是亚里士多德"三魂论"的魂,也是天主教神学中的魂。在对衰老、死亡问题的解释上,盖仑的学说亦起到了将亚里士多德学说神学化的作用。

艾儒略接着又从纯粹神学的角度对寿夭问题作了阐释,其说云:

---

[1] 艾儒略:《性学觕述》卷八,第365、367—368页。
[2] 艾儒略:《性学觕述》卷八,第366—367页。

第五章 医　　学

其他夭寿之故，则又在于主命。盖造物真宰，虽多顺物性之自然以成灭之，而有时妙用全能，以劝惩斯世，恐善人多年在世，易为俗所汩没，虽纯德者不变，而自好者鲜终，则真主惜焉，而早收之。……亦有不善人在世，而天主留之，待其改悔，如不熟之果，望其成熟，亦不遽然采摘也。至于大恶而显罚，以绝其生；大善而多留，以益之禄，则又善恶作标之常矣。……夫所贵乎生命者，不在长算，而在乎生之有益于世，宁一日在世，有可仰之功，不愿百年在世，无一善可述。[1]

从天主教神学角度而言，生命的长短完全取决于信仰的虔诚度，而对于善人的早亡、恶人的长寿，也按照神学的逻辑给出了解释。这种理论也是天主教疾病观的基础，即善人患病而死，则是天主愿其早日享永福；恶人患病而死，则是天主对其罪恶的惩罚，让其早入地狱受永苦。从生理学的角度而言，为了长寿，就要通过医学、养生学的手段进行调理，保持元热元湿的平衡；从神学的角度而言，要长寿并享永福，就必须坚持对天主虔诚的信仰。医学与神学的矛盾在这两种思路中也显露无余，因为通过医学手段以求常生，会造成对天主意旨的违背。这种与神学的矛盾，是导致西方医学在中世纪长期徘徊不前甚至倒退的重要原因之一。

艾儒略《性学觕述》所论"寿夭"、"老稚"和"生死"三节还介绍了一些具体的生理现象，比如脱发、白发、掉齿等，均通过元热元湿理论进行解释，也都是亚里士多德的学说。但中国学者对这些内容几乎没有给予回应，即使王宏翰《医学原始》中也没有引述。

亚里士多德《自然诸短篇》中有"记忆与回忆"、"睡与醒"、"说梦"、"占梦"、"长寿与短命"、"青年与老年·生与死"、"呼吸"等篇，[2]艾儒略《性学觕述》卷七、卷八的内容和框架即是由《自然诸短篇》而来，甚至题目完全一致，不过艾儒略在其中加入了盖仑的学说以及很多天主教神

---

[1]　艾儒略：《性学觕述》卷八，第352—353页。
[2]　参见亚里士多德：《灵魂论及其他》，第231—337页。

学的内容,将古希腊的心理学、古罗马的医学和中世纪天主教神学的各种观点综合到他的性学之中。

三 外官与内职

按照传教士的观点,生长、补养与传生是生魂的功能,而知觉则为觉魂的功能。艾儒略云:"详究知觉之能,又分为三者:一为外觉,一为内觉,一为发用。外者五官,亦称五职,曰目、曰耳、曰鼻、曰口、曰体也;内者四司,亦称四职,曰总知、曰受相、曰分别、曰涉记。总为九觉,亦谓九职也。至其发而为用,则嗜欲、运动二职该焉。"[1]在三魂论的体系之中,传教士对五官、四职及其嗜欲、运动等方面的知识多有介绍,而有关五官、四职的知识,例如人体五官之解剖生理、脑解剖生理等,均与医学关系甚密。

1. 西方五官说之传入

西方传统的五官学说在天主教初入中国之时,便随性学传入中国。罗明坚《天主实录》提到眼、耳、鼻、舌、身五司,[2]首先利用中医概念,将人体五种外官译为五司。利玛窦《天主实义》关于五司之论与《天主实录》几同,[3]王丰肃《教要解略》卷下专列一节讲"身有五司"、"神有三司"。[4]此外,《寰有诠》、《名理探》等书中都涉及了相关的内容,[5]但这些传教士作品对西方五官说的介绍均不及艾儒略《性学觕述》、邓玉函《人身说概》和赖蒙笃《形神实义》为详。

此三书对外官的介绍基本一致,惟互有详略而已。他们对人体五官分别从五个方面进行了论述,这五个方面是觉原、觉力、觉界、觉具、觉由。以艾儒略对目司的阐述为例:视之"界"为色、为光;视之"由"乃物象自至于目,直行无障;视之"具"有三,即瞳子、前后上下之层层薄膜、脑内通目之二细筋(视神经);视之"力"由脑通过视神经传来;视之"原"为觉魂之力。这样,通过对光色、目之解剖生理结构、视神经、目与觉魂之关系等

---

[1] 艾儒略:《性学觕述》卷四,第186页。
[2] 罗明坚:《天主实录》,《罗马天主教文献》第一册,第41页。
[3] 利玛窦:《天主实义》,《天学初函》第一册,第431页。
[4] 王丰肃:《教要解略》,《罗马主教文献》第一册,第301—306页。
[5] 参见范行准:《明季西洋传入之医学》卷二,第26—27页。

第五章　医　　学

几个方面,将人眼睛产生视觉的原理阐发清楚。其他四官也是按照这样的程序来阐述的。

现代医学已经不讲五官与所谓觉魂之关系了,但是这一关系却是当时欧洲医学对五官认识的核心环节,因为它是将五官感知与神学体系相联系的纽带,人体器官也因此具有了神学意义。即使以当时解剖学著作为底本编译而成的《人身说概》,在介绍五官解剖学知识过程中,也包涵了神学内容,甚至其所体现的神学色彩比《性学觕述》和《形神实义》还强烈。下面依据此三书的内容,对明末清初入华西学中的五官学说作以简单介绍。

《形神实义》卷一论目之官云:

> 五官目为第一,居脑前近额。切于公觉,左右各有二小筋,由公觉带动觉细德,以使能视。目为至精至公之官,以见为职。其力向在明见。其所视之物,皆以色为光,光有二:一外照之光,一内发之光。内光即二筋带动觉德之用,外光即外开朗莫掩之形。倘无内光,外虽显而不接;无外光,内虽精而不行。……而目又有三液以成体(原注:四液通于一身,而三液则自目而论,亦谓之液,如口之有津也),三液分为三层:首层凝为晶色之液,晶液甚坚,光如水晶之莹;次层凝为赤色之液,体与红液不同,在血之外,以为晶液之界;三层凝为蓝色之液,其用与德相聚,以坚目瞳,使外像易见。夫目之瞳本无色,而能受万像之色。苟凡光过于其能,瞳则眩,如仰视太阳,目力不能受,足证矣。盖人外体之最尊者,莫如目,因人有明理之能,欲推通物理,必须目以得诸像,进于明司之神目,而后得知万物是形,目殆为明司神目之门也。[1]

对于五官等人体细小部位的解剖与认识,传统中医远不及西方西学

---

[1]　赖蒙笃:《形神实义》卷一,第20页。

先进。中医对于眼外科的治疗一向比较落后,[1]没有解剖学基础是主要原因。明末清初传教士对五官解剖知识进行了大致的介绍,这些知识虽不比近代五官解剖学深入细致,但足补中医在这方面的缺陷。由于在当时欧洲医学仍从属于神学体系之内,五官均具有神学之内涵,故传教士所介绍的五官知识亦附带有神学的内容,如赖蒙笃"神目"之论即是,而邓玉函《人身说概》在阐述目司时,神学色彩尤强,如云:

> 凡两间万物所发现者有五种,如颜色,如声音,如香臭,如滋味,如冷热等,皆为人类而设。所以大主生人五官,能受外物所施,如户牖然,而五官中最尊贵者,莫如眼睛。
>
> 眼既属第一尊贵之官,故其位置不宜低下。……人元首居高为一身之尊,而目又在首之高处,则更尊之位也。禽兽之首不然,或有稍高者,万不若人,盖其饮食在地,地为其本乡,大主命之附地,以就其便。人为万物之灵,……首戴天、仰天,以天为本乡。[2]

《人身说概》下卷以问答体的形式阐释了与眼有关的许多问题,例如通过视神经(从脑中所生之两筋)的功能解释了双眼为何不能同时视两物,以及双眼为何总是同时转动。又解释近视之理云:"凡人水晶小球在眼睛前面,此视法之常也。若不在前,而近眼睛之中心,则为近视。"[3]关于近视之理以及校正方法,汤若望《远镜说》中介绍较详;另外,南怀仁有《目司图说》一书,应为专论眼构造之作,惟是书目前无抄本或刻本传世,未能睹其内容。

传教士对其他四官之介绍与对目司之介绍略同,故以下仅摘取其中

---

〔1〕 由于中医不擅眼科,故在西医入华史上,域外眼科治疗技术多有传入,例如佛教医学的"龙树眼论"在中国医学史上产生过较大的影响(参见马伯英等:《中外医学文化交流史》,第148—155页),英美新教传教士在中国开展的医疗活动,起初亦以治疗眼科疾病为主。
〔2〕 邓玉函:《人身说概》卷下,第27页。
〔3〕 邓玉函:《人身说概》卷下,第27—28页。

第五章 医　　学

涉及外官构造之文,分述之。《性学觕述》论耳官构造云:

> 论闻之具,人脑中有二细筋,以通觉气至耳。耳内有一小孔,孔口有薄皮,稍如鼓面。上有最小活动鼓捶,音声感之,此骨即动。气急来则急动,缓来则缓动,如通报然。耳外之轮,向前而兜,其故有二:一则声音之来,以耳轮留而驻之,不使经过;一则声音或急,一时骤难直入,必外面层层拦挡,以徐其气,可令缓缓而纳,不坏内具。……又耳有一孔应喉,故喉内之声,亦可以听。[1]

《形神实义》论鼻官云:

> 鼻为第三官。左右各有二小筋,由公觉以生,带动觉细德于内,得受其嗅。鼻内近目处有二蒂,以柔软之肉,数重叠成。蒂多窍孔,外之馨臭诸杂气进内,蒂即吸取,鼻乃闻觉。更有二小窍,透于气喉,使气得相通。而内有肉壁界之,所以聚其气,亦以防其害也。[2]

《形神实义》论舌啖官云:

> 舌啖为第四官。其能为辨味之用。有舌根,有舌苗,苗在外,根在喉。舌中有浑细肉九片,而舌体有脊,似分为二,实合为一。有二筋从公觉来,一筋稍劲,以运掉舌体,一筋甚柔,以别觉物味。盖食物非湿不足以动变,而舌体非燥不足以受湿。味之管路,其性本燥,固(故)可以受涎湿,而调辨物味。乃柔筋遍乎舌体,比舌肉更燥,恐舌吸津过湿,尤不便识味,故更必须此肉便之筋,愈能受辨诸味也。然柔筋之德,更现于舌苗,盖舌苗得燥湿之宜,易为辨味,而舌根多受涎

---

[1] 艾儒略:《性学觕述》卷四,第198—199页。
[2] 赖蒙笃:《形神实义》卷一,第21页。

之湿,味过弗知。圣多玛斯曰:"味管之能,在此柔筋,柔筋之效,更在其苗。人欲试探五味之分,必先舌苗,亶其然乎。"〔1〕

《人身说概》论体触官云:

> 夫人周身知觉其恒也,然亦有不觉者,如骨头,因其本坚,故不能觉。但有本骨之皮相包,而皮有知觉焉。……牙齿亦不知觉,因下有细筋入于肉内,有疼即觉,乃筋觉之耳。又五脏与脑体,亦不觉,所以人断脑割肝,不甚伤损,此其证也。大抵人之周身大皮相包,俱有知觉。……皮之有知觉,因有细筋从大小二脑生来四大枝,亦谓之脑髓,与别髓异。此细筋散于四肢百骸之皮,与荷叶中之细纹遍散于叶相似。其能知觉悉由于此也。〔2〕

传教士将人体五个感觉器官(Five Senses)翻译成五官,或者五司,均为借鉴中国传统医学思想之语汇。但是中医思想中的五官与西医所谓五官之间无论在内容上还是在内涵与功能上,均有不同之处。

"五官"一词出现于《内经》,《灵枢·五阅五使》黄帝问曰:"愿闻五官。岐伯曰:鼻者,肺之官也;目者,肝之官也;口唇者,脾之官也;舌者,心之官也;耳者,肾之官也。"后世医学家注云:"官之为言司也。所以闻五臭,别五色,受五谷,知五味,听五音,乃五藏之气外应于五窍,而五窍之各有所司也。"〔3〕则中国传统思想中的五官包括鼻、目、口唇、舌、耳,比西方五官多口唇之官而少体触之官。在功能上,一方面与西方五官说一样,具有闻、别、受、知、听等感知功能,不过这些感知功能是与五臭、五色、五谷、五味、五音相匹配的,被纳入了五行之系统;在中医中,五官的另一个重要功能表现为它们是五藏之气外显之窍,即《灵枢·五阅五使》中黄帝

---

〔1〕 赖蒙笃:《形神实义》卷一,第21—22页。
〔2〕 邓玉函:《人身说概》卷二,第35页。
〔3〕 张志聪:《黄帝内经集注》之《灵枢集注》,第249页。

第五章 医　　学

所云:"余闻刺有五官五阅,以观五气。五气者,五藏之使也,五时之副也。"及岐伯所云:"五官者,五藏之阅也。"则五官通过显五藏之五气而成为五藏之五阅,阅五官可以明五藏之情。中医由此有通过五官察病的诊断学,如《灵枢·五阅五使》岐伯曰:五官"以候五藏。故肺病者,喘息鼻张;肝病者,眦青;脾病者,唇黄;心病者,舌卷短,颧赤;肾病者,颧与颜黑"。即阅五官之色而知五藏之病。这与西方"五官乃觉魂之具"的思想是完全不同的。《性学觕述》中也称耳目为心之使令,云:"心为百骸之主,一身最尊,故居身之中央,如王者宅中,便于传命四方也。耳目为心之使令,专以司察为职,以便一身之趋避,故居高,如登台远探敌情以报其主者然。"但与中医五藏五官之对应关系不同,它所表达的仍是一种五官乃灵魂之具的思想,因为心乃灵魂之宅。

中医五官思想中,似乎并不像欧洲那样将眼置于五官之尊的地位,但是从《内经》中的一些表述来看,目之官似为五官中最为重要的一官。《内经》中关于眼科的论述达238条之多,内容远超过其他四官;[1]《素问·阴阳应象大论》云:"神在天为风,在地为水,在体为筋,在藏为肝,在色为苍,在音为角,在声为呼,在变动为握,在窍为目,在味为酸,在志为怒。"《灵枢·口问》云:"心者五藏六腑之主也,目者宗脉之所聚也。"这些都表明目在五官中更具重要之位。《素问·解精微论》云:"夫心者,五藏之专精也,目者其窍也,华色者其荣也,是以人有德也,则气和于目,有亡,忧知于色。是以,悲哀则泣下,泣下水所由生。"此处所论之"心"乃心理之心,而非生理之心。观察眼睛来揣测人的心理变化,这一点上与西方思想却有相似之处,《性学觕述》卷四云:"或问欲知人之情伪,必观其目,何也?曰:此心之捷报也。心有一情,目即露之。"欧洲关于眼的思想更上升至宗教伦理学的高度,如《性学觕述》卷四又云:"盖目为一身之精华,能显露人情,关系德慝者也。古圣若伯有云:嗟哉吾目!已丧吾心。古

---

[1] 参见肖国士、唐由之等编著:《眼科学说源流》,北京:人民卫生出版社,1996年,第6页。

贤瑟搦加亦云：缺目者，似乎其获终身之德资也，有目者，又岂可妄使之为罪囮耶？"此又与孔子所言"非礼勿视"相仿。

佛教传入后，其六识的思想在中国文化史上有着比较大的影响痕迹。六识指眼、耳、鼻、舌、身、意，前五识即与欧洲思想中之五感官相同，而"意"之为识，也与《性学觕述》中所言脑之四职相似。印度眼科随佛教传入中国，对中医眼科的理论与治疗方法有较多影响，[1]唐代医学家王焘《外台秘要》卷二十一首次引《天竺经论眼》作为总论，云："盖闻乾坤之道，唯人为贵，在身所重，唯眼为宝。以其所系，妙绝通神，语其六根，眼最称上。""夫眼者，六神之主也。"《性学觕述》云："目为五官之尊。以视为职，其德在明。"[2]所谓"其德在明"并非指视力而言，而是说其功能在于助人推明事理，与赖蒙笃《形神实义》所云"神目"是一个意思。此与佛教所论何其相似。天主教神学中虽没有佛教"五眼"之说，[3]但也有形目、神目之别。既然佛教的这些思想已经进入了中国传统医学理论之中，则中国士人对与佛教相关思想如此相近的天主教思想，尽管未必完全接受，也起码不会有全然陌生之感。不过，尽管天主教与佛教表现出的相似性更多，而与儒家思想表现出更多的差异性，但传教士为了使天主教在中国得以传播，还是尽量与占统治地位的儒家思想求同存异，而尽力驳斥佛教。

王焘《外台秘要》卷二十一所引《天竺经论眼》中也谈到了眼解剖，但不及传教士作品中所论为详。与随佛教入华的印度医学知识一样，随天主教入华的西洋医学知识为缺少解剖学基础的中医提供了一次改进的契机。然而，尽管明末传入的西方五官知识对改变当时中国人的感官观念与认识产生了作用，但是并没有对中医理论产生如印度医学那样深入的影响。王宏翰《医学原始》卷二有"知觉外官总论"、"目之视官论"、"耳

---

[1] 有学者认为，中医眼科的五轮理论，即是中医与印度眼科医学会通而成，参见肖国士、唐由之等编著：《眼科学说源流》，第20—24页。
[2] 艾儒略：《性学觕述》卷四，第187页。
[3] 佛教"五眼"指肉眼、天眼、慧眼、法眼、佛眼。

之闻官论"、"鼻之嗅官论"、"口之唊官论"、"身之触官论",其文均摘自《性学觕述》,而无发挥,惟在论耳官中,加入一句"肾气通于耳"。[1] 在中医理论中,五行五脏与五官相对应,耳对应的是肾。王宏翰将这一传统中医的耳肾对应关系加在西说中,不仅不能算作对中西医学的融会,而且显得格格不入。

2. 脑

中医理论重视五脏六腑、经脉血气,但对人脑似始终未予以重视。《素问·五藏生成篇》云:"诸髓者,皆属于脑。"后世医家据此认为脑为髓之海。[2]《素问·五藏别论篇》不认为脑属于藏腑,而是与髓、骨、脉、胆、女子胞一样属于奇恒之腑。但《内经》中并未对脑的生理、病理、功能作出阐释。中国道家医学则比较关注人脑,认为脑为泥丸宫,眉间百会之穴乃上丹田所在,为入道之门,天地灵根,[3]但尚不知脑为感知、记忆、思考之所。唐段成式《酉阳杂俎》谓"脑神曰觉元",[4]不知其所由来,疑受印度医学之影响。但此说后亦不见有人深入阐发。现在无人不知脑的基本功能,尽管"思"、"想"、"忆"、"忘"、"虑"等字从心,但人们已经知道这些活动均由脑来完成的。不过在中国传统思想中,这些活动是与"闷"、"忍"、"忠"、"怨"、"急"、"怒"等一样都属于心理活动。

西方传统医学和文化对脑比较重视,[5]对脑的认识远比传统中医和中国文化深入。在古希腊,希波克拉底学派认为脑是一个腺体,是聚集从身体来的过多液体的地方,并认为脑是感觉的中心,也是思想和意志的中心。[6] 人的五官只管接受外界的信息,而无储存信息、辨别是非的能力,故需人脑以记忆、思考和作出判断,如艾儒略所云:"人身外备五官,随遭

---

[1] 王宏翰:《医学原始》卷二,第143页。
[2] 张志聪:《黄帝内经集注》之《素问集注》,第83页。
[3] 《黄庭内景经》第七章"至道",《道藏》本。
[4] 段成式:《酉阳杂俎》卷十一"广知",《四库全书》子部小说家类琐记之属。
[5] 关于西方人对大脑的认识史,参见 FINGER, Stanley, *Minds Behind the Brain, A History of the Pioneers and Their Discoveries*, Oxford University Press, 2000。
[6] 卡斯蒂廖尼:《医史史》上册,第121页。参见范行准:《明季西洋传入之医学》卷八,第22—24页。

而觉,美恶俱受,无所拣择。又内备四职,取五官所进而分别安置之,一曰总知,亦云公觉,二曰受相,三曰分别,四曰涉记。外官者,感万象而受之于内,如一城有五门然;内四职者,收五官所入而观察焉,以定其取舍,如诸司列署,有分职然。此五官四司,共成一觉性。"[1]明末清初传教士对西方有关脑的知识和认识进行了比较多的介绍,如利玛窦《西国记法》、毕方济《灵言蠡勺》、傅汎际《名理探》、高一志《斐录答汇》、艾儒略《性学觕述》、邓玉函《人身说概》和赖蒙笃《形神实义》等书中,均涉及西方有关脑的知识和观念,其中尤《记法》、《说概》、《性学》、《形神》为详。

关于大脑的结构与生理,《人身说概》和《形神实义》述之较全。《说概》卷下"总觉司说"云:

> 夫总觉之司者,脑也。……造物主生人脑囊,刚柔适中,方能杂然容受也。……总觉之司,包藏万物,道理甚夥,必须极大器具方称容受之德,故头中皆空以容脑,比别物更为大耳。……脑本软体,若积聚为一,不惟镇压易坏,抑且杂乱不章,使记含之司位置失次,故不得不分为两也。……脑中各有细皮间隔,之中线络通焉,不但通于外面,亦能渗于皮内。故脑亦似六腑,全藉脉络相通以养之。……人之饮食既已消化,其余渣必驱而下出,脑中之理亦然。水谷精气升腾脑上,所有消化余渣必须库藏以藏之,故大主生此二大空处,如坑厕然。其空处有浸卵甚多,皆连贯于皮,吸收秽物。其下有筛子骨,膈漏既过,下复有浸卵收渗之,不许如雨之时时霖下也。从此渐下至口上合,或至悬痈,用以润舌,及各种为语言之器具。……头骨甚坚,脑体又软,而脉络来时亦有震动,恐刚柔不敌,未免相伤。故生此厚皮遮护其上,复相嵌于骨缝中,以悬系之,不使下垂而堕也。又饮食消化时有气甚多,溢而欲出,此缝有无限细小孔窍,用以出气,即毛发之孔

---

[1] 艾儒略:《性学觕述》卷五,第225—226页。

第五章 医　　学

是也。其气粗者,为人发,细者一出即散矣。[1]

脑如坑厕以吸收消化之余渣、消化之粗气出而变为头发、脑中余液下渗以润舌等说,现在看来均已成过时之论,但对大小二脑、脑膜、脑中血脉的阐述,基本得当。邓玉函将脑视为总觉司,但没有具体介绍总觉司的总知、受相、分别、记忆四个部分。《形神实义》卷二"论头"提到了四职,但亦未具体论之,其介绍脑之解剖生理云:

> 头为一身之尊,内四职、外五官之所总汇,即神明之司,皆系于此以为用也。其体俱以细硬肉成,骨内多髓,而为一身骨髓之源,即生元湿之情以养周身。脑颅有七品筋,带动觉细德,使周身有运动触觉之能,故以管摄百肢,而百肢咸顺,伏于首,为互相接应也。脑中又为白液之所,内有一漏管,上圆下尖,状若漏酒之斗,透于鼻,头所不须者,自鼻出之。更为质具体过炼之所。又脑体更贵,为受像、涉记之所归,人之聪明多系于此。故有两层皮以裹之,一名严父,一名慈母。其骨圆,实不一片,两相接互而合,有细孔通上以蒸热气于外,使不壅塞,兼以滋发之长,如地湿以培树根也。养头养发之血,自心上升,故心与脑恒为相连,而生命之根系焉。

与《人身说概》对比,赖蒙笃多介绍了由脑发出的运动神经,以及心脑之关系等。这些脑解剖生理知识在今日看来虽仍较为粗浅,但比之传统中医对脑的认识,不啻天壤。关于脑在知觉方面的四种功能,艾儒略《性学觕述》介绍最详,滋略摘数段以明其大意:

> 按古贤亚味则纳(引者按:即阿维森那)所云:总知乃觉性之一能,在脑,为五官之根源,由细细筋管,传觉气于五官,又由此细管,复

---

[1] 邓玉函:《人身说概》卷下,第22—24页。

纳五官所受之物象，而总知之。……总知最前近额，密迩五官，以便接受诸官之象。此藏之体，为湿为嫩，略如骨髓，而物象从此印焉。故额广阔者，其额脑亦广阔，其觉常捷，狭隘者，其觉常钝。总知之识有二：一则取五官畸零所得者，而总合之，较别之。……二则兼五官之所为而尽知之。

受相者，主于收入总知频寄之物象，而保守之，使不至于泯没，故号为物象之府库，而物象至此，亦名之曰物影，亦名之曰现象。其所在脑中之第二穴，比总知之职，稍干稍凝，……便于守其所寄。故其职在于存守五官之象也。

分别之职，权衡物情，亦觉性之一能也。五官受象，初寄第二藏中，到此则能剖其相合相悖之情，其所在于脑中第三穴，头顶之下，受相之后，涉记之前，居中，前后相顾。……此第三穴，四穴中之极热者，缘五脏常有火升于上，提挈此识，以思想种种之事，无所停息。

涉记者，又觉性之一能，取分别职所造象，而置于其内，此内职之第四职也。……此第四职之本所，在脑中之第四穴，故人以脑后广大为贵，取便记蓄之义。第四穴之体，比第三穴更为干凝。干凝者，多所存蓄。此职原主久存诸象，以便分别者，不时逢源之取也。[1]

此均为中国前所未有之论。现代科学的发展已经证明了人脑有专主记忆的区域，而且人脑的许多不同功能都属于不同的区域。尽管《性学觕述》对人脑的分区与实际情况相比还有很大差距，但是其认为人脑不同区域有不同功能的思路，却是与现代科学研究结果相近的。

四职之说对于中国人而言是非常陌生的，加之译语较为难懂，故在中国影响不大，仅王宏翰将此说加以吸收，纳入他的医学体系之中。《医学原始》卷二"知觉内职总论"、"总知职"、"受相职"、"分别职"、"涉记职"均摘自《性学觕述》，而未添加一语。

---

[1] 关于四职之说的详细阐述，参见艾儒略：《性学觕述》卷五，第226—247页。

第五章 医　　学

此期西方传入之脑的知识,在中国产生重要影响的是其中的脑主记忆说。此说由利玛窦《西国记法》首次传入中国,[1]此后其他性学书中亦多有介绍。明清时期中国著名学者如金声、方以智、汪昂、王宏翰、王清任、郑光祖等,纷纷接受了此说,中国传统思想中的"心主记忆"观念由此为之一变。纵观明末清初传入之西方医学以及身体知识,其在中国产生影响最大者首推脑主记忆之说。

利玛窦入华十余年,便能够对中国《诗》、《书》等经典倒背如流,其记忆力引起了不少中国士人的惊奇,[2]为科考而需要背诵四书五经的士子们希望能够获传其记忆之法,利玛窦故有《记法》之作,向中国人介绍西方的形象记忆法。他所介绍的这种记忆术对中国士子到底产生了多大的帮助,我们不得而知,但该书首篇所阐述的记忆在脑说,却引起了中国传统身体观的重大变化,这或许是利玛窦始料不及的。《西国记法》"原本篇"云:

> 记含有所,在脑囊,盖颅囟后,枕骨下,为记含之室。故人追忆所记之事,骤不可得,其手不觉搔脑后,若索物令之出者,虽儿童亦如是。或人脑后有患,则多遗忘。试观人枕骨最坚硬,最丰厚,似乎造物主置重石以护记含之室,令之严密。
>
> 人之记含有难有易,有多有寡,有久有暂,何故? 盖凡记识必自目、耳、口、鼻、四体而入,当其入也,物必有物之象,事必有事之象,均似以印印脑。其脑刚柔得宜,丰润完足,则受印深而明,藏象多而久。其脑反是者,其记亦反是。如幼稚,其脑大柔,譬若水,印之无迹,故难记。如成童,其脑稍刚,譬若泥,印之虽有迹,不能常存,故易记而亦易忘。至壮年,其脑充实,不刚不柔,譬若褚帛,印之易,而迹完具,

---

[1] 《西国记法》,1595 年南昌刊刻。后经高一志、毕方济修订,晋绛朱鼎瀚润色并序,于 1623 年后在山西再版,该版藏 BNF,编号 chinois 5656。影印本见吴相湘主编:《天主教东传文献》,第 1—70 页。

[2] 朱鼎瀚《记法序》云:"今天下无人不知有西泰利先生矣,外父徐方枢有所藏先生墓中志云:'先生于六经一过目,能纵横颠倒背诵。'"《天主教东传文献》,第 3—4 页。

故易记而难忘。及衰老,其脑干硬大刚,譬若金石,印之难入,入亦不深,故难记,即强记亦易忘。或少壮难于记忆者,若镌金石,入虽难而久不灭,故记之难,忘之亦不易。衰老易忘,犹图画在壁,其色久而暗脱,不能完固。[1]

利玛窦记含在脑之论,揭开了西方关于人脑知识传入中国的序幕,亦引发了中国人对脑的重新认识。毕拱辰在润定《人身说概》时,将《记法》"原本篇"完整补入,[2]附于该书"总觉司说"之后,足见其对此说之重视。

按照西说,记忆虽为脑的一个功能,属于觉魂的一部分,但也是灵魂的一个功能。在形神二元论的观念中,人体器官的功能也是二分的。例如舌有尝味的功能,但所尝者为有形之味,而灵魂可尝无形之味;目可见有形之象,而属于灵魂的神目可见无形之象。记忆也一样,记忆有形之物,其所在脑囊,居颅囟之后;而灵魂所记,谓之灵记,其所在与灵魂居于一处,均在灵心。高一志曾对朱鼎瀚说:"灵性有三司,匪直记含,而记含得称灵性之能,在能记有象,以及无象。如乙能记甲为兄,丙为弟,又记甲、丙总为同生,又能记同生之甲、丙总为人。兄、弟为专,同生为总,人为大总,由此申之,以至念兹在兹,不忘人之灵性以由生者。"[3]灵性即灵魂,灵性之三司指记含、明悟和爱欲。利玛窦《西国记法》中主要阐述的是脑之记忆,而毕方济《灵言蠡勺》则对脑记与灵记加以区分,以阐发灵魂的功能。[4]艾儒略将脑之记忆功能称为涉记,而将灵魂的记忆功能称为记含。艾儒略云:"夫如奥斯定(引者按:即奥古斯丁)所论,则涉记疑与记含无异矣。但记含之能,备在灵体,不系肉躯,惟人则然,禽兽不得而有之。人至死后,肉身已离,五官具已脱,尚能记生平之事,则此记含之

---

[1] 利玛窦:《西国记法》,《天主教东传文献》,第11—12页。
[2] 邓玉函:《人身说概》卷下,第24—26页。
[3] 朱鼎瀚:《记法序》,《天主教东传文献》,第5—7页。
[4] 参加毕方济:《灵言蠡勺》,《天学初函》第二册,第1154—1168页。

第五章 医　学

能,备在灵体,不关肉躯也。兹未敢论灵魂之记,且论觉魂之记,备在肉躯者。盖记含之遽庐,此多玛圣人(引者按:即圣托马斯·阿奎那)之言也。涉记、记含,学者视无差别,此书判为觉与灵之分属,大有悬殊,属觉者,依肉身,自有留去;属灵者,不依肉身,永无消灭。"[1]《性学觕述》虽源自亚里士多德《灵魂论及其他》,但显然是经过阿奎那等神学家改造后的学说。在心的功能上,亚里士多德的观点与中国古贤的观点相似,孟子云"心之官则思",亚氏认为一切感知、觉性都在心而不在脑。亚氏所创立的 psychology 之学,中文译为"心理学",正合亚氏之本意。[2] 但亚里士多德思想被神学改造后,而成涉记与记含两分之说,出现了脑记与心记的不同。

中国传统思想观念一直认为心主记忆,所以对"脑主记忆"之新说,开始之时必然会有所质疑;而且,《性学觕述》沿袭亚里士多德的思想,对"心"的作用极为强调,因为人的灵魂居于心,一切记忆、回忆等心理活动也均出于心;该书在论述有助于记忆的方法时,谓之"记心法",这更加使中国人产生疑惑,不知记忆之能到底在心还是在脑。艾儒略转述了中国士人的这些疑问:"或问:脑有四穴,明列总知、受相、分别、涉记之名,西土圣贤必有所凭。近按吾身,实自可会。但心为灵君,万念皆生于此。从来诸子百家,未有言及脑为涉记者,即今所云记心法,不云记脑,明是所记惟心,且夫一像也,而既以为心记,又以脑记,即一身中,无乃政出多门乎?"针对这一提问,艾儒略综合中西文化,给出了详细而精彩的回答,其"记心辨"云:

　　心为灵君固也。第所谓心有血肉之心,有知觉之心。血肉之心居中,知觉之心遍体。中央方寸,特其位耳。其遍于体者,犹大君之无不管摄也。外感之来,或顺或逆,然此心未始不由五官而入,顾所

---

[1]　艾儒略:《性学觕述》卷五,第240—241页。
[2]　参见《灵魂论及其他》吴寿彭之绪言,第14—15页。

为总收五官者,孰运用之乎？必有一定之位,犹万方亿兆达之百司,百司达之冢宰,冢宰达之大君,当其达冢宰时,冢宰先总其觉,即以上达于君,而君亦随将所达,寄托冢宰。所谓君职要而相职详,非谓涉记之具,主其物象,而心全不与；特知觉之心,用涉记之具,以代己职也。大抵有形之物,非有形之具不足以觉之,如目为视具,耳为听具,鼻为嗅具,口为尝具,身为触具,岂记存也而独无其具邪？若以心即其具,不但心失其尊,而贮万象于无有器具之地,将何所受纳焉？若谓正惟无有,乃能无不有,如谷传声,如镜照像,此义又似是而实非也。原记性之所以妙者,以其一时记之,数十年之后,能复追忆,可纳而入,亦可挈而出耳,非如谷之空者,时能传声,不能记向来所传之声；镜之虚者,时能照像,不能存向来所照之像也。若谓心之灵妙,正不在记；才见圆明,则又何以实有此历历常记之觉？是知心必有记,而心非即为记之具也。若谓脑特记具,毕竟心记非脑记也,因而欲尽废其脑之职,是谓目纵为视具,亦心视非目视也,因而欲尽废其目之职,可乎？不可乎！盖人之一身,五脏藏在身内,止为生长之具,惟五官居在身上,则为知觉之具,所以耳、目、鼻共聚于首,最显最高,最便与物相接,耳、目、鼻之所导入,最近于脑,必以脑先受其象,而觉之,而寄之,而剖之,而存之也。生长之具如厨房,知觉之具如厅事,生长之贵,在饮食养身,知觉之贵,在酬应外物,两相资藉,在下者供给其上,在上者运用审察,以保护其下,故云心之记,正记于脑耳。尝有记诵过多,思虑过度而头岑岑痛者,其故为何？较前所云搔首垂头者,不更明哉？此不易之论,西土圣说相沿,谅不我欺。《黄庭内景》亦言脑为泥丸宫,元神居焉,是必有所本,何惑之有？[1]

艾儒略运用中西文化知识所作的这番论述,旨在说明心记通过脑记来实现,脑为心记之具,是心灵的役使。这一观点实际上折中了脑记与心

---

[1] 艾儒略:《性学觕述》卷七,第295—299页。

第五章　医　学

记两种不同的观点,并且将中西文化中对脑与心的观念统归于天主教神学上来。

除上述传教士作品中论及脑主记忆说外,高一志也向中国人传播此说。其《斐录答汇》卷下"性情类"共30对问答,有关记忆诸事者八对。如:

> 问:人见闻日繁,而记含所存反寡者何?
> 答:凡人所见闻之事物,必生其像。而像或不受含于记府,或受含时未深获其相应之质。故物像轻触于耳目,其印于记府者浅而不真,易于散忘也。[1]

又如:

> 问:凡人有所爱及所忧,多记忆不忘者何?
> 答:凡人所爱,必内情与外物相惬,故眷恋注想,易于永记,所不爱者,未免易忘耳。多忧之人,其用心必周密,图维筹画因而含容,物像深入真切,亦多记不忘也。[2]

此处关于记忆的八个问题,阐述得比《记法》"原本篇"更广且详。

西方脑主记忆之说在明清时期中国知识界产生了广泛的影响,中国传统思想对脑的认识由此发生了改变。为《西国记法》、《人身说概》、《性学觕述》、《斐录答汇》等传教士作文作品写序跋或参与审校的中国人,如毕拱辰、朱鼎瀚、朱时亨、陈仪、瞿式耜、梁云构等,纷纷接受此说,自不待言,王宏翰对西方有关脑的知识的接受,已见于前。其他教内外学者亦多有受其影响者。

---

[1] 高一志:《斐录答汇》卷下,第2页。
[2] 高一志:《斐录答汇》卷下,第3页。此书虽收入《罗马天主教文献》之中,惜编者将其下卷漏掉,本书凡引《斐录答汇》下卷内容,使用的均为BNF藏本。

熊明遇(1579—1649)《格致草》"人身营魄变化"条云：

> 至于寸灵包括宇宙,记忆古今,安顿果在何处？皆资脑髓藏受。髓之清嫩者则聪明,易记而易忘,若印板摹字;髓之浊滞者则愚顿,难记亦难忘,若坚石镌文。[1]

其所作的比喻与利玛窦《记法》类似,此段话或即从《记法》得来。熊明遇与传教士多有往来,其《格致草》中包含了大量西学知识,[2]但只有此条专门讲人身知识,在"反身格物"方面熊明遇无甚表现。尽管如此,熊明遇仍是中国最早接受西方"脑主记忆"学说者之一。

清初休宁医家汪昂(1615—1695)《本草备要》卷二"辛夷"条云：

> 吾乡金正希先生尝语余曰："人之记性,皆在脑中。小儿善忘者,脑未满也;老人健忘者,脑渐空也。凡人外见一物,必有一形影响于胸中。"昂按：今人每记忆往事,必闭目上瞪而思索之,此即凝神于脑之意也。不经先生道破,人皆习焉而不察矣。李时珍曰：脑为元神之府,其于此意,殆暗符欤？[3]

辛夷即木笔花、玉兰花,中医认为此花辛温轻浮,入肺胃气分,能助胃中清阳上行,通于头脑,又因为风寒客于脑则鼻塞,故此花主治鼻渊鼻塞。[4]汪昂因此想起了李时珍"脑为元神之府"之说,以及同乡金正希

---

[1] 熊明遇：《格致草》,见薄树人主编：《中国科学技术典籍通汇天文卷》第六分册,郑州：河南教育出版社,1993年,第136页。

[2] 关于熊明遇及其《格致草》,参见冯锦荣：《明末熊明遇父子与西学》,《明末清初华南地区历史人物功业研讨会论文集》,香港中文大学历史系,1993年;徐光台：《明末清初西学对中国传统占星气的冲击与反应：以熊明遇〈则草〉与〈格致草〉为例》,《暨南史学》第四辑,第284—303页;徐光台：《明末清初中国士人对四行说的反应：以熊明遇〈格致草〉为例》,《汉学研究》第17卷第2期(1999年12月),第1—30页。

[3] 汪昂：《本草备要》卷二,谢观、董丰培评校,重庆大学出版社,1996年,第158页。

[4] 汪昂：《本草备要》卷二,第158页。

第五章 医　学

"人之记性皆在脑中"的话。有学者认为李时珍之说源自西方,[1]但无甚依据,因为《本草纲目》成书之时(1578),利玛窦尚未到达中国。李时珍之说盖源于道教思想,[2]如《黄庭内景经》所云脑为泥丸宫,元神居焉,前引艾儒略之文亦注意到道教的这一思想。而金正希之说源自传教士当属无疑。金正希(1589—1645),名声,一名子骏,明末抗清名臣,亦为著名的天主教徒。[3]金声于1626年在南京读书,作《城南叶氏四续谱》云:"泰西……学尊性命,而明物察伦。"[4]时毕方济在南京传教,金声或与其有接触,而获传脑主记忆之说。

清中叶医家王清任《医林改错》有"脑髓说"一节,有引李时珍、金正希、汪昂之说,并根据自己的观察而成是说,云:

> 灵机记性不在心在脑一段,本不当说,纵然能说,必不能行。欲不说,有许多病,人不知源,思至此,又不得不说。不但医书论病,言灵机发于心,即儒家谈道德,言性理,亦未有不言灵机在心者。因始创之人,不知心在胸中所办何事。……气之出入,由心所过,心乃出入气之道路,何能生灵机、贮记性？灵机记性在脑者,因饮食生血气,长肌肉,精汁之清者,化而为髓,由脊骨上行入脑,名曰脑髓。盛脑髓者,名曰髓海。其上之骨,名曰天灵盖。两耳通脑,所听之声归于脑,……两目即脑汁所生,两目系如线,长于脑,所见之物归于脑,瞳人白色,是脑汁下注,名曰脑汁入目。鼻通于脑,所闻香臭归于脑,脑受风热,脑汁从鼻流出,涕浊气臭,名曰脑漏。……试看痫症,俗名羊羔风,即是元气一时不能上转入脑髓。抽时正是活人死脑袋。[5]

---

[1] 彭兴:《李时珍与西洋医学》,《甘肃社会科学》1983(6),第82—83页。
[2] 关于道教的脑学说,参见刘永明:《道教炼养学的医学理论创造——脑学说与身神系统》,南京大学历史系博士论文,2003年5月。
[3] 关于金声之生平,参见陈垣:《休宁金声传》,《陈垣学术论文集》第一集,中华书局,1980年,第60—65页;方豪:《中国天主教史人物传》上册,中华书局,1988年,第240—246页。
[4] 引自方豪:《中国天主教史人物传》上册,第241页。
[5] 王清任:《医林改错》,人民卫生出版社,1976年,第47—49页。

王清任通过金声、汪昂,间接受西说影响,而成脑髓说。而他将五官生理与病理现象与脑相联系,非金声、汪昂之论,他虽亲自观察死尸多年,恐亦无法观察得如此细致,故疑其亦从西说而来。他用脑髓对癫痫症的阐释,虽不甚准确,但认为癫痫与脑有关则不误,此可视为王清任利用西说所得之创见。惟不知王清任为何说"灵机记性不在心在脑一段,本不当说",抑或因是说源于传教士,而嘉道年间禁教森严的缘故?王清任《医林改错》在清后期影响很大,从1830年初版至清末80余年间,共有40多种版本。徐然石、李志锐、王孟英、胡琨等人均根据此书而肯定《人身说概》、《人身图说》所述之内容,并批判俞正燮的中西脏腑不同论,从而为晚清中国人接受新入华的西洋近代解剖学(以合信《解体新论》为代表)奠定了基础。[1]

清初思想家方以智也受西方有关脑的知识的影响。关于脑的生理构造,方以智《物理小识》引汤若望《主制群征》云:

> 脑散动觉之气,厥用在筋。第脑距身远,不及引筋以达百肢,复得颈节、脊髓,连脑为一,因遍及焉。脑之皮分内外层,内柔而外坚,既以保存身气,又以肇始诸筋。筋自脑出者六偶,独一偶斋颈至胸下,垂胃口之前,余悉存顶内,导气于五官,或令之动,或令之觉。又从脊髓出筋三十偶,各有细脉旁分,无肤不及,其与肤按处,稍变似肤,始缘以引气入肤,充满周身,无弗达矣。筋之体,瓤其里,皮其表,类于脑,以为脑与周身连接之要约。[2]

对于西方的脑主记忆之说,方以智亦加以接受和阐发,如云:"人之智愚系脑之清浊。古语云:'沐则心复,心复则图反。'以此推之,盖其有故。《太素脉法》亦以清浊定人灵蠢,而贵贱兼以骨应之。"[3]又云:

---

[1] 胡琨亦作有《读〈全体新论〉》,见《重庆堂随笔》,第121—122页。
[2] 方以智:《物理小识》卷三,第74页。
[3] 方以智:《物理小识》卷三,第75—76页。

第五章 医　学

　　至于我之灵台,包括县寓,记忆古今,安真此者果在何处? 质而稽之,有生之后,资脑髓以藏受也。髓清者聪明易记而易忘,若印版之摹字;髓浊者愚钝难记亦难忘,若坚石之镌文。[1]

方以智此处所设之比喻与利玛窦《记法》相似,其源自西说毋庸置疑,尽管他尽力在中国传统学术中为此说寻找渊源。此外,有清一代受明末始人之脑主记忆说的学者还有郑光祖、陈定泰、钱端履、纳兰容若、徐锡龄、张祥河诸人,他们或在书中著录西说,或以西说解释病患,[2]可见,脑主记忆之说已在中国士人中间得到广泛流传和认可。

四　脏与腑:西洋解剖学与中医脏腑理论的相遇

人体的每一个部位、每一个器官,中西文化都有着不同的认识和阐释。对于五官、脑的认识如此,对于内脏器官的认识也如此。中国文化中,儒释道和中医对脏腑有各自的认识与观念,而西方人对人体脏器的认识体现了古希腊、罗马文化、西方解剖学和天主教神学的思维观念。这里不想详细考察中西文化对人体脏器的不同认识,而只想考察早期传入的西方脏器知识和观念,并分析其带来的影响。明清之际来华传教士对西方有关人体内脏器官知识和观念的介绍,主要邓玉函《人身说概》、罗雅谷等《人身图说》、赖蒙笃《形神实义》和巴多明《格体全录》,《主制群征》、《性学觕述》、《斐录答汇》等书中也略有涉及。《格体全录》为满文,暂不讨论,《说概》、《图说》和《形神实义》是本节藉以讨论的主要文本。

脏腑理论是中医主要理论之一。所谓五脏一般指心、肝、脾、肺、肾;六腑一般指小肠、大肠、胆、胃、膀胱、三焦。脏腑在中医中有特定的内涵,即《素问·五藏别论》所云:"五藏者,藏精气而不泻也,故满而不能实;六府者,传化物而不藏,故实而不能满也。"除五脏六腑外,中医又有奇恒之腑,《素问·五藏别论》云:"脑、髓、骨、脉、胆、女子胞,此六者,地气所以

---

[1] 方以智:《物理小识》卷三,第81页;又见《通雅》卷五一"脉考",清姚文燮浮山此藏轩刻本影印本,北京:中国书店,1990年,第625页。
[2] 参见范行准:《明季西洋传入之医学》卷九,第7—10页。

生也,皆藏于阴而象于地,故藏而不泻,名曰奇恒之府。"脏、腑和奇恒之腑共16个人体器官(胆既是六腑之一,也是六个奇恒之腑之一),是《内经》乃至整个中医研究人体的重要内容。

传统中医基本上不存在西方意义上的解剖学,但并不是说中国古人对人体构造全无认识,而是因为中国古人对人体的认识是在另外一种思维理路中进行的。对于人体,中国人看到的不是一个个孤立的器官,而是密切联系的一个整体。在这个整体中,脏腑是核心。脏腑通过经脉与人体所有部位相连,经脉是将脏腑内在变化体现于外的机制。脏腑经络相关,在中医理论中即为藏象学说。《灵枢·海论》云:"夫十二经脉者,内属于府藏,外络于肢节。"《灵枢·经别》云:"人之合于天道也,内有五藏,以应五音五色五时五味五位也;外有六府,以应六律,六律建阴阳诸经,而合之十二月十二辰十二节十二经水十二时十二经脉者,此五脏六府之所以应天道。"《灵枢·经脉》云:"经脉者,所以能决生死,处百病,调虚实,不可不通。"由此发展出的一整套脏腑经络理论,成为传统中医的核心内容。藏象学说是中医脉诊、针灸、行气、按摩等诊断、治疗和保健方式的主要依据。

传统西医中没有五脏六腑、奇恒之腑的观念,不存在三焦这样的器官;他们的认识建立在大量解剖观察的基础之上,对器官的描述是目之所见的真实描述,而不像中医那样,很多具体概念在人体上却无法找到对应部位,命门、三焦、经络到底何所指,历来争论不休,至今也无定论。入华传教士虽然也将人体内脏器官称为脏腑,但是所指皆为西方观念中的人体内脏器官。在传教士的中文作品中,对中医所云的五脏六腑、奇恒之腑共16个人体器官的解剖知识,除了三焦之外,都有介绍,其中又以有关"心"的知识介绍最为详细,这不仅因为心脏是所有脏腑中最重要的器官,而且因为心在神学中有着至关重要的意义。

俗语云"知人知面不知心",其实就对人体各部位的认识而言,心也是最难认识和把握的。古今中外,神学、哲学、医学、心理学、伦理学等等,都对心有很多论述,形成各种流派,但至今也无法对人类之心有透彻的了解。在这里,我无力也无意梳理各派观点,提出关于"心"的新学说,而仅

第五章 医　　学

想考察传教士传入了哪些关于"心"的观念与知识。传教士向中国人介绍的,无非两种"心"——肉心(heart)和灵心(mind),前者属于解剖生理学,后者属于神学、心理学的研究范畴。

利玛窦《天主实义》云:"一物之生惟得一心。若人,则兼有二心,兽心、人心是也;则亦有二性,一乃形性,一乃神性也。"[1]此非言人有两个心脏,而是说人心具有两种相反趋向,一向肉欲,一向神性。这与中国传统的"人心"、"道心"说有类似之处,只不过"形性"、"神性"所指内涵不同,但若将"道心"、"人心"翻译成西文,似译成mind、heart比较合适。

《人身图说》云:"心,灵魂之宅也。"[2]《形神实义》云:"心乃亚尼玛之舍,于一身为最贵,昔人比之为君焉。"[3]可见,心之所以具有二性,是因为那里居住着灵魂,具有神性的灵魂管制着肉心,使人趋善避恶。《素问·灵台秘典论》云:"心者,君主之官也,神明出焉。"《灵枢·邪客》云:"心者,五脏六腑之大主也,精神所舍也。其脏坚固,邪弗能容也。容之则心伤,心伤则神去,神去则死矣。"如果将《内经》中的"神"换成《人身图说》中的"灵魂",或者《形神实义》中的"亚尼玛",则西方神学体系下的解剖学所论,与传统中医所论完全一致。但《内经》所言之"神",尽管历代有多种解释,均不与天主教神学中之"灵魂"概念等同。而面对西方传入的"心乃灵魂之舍"的观念,希望对其加以接受的中国士人,自然会搬出《内经》进行附会,李之藻将《天主实义》与《素问》相勘比(见前引),就是一个例子。

至于"肉心"的构造与功能,传教士则依据西方解剖学家的著作,进行了介绍,其中尤以《人身图说》为详。前面已经说过,《人身图说》和《人身说概》是依据维萨里《人体构造》的框架体系,结合16世纪多位解剖学家的著作,综合翻译而成。维萨里以前,盖仑医学教条拥有绝对权威;而《人体构造》一出,对盖仑教条形成了巨大挑战,标志着近代解剖学的开

---

[1] 利玛窦:《天主实义》,《利玛窦中文著译集》,第28页。
[2] 罗雅谷等:《人身图说》,第5页。
[3] 赖蒙笃:《形神实义》卷二,第2页。

始。但是盖仑医学体系并非轰然倒塌,因为盖仑医学中毕竟有很多合理成分,而近代解剖学既是从批判盖仑开始的,同时也脱胎于盖仑的医学体系。因此,依据16世纪欧洲近代解剖学家的著作编译而成的《人身说概》和《人身图说》,其中的一些内容明显是盖仑的学说,例如吸气凉心之说。

又如关于心脏中隔,《图说》云:"心之中分,以细厚肉成壁,是为中界,内复多细眼如网,但不透于外。"[1]这种认为心脏中隔上有小孔以便血液在左右心房之间流通的观点,也是盖仑解剖学的内容。维萨里在解剖过程中,并没有发现心脏中隔上的孔道,但他似乎还没有足够的信心来否定盖仑在这一点上的错误。[2]最早明确否定心脏中隔上存在孔道的是西班牙人瓦尔韦德(Valverde),他在1556年发表的一篇文章中认为,"血液通过动脉性静脉到达肺脏,在这里变稀薄,然后与空气相混合,通过静脉性动脉到达左心。"[3]从而否定了血液由右心室经中隔孔道进入左心室的观点。《图说》又云:"或问心中既有坚硬之膈限,无隙可进,心右边之细血以何管路得通于心左之穴?曰:是血络名养脉之络,将近冕旒络即上进至心右边之耳,从此所下行,复上至心左边之穴为所,成细脉络之血与生活之德。"[4]此说又与盖仑之说矛盾,而与瓦尔韦德之说相近。赖蒙笃《形神实义》在介绍心脏中隔时,似已根据欧洲新的解剖学研究成果,更改了盖仑旧说,其云:"心内有左右穴,界以坚肉。……二穴总以炼甚热之血,不可混相渗漏。初进右穴细炼,其精者进左穴再炼,故为之界,使不得混渗也。"[5]赖蒙笃没有提到心脏中隔上的小孔,可惜也没有解释右心之血是如何进入左心的。《形神实义》重在介绍西方灵魂学说,对人体各部位的结构与功能仅述其大概。

《人身图说》比较详细地讲了心包、心肌纤维、心室、心房、瓣膜、心

---

[1] 罗雅谷等:《人身图说》,第9页。
[2] 卡斯蒂廖尼:《医学史》上册,第357页。
[3] 卡斯蒂廖尼:《医学史》上册,第369页。
[4] 罗雅谷等:《人身图说》,第13页。
[5] 赖蒙笃:《形神实义》卷二,第1—3页。

第五章 医　学

耳、连接心脏之血管、冠状动静脉等的构造与功能,虽没有今日解剖生理学对心脏的认识细致入微,但大体不差。如云:

> 心中有四窍,二居右穴,二居左穴。右二窍,一大者为周身血络带肝血以进心内,一小者为肺络开路,带轻细血兼黄液以养肺体。左二窍,一大者为脉络与心并生开路,而带生活细德分散于周身,一小者为往返脉络,带驱肺细气与热渣之烟。乃因以心之耳当(挡)受诸汁,由其窍而进于本所之穴,即于右边之穴由大窍进内,于右边之穴由小窍进内,由翻以耳之窍于其本穴,避去诸汁,所以本性之妙工,于左右窍边又备十一小耳,右边之穴二窍,每窍三小耳,左边之穴二窍,大窍三小耳,小窍二小耳。[1]

右穴大窍指右心房,小窍指右心室,与右心房相连的"周身血络"为上腔静脉,与右心室相连的"肺络"为肺动脉;左穴大窍指左心室,小窍指左心房,与左心室相连的"脉络"为主动脉,与左心房相连的"往返脉络"为肺静脉。因为《人身图说》之译在哈维发现完整血液循环现象之前,故这里涉及的血液循环之说仍为盖仑旧说,所谓"细血兼黄液"、"生活细德"、"细气与热渣之烟"等,虽然与近代营养、代谢的科学学说略近,但尚不完善。"十一小耳"指二尖瓣、三尖瓣、主动脉瓣、肺动脉瓣等。《图说》接下来详细介绍了心脏瓣膜的具体功用,与近说基本符合,不俱引。

《人身图说》和《形神实义》对其他人体内脏器官的结构与功能,如肺、胃、肠、肝、肾、脾、胆、膀胱、子宫等,均有介绍,《人身图说》更辅以图示。与对心的介绍一样,这些内容均表现了欧洲解剖学由中世纪向近代科学解剖学过渡的特征。西方解剖生理学的科学化,是就西方科学发展进程而言的,其科学化的过程即是脱离神学和批判盖仑教条的过程。但是对于人体的认识,无论西方古代、中世纪还是近代,其研究方法和思路

---

[1] 罗雅谷等:《人身图说》,第9—10页。

是一脉相承的,即对人体(或用动物代替)进行解剖观察和研究,前后只有程度上的差异,在研究思路和方法上却无本质区别。随着解剖技术和观察手段的进步,对人体的认识也越来越深入,包括后来细胞、DNA等的发现,也同样是同一研究思维和方法下取得的成果。

中医对人体的认识虽有自己的思路和特色,但不可否认的是,由于解剖学的滞后,对人体具体器官的认识远远落后于西方,不说西方近代解剖学,即使与盖仑时代解剖学相比,也有很大的差距。直到明末清初时期,中国人对脏腑的位置、结构与功能,其认识仍很模糊,往往纠缠于心有几窍、肝居左还是居右、肝有几叶、肺有几叶、命门、三焦所指为何等问题,而众说不一。造成这种状况的根本原因是缺乏实际的解剖研究。《内经》时代本有通过解剖研究人体的方法,《灵枢·经水》云:"若夫八尺之士,皮肉在此,外可度量切循而得之,其死可解剖而视之。其藏之坚脆,府之大小,谷之多少,脉之长短,血之清浊,气之多少,十二经脉之多血少气,与其少血多气,与其皆多血气,与其皆少血气,皆有大数。"可惜这种方法受礼教之束缚而夭折,没有发扬下去,从而使对人体的认识走上了玄思冥想的道路。脏腑经络、穴位、命门诸说,是对是错,尽管已有很多研究,包括用科学试验的方法进行检验,但至今尚无确凿之证明。

或云,中医是不同于西方科学的另外一种科学,是非与否,不是本书探讨的问题,这里只想说明一个事实,对于人体基本构造的认识,长久以来西方一直领先于中国。早期传入的西方人体解剖生理学知识,尽管仍不算完善,内容有对有错,但通过《人身说概》、《人身图说》等书,西方通过解剖认识人体的方法,在人体认识上的实证态度与精神,均已传入,这些都是值得当时中国人借鉴的。中国人本可以借助本文化中早已存在的思想因子,例如《内经》中的解剖思想,来为接受西来之解剖生理学知识、方法与观念披上"合法"外衣,怎奈受天主教神学和中国礼教的双重束缚,传教士无心进一步传之,中国人无意接而纳之。由于后来对天主教过于敏感,而有俞正燮之"中西脏腑不同说"出,几成千古笑柄;至王清任提出"著书不明脏腑,真是痴人说梦,治病不明脏腑,何异盲子夜行"之论,

第五章 医　　学

一语道破天机，而其《医林改错》中隐约有西学的痕迹；王学权世家及友人又借《图说》、《改错》来批判俞正燮谬论，从而为中国人接受再次入华的西洋解剖生理学展开了道路。而到了这时，面对强势之西学，中国人不接受恐怕也是不行的了。故西学对中医藏象学说的影响，虽始于明末，而真正的冲击却发生在清末。幸乎？哀乎？

五　脉、络、筋：西洋生理学与中医经络理论的相遇

传教士中文作品对血管、血液运动、神经及其功能等生理学知识介绍得比较多，尤其以《人身图说》为最详，《人身说概》、《形神实义》中也有专门的阐述，但不及《图说》全面。

脉、络、筋均为中医概念，但在传教士中文书中，三者分别指动脉、静脉和神经。传教士在翻译西学过程中对中医概念的移用，我在下一章还会有专门的阐述，这里着重考察西方生理学与中医经络学说的首次相遇。

按照《内经》的说法，人体有十二经脉，分别为肺手太阴之脉，大肠手阳明之脉，胃足阳明之脉，脾足太阴之脉，心手少阴之脉，小肠手太阳之脉，膀胱足太阳之脉，肾足少阴之脉，心主手厥阴心包络之脉，三焦手少阳之脉，胆足少阳之脉，肝足厥阴之脉。[1] 经脉与脏腑呈密切对应的关系。经络指的是什么？有主张为神经者，有主张为血管者，有主张为肉眼不可见之传导系统者，至今也还没有明确。《灵枢·经脉》云："经脉十二者，伏行分肉之间，深而不见，其常见者，足太阴过于外踝之上，无所隐故也。诸脉之浮而常见者，皆络脉也。……经脉者，常不可见也，其虚实也，以气口知之，脉之见者，皆络脉也。"由是观之，经脉似乎指动脉，络脉似乎指静脉。但《灵枢·脉度》又云："经脉为里，支而横者为络，络之别者为孙。……当数者为经，不当数者为络也。"则纵向而大者为经脉，横向而众者为络脉，络脉的细小分支为孙脉。《素问·经络论》云："经有常色，而络无常变也。……心赤肺白肝青脾黄肾黑，皆亦应其经脉之色

---

[1]　关于十二经脉的走向以及与其相关的脏腑，《内经》中有详论，参见《灵枢·经脉》，张志聪：《黄帝内经集注》之《灵枢集注》，第73—117页。

也。……阴络之色应其经,阳络之色无常,随四时而行也。"则五脏与经脉相应,阴络之色与经脉同,阳络之色随四时而变。可经络到底是什么?经络中传输的到底是什么,是血,是气,还是某种不可见的电波?这些问题还是留给医学家继续努力回答吧。我这里只能说,经络指的是人体内的某些管路,使人体的脏腑、四肢五官成为一个整体;这些管路可见也好,不可见也罢,总之与西洋解剖生理学所谓的血管、神经不是一回事。抑或者,传统中医并没有搞清楚血管、神经的具体分支与走向,也没有搞清楚人体内这些管路的真正功能,而仅以早期的初步观察,附会阴阳五行之说,而成所谓的经络理论。

人体内的管路种类繁多,错综复杂,要真正将其种类与功能完全弄清楚,绝非易事。在希波克拉底时代,神经和腱、肌肉相混,也常常和血管混在一起,"神经(nevpov)"一词在当时即包含这些意思;"动脉"一词主要是用作表达气管和支气管的意思,后来,凡是认为含气的血管都用这个名称,因为当时看到人死后这种含气的血管是空的,而灵气便是通过动脉到达心脏的;"静脉"一词是表达包含血液的脉管,血液贮存在肝中,左心是产热的所在,由于热,器官和体液才由营养物形成,血液不断流动,供给左心所需要的热,而对于心脏的知识及其司循环的作用仍不知道,有些希波克拉底学派的书籍说静脉输送血液到头部。[1] 到了亚历山大时期,被认为是解剖学之父的希罗菲卢斯(Herophilus,生活于公元前300年左右),对血管和神经作了区分,并清晰地描述了脑是神经系统的中心器官和智慧的所在,还区分了大脑和小脑。[2] 至盖仑时代,解剖生理学有了很大发展。盖仑综合希波克拉底、灵气学派等学说,结合自己的动物解剖实践,创立了一种血液运动理论。他认为,肝是血液运动的中心,肝脏将人体吸收的营养物转化为血液,血液由腔静脉进入右心,一部分通过纵中隔的小孔由右心进入左心。心脏舒张时,通过肺静脉将空气从肺吸入左心

---

[1] 参见卡斯蒂廖尼:《医学史》上册,第120—121页。
[2] 参见卡斯蒂廖尼:《医学史》上册,第142—143页。

第五章 医　　学

室,与血液混合,再经过心脏中元热的作用,使左心的血液充满生命精气(vital spirit)。这种血液沿着动脉涌向身体各部分,使各部分执行生命机能,然后又退回左心,如同涨潮和退潮一样往复运动。右心中的血液则经过静脉涌到身体各部分提供营养物质,再退回右心,也像潮水一样运动。盖仑的学说在西方统治了一千多年,直到16世纪才受到挑战,并随着17世纪血液循环的发现而被颠覆。[1] 经过两千多年的探索,西方人终于清楚了血液循环与神经系统的生理机制与功能。我们可以说中西对人体的认识思路各不相同、各具特色,但是在我们仍无法弄清楚经络实质的今天,西方血液循环等生理知识早已成为定论,而生理学正沿着西方科学的研究路径不断继续向前发展着,成败高下不言而喻。

早期传入的西洋生理学知识,仍以盖仑之说为基础,即使成于1663年的《形神实义》也是如此。赖蒙笃于1642年离开西班牙,哈维《动物心脏解剖及血液运行的试验》这部伟大著作发表于1628年。但我们无需指责赖蒙笃没有将血液循环的理论介绍到中国,因为即使在欧洲,这一新的生理学理论也需要一段时间来被普遍接受,何况赖蒙笃未曾攻读医科,不可能对解剖生理学界的前沿研究密切关注。

传教士在介绍各脏腑器官时,均对该器官中的血脉、神经等管路及其功能进行了着重阐述,各脏器之内均有复杂的脉管、

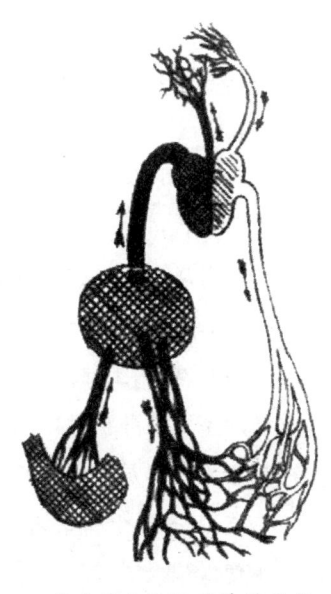

盖仑的血液运动学说示意图,选自卡斯蒂廖尼:《医学史》,第173页。

神经管乃至淋巴管相通,从这个意义上说,脏腑与经络相互关联而成为一个整体,显然不误,惟中医所谓脏腑经络相关之说,并非这个意思。《人

---

〔1〕　参见卡斯蒂廖尼:《医学史》上册,第366—376、443—449页。

身图说》"论肝及下腹大小肠"云：

> 夫肝为周身百肢作成之始，既以多血而成其体，亦为变化诸血之所，为诸血络之根。……夫肝体本柔，以两叶之分，必多细管路而成，所以觉其刚也。盖肝为大血络逆上而生其由来之根，胆胞亦在其所。其体以血络、脉络、筋络及厚血细膜而成，此血络、脉络由脐而上至肝，筋则从脑颅而下至胃，分散周胃，复发数肢，上行而分布于肝之膜，不留辣液、恶液，因不容其进于内体，使独展于肝之外膜，而发多细筋线，分进于内体，余脏所有筋皆如是也。[1]

又如《人身图说》"胃总论"云：

> 胃之体与作用，为周身须用、须受饮食与食欲之所，以二筋于胃上口之根，而下分散于其体，得质具之体倍多，血体略少。以肉、膜二层及筋成。……以二本层结成，另有一公膜自丹田来，覆盖于胃。又有血、脉、筋三络分散于其全体。其二本层，一内似细嫩黑皮，以多肉线结如蛛网，上伸至口，可取吸饮食。……又有筋生于脑颅，另有近颇溎空下筋并生至口，所以头上受打，胃感脑颅之伤，即欲呕吐与痛，盖因胃之内层与脑颅相连也。……脑颅大品筋亦下至胃口，其血脉二络则分散于胃之全体，其根于大血络口第三支，而下至胃及小便。[2]

各脏器中的脉管与神经，若不经过反复解剖观察，难以窥见。其说多与今日之解剖生理学符合，即使略有不符，也非根本性的错误，而只因观察尚未精详，然其通过反复解剖以研究人体之方法，才是至为关键的。

---

[1] 罗雅谷等：《人身图说》，第31—33页。
[2] 罗雅谷等：《人身图说》，第23—24页。

第五章 医　　学

　　《图说》、《说概》及《形神实义》又对人体脉管、神经管之走向,有专门的描述,亦以《图说》最详。《人身图说》中有"论络脉及脉络何以分散"、"论周身大血络向上所分散之诸肢"、"论周身脉络上行分肢"、"论筋"、"论脉络之源及分散之始下行分肢"、"论诸筋分散与由来之根下截"和"论周身大血络分散下行至诸分肢"等专节,讲述脉管、神经管之分支与走向,后又配以图示,只可惜各抄本中有关人体血管与神经的图绘制潦草模糊,对这些学说在华的进一步传播造成了障碍(详第七章)。这些描述与近说基本相合,但若全引于此,未免过于繁琐,故仅摘引《图说》中的两段,以窥其概。《图说》"论络脉及脉络何以分散"节云:

　　络脉、脉络各于其窍门所发。一曰络脉,是由肝至心之血络,至心变为脉之体,故谓之络脉,兼心之脉体及肝之络体,是肝行而上至心之右穴也。一曰脉络,于心左边之穴发,为带脉络之细血与生活之细德,故谓之脉络,即周身脉络之根也。于此处遂分为二大肢,一散于心右边,一散于心左边。此两肢既散于心之左右,乃与血络常相并而行,血络浮上可见,脉络隐下,故不得而见之。血络带肝补养之厚血,虽当行而不动;脉络带心左边所成细脉络之细热血与生活之细德,故当动,俾生活之德与热可分散于周身。又此肢在肺下将进时即分为之,大肢络上行而至肺左右叶,复分为无数细至,散于肺之中,所以分散其全体。此脉络、络脉之管路所由得反名之故也。夫肺之管路既变络之膜为脉之膜,体因络膜体,存其本膜体之柔软,因此络之管路从心带脉络甚热之细血以养肺体,不然则脉络甚热之血难免其流溢,不得以养肺矣。[1]

　　由引文中所指出的络脉、脉络之起始与走向判断,络脉似指上腔静脉,脉络似指大动脉。此段又述及肺动脉和肺静脉,并着重解释了两者之

---

〔1〕　罗雅谷等:《人身图说》,第12—13页。

命名互换之由,则当时西方已知道肺动脉中输送静脉血入肺,肺静脉带动脉血回心脏。关于腔静脉、门静脉、大动脉及其在人体内的各个分支,《图说》均有描述,不俱引。对这些描述,范行准先生已有考证,将各分支与今名对应起来,读者可以参考。[1]

《人身图说》"论筋"云:

> 筋始为六品,乃发三双筋。其本皆由于囟门所发,而下行于胸,发数小肢,一于头细硬肉分散数肢,于结喉分散数肢,由左右边而生肩井之上,其胸下第一双筋为成肋旁之筋,第二双成回折之筋,第三双成胃之筋。夫肋旁之筋因自肋根下行至谷道,而通诸筋于脊眼之会,亦通肝、胃及三小肠、三大肠回折之筋,周围于胸而返折升上,分为两肢,右边一肢在缺盆下,脉络之下而上行,左边一肢于大脉络之下行至胃肠等处,又二肢随气喉之长至结喉,于此所形分如展翅,左右边各有二筋及细硬肉以夹扶之,乃筋更近于其本源所发,即是脑颅与顶囟门之骨,或脊之髓等处,更软更韧,是本性之妙工定。回折之筋上行至结喉,使有力德以动结喉之细硬肉,以便其上下升降之工。三双筋为助胃之筋,因此筋下行至胃,其先由食喉管路左右边及肺叶而下行,即发多肢筋,分散于肺之内体,及肺之细膜与心包络及心之体,从此所升上于胃之上口,而发多肢,相抱而织成胃上口之体,其用为胃知觉之德,能知饥饿而动欲食之念,所以人及物类凡饮食时,乃因此筋之动与觉德,趋胃之和性,避不和胃之性,而此筋复分散胃之全体。又此筋更发多细肢,至肝外膜及胆胞,欲明胃之筋,以食喉左右下行近胃即分为二肢,分散左右边,复相凑合,但右边之肢散于胃背,左边之肢下行,亦散于胃体。[2]

---

[1] 参见范行准:《明季西洋传入之医学》卷四,第11—19页。
[2] 罗雅谷等:《人身图说》,第18—20页。

第五章 医　　学

　　这里描述的六品筋指的是迷走神经,包括肋旁神经、回归神经和胃神经,以及其分支。《图说》"论诸筋分散与由来之根下截"中又描述了交感神经,[1]《人身说概》"细筋部"、《形神实义》"论筋络"则对整个神经系统做了简要介绍。[2]

　　传教士中文作品中的这些知识,使西方有关血管、血液运动、神经及其功能等生理学与中医经络学说相遇了。从理论上说,西说对中医经络学说形成了挑战与冲击,但明末清初的中国医学界似对传入之西说无动于衷,无赞同与接纳者,亦无反对与抵拒者。惟王宏翰在《四诊脉鉴大全》中似将西说融于中医的脉诊学说之中。《四诊脉鉴大全》自序云:"脉乃人身生活之机,知觉运动之本,昼夜循环而不息者也。"[3]则在王宏翰的观念中,"脉"兼有神经和血管的特征,不仅可以"知觉运动",而且"循环不息",这显然是中医传统的观念。但王宏翰在"脉源论"中引入了西说,其云:

> 人禀阴阳之和以生长,而生生不息者,皆男女媾合,得元质禀生而受天命之性也。……盖谷气入胃,脉道乃行。谷气多,则气血荣昌,脉亦盛矣;谷气少,则气血微弱,脉亦衰矣。故曰四时以胃气为本,脉无胃气则死矣。然人一离母腹时便有此呼吸之脉,不待谷气而有也。此得先天禀受之脉也。虽然设无谷气积而养之,则日馁而瘁,呼吸何赖以行? 谓呼吸得资谷气而行,非谓呼吸之脉属谷气也,此得后天资养元质之脉也。是真气言体,谷气言用也。夫脉莫非血乎? 血为营,营者,水谷之精气行于脉中者也。莫非气乎? 气为卫,卫者,水谷之悍气行于脉外者也。言营为血者非也,乃营气化为血尔。但

---

[1] 罗雅谷等:《人身图说》,第39—41页。范行准:《明季西洋传入之医学》卷四,第29—33页。
[2] 邓玉函:《人身说概》卷上,第15—17页;参见范行准:《明季西洋传入之医学》卷三,第17—19页。赖蒙笃:《形神实义》卷二,第15页。
[3] 王宏翰:《四诊脉鉴大全》自序,《续修四库全书》子部医家类,第999册,第151页。

脉之为体者,其源乃胃化饮食,而成白色如乳粥之凝,肝有多细脉络,吸胃化膏脂以入肝,余糟粕乃入大肠而为大便也。肝以所吸之精华,化为四液(原注:详在《医学原始》),其至纯之血液,从肝入心,心炼甚热至纯之血,并生活至细之德,流灌于脉络,以运周身,其脉性贴于血络之下,使血运行而不滞也。故气血乃脉之用,而气血能使脉之盛衰也。是脉乃人生活之根,知觉运动之本,心主脉,脉能宁静,则周身之脉,亦运动调而不妄促也。故脉得血气之先,乃先天之禀受,后天之资养元质之性也。人一身之上下,皆真元之机也,而气口为之总会,故得以知脏腑之疾病而决生死也。人一呼,脉行三寸,一吸,脉行三寸,呼出心与肺,吸入肾与肝。[1]

王宏翰没有读过《人身说概》和《人身图说》,引文中的"元质"之说源于艾儒略《性学觕述》,而"脉之为体者,其源乃胃化饮食"以下至"使血运行而不滞也"诸论,或从汤若望《主制群征》、赖蒙笃《形神实义》等书而来,而与盖仑之说略近。《形神实义》中对血管、神经之走向、分布和生理,均有专门介绍,虽不如《人身图说》详细,但也略俱其概,但王宏翰似未加以吸收,对血管、神经仍不加以区分,而仅将西方有关消化的部分知识整合于传统中医的营卫、脉诊学说之中。中医经络学说与西方血液运动、神经功能之生理学说互不相同,不论经络学说是否具有合理性和真实性,与西方血脉、神经之说都是无法调和的。以王宏翰为代表的明末清初中国医界,对初次传入之西方血脉、神经生理学知识的集体沉默,或许可视为这种不可调和性的最初表现。

---

[1] 王宏翰:《四诊脉鉴大全》卷一,《续修四库全书》,第999册,第157—158页。

第六章　译词的选择与创造

　　语言是文化的载体,翻译是文化传播与交流的重要前提之一。文化的传播首先要经过转译,即用代表他文化的语言表述本文化的内容。不同文化有不同的概念体系和语言表述,一种文化中的某些概念在另一种文化中或许不存在,或者存在但其内涵或外延仅具有相似性而不完全相同,相应地,表达这些概念的语汇在另一种文化中或许不存在,或者即使存在但语意相近而不能完全等同。所以,在用一种语言表述另一种文化过程中,总会面临译词选择与创造的问题。如果他文化中存在一个与本文化完全相同的概念和语汇,那么转译是最容易也是最准确的,但事实上,在中西两种经过数千年相对独立发展的文化中,这样的概念和语汇是很难找到的,任何用于表达同一事物的中西两个语汇,其概念内涵与外延,尤其是其在各自文化中所具有的语意,都或多或少存在着差异。举一个简单的例子,比如同指"树"这个事物的名词,汉语称为树,葡萄牙语称为árvore,但汉语中的"树"又引申为种植的意思,如"十年树木,百年树人",又有树立、建立的意思,如"建树"、"独树一帜"等,这里的"树"就无法用árvore来译,需要选择其他西语词汇来翻译;同样,árvore在葡语中又引申为"轴"的意思,árvore de transmissão 是"传动轴"的意思,而不可能翻译成传动树,而árvore de Cruz 表示十字架,不可译成十字树。由于表示同一事物的语汇存在着不同的文化内涵,故在向他文化中的人表述同一个事物时,所引起的回应往往不会与表述者的预期完全一致。

对于他文化中不存在的概念,或者即使存在而其内涵和外延又不完全相同的概念,在翻译过程中就显得比较棘手,若选择这个表示类似概念的语汇进行翻译,则势必会造成一定程度的歧义,使他文化中的人对本文化中的这一概念产生一定程度上的误读,即按照他文化中这个语汇所表示的概念的内涵进行理解。举一个中西文化交流史中比较著名的例子:西方表示天主教最高神的语汇是 Deus(英语的 God),明末来华传教士一度将其译成"天"或"上帝",而"天"或"上帝"在中国文化中有着自己的独特内涵,与西方 Deus 的本义虽具有相似性,但差别甚大,这样的翻译使中国人很容易按照中国固有文化中"天"或"上帝"的内涵和语义对 Deus 进行理解。于是,关于 Deus 如何译成中文,在传教士内部产生了激烈的争论,有的传教士主张干脆采取音译的方法,译成"陡斯"。但对于中国人而言,"陡斯"不成话,如何将这个看上去毫无意义的词语与万能之神联系在一起呢?[1] 中国文化中并不存在与 Deus 完全等同的概念,所以无论传教士如何选择中国词汇进行翻译,问题总是存在的。由于 Deus 是天主教神学和教义中最重要的概念之一,故在其中文译名上,传教士非常重视,并产生了分歧与争论。但对于与 Deus 这个概念相比不那么重要的概念,传教士之间没有产生那么多的争论。但无论如何,他们用中文对西方文化所做的翻译只能是近似的,所以文化的误读与创造在所难免。事实上,中西语言之间的任何翻译几乎都无法做到百分之百的准确,但是文化要交流,翻译又是必需的。

自耶稣会创始人之一方济各·沙勿略客死上川岛至 1582 年意大利耶稣会传教士罗明坚、利玛窦终于进入中国内地传教,前后三十年间东来之天主教传教士一直无法打开中国的大门,而其中一个重要原因便是传

---

[1] 关于 Deus 译名问题的研究,参见戚印平:《"Deus"的汉语译词以及相关问题的考察》,见氏著《东亚近世耶稣会史论集》,台湾大学出版中心,2004 年,第 75—125 页;谢和耐:《中国与基督教——中西文化的首次撞击》,第 175—225 页。

第六章　译词的选择与创造

教士没有掌握汉语。时任耶稣会东方传教巡按使的范礼安神父意识到学习汉语对在中国传教的重要意义，于是命罗明坚、利玛窦等传教士专攻汉语。此二人努力学习汉语数年，并编撰《葡汉辞典》，[1]终于基本掌握了汉语的听说读写，得以成功进入内地。此后来华之耶稣会士，必先在澳门、杭州等地学习汉学，方得开展传教工作。

明末来华之耶稣会士，多走知识传教路线，以结交中国官员和士人为传教之首要途径。与中国官员和士人结交与对话，首先必须显示其非粗陋之人，而是拥有渊博学识之西士。来华传教士积极译介西学书籍图册，向中国知识界宣传西方学术，尤其是以天主教神学为总领的西学知识体系，以达到获得中国上层人士认可及向其宣教之目的。翻译西学书籍成为耶稣会士不可缺少的传教手段。

就西方科技著作的翻译而言，传教士翻译与撰写的中文作品尤以数学、天文、历法、地理学、炮学等方面为多，这显然是耶稣会士根据明末清初士人和官方的实际需要而有意作出的选择。这些学科中国自古有之，但与西方相类学科分属不同的知识传统，各自有各自的话语体系与专有概念。就水平而言，当时中国的这些学科落后于西方较多，所以传教士将西方这些学科传入中国后，西方的这些学科能够比较容易地取代中国原有相类学科的地位，其相应的话语体系和专有概念很快在中国成为主流。在天文学方面，虽然受到过一些来自中国天文学界的阻碍，如明末沈㴶、清初杨光先之发难等，但是西方天文学最终还是取得了根本性的胜利，清中前期钦天监几乎一直由西洋传教士主导便是证明。所以，在这些学科的译介上，传教士或使用中国原有之词汇，或创造新的词汇以表达中国原无之概念，总以清晰详尽地阐述西学为根本，且有实际验证之可能，故在从西文翻译成中国语言文字过程中，文化观念上的阻力相对较小，而难点只在于词语的选择与创造。

---

[1] 这部辞典于1934年由德礼贤在罗马耶稣会档案馆发现，2001年由葡萄牙国家图书馆、东方葡萄牙学会和旧金山利玛窦中西文化历史研究所共同出版。

中国传统学术中的天文学、地理学、数学等在西学的冲击之下，至今均已不复存在，这些学科都走上了西化的道路，并随着西方科学的轨迹、按照西方科学的规范在发展。但是传统中医至今依然存在（尽管被西医冲击得也很厉害），是当今唯一存在的中国传统科学。传统中医与传统西医，是在各自的文化传统长期影响下逐渐形成的医学体系，两者在理论上有着本质的不同和不可调和性。西方医学从16世纪开始，逐步走上科学医学的道路，特别是在解剖学方面，发展迅速；但是至17世纪上半叶以前，仍未完全脱离天主教神学体系，仍带有浓厚的传统色彩。就对疾病的治疗效果而言，西医以外科、眼科见长，中医则在内科、儿科、妇科等方面有优势。耶稣会士来华以后，虽然应中国官方和士人之需翻译了大量科技著作，但是在医学领域翻译和介绍的西方知识并不多，属于医学方面的中文作品仅有《人身说概》、《人身图说》和《本草补》三种，此外在传教士其他性学作品中也涉及一些人体解剖生理知识，但其译介的目的与医学关系不大。尽管明末清初入华西医知识的数量不算多，规模不算大，但西洋医学传入中国的步伐已经迈出了。当时传教士翻译西医知识所选择的一些中文语汇，有的被沿用至今。

西方医学在中国始终没有取代传统中医，而是形成了两种共同存在、共同发挥作用的医学体系。尽管也有很多人主张中西医结合，或者采用西医的手段使中医走上科学化的道路，但是由于中西医基本理论的不可调和性，这一研究路径至今未能取得成功，而来自中医原典派的质疑也从未间断。废除阴阳五行的中医还是不是中医？血脉经络与血管、神经是一回事吗？脏腑与十二经脉的对应关系是否存在？中药进行提纯后还能够与汤药发挥相同的功效吗？诸如此类问题至今仍在争论之中，而没有明确的答案。[1]我在这里不能讨论和回答这些重大的医学问题，而只是

---

[1] 参见郑洪：《五脏相关学说理论研究与临床分析》，广州中医药大学博士论文，2002年4月；马晓彤：《脏腑经络系统相关规律的理论与试验研究》，北京中医药大学博士论文，2003年6月；刘力红：《思考中医——对自然与生命的时间解读》，广西师范大学出版社，2003年第二版；廖育群：《医者意也——认识中医》，广西师范大学出版社，2006年；区结成：《当中医遇上西医——历史与省思》，北京：三联书店，2005年。

第六章 译词的选择与创造

想通过这些问题说明,西方医学传入后,通过概念和术语的翻译与创造,在中国形成了一套新的医学术语体系;而最初用中文翻译西方医学知识时,其所选择的很多语汇均来自中医。那么在采用中医语汇翻译西医内容时,产生过怎样的理解偏差?其中的一些中医词汇和术语是如何逐渐变成具有西医内涵的名词和术语的?另一些词汇为何又被西医语言体系所抛弃?对于中医原本不存在的西医概念,在翻译过程中又是如何进行术语创造的?本章通过明末清初传教士中文作品中医学词汇的分析,尝试对这些问题进行解答。

关于明清时期西方科学名词中译问题,近年来成为学术界研究的一个热点,仅西方医学术语的翻译问题,也有论文多篇。[1] 但这些研究均侧重于晚清时期西医术语中译问题的讨论,对明末清初时期的情况仅略有提及,或简单举例,而没有专门的研究,故希望本章的内容能够对此有所补充。

一 《葡汉辞典》中与医学有关之词汇

《葡汉辞典》是目前所知中国与西洋语言文化交流的最早文本,体现了西洋传教士学习汉语的最初情况。该辞典中收录了约3 000个词条,反映了早期来华传教士所关注的内容,以及这些西洋语汇最早的中文译法。关于这部辞典,已有学者从语言学和文献学方面进行了研究,[2] 这里仅就收录其中的与医学有关的词汇再做简单的探讨。《葡汉辞典》中与医学有关之词汇见下表:

---

[1] 例如:沈国威:《近代汉字学术用语的生成与交流——医学用语篇》,《文林》第30号(1996),第58—94页,第31号(1997),第1—17页;袁媛:《中国早期部分生理学名词的翻译及演变的初步探讨》,《自然科学史》第25卷第2期(2006),第170—181页;李传斌:《医学传教士与近代中国西医翻译名词的确定与统一》,《中国文化研究》2005年第4期,第50—56页;张大庆:《高似兰:医学名词翻译标准化的推动者》,《中国科技史料》第22卷第4期(2001),第324—330页。
[2] 参见杨福绵:《利玛窦和罗明坚的〈葡汉辞典〉》,此文原以英文发表于《第二届国际汉学研讨会论文集》,台湾"中研院"出版,1989年,第119—242页;后经作者修订,作为《葡汉辞典》之历史语言学导论,见该辞典2001年版本,第99—145页。

葡文词条	中文释义	现代葡语词形	该词条的今译
Adoeser	病倒	Adoecer	生病
Adoeçimèto	病症	Adoecimento	病症
Agua de fras	甑香水	Agua de frasco	瓶装香水
Alcanfor	樟子	Alcânfor	樟脑
Alcasus	甘草	Alcazuz(orozuz)[1]	甘草
Aleiyado da cousa	跏脚	Aleijado da coisa	（身体）某部位残缺
Aleiyado de (vista?)	疒		
Aleiyado das mãos	痂子	Aleijado das mãos	手残疾
Almiscre	麝香	Almíscar	麝香
Almorema	痔疮	Almorreimas	痔疮
Almoreima doente	生痔疮	Almorreima doente	患痔疮
Alporca	瘰疬	Alporca	瘰疬，淋巴结核
Alporquento	生瘰疬		患瘰疬
Apostema	疮	Apostema	脓肿
Asma doença	咳病	Asma doença	哮喘病
Asmatico	痎	Asmático	哮喘的；哮喘患者
bexiguas	出痘子，出疹子	Bexiga	天花，痘疮
Botica	药	Botica	药店，旧时杂货店
Canela	桧	Canela	桂皮
Camfora	樟脑	Cânfora	樟脑，樟树
Corpo	身	Corpo	身体

[1] 在陈用仪主编《葡汉词典》中无 Alcasus 条，此处两个词为西班牙文，异形同义。

第六章　译词的选择与创造

续　表

葡文词条	中文释义	现代葡语词形	该词条的今译
Costela	胸骨	Costela	肋骨
Cura de medico	（未标出）		医治
Curar	医	Curar	治疗
Cravo de tamger	丁香	Cravinho	丁香
Çega cousa	瞎眼,打瞎睡	Cego	失明的；盲人
Çegarce outro	打瞎眼	Cegar	使失明
Çelebro	头髓	Cérebro	脑,大脑
Chirugião	医生,太医	Cirurgião	外科医生
Chirugia	（未标出）	Cirurgia	外科,外科学
Chagua	疮口	Chaga	伤口,创口,溃疡
Chaguar	有疮口	Chagar	使受伤
Derreado	腰疼	Derreado	弯腰的,精疲力竭的
Descendimento catarráo	伤风	Descendimento de catarro	伤风,感冒
Desenfeitiçar	医蛊病	Desenfeitiçar	破除法术,使解脱
Desencayxar osso	出（骨内）	Desencaixar osso	骨错位
Desenfastiar	化食,消食		消化
Digistir	化食	Digistir	消化
Doença	疾病,病恙,厥疾	Doença	病,疾病,病症
Doente	病,病患	Doente	患病的,病人
Doente d'almoremas	痔疮	Doente d'almoremas	痔疮
Doente dos olhos	眼疼—眼疾	Doente dos olhos	眼病
Doente de figado	肝疼	Doente de fígado	肝病

续　表

葡文词条	中文释义	现代葡语词形	该词条的今译
Doente de baço	脾(月邦),痰核,疟母	Doente de baço	脾病
Doente de gota coral	扬风病	Doente de gota-coral	癫痫病
Doentia cousa	瘟,瘴,岚,瘟疫,岚瘴,山岚瘴气	Doentia coisa	致病之物
Doer	疼	Doer	疼,痛
Dor	痛	Dor	痛,疼痛
Dor de cabeça	头痛	Dor de cabeça	头痛
Doido	癫	Doido	发疯的,精神失常的
Eyva-manha	疲,病,残疾	Eiva-manha	有毛病
Emanqueçer	痂脚,脚疾	Emanquecer	使跛行,使残废
Empige	癣	Empica	脓疱
Empola	水泡	Empola	(皮肤上的)小水泡
Empolhar	起水泡	Empolar	使起水泡,使起疱
Emprasto	药膏	Emplasto	药膏
Emprenhar de home	怀孕,有孕—有胎,有妊,妊娠,有子	Emprenhar de homem	怀孕
Encenso	乳香	Incenso	香
Enfermar	病	Enfermar	使患病,使染病
Enfermidade	疾	Enfermidade	病变,疾病
Enfermaria	养病所在,将息之所	Enfermaria	诊疗室,医务室,卫生所
Enfermeiro	医治,疗病,调理病,医病	Enfermeiro	男护理员,男护士

第六章 译词的选择与创造

续 表

葡文词条	中文释义	现代葡语词形	该词条的今译
Ensomnos	梦	Sonho	梦
Entrevado dos pes	脚疲	Entrevado dos pés	脚瘫
Enxaguiqua	头疼	Enxaqueca	偏头痛
Enxundia	膏—肌关油	Enxúndia	脂肪,油
Espigar	出胎,出生,产下,生产	Espigar	发育,生长,成长
Esprital	养济院	Hospital	医院,慈善医院
Estar doente	有病,有疾,有恙	Estar doente	有病
Estilar fulla(?)	逼香水	Estilar flora	蒸花露水
Ferir	伤	Ferir	使受伤,弄伤
Ferida	伤	Ferida	伤口,创伤
Ferido home	着了伤,被伤	Ferido homem	受伤的人
Gota dos pes	脚心疼,脚掌疼	Gota dos pés	足部痛风
Gota das maos	手心疼,手掌疼	Gota das mãos	手部痛风
Gota coral	风症,羊儿病	Gota-coral	癫痫
Gurgulho, osso da gola	结喉	Gorgomilo	喉咙,咽喉
Juntura dos mébros	骨节	Juntura dos membros	肢体的关节
Jnguéto	膏药	Unguento	膏药
Lazaro	疯疾	Lázaro	麻风病人
Leicéço	痈疖,疖子	Leicenço	疖子
Lepra	癫疾	Lepra	麻风
Leproso	生癫	Leproso	患麻风的

续 表

葡文词条	中文释义	现代葡语词形	该词条的今译
Lobinho enchacho	瘤子	Lobinho ?	脂肪瘤
Lombo	脢肉	Lombo	脊背,背部
Lombrigas doéça	心痛	Lombrigas doença	蛔虫引起的腹痛
Lombrigas bichos	肚虫	Lombrigas bichos	腹中寄生虫
Magoa de coração	心痛	Magoa de coração	心痛
Mal ferido	创伤	Mal ferido	重伤
Manco	跛子	Manco	残废的,跛脚的
Manco dos pes	跛脚的	Manco dos pés	残足
Medico	医生	Médico	医生
Medicina, arte medicinal	药材	Medicina, arte medicinal	药物,医学
Meçinha	药	Mezinha	灌肠剂,土制药品
Membro	体	Membro	肢体
Oculos	眼镜	Óculos	眼镜
Peito	胸前	Peito	胸膛,(女人)乳房
Peitoguera tussis	内伤,痨	? Tusse	咳嗽
Peste	瘟瘴	Peste	瘟疫
Pirulas	药丸	Pílulas	丸药,片剂
Purga	泻药,服药,进药,尝药	Purga	泻药,催泻剂
Purgarse	服药,食药	Purgar-se	服泻药
Recair	又病,复病,重病	Recair	再次跌倒,旧病复发
Remeloso, olho sujo	眼痛—病眼,目疾,患目	Remeloso	有眼眵的

第六章 译词的选择与创造

续　表

葡文词条	中文释义	现代葡语词形	该词条的今译
Rosa	蔷薇花	Rosa	蔷薇花,玫瑰花
Sangrar	放血	Sangrar	为(某人)放血
Sangue	血	Sangue	血
Sarar	医得好,痊愈,瘥	Sarar	使康复,痊愈
Sarna	疥疮	Sarna	疥疮
Sarnoso	生疥的	Sarnoso, sarnento	长疥疮的
Sonho	梦	Sonho	梦
Surdo	聋,耳背	Surdo	聋的,聋子
Trippa	肠肚	Tripa	肠,内脏

　　这里挑选出113个与医学相关的词条,约占词条总数的3.7%。其中包括药名、人体部位名、人体生理名词、医院医生名词、治疗法名词(如放血、服泻药是欧洲传统医学中两种最为基本的疗法),而最多的是病名。这些词汇的收入,表明它们是当时传教士日常传教工作和生活,以及与中国人打交道过程中常用的词汇,因此可以证明,尽管罗明坚、利玛窦等传教士不是医生,更不是医学家,但他们在中国进行过简单的行医活动。这些疾病名称以外科疾病为主,也从一个侧面反映出当时传教士行医过程中所治疗的疾病的种类范围。

　　从翻译的角度看,个别词汇翻译得并不很恰当。如"痎"在中国古代文献中常指一种疟疾病,[1]而葡文原义为"患哮喘的"。canela指桂皮,是当时东西方贸易中的一种重要商品,而该辞典译为桧(一种常绿乔木,也叫刺柏),估计为"桂"之误。Medicina一词后面特别加上了arte medicinal这个短语,指的是"医学"或"医术",而该辞典仅译出了

───────

[1] 见《现代汉语词典》本字,商务印书馆,2002年,第3版。

medicina一词的部分词义"药材"。Botica一词本义为药铺或杂货店,但该辞典译为"药",则不准确。chirugia(cirurgia)一词没有给出中译,而当时中医中早已存在"外科"一词。但是总体而言,从明代汉语词汇的语义和16世纪末葡语的语义的角度来看,这些词汇的中译大多是准确的,如瘟瘴、岚瘴、癫、疯疾、头髓、跏、胂肉等,尽管与现代汉语的常用译法有所不同,但所指的内容基本上是相同的。

  在这部辞典编撰之前,中西医学,尤其是中西药物已经有了交流,[1]但是在这部辞典中,一百多个与医学相关的西方语言中的词汇第一次与汉语词汇有了对应关系,可以说中西医学文化交流由此上了一个台阶,真正进入了通过语言的翻译而直接交流的阶段。

  这里不妨提一个与主题无直接关系的问题:身为意大利人、接受拉丁语文教育的罗明坚和利玛窦为什么首先编写《葡汉辞典》,而不是"拉汉辞典"或"意汉辞典"?这个问题必须从当时耶稣会士来华的背景中寻找答案。由于葡萄牙国王拥有东方保教权,所以从16世纪初开始,前往印度和远东的天主教传教士必须向葡王宣誓效忠,必须首先到葡萄牙,然后由葡萄牙王室资助从里斯本乘船东去。虽然葡王没有强行要求所有传教士必须学习葡语,但是随着葡萄牙人在亚洲的扩展与贸易,葡语逐渐成为东西方贸易的主要语言。天主教在东方的主要传教基地都建立在葡萄牙人的商业据点之上,例如印度的果阿、东南亚的马六甲、日本的长崎和中国的澳门。东来的耶稣会士中,又以葡籍耶稣会士为最多,其他国家的传教士来到东方后,自然需要用葡语与葡国传教士、殖民官员和商人打交道,于是葡语不仅是当时的商业通用语言,而且也是传教的通用语言,传教士的书信、报告常用葡文写成,至今我们还可以读到当时在东方传教的其他国家传教士留下的大量葡文文献。利玛窦曾在科英布拉大学进修过葡语,[2]罗明坚亦通葡文,这成为他们编写《葡汉辞典》的基础。而他们

---

[1] 参见拙文《〈印度香药谈〉(1563)与中西医药文化交流》,《文化杂志》第49期(2003年冬季刊),第97—110页。
[2] 罗光:《利玛窦传》,台北:辅仁大学出版社,1982年第三版,第29页。

第六章 译词的选择与创造

编写此辞典的目的,不止为他们二人使用,也为将来更多进入中国内地传教的耶稣会士使用,所以采用当时各国传教士所通用的葡语编写辞典最为合适。我这里不只是想解释罗、利二人选择葡语编写西方语言—汉语辞典的原因,而是想进一步强调,留存下来的大量葡语文献对研究 16、17 世纪中西关系史和中国天主教史的重要意义。[1]

二 传教士性学作品中的医学词汇

传教士用中文翻译西书时,由于他们的中文水平毕竟有限,所以必须有中国文人的协助,多数传教士的中文作品前面都署有中国人的名字,这些人或为"校勘",或为"仝阅",或为"共参",或为"润定"。他们参与的目的是为了译文更为准确、通顺,并符合中国人的语言习惯。例如邓玉函翻译《人身说概》时,便有"一纰漏侍史从傍记述",但毕拱辰阅读译稿时"恨其笔俚而不能括作者之华,诘滞而不能达作者之意,恐先生立言嘉惠,虚怀晦而不彰也",所以又"为之通其隔碍,理其纷乱,文其鄙陋,凡十分之五,而先生本来面目则宛然具在矣"。[2] 在当时的条件下,为了翻译的准确性而采用传教士和中国士人共译西书的形式,是十分必要的,因为在西学传入的最初阶段,翻译是最艰难的事。[3] 但问题是当时中国士人对西方文化的理解到底有多深? 传教士对中国文化的理解到底有多深? 在从中文选择词汇对西方概念进行翻译的时候,会产生多大程度上的语义偏差? 这些偏差又会造成怎样的影响?

仅以医学词汇的翻译而论,传教士和协助翻译工作的中国士人想尽了办法,以成其全。他们的译词选择可略分为以下几种:(一)用中国文化所特有的概念,来粗略表达西方的文义,如丹田、营卫、气海等。

---

〔1〕 参见拙文《里斯本阿儒达图书馆〈耶稣会士在亚洲〉评介》,《澳门研究》第 30 期(2005 年 10 月),第 197—207 页。
〔2〕 毕拱辰《人身说概序》。
〔3〕 利玛窦的中文作品十数种,在沟通中西文化事业上草创之功不可没,对于西书中译之难,他感触最深,其在《译几何原本引》中表达了这种感触:"当此之时,遽有志翻译此书,质之当世贤人君子,用酬其嘉信旅人之意也,而才既菲薄,且东西文理,又自殊绝,字义相求,仍多阙略,了然于口,尚可勉图,肆笔为文,便成艰涩矣。嗣是以来,屡逢志士,左提右挈,而每患作辍,三进三止。呜呼! 此游艺之学,言象之粗,而龌龊若是。允哉,始事之难也! 有志竟成,以需今日。"《利玛窦中文著译集》,第 301—302 页。

（二）音译，对于实在找不到合适中文词汇进行翻译的西语词汇，则采用了音译的方法，如"亚特诺斯"、"额利多夜苏"、"依利亚加"等。（三）直译，一些事物的名词在中西文化和语言中都存在，且其本义差别不大，则直接用表示该事物的中文词语进行翻译，如心、肝、肺、脾、胃、膀胱等。（四）移译，赋予中医词汇以西医的内涵，用以翻译西医的概念，如筋、脉、络等。（五）意译，利用汉字组成一个汉语中原本不存在的新词，以表示西方概念，如瞎肠、筛子骨、肯筋、浸卵、蜡液等。[1] 这些选词的方法均有一定的文化原因，产生不同的影响，并有不同的结果。以下就将传教士中文作品中的医学词汇按照这五个方面进行归纳，并分别进行分析。

在明末清初前后一百年的时间里，传教士中文作品中的医学词汇保持了一定程度上的一致性，即对同一个西文医学名词，后出的作品基本上继承了以前作品中的译法。其实不仅医学词汇如此，其他学科的词汇亦基本如此，而有关神学方面的词汇尤其如此。这说明，后来的传教士对以前传教士的中文作品是熟悉的。耶稣会在华翻译西书或撰写中文著作，均有严格的规定，即"遵教规，凡译经典著书，必三次看详，方允付梓，并镌阅定姓氏于后"，[2] 这一规定保证了各种中文著译作品在译词选择上的一致性。而多明我会、方济各会的传教士对耶稣会士的中文作品也应该有一定程度的了解，例如多明我会士赖蒙笃《形神实义》和方济各会士石振铎《本草补》中的一些医学词汇与耶稣会中文作品中的医学词汇有一定的一致性。故此，本章的研究不会罗举出现某一译词的所有传教士作品，而是以《人身说概》、《人身图说》、《性学觕述》、《形神实义》等较为重要的文献为主，所选取词汇除注明外，均来自这四部书。也有的西语词汇有不同的中文译词，我在文中会标出。另外，本研究不会一味探求某译

---

[1] 对于外来语新词，周振鹤先生将其大致分为五类：一音译词，如"摩托"Motor；二音意词，如"酒吧"Bar；三意译词，如"电话"Telephone；四移译词，如"经济"Economic；五生造词，如"火轮船"Steamship，参见邹振环：《晚清西方地理学在中国——以1815至1911年西方地理学著译的传播与影响为中心》，上海古籍出版社，2000年，第234页。本章的研究包括传教士中文作品中的所有医学名词，而不止其中的外来语新词，但在研究过程中借鉴了周先生关于"意译词"、"移译词"和"生造词"等的分类法。

[2] 见艾儒略《性学觕述》，第48页。

第六章 译词的选择与创造

词首次出现的准确时间,而重在考察译词选择与创造的原因,以及这样的选择与创造所产生的影响与结果。目前仍有许多传教士中文作品尚未发现,或者对已发现的作品尚未做全面仔细的考察,在这种情况下很难对某一词首次出现的时间做准确的判断。

1. 西学作品中出现的中医特有名词

由于传统中西医学理论不同,所以各自具有很多特有的概念和语汇。传教士中文作品中出现了不少中医特有词汇,有一些是作为移译词用来表达西医概念的,这类词下面还会专门阐述;而有一些则是传教士用来大概表示西书文义的,这些词不仅在西医中不存在对应的概念,而且也没有被移用以表示另外的意思。那么传教士为什么会使用这些词汇呢? 这里仅针对几个例子简单讨论一下。

荣卫

熊三拔《泰西水法》卷四"药露"中,认为食物经口、胃、肝三化后,其精华可以"滋益精髓,长养肌体,调和荣卫"。[1]"荣卫"在中医中也写作"营卫",是《内经》中的重要概念,《灵枢·营卫生会》云:"人受气于谷,谷入于胃,以传于肺,五藏六府,皆以受气。其清者为营,浊者为卫,营在脉中,卫在脉外,营周不休,五十而复大会。"西医中找不到这样的观念,但是从熊三拔对饮食消化的论述来看,他对中医"荣卫"一词的使用是十分恰当的。熊三拔或许并不认同中医的荣卫理论,该词很可能是参与《泰西水法》翻译工作的徐光启和李之藻加入的。这一借用很好地表述了食物经消化如何进入人体并转变为人体组织的过程,且进一步可以说明药露的好处。对西方消化生理学说不甚了解的中国人,比较容易通过营卫的观念体会出药露的妙处。

气海

艾儒略《性学觕述》引盖仑说云:"自喉之中下通于肺,有一筋脉,合

---

[1] 熊三拔:《泰西水法》卷四,《天学初函》影印本,第1631页。

而到心之右孔,气海自此心孔通出,以养其肺。而又有一血脉通贯其肺。"[1]在中医理论中,气海与髓海、血海、水谷之海并称为"四海",与天地之间的四海相应。《灵枢·海论》云:"膻中者,为气之海,其输上在柱骨之上下,前在于人迎。"清张志聪注云:"膻中者,为气之海,在膺胸之内,宗气之所聚也。宗气流于海,其下者注于气街,其上者走于息道,故其在胸者,止于膺与背俞。故其输上在背之天柱,前在膺胸之人迎,是气海之上通于天,而下通于经水也。"[2]盖仑医学理论中不存在气海的概念,艾儒略所译之"筋脉"指肺动脉,"血脉"指肺静脉,[3]而他使用"气海"一词大略指胸中之气,虽对这一中医词汇的使用不甚得当,但亦有助于中国人理解他所讲述的盖仑肺循环理论。

丹田及其他人体穴位

丹田在中医中又称气海,是仁脉上的一个穴位,一般认为在脐下三寸之处,是行气和进行针灸治疗的重要部位。西医中不存在丹田的概念,但《人身图说》中屡次提到丹田一词,如云"秽肠之所,在脐界之下,即丹田也",气喉"又发二细膜,一内一外,由丹田而来……"[4]《人身图说》中没有涉及任何与丹田有关的理论,其使用丹田一词,只是用以约略指代脐下三寸的人体部位。使用中医穴位名称来指代人体某一部位,是罗雅谷等人翻译《人身图说》时经常采用的方法,除了丹田之外,还有风池、兰台、廷尉、印堂、太阳、风门、环跳、百劳等,这些穴位名在《人身图说》中仅代表具体的人体部位而已,与中医的针灸、经络等没有关系。中国人对这些穴位的位置比较熟悉,故用这些穴位来给人体部位进行定位,以说明西方解剖学中血管、神经等的走向,能够使中国读者对西说比较容易地进行形象思维理解。

---

[1] 艾儒略:《性学觕述》卷五,第333—334页。
[2] 张志聪:《内经集注》之《灵枢集注》卷四,第235页。
[3] 参见范行准:《明季西洋传入之医学》卷二,第13页。另,艾儒略《性学觕述》中一般用"筋"或"筋脉"表示西文中的"神经",如他说指甲、毛发之所以无知觉,是因为没有"筋脉"(《性学觕述》卷四,第217页),不知为何这里又用"筋脉"一词指动脉。
[4] 罗雅谷等:《人身图说》,第28、20页。

第六章 译词的选择与创造

2. 音译词

中西医学对人体的认识大不相同,中医中的经络、穴位在西医中不存在,而西医随着解剖学的深入发展,对人体的很多细小器官都进行了命名,其中许多人体器官与组织为中医所不认识,因而也就没有相应的中文名称。对于这些名词,传教士在实在找不到合适译名的情况下,往往只能够进行音译。兹将传教士中文作品中音译的解剖生理学词汇列成下表,其中除第一个"亚特诺斯"出自《人身说概》之外,其他均出自《人身图说》:

音译词	原书释义	西文	今译
亚特诺斯	性肥,质软,长圆虚浮,无知觉,其用为守公器具,渗敛湿润诸液	adenos（英）	淋巴腺
依利亚加	大脉络又分为二肢……另有八肢为依利亚加所发之根,至丹田而下,为腿脉络之根	iliaca（拉）	肠骨
依利亚加络	依利亚加络,生发(于?)依卜亚的加,即腿左右边下,而上至腿直细硬肉,经过即发多细络至曲硬肉及横骨肉及丹田	vein iliaca（英）	髂内静脉
依卜亚的加	见上	hepátic（葡）	肝的(此处或指肝门静脉)
希治亚西的加斯	分散至直肠及其细硬肉与细硬肉之膜,故此所或常发外痔络	?	直肠静脉丛?
额利多夜苏	睾丸以血脉筋三络而成……筋则从肋旁下至睾丸,由肋旁之根下通至睾丸之内膜,左右共有四包,以二包为公用,二包为本用,……本用者为额利多夜苏,由丹田生发,与质具络辗转相包,其色红	?	睾丸浆液膜?

423

续 表

音译词	原书释义	西文	今译
何辣斯底	膀胱颈有细硬肉,即受此何辣斯底以为溺液	urtis?	尿液?
加尔地辣我	嫩骨	Cartilagem（葡）	软骨
希伯辣西的加	血络脉络升至子宫全体及颈	?	?
戈辣我纯	大血络管路	?	?
希泊亚西的加斯	血络脉络	?	?
忧利多依伦	睾丸之本膜由丹田下至睾丸	?	?

音译词是在不得已的情况下所选用的一种翻译方法,但凡能够采取意译、移译或新造的办法,便不会进行音译。音译词对于中国人而言过于拗口难记,若不读其对该词语义的说明,很难知道其所指为何。故这类词往往不为当时中国学者所转摘和使用,在中国无法流行开来。即使在现在看来,这些音译名词也很难被还原,本人在翻检了包括《拉汉词典》在内的多种辞典和解剖学书后,仍只初步还原了其中几个而已,其他音译词的还原工作只能留待异日了。

清末中外学界曾对西方包括医学、生理学术语在内的科技名词进行了统一工作,其中一个原则就是避免音译。[1] 但在明末清初,尽管传教士中文作品中的译名前后有一定的沿承关系,但并没有针对科技名词的统一问题开展专门的工作,这些音译词在后来的解剖学译著中也消失得无影无踪。

---

[1] 袁媛:《中国早期部分生理学名词的翻译及演变的初步探讨》,《自然科学史》第25卷第2期(2006年),第173页;李传斌:《医学传教士与近代中国西医翻译名词的确定与统一》,《中国文化研究》2005年第4期,第50—56页;张大庆:《高似兰:医学名词翻译标准化的推动者》,《中国科技史料》第22卷第4期(2001年),第324—330页。

第六章　译词的选择与创造

3. 直译词

对于有实物可对照的名词,比较容易用直译的方法进行翻译(蹈虚的名词依然不好直译,如 logica)。对于汉语中已命名的人体部位,传教士一般都会直接采用这些名称来翻译西文中相应的名词。这样的例子较多,如:心、肝、肺、肾(腰)、脾、膀胱、肠、胆、胃、脑、食喉、气喉、骨、枕骨、髓、皮、肉、目、踝,等等。表示这些人体部位的中西名词,在本义上是相同的,故在翻译时一定会采取相互对译的方式。这种翻译也最具有稳定性,一般不会有其他译法。这些表示人体器官、组织名称的中文词汇的存在,使西方解剖学的传入有了一定的语言学基础,不过我们发现这些可以采取对译的中文词汇一般均表示的是人体中主要的、较为明显的部位,这从一个侧面也反映出当时中国解剖学远未深入发展,而在对人体的认识方面则与西方解剖学表现出不同的路径。

另一方面,尽管这些概念可以进行中西对译,但是对于同一人体部位,中国人与西方人有不同的认识,而且表示这一人体部位的名词在中西文化中往往会有不同的引申义。通过直译,汉语词汇进入到西方知识系统之中,词形不发生任何变化,但是该词所代表的却是西方人对这一人体部位的认识与观念,而且无形中具有西方文化中的引申义。以心为例,尽管中西人体具有同样的心脏,但是无论对心脏的结构还是功能,中西方都有着不同的认识。《人身图说》中的"心"不再是中医阴阳五行系统中的"心",而成为西方解剖学中的"心"。同时心的引申义也发生了变化,在中医中,"心者,君主之官也,神明出焉"(《素问·灵兰秘典论》),在西方,心是亚尼玛(灵魂)之舍,两者虽有相似之处,但是西方的"灵魂"与中国的"神明"差别是很大的。其他直译词也存在着类似的情况。传教士是在西方的语境中进行直译的,对某一西方概念本身涵义以及所采用的直译词,传教士都会加入一些解释,例如《人身图说》、《形神实义》、《性学觕述》中均对心脏结构、机能及其神学内涵作了阐释,通过这些阐释,这个"心"字就不再表达中国传统"心"的概念了,而是具有了新的意义。若没有这些阐释,则当一般中国人读到传教士作品中的"心"字,仍会按照中国传统对心的认识与观念进行理解。可见，看似简单的直译法，其实也体现着文化交流的复杂性。

4. 移译词

传教士中文作品中借用了很多中国固有的词汇，以表达西语词汇的意义，从而使这些汉语词汇的原本涵义发生了变化。试举几个典型的例子分别简要阐述。

行：传教士借用五行中的"行"字翻译西文中的"elemento"一词，而"elemento"是西方自然哲学中的一个重要概念，表示组成物质的最基本元素。这个问题在本书研究"四行"与"五行"中已经讲过。

气：在表示自然界中的空气时，西语中的 ar 或 atmosfera 可以与中文中的"气"互译，但是 ar 在西方文化中和"气"在中国传统文化中都是一个哲学概念，而且包含着不同的哲学内涵。ar 表示四元素之一的气，而中国的"气"更具有本体论的色彩，万物归根结底只是一气，人体也是气化而成。在中医中，又有血气、精气等概念，分别表示血液和水谷中所包含的精华。传教士借用中文的"气"字除了表示四元素中的"气"之外，也有用血气一词，表示血液中包含的气，如说动脉血"不红不厚，色黄而稀，甚热而有多气"；[1]而"气"字更多地被用来指神经中包含的气，西方传统医学认为神经中有气，并通过其来传送心（灵魂）与脑的命令，如云"细筋（神经）中无空处，止有气而无血，故身体不能觉、不能动者，因无气则无力也。是以人断筋时，即失其动，或被压、被缚，四肢麻木，如半死，盖气不相通耳"。[2]艾儒略《性学觕述》引西方古贤云："人身之气有三：一为嘘吸之气，出入不停，用以凉心；……一为血脉之气，即血之精华，用以资生活者；……一为知觉之气，即从心至脑，由筋络而分，使身觉而运动者也。"[3]神经中的气即为"知觉之气"或称"动觉之气"。

德：艾儒略借用"气"字所表示的西方概念，赖蒙笃常用"德"字来表

---

[1] 邓玉函：《人身说概》卷上，第 14 页。
[2] 邓玉函：《人身说概》卷上，第 15—16 页。
[3] 艾儒略：《性学觕述》卷八，第 339 页。

第六章 译词的选择与创造

示,如赖蒙笃云:"头为一身之首,即生动觉细德,而以筋络带之;心为五脏之君,即生生活细德,而以脉络带之;肝为化炼之所,即生本性之德,以血络带之。""三者何以谓之德?以其无形体之属,止有内存之用,故谓之德也。"[1]此外,赖蒙笃还用"德"字表示器官的功能,比如说:"人之一身,每肢各有三德,以具三能。一曰吸德,吸取饮食也;一曰变德,变化饮食为本体也;一曰除德,饮食既化,又除其余以泄之也。故各肢于各络所带之血,以吸德吸所须(需)以补其体;以变德变为体而存留之;以除德除所余以泄去之也。"[2]这里的"德"所表达的含义,在《人身图说》、《性学觕述》中也多以"德"或"用"来表达。[3]《形神实义》卷二文中有一小注:"德,西音曰颐□飞西",可惜复本无法辨认第二字,暂不知西文对应为何词。无论是"德"、"能"还是"用",均被用来表达人体器官的机能,与该词的中文本义不同。

官:传统中医往往将人体比作一个王国,如《内经·灵兰秘典论》所云:"心者,为君主之官也,神明出焉;肺者,相傅之官也,治节出焉;肝者,将军之官,谋虑出焉;胆者,中正之官,决断出焉;膻中者,臣使之官,喜乐出焉;脾胃者,仓廪之官,五味出焉;大肠者,传道之官,变化出焉;小肠者,受盛之官,化物出焉;肾者,作强之官,伎巧出焉;三焦者,决渎之官,水道出焉;膀胱者,州都之官,津液藏焉,气化则能出矣。"而人的五官与五脏对应,分别是五脏的使节,不仅负责五脏与外界的沟通,而且也使五脏的健康状况得到反映。传教士借用中医中的"官"字,将目、耳、鼻、口名为目官、耳官、鼻官、口官,但不像中医那样将口官分为舌官和口唇官,而另加入体触官,又将脑中四个部位(总知、受相、分别、涉记)名为内四官,或称四职。明末清初传教士将中医的"官"字仅用来翻译感觉器官,以表示

---

[1] 赖蒙笃:《形神实义》卷一,第1、16页。
[2] 赖蒙笃:《形神实义》卷一,第8—9页。
[3] 《人身图说》中有"变之德"、"加长之德"、"传生之德"、"吸取之德"(第39页),又有"力德"、"觉德"(见卷上,第18页)以及"生活之细德"(卷上,第12页)。艾儒略云:传生之能有二用,"一以种内所存之活德,各发育同类之身";"此补养又含三用,一吸、一化、一泄。吸饮食之精华,存于五内,化为血肉精气,其渣滓则泄之于外"。见《性学觕述》卷三,第180—181、178页。

这些人体部位乃是灵魂的使节,灵魂通过它们来认知外部世界,以及与上帝沟通。而其他人体部位则不译为"官"。至于用"器官"译 organ 一词,则是以后的事情了。[1]

筋:《说概》中有"细筋"一词,《图说》、《性学觕述》等译为"筋络"。范行准云:"其言筋者,即今之神经 Nerves 也。按神经一名词本日本杉田玄白译《解体新书》时所造。又详我国古书之筋,大抵为今日之腱,而古代泰西医家腱与神经纤维束多不能分别。希腊语之 Nevpov 即含腱之义,而德语 der Nerv 义亦为腱。且在希波克拉底斯时代,神经、腱及脉管等三种时有混合为一者,此当时吾国翻译者译为筋字(或译筋络),以历史眼光评之,此一名词之译成固得信字之精神矣。"[2]范行准视此时传入之解剖生理学知识属于欧洲中古以前的内容,固有此说。但是 17 世纪传入的解剖生理学相当一部分内容是欧洲的新发展成果,腱、血管和神经已经分得清楚。在《人身说概》中,韧带被译为"肯筋",肌腱被译为"肉块筋"和"肉细筋",血管被译为"脉"和"络",而神经被译为"筋络"。故筋字之译,原因不在西方之分不清,而在中医对神经、血管、腱等无明确的划分,故只能用"筋"字加前缀来译。用筋络或细筋译 nervo,产生了一定影响,19 世纪中叶合信译《全体新论》时,亦将英文 nerve 译为"气筋"或"脑气筋"。[3]至于日本人的神经之译,后来虽为中国学界所接受,但这种译法由于具有神学色彩,更合传教士之胃口,若从科学解剖学的角度而言,未必如"脑气筋"或"筋络"译得恰当。而今天汉语中仍有"脑筋"一语,很可能是受传教士中文作品的影响而来。

脉:英文 artery(葡文为 artéria)这个词,现在译为动脉,但传统中医中没有动、静脉之分,没有一个专属动脉血管的名词,而笼统地以脉、络、经

---

[1] 英文 organ 一词,合信《全体新论》译为"器",傅恒理(Henry D. Porter)《省身指掌》(1886)译为"器"、"经",日本铃木龟寿《生理》译为"机官","器官"为现代译名。参见:袁媛:《中国早期部分生理学名词的翻译及演变的初步探讨》,《自然科学史研究》第 25 卷第 2 期(2006),第 171 页。
[2] 范行准:《明季西洋传入之医学》卷二,第 17—18 页。
[3] 合信:《全体新论》卷三,丛书集成本,第 76 页。

指代人体内的管路。但传教士借用这些名词以表示动脉血管和静脉血管。《人身说概》将动脉血管译为"脉",《人身图说》和《形神实义》均译为"脉络",而《形神实义》在个别地方也译为"筋络"。19世纪中叶以后,新教传教士在动脉血管的翻译上也经历了一些变化,合信《全体新论》译为"血脉管",高似兰(Philip B. Cousland)《体功学》(1906)译为"胍",而现在采用的动脉一词,则源自日本人铃木龟寿《生理》(1906)。[1]

络:英文 vein(葡文为 veia)一词,现在译为静脉。《人身说概》译为络,《人身图说》译为"络脉",《形神实义》译为"血络"。合信《全体新论》译为"迴血管",高似兰《体功学》用《康熙字典》中的"盂"字翻译,"盂"字的意思是"血流向心脏"。铃木龟寿《生理》中译为"静脉,为中国学界所接受"。[2]

心包络:《图说》云:"心包络似心之窠,由心底所发,其初质以细线及心之管路所结成,其体凝厚,属筋,无细线,其模得心之形,心与包络虽相连,实不相粘,以便心之动也。"则心包络即今日所谓之心包膜(pericardium)。心包络本是一个中医词汇,最早出现于《内经》,手厥阴心包络经是十二经脉之一,在中医中,心包络同样也是指心包膜,因其上附有络脉,故以络称。由于心包络是手厥阴心包络经的必经之处,故其内涵远比西方解剖学中的"心包络"丰富,后者仅具有保护心脏之功能。

移译词存在的最大问题,就是该词在汉语中的意思会与译词所要表达的西文意思产生混淆或混乱,也就是说,当时中国人在读到这些语词的时候,很容易在其中文语义中产生联想,从而在中医思维中进行理解。这或许也是后来修订"气"、"德"、"筋络"、"脉络"、"血络"等词译法的原因。

5. 意译词

意译词与音译词一样,是新造出来的汉语词汇,以表达传统中医中不存在的概念,或者表达中医中存在但是并未命名的概念。意译是传教士

---

[1] 袁媛:《中国早期部分生理学名词的翻译及演变的初步探讨》,第171页。
[2] 袁媛:《中国早期部分生理学名词的翻译及演变的初步探讨》,第171、173页。

较常采用的一种翻译方法,又因为中西文化对人体认识路径的差异,一方中存在的概念和名词往往在另一方中找不到,从而导致这类词在中西文化交流的早期大量出现。下面便对传教士中文作品中涉及解剖生理学和医学知识的意译词略加梳理,以体现当时西方解剖学知识传入的范围与程度。其中很多意译词暂时没能还原成西文,待日后做进一步处理。

有些意译词,如内四职、记含、总知、受相、分别、涉记、公觉、四液、黄液、红液、白液、黑液、元热、元湿,等等,在前章中已有较多涉及,不再赘述。

纯分:《人身说概》云:"论人一身可名为各分,如有骨分,肉分,血分,筋分,然后凑合以成人身。""分"(part)指人体的部分,有纯分,有杂分,纯分指单纯的人体部分,如血液、骨、脉、络、脂肪等,而杂分指一种纯分之中夹杂着其他纯分。在《说概》卷上所述各人体部分中,除"肉块部"是杂分外,其他均为纯分。这种对人体部分的分类法已不为现代解剖学所用,而代之以细胞、组织、器官、系统的层级分类法。

《说概》"骨部"中有些骨的译名采用了传统中医的译法,如枕骨、颧骨、肋骨、饭匙骨等,但大多数译名为意译词,其中有许多译词至今不变。

顶骨:今亦名顶骨(parietal bone)。

太阳骨:今名颞骨(temporal bone)。

无法形骨:头颅骨之一。《说概》云其"在口内上颌,西国谓之破柴砧,形相似也"。今名蝶骨(sphenoid bone)。

筛子骨:亦为头颅骨之一。《说概》云其"在鼻上山根之内,西国名筛子骨,形小而多细眼,如筛,脑涎涕零由此骨流下"。今名筛骨(ethmoid bone),与《说概》几同。

刀牙:即门牙,《说概》云其"西国名刀牙,以其形如剪刀也"。西文incisor。

犬牙:《说概》云:"虎牙四,上下各二,居于四处,西国名犬牙,形之锋利似之。"今亦名犬牙(dogtooth)。

磨牙:《说概》云:"盘牙二十,上下各十,……西国谓之磨牙,其形如磨。"今名亦为磨牙(molar)。

马鞍骨:《说概》云:"亦西国名,人舌驾于其上。其形小,如笔架,止十一条。"今名舌骨(hyoid)。

刀剑骨:《说概》云其为"胸中间骨一条,直而长,如剑形。……西国名刀剑骨。"今名胸骨(sternum),而胸骨下端名为剑突(xiphoid)。

钉骨:《说概》云:"西国名,形如销钉。从两边肩骨相连于胸上刀剑骨起处。"今名锁骨(clavicle)。

球骨:《说概》云:"膝盖骨形如圆球,嵌于中间,为大小骨腿上下相连吻合也。……上跪拜时不使大腿骨着地或伤,全赖此球骨护持,乃造物主之深意也。"今名膝盖骨或膑骨(patella)。《洗冤录》名其为膝盖骨。

鸟翅:《说概》云:"鼻孔边之脆骨,西国名为鸟翅。"

遮箭牌:在《说概》中指喉管脆骨。

肯筋:《说概》云:"肯筋者,亦是纯分,乃由骨及脆骨坚皮而生也。……绝无知觉,其色白,其用为相连,为包含,为遮盖,为保护。"范行准先生认为,肯筋所指包含今之韧带、腱、骨膜、皮筋、筋等内容。[1]

肉块筋:《说概》云:"肉块筋者,……乃肉块之尾,其用为能动物擎举,有大力也。其体不坚于肯筋,又不软于丝线筋,但略有知觉……"据此,肉块筋应该指现在所谓的肌腱(tendon)。但此处所提到的丝线筋不见于他处,不知所指为何。

膏油、白脂:即脂肪(fat),西方传统医学认为膏油可以存养元热。

肉细筋:《说概》云:"肉细筋者,……为肉之基地,肉恒需之为本动,……此筋凡三种,有直立筋,有横立筋,有斜立筋是已。"肉细筋应指的是肌肉筋膜、筋肉纤维隔和肌肉纤维一类的组织。三种立筋除了在肌肉中存在外,也在"脉"、"络"和内脏器官中存在。

厚血:即静脉血(vein blood)。

大络:《说概》将人体静脉分为三种加以介绍,第一种即"大络",指

---

[1] 范行准:《明季西洋传入之医学》卷三,第7—8页。

腔静脉(vena cava),其中上行大络为上腔静脉(vena cava superior),下行大络为下腔静脉(vena cava inferior)。《图说》译腔静脉为"周身大血络"。

门络:第二种静脉被译为"门络",即门静脉(portal vein)。《形神实义》译为"大血络口"。

第三样络:第三种静脉被译为"第三样络",其实指的是携带静脉血的肺动脉(pulmonary artery)。

黄血:《说概》所云黄血者,即动脉血(artery blood),《图说》名其为"细血"。《形神实义》译为"洁血"。

大脉:《说概》阐述了两种动脉血管,第一种为"相似于络",即携带动脉血的肺静脉(pulmonary vein),第二种为大脉,即为大动脉(aorta)。《图说》译为"周身大脉络"。

脉动:今名脉搏(pulse),亦称脉动,指动脉血管的跳动。

细筋:即神经(nerve)。

外面皮:即皮肤(skin),《说概》将皮肤分为细皮和厚皮,细皮即表皮(cuticle),厚皮即真皮(corium)。

真切之肉:《说概》中的"肉部"讲述的是现代解剖生理学中的"肌"(muscle)。《说概》将"肉"分为三种,一种名为"真切之肉",又称为"肉块"或"肉块之肉",指的是骨骼肌(skeletal muscle);第二种是"五脏之肉",现在称为心肌(cardiac muscle);第三种为"胃肉"或"六腑之肉",即平滑肌(smooth muscle)。人体肌肉有六百多块,《说概》中描述了其中一些主要的肌肉,但多没有具体命名,而是采取描述性翻译的方法,用短语或句子将某一种肌肉描述出来,如"肉块动呼吸之分"即指辅助呼吸运动的肌肉,今名呼吸肌(respiratory muscle),在《说概》中此种肌肉又分为"开物之肉块"、"闭肉之肉块"、"肚上之肉块"等。其他类似的译名还有"肉块动养身之分"、"肉块动知觉之分"、"耳之肉块"、"鼻之肉块"、"喉之肉块"、"人动小腿之肉块"、"人动手之肉块",等等,这些大致都可以还原成西文名或今名,不赘。

傲肉、谦肉、欢肉:《说概》说眼部肌肉有十二块,其中使眼睛睁开的

第六章 译词的选择与创造

名曰"傲肉";使眼睛闭合的名曰"谦肉",今名环状肌肉;使眼睛垂视的名曰"欢肉"。

浸卵:《说概》说脑内"空处有浸卵甚多,皆连贯于皮,吸收秽物"。这里的浸卵即脑胞(brain vesicle)。《说概》又说眼中有二浸卵,又名小肾,"一以养眼睛,一以收渗余汁"。不知何指。

水晶球:今名晶状体(intraocular lens)。

玻璃汁:今名玻璃体(vitreous body)。

水晶汁:今名房水(Aqueous Humor)。

耳骨:今名听小骨(ossicular)。

耳磬皮:今名鼓膜(eardrum)。

听远耳轮:是一种助听器。《说概》中对当时西方已有的一种助听器进行了介绍。

六品筋:《图说》"论筋"部分讲的是由脑发出的迷走神经(vagus),因有三双,故名六品筋。但《形神实义》则译为"七品筋",疑"七"为"六"之误。

心穴:《图说》中将心脏分为左右两个心穴,每穴中又有二窍,共四窍,分别指今日所谓之左、右心房(atrium)和左、右心室(ventricle)。

冕旒络:出自《人身图说》,《形神实义》译为"冕旒之络",即冠状动脉(coronary artery)。范行准先生称此译名之佳"远驾日人译冠状动脉一名之上"。[1]《图说》另有"冕旒血络",即心冠状静脉。

心耳:《图说》云心有左右耳,心耳"大小分量不同,右耳广于左耳,以右耳多受气血之汁,且为周身大血络之进门,故更大;左耳为周身大脉络之进门,故差小。乃左右耳以脉络、血络之肢分为凑合,其数二,其作用为诸气汁、血汁涌行,因以温情阻其势"。今名同(atrial appendage)。

十一小耳:指心脏内部的十一个瓣膜(valve),《图说》较为详细地描述了瓣膜的位置和作用。《形神实义》译为心脏之"十一德"。

---

[1] 范行准:《明季西洋传入之医学》卷四,第23页。

《图说》和《说概》均描述了六种肠,两书对这六种肠的译名也完全一样,且六个译名与今日之中文名大体一致。"十二肠",今名十二指肠(duodenum);"洁肠",今名空肠(jejunum);"秽肠",今名回肠(ileum);"瞎肠",今名盲肠(blind intestine);"颈肠",今名结肠(colon);"直肠",今名同(rectum)。

溺络:即输尿管(ureter)。

质具:《图说》、《形神实义》均多次谈到,《形神实义》更注明"即精也",指精液。《图说》又有"女质具"一词,盖指卵子;又有"质具之质"、"质具之实体",虽然当时尚未发现精子,但似乎已有此概念。

女睾丸:指卵巢(ovary)。

睾丸曲折之络:指附睾(epididymis)。

公细体:指营养物。

传教士中文作品中有关解剖生理学的意译词还有一些,如细线、细膜、本膜、公膜、本用、公用、网油、细热血、毒胞之类,不一一罗举。

翻译之难,主要在于文化之差异。用一种语言表达另一种文化,其准确性只能是相对的,尽善尽美的翻译很难达到,在中西文化直接接触之初尤其如此。但若要进行文化传播与交流,翻译又是必需的。仅就《人身图说》而言,其对复杂的人体结构的描述,十分艰涩难懂,难怪俞正燮说该书传入中国两百年而未有人能读之者,而清末的胡琨又讥俞正燮亦未能读之;20世纪30年代,范行准研究明季西洋传入之医学,在读此书时也感到十分难懂。尽管如此,明末清初来华传教士筚路蓝缕,在西洋医学传入方面有着不可磨灭的贡献。这不仅体现在他们所选择和创造的译词有些至今仍被使用,更因为他们使中西医学文化开始了深层次的沟通。

第七章 西洋解剖图的传入、传播与演变

在文化交流过程中,一幅图像所产生的效果有时是超出想像的,甚至可以比几部著作所产生的冲击力更大,利玛窦在华所绘制的世界地图便是一个典型的例证。[1] 图像之所以能够产生较大的冲击力,不仅因为视觉效果,更因为图像本身所具有的文化内涵。明末清初来华传教士向中国人展示了西方的人体解剖图,这些图像的精准程度为中国人所叹服,但如此细致地绘制与展现人体的做法,又是与中国传统文化相抵触的。

欧洲文艺复兴时期,科学与艺术同步发生了变化,表现在医学领域,便有解剖学与解剖绘图的完美结合,这一点在文艺复兴巨匠达·芬奇身上有着突出体现。作为艺术家的达·芬奇在人体解剖方面亦有极深的造诣,他根据亲身的人体解剖经历,绘制成多达约 750 幅人体解剖图,描绘出整幅人体骨骼,全部神经腱有秩序地与之相联结,肌肉覆盖其上。[2] 文艺复兴时期艺术家和解剖学家对人体的精密研究,体现了一种"复古"

---

〔1〕 关于利玛窦所绘制的世界地图,学界已有不少研究,新近出版的全面研究为黄时鉴、龚缨晏:《利玛窦世界地图研究》,上海古籍出版社,2004 年。
〔2〕 卡斯蒂廖尼:《医学史》上册,第 347 页。

的潮流,缅怀古希腊的精神,重新重视人体和人体之美,开始由神本向人本回归。维萨里《人体构造》一书将这一潮流推向了高潮,这不仅因为该书对人体解剖的详细阐述,而且因为该书中附有大量精美的解剖图。这些解剖图为艺术家卡尔卡(Jan Stephan van Calcar)用木板雕刻,很多人体骨骼或肌肉图表现出某种劳作或运动的姿态,并以野外或室内的背景为陪衬,极为形象逼真。这种对人体肌肉、骨骼乃至内脏、神经网络等的唯美表现形式,在当时欧洲产生了强大的震撼力,推动了文艺复兴时期欧洲人对人体美的追求。这些解剖图既具有很高的艺术水平,也开创了解剖学绘图的新模式,为此后解剖学著作所纷纷效仿。

中国在《内经》时代,解剖尸体也是认识人体的一种重要途径,即"八尺之士""其死可解剖而视之"(见前引)。此后受儒家思想影响,中国解剖学没能发展起来。但是个别的解剖事例是有的,而且均为对死罪犯人的解剖观察。《汉书·王莽传》记载,天凤三年(16)"翟义党王孙庆捕得,莽使太医、尚方与巧屠共刳剥之,量度五藏,以竹筳导其脉,知所终始,云可以治病"。[1]此为我国首次确切记载的解剖活动,日本学者山田庆儿

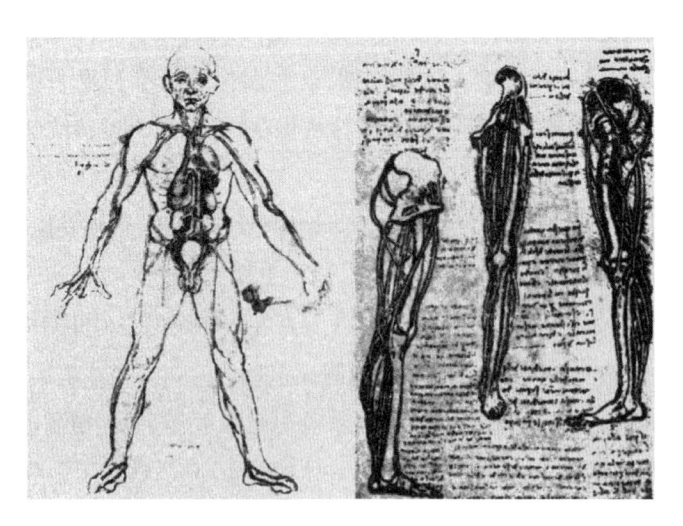

图1 达·芬奇绘制的血液循环图和人体下肢解剖图

---

[1] 班固:《汉书》卷九十九中,《四库全书》史部正史类。

第七章　西洋解剖图的传入、传播与演变

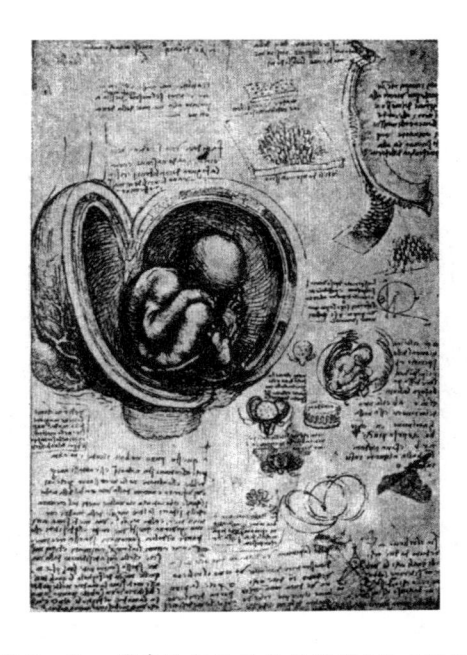

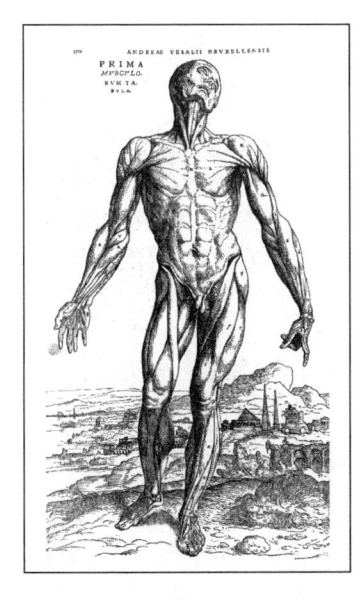

图2　达·芬奇绘制的胎儿位置图(此二图见卡斯蒂廖尼:《医学史》,第351、352页。)

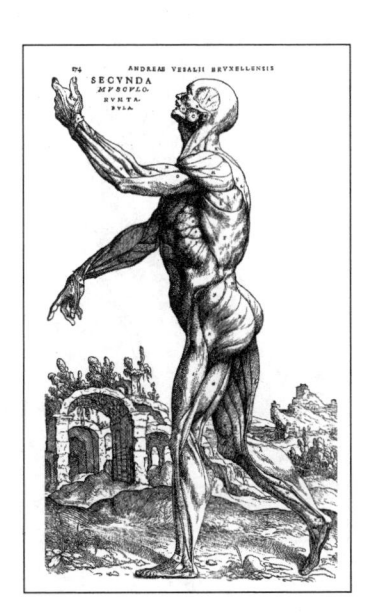

图3　　　　　　　　　　　图4

图 5

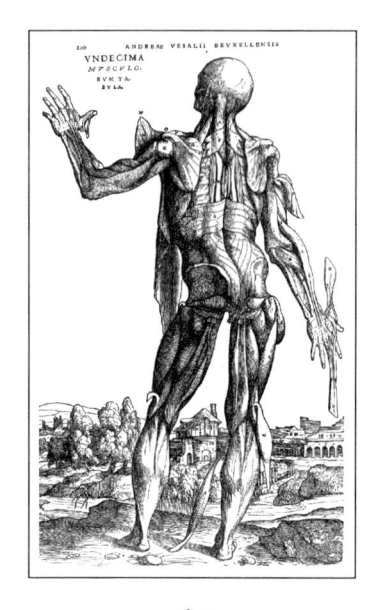

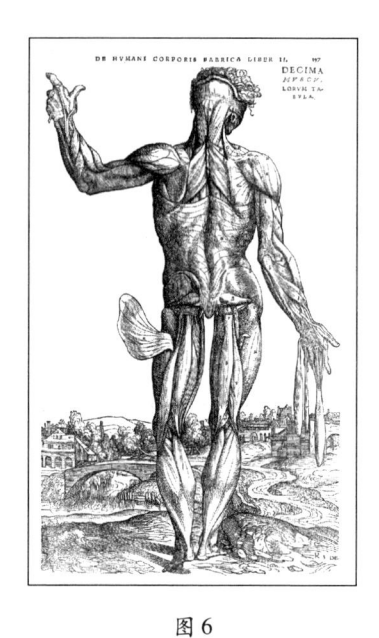

图 6

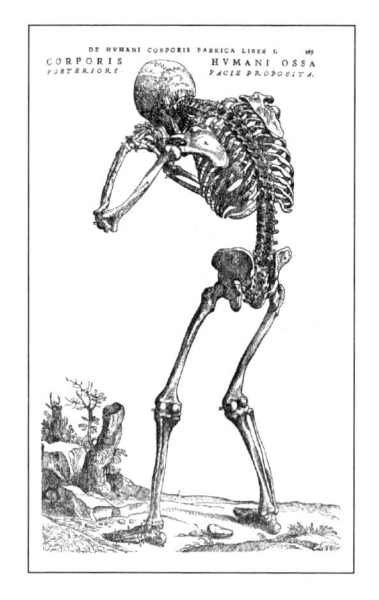

图 7

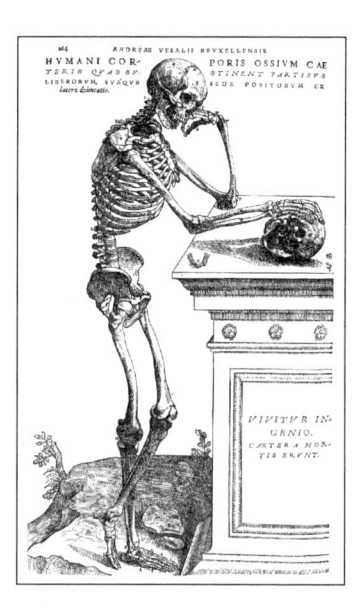

图 8（此图注文云：只有勤于思考才能拯救人类，否则一切事物都将面临死亡。）

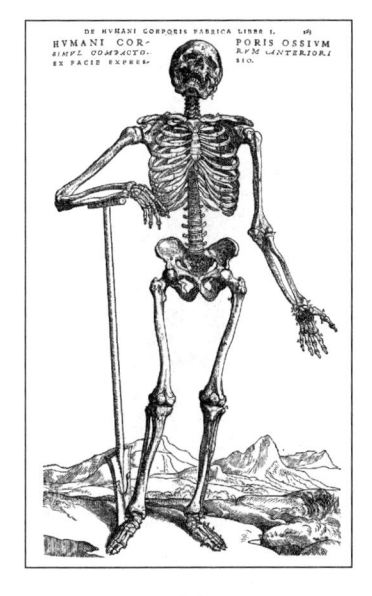

第七章　西洋解剖图的传入、传播与演变

图 9

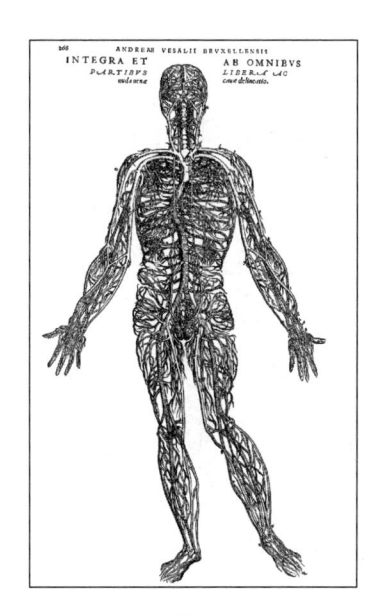

图 10

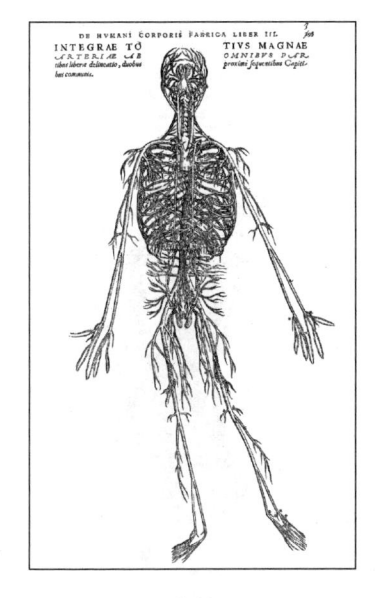

图 11

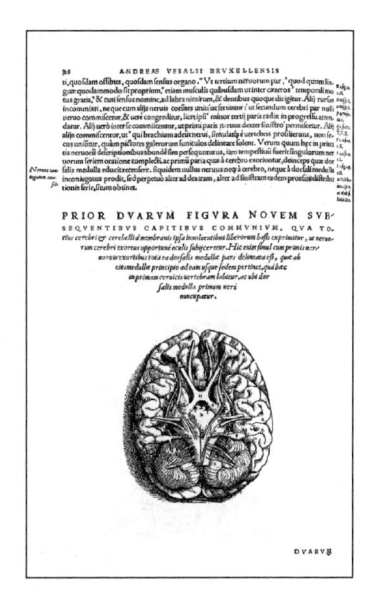

图 12

图 13

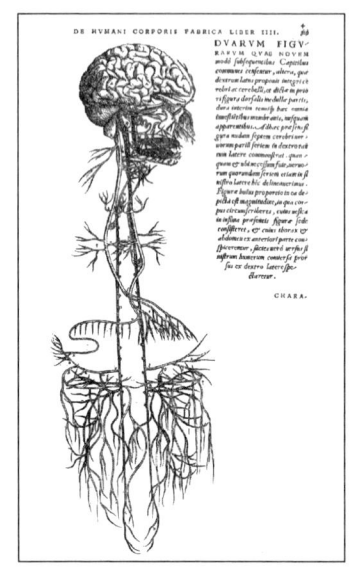

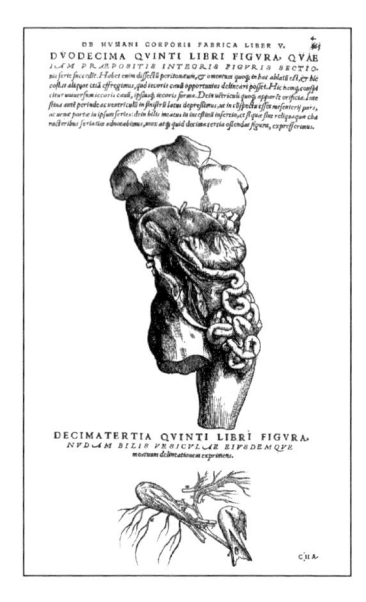

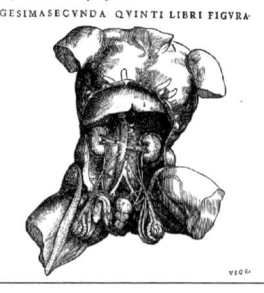

图 14

图 15

图 16

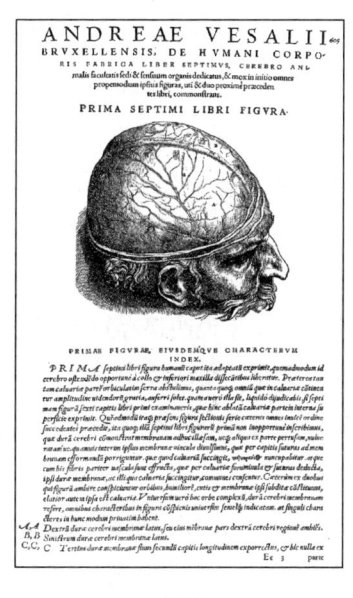

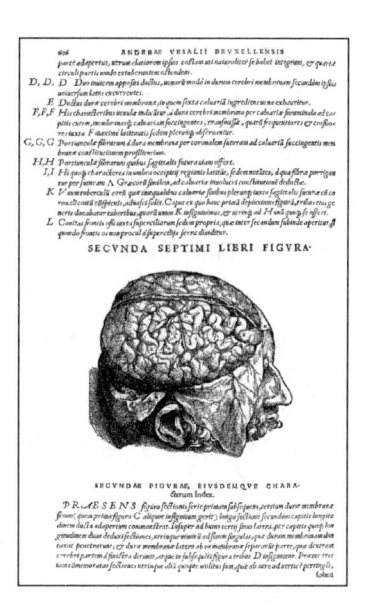

第七章 西洋解剖图的传入、传播与演变

图 17　　　　　　　　　　图 18

以上维萨里《人体构造》中部分插图均来自美国国家医学图书馆网站：http://www.nlm.nih.gov/exhibition/historicalanatomies/vesalius_home.html

认为《灵枢》和《难经》中的相当一部分解剖知识便源自此次解剖活动。[1] 但对于此次解剖，仅留下了文字记载，而没有图像留传下来，也不知道当时是否绘制了解剖图。

经过上千年的沉寂后，中国解剖学在五代、两宋时期又有所发展。五代后晋著名道士烟萝子（燕真人）曾绘有"首部图"、"朝真图"、"内境左侧之图"、"内境右侧之图"、"内境正面之图"、"内境背面之图"六幅解剖图，为现存中国最早之解剖图，见于南宋石泰及其门人所编《真修十书》之《杂著捷径》，收入《正统道藏》。[2] 至宋代，见于文献记载的解剖活动有两次，一次是宋仁宗庆历年间（1041—1048），广西地方官府处死欧希范等五十六名反叛者，并解剖死者的胸腹，宜州推官吴简与医生、画工较

---

[1] 具体内容见山田庆儿：《古代东亚哲学与科技文化》，沈阳：辽宁教育出版社，1996 年，第 314 页。

[2] 参见祝亚平：《中国最早的人体解剖图——烟萝子〈内境图〉》，《中国科技史料》第 13 卷第 2 期（1992），第 61—65 页。

仔细地观察了这些尸体的内脏器官,并由画工宋景描绘成图谱,成《欧希范五脏图》。[1] 此图谱已佚,国内惟明代《循经考穴编》载有《欧希范五脏图》一幅,日本医家梶原性全《顿医抄》和《万安方》也收入了一幅《欧希范五脏图》。[2] 宋代第二次解剖发生在徽宗崇宁(1102—1106)年间,当时宋廷处决剖剕反叛者,李夷行进行了解剖观察,杨介(约1068—约1140)根据李夷行的观察,以及《欧希范五脏图》和烟萝子《内境图》,绘制成《存真》。今《存真图》已佚,但其部分图及文字说明保存在元代孙涣重刻的《玄门脉诀内照图》中。[3] 这些图成为元、明、清医学著作中所绘人体内景插图的基础。除了宋代流传下来的解剖图外,经络与穴位图在中国医书中也很常见。

将中医的内境图、经络和穴位图与西方的解剖图相比较,其差异是很明显的。就绘图的内容而言,中国解剖图的主要内容为脏腑、经络和穴位,这三方面内容为中医理论所关注的重点;而西方解剖图的内容则包括

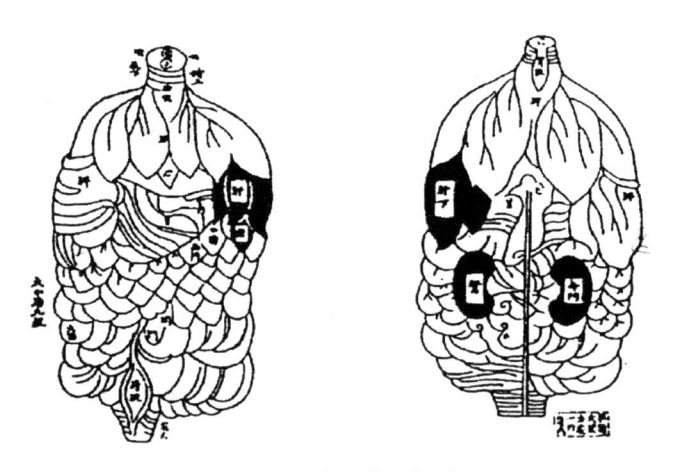

图 19 烟萝子《内境图》

---

[1] 此事见于记载者多,如李攸《宋朝事实》卷十六(中华书局重印商务印书馆国学基本丛书原本,1955年,第244页),赵与时《宾退录》卷四(宋元笔记丛书,上海古籍出版社,1983年,第43页)等。
[2] 牛亚华:《中日接受西方解剖学之比较研究》,西北大学科学技术史博士论文,2005年,第15页。
[3] 参见牛亚华:《中日接受西方解剖学之比较研究》,第16—21页。

第七章 西洋解剖图的传入、传播与演变

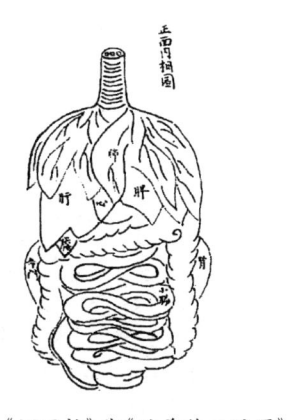

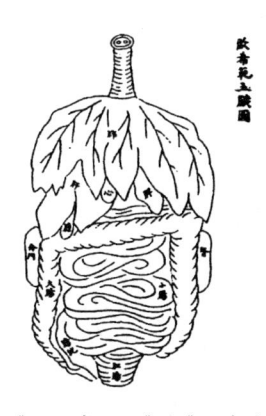

图 20 《顿医抄》载《欧希范五脏图》　《循经考穴编》载《欧希范五脏图》

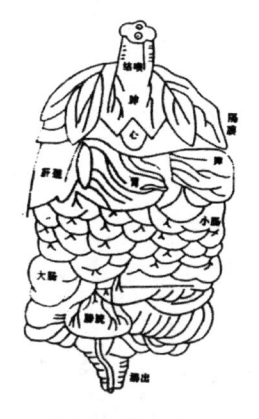

图 21 《存真图》之人脏正面图　图 22 《存真图》之人脏背面图

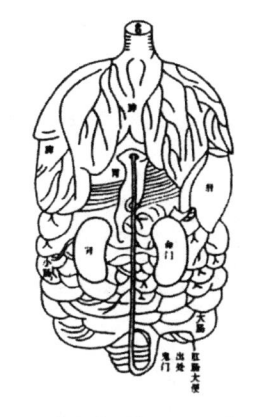

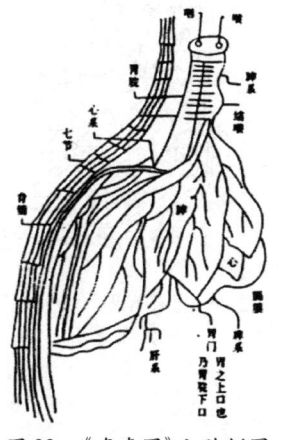

图 23 《存真图》之肺侧图　图 24 《存真图》之心气图

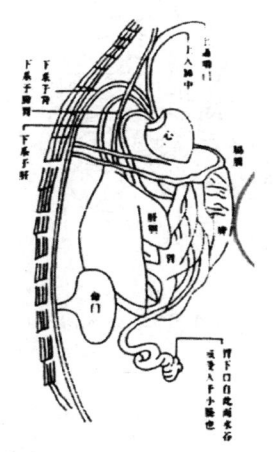

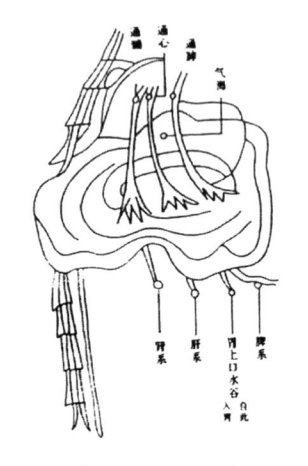

图 25 《存真图》之气海隔膜图

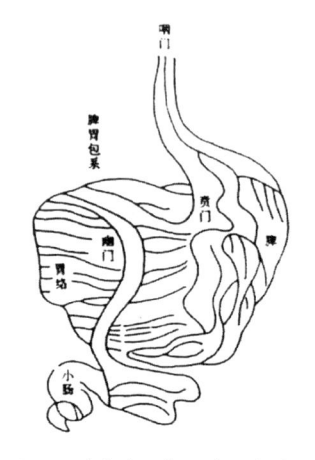

图 26 《存真图》之脾胃包系图

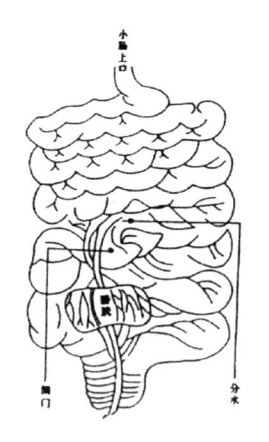

图 27 《存真图》之分水阑门图

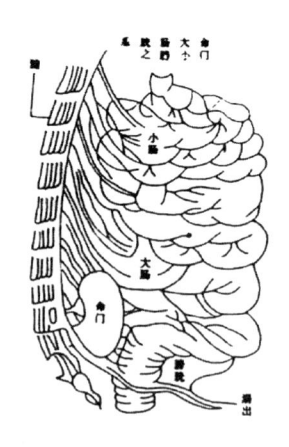

图 28 《存真图》之命门大小肠膀胱之系图

第七章　西洋解剖图的传入、传播与演变

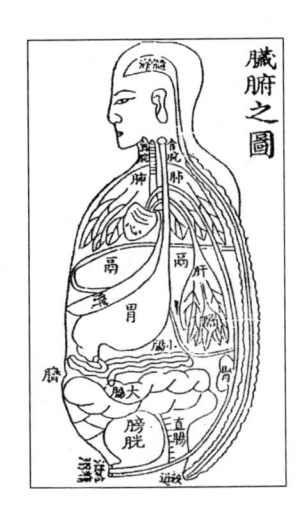

图 29　明杨继洲《针灸大成》[1] 脏腑图

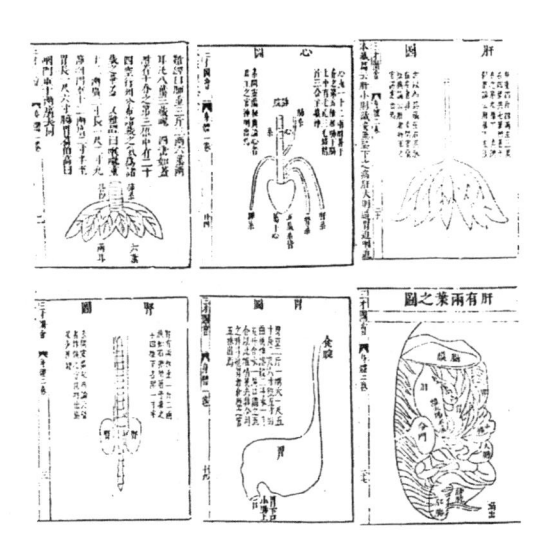

图 30　明《三才图绘》[2] 中部分脏器图

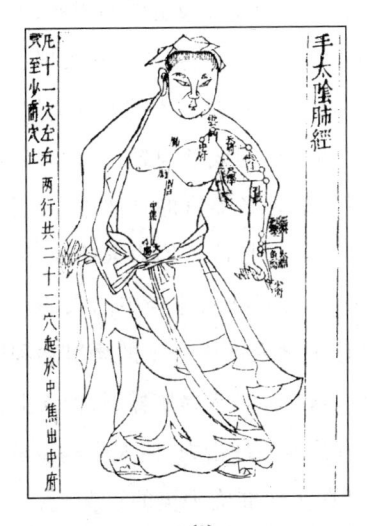

图 31　《人镜经》[3] 手太阴肺经图

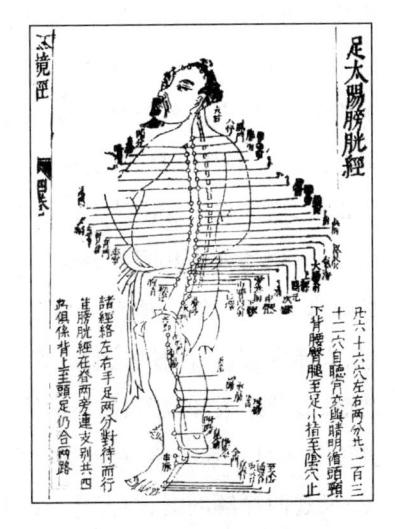

图 32　《人镜经》足太阳膀胱经图

---

〔1〕　杨继洲:《针灸大成》,人民卫生出版社,2006 年。
〔2〕　王圻、王思義:《三才图绘》,上海古籍出版社,1988 年。
〔3〕　《脏腑证治图说人镜经》,故宫珍本丛刊,海南出版社,2000 年。

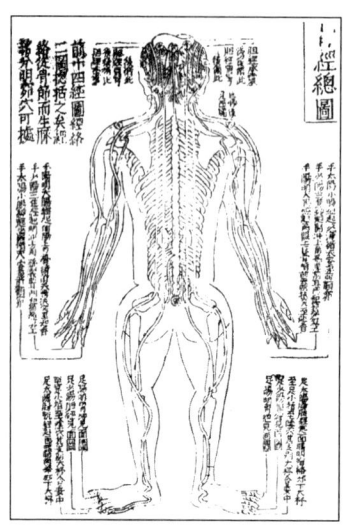

图 33　《人镜经》背经总图 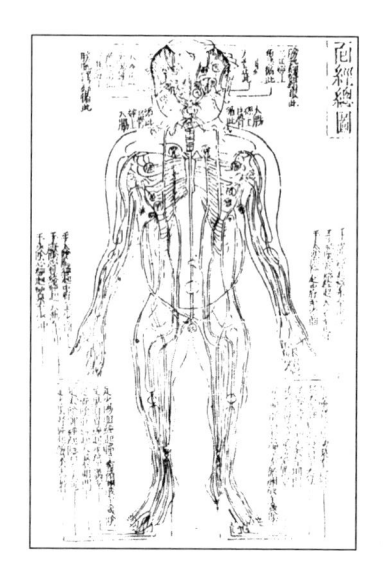　　图 34　《人镜经》面经总图

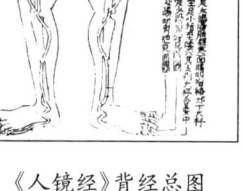

人体各种组织、器官,但不存在穴位与经络图,即使涉及脏腑的图像,也不会出现一些中医理论中所认为存在的器官,如命门、三焦等。从表现手法上来看,中医内境图与西方解剖图的差别和中西绘画艺术的差别类似,前者写意,不用阴暗对比和透视法,而仅使用简练的线条勾勒,形状大致仿佛即可,由于缺乏层次感,故往往很难辨认清楚各器官的具体位置;后者写实,运用透视法和阴影表现手法,无论形状还是位置均力求精确,故形象逼真,一目了然。从审美角度而言,中医的解剖图符合中国人的审美观,人体内脏器官、骨骼、血肉等往往会让中国人产生一定的恐惧感和厌恶感,故使用柔和线条、简洁的笔法进行勾勒,使得人体脏器、骨肉看上去并不那么具有真实感,对视觉和心理没有很强的冲击力,使人比较容易接受;反观西洋解剖图,则符合了西方人以真实和准确为美的审美观;为了增强艺术表现力和真实感,西方人体画家需要学习解剖学,达·芬奇的绘画艺术成就与其对人体解剖的研究亦有一定关系;而解剖图的绘制则更加注重准确而突出地表现人体各器官,使图像清晰且具有立体感;在对肌肉的表现上尤为突出,强调肌肉的力度,这也是古希腊以来的人体艺术表

第七章 西洋解剖图的传入、传播与演变

现传统。从伦理观念的角度而言,中医的解剖图符合中国人的伦理观,对隐私部位会进行特殊的处理,如绘上衣物等;而经络图、穴位图中的人体,除下身绘有衣物外,头部冠巾、头发、五官等一应俱全,是一幅较为完整的人体画像;而西方解剖图则全无这些顾忌,无论是整体还是局部人体图,完全据实而绘,这多少是与天主教的伦理要求相悖的,但在文艺复兴时代,这样的直接表现形式恰恰体现了西方人对希腊时代人体审美观的怀念与追求。

从目前所见文献来看,最早得见西洋解剖图的中国士人为毕拱辰。他在北京与汤若望见面时,汤若望向他展示了一幅西洋人身图,毕拱辰说"其形模精详,剞劂工绝,实中土得未曾有"。[1] 汤若望向毕拱辰出示的是一幅什么样的人身图我们不得而知,但从毕拱辰的评价来看,他在观看此图过程中并未产生文化观念上的不适,反而对此图绘制的精详与刻本的雕刻工艺给予了高度评价。因此我推测这幅人身图应该不包含与中国儒家审美观和伦理观过分冲突的内容。

明末清初时期传入的西洋解剖图主要集中在两部传教士译著中,一是《人身图说》,二是巴多明用满文翻译的《钦定格体全录》。独藏于罗马国立中央图书馆的《人身说概》刻本是否有图,由于我尚未见过此刻本,故还不清楚,但从目前所见的《人身说概》抄本来看,有的抄本无一图,有的抄本最后附有"正面全身之图"和"背面全身之图"及其说明文字,完全取自《人身图说》。由此看来《说概》原刻本也应该是没有图的。

《人身图说》从未刊行过,其原译稿本已佚,故无法睹见其中解剖图的原貌。《图说》中共有21幅解剖图,钟鸣旦先生曾从中选择数幅与维萨里《人体构造》及帕雷《解剖学》中的图相比较,认为《图说》中的解剖图源自帕雷和维萨里的著作。[2] 若要确定《图说》中每一幅图的来源,恐怕需要将这21幅图与欧洲1620年以前出版的解剖学著作进行进一步

---

[1] 毕拱辰:《泰西人身说概序》,法国国家图书馆藏抄本,第2页。
[2] 钟鸣旦:《昂布鲁瓦兹·帕雷〈解剖学〉之中译本》,《自然科学史研究》第21卷第3期(2002),第272—275页。

的对比。不过,这些图均来自文艺复兴时期欧洲解剖学家的著作则是没有疑问的。

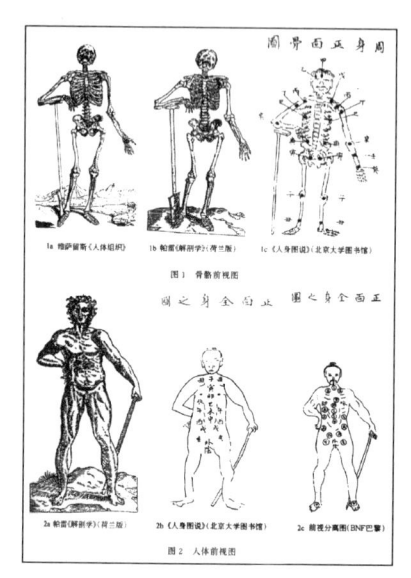

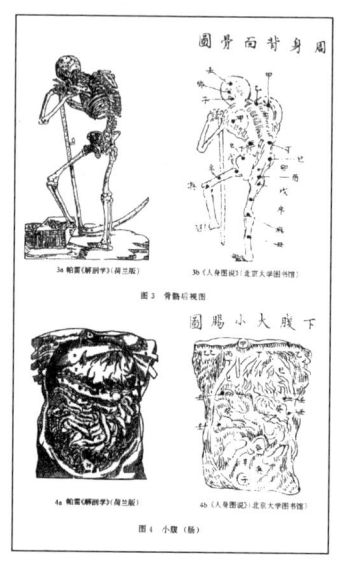

图 35、36　帕雷《解剖学》与《人身图说》中解剖图之对比[1]

巴多明从 1698 年开始翻译、历时五年方得以告成的满文解剖学作品《钦定格体全录》中有 90 幅解剖图,尽管此书亦从未刻行,但由于巴多明将原译稿寄了一部给法国科学院,至今仍完好保存于法国自然科学史博物馆的图书馆中,故我们仍能够看到其中的所有解剖图。这些解剖图绘制十分精详,与西方原版的解剖图差距不大,应该是根据原版解剖图精心临摹制作的。美国加州大学 John B. deC M. Saunders 教授和 Francis R. Lee 博士在 20 世纪 70 年代末曾对《格体全录》一个清代抄本(原属于宣武门内耕因堂白医药室)中 90 幅解剖图的来源进行过详细考证,发现这些图不像巴多明和白晋所说的那样,仅来自托马斯·巴尔托林(Thomas Bartholin)和迪奥尼斯(Pierre Dionis)的著作,而是有更为广泛的来源,如维萨里、西班牙解剖学家哈姆斯科(Juan Valverde di Hamusco)、瑞士解剖学家包因(Caspar

---

[1]　钟鸣旦:《昂布鲁瓦兹·帕雷〈解剖学〉之中译本》,第 273—274 页。

第七章 西洋解剖图的传入、传播与演变

Bauhin,1560－1624）、意大利解剖学家卡塞留斯（Julius Casserius, 1561－1616）、阿奎朋登特（Fabrizio ab Acquapendente）等人的著作。[1]

考察一下这些解剖图在中国的流传与影响是非常有意思的。王宏翰没有见过《人身图说》，在他去世之前《格体全录》尚未问世，故《医学原始》中的解剖图均为典型的中国传统内境图，没有西方解剖学影响的痕迹。王清任虽然间接受过西说的影响，但其解剖学知识大体上本于其亲身的观察，《医林改错》中的解剖图与中国传统内境图属于一个脉络，形式上没有变化。王学权父子孙曾四代均读过《人身图说》，但《重庆堂随笔》中无一幅解剖图，也没有对《图说》中的解剖图加以评价。清代三位王氏医家是受西医影响的主要人物，但对西洋解剖图均未作出回应。其他如方以智、郑光祖等人，亦不见有任何回应。

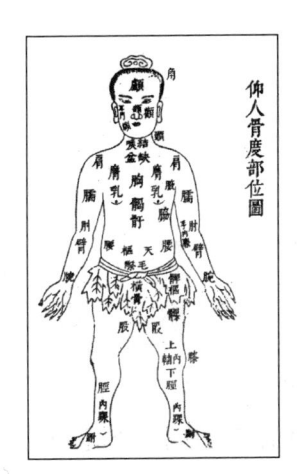

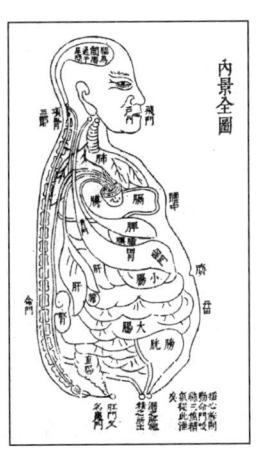

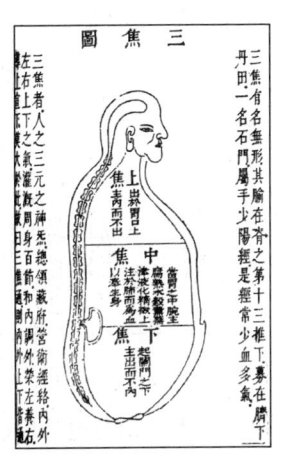

目前来看，对西洋解剖图有所回应的中国人主要是《图说》和《格体全录》各抄本的抄写者，但这些抄写者几乎都没有留下姓名。[2] 此外，清

---

〔1〕 John B. deC. M. Saunders and Francis R. Lee, *The Manchu Anatomy and its Historical Origin*, Taipei: Li Ming Cultural Enterprise Co., 1981, introduction, p. 7; text, pp. 2-25.

〔2〕 耕因堂所藏《格体全录》抄本或为"白医药室"的白姓医生所抄，但也可能是其他人所抄，或者就是巴多明译完后康熙皇帝命宫廷抄写员和画师所抄录的三部抄本之一。目前流传下来的《图说》抄本是否有一种为王学权所使用的抄本，我们也无法确定。

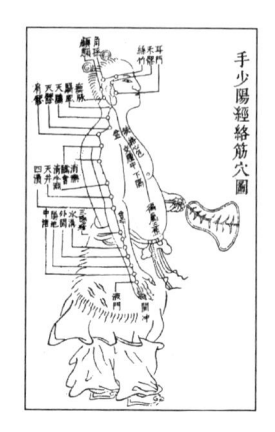

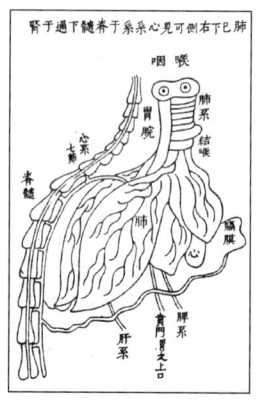

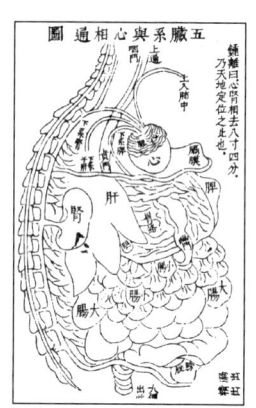

图 37—42　为王宏翰《医学原始》中的骨度、脏腑、经络等图

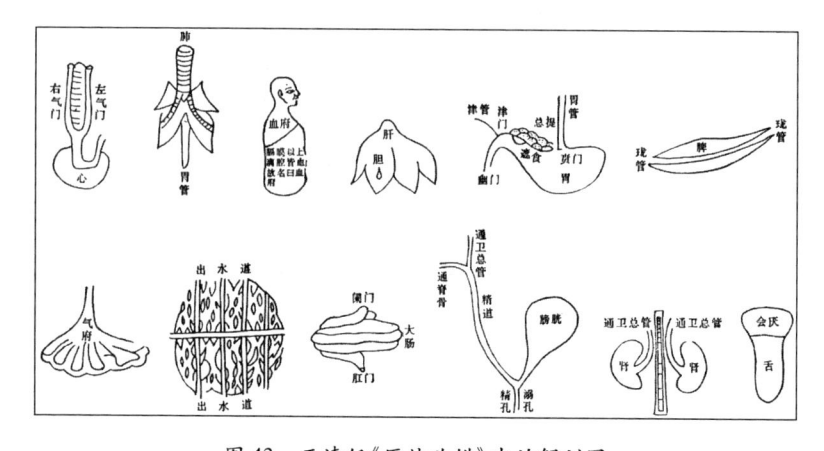

图 43　王清任《医林改错》中的解剖图

中叶学者姚衡写过一篇《人身说概跋》,对西洋解剖图以及中国抄本中的解剖图进行了点评;"扬州八怪"之一的罗聘亦见过西洋解剖图,并将其作为艺术题材绘入画作之中。目前所知对明末清初传入之西洋解剖图有所回应的就只有这些人了。

《格体全录》耕因堂抄本中的 90 幅解剖图被命名为"周身血脉图—五藏六府形"。有一些解剖图用中文标有序号,多数图有满文名称或满文图说。这些图除了包括血脉、脏腑图外,还有人体正面、背面全图、人体肌肉图、人体神经图、脑解剖图、面部五官解剖图、胎儿图、男女生殖器官

第七章 西洋解剖图的传入、传播与演变

解剖图等,但没有人体骨骼图。[1]这些图在绘画技法上均采用了西方的明暗、阴影和透视法,故即使一些细小部位或血管、神经,也都表现得较为清晰,是上乘的临摹之作。但与西方解剖图相比,中国临摹者也对原图进行了一些改动,例如第一图"正面所见人体全图"中,增加了一条"遮羞布",在多幅脑解剖图中,临摹者将西方人的头部形象改为满族人的形象。但临摹者的更改仅有这些,而对于生殖器官解剖图则一如原样,没有进行特殊处理。在清后期英国传教士医生合信再次向中国传播西洋解剖学及解剖图之前,《格体全录》是目前所见绘制最为精美的西洋解剖图。《格体全录》的翻译是在康熙皇帝的要求和支持下完成的,但康熙认为"此乃特异之书,故不可与普通文籍等量观之,亦不可任一般不学无术之辈滥读此书也"。(见前引)所以康熙命人仅将此书抄录三部,分别藏于故宫、颐和园和热河,仅供御用,高级官员或可在皇帝的允许下翻阅此书,但严禁传抄。康熙之所以对此书如此严加看管,主要是担心这些逼真的解剖图对中国人造成不良影响。

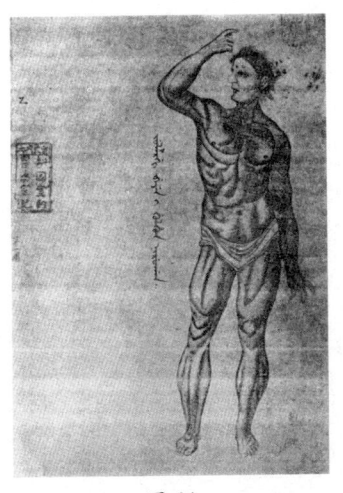

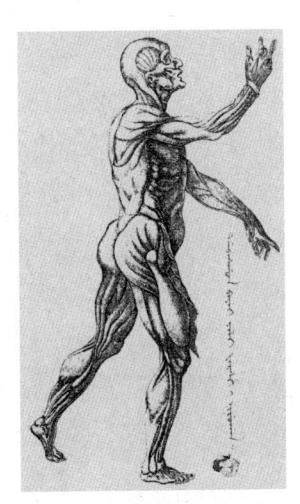

图 44   图 45

[1] Saunders 和 Lee 认为省略骨骼图是出于文化观念上的考虑(参见 *The Manchu Anatomy and its Historical Origin*, introduction, p.2),但是《格体全录》中的任何一幅解剖图都会引起中国人的文化不适感,特别是全身图和精确的生殖器官解剖图,都会触动中国人敏感的伦理神经。所以,省略骨骼图应是根据此书内容所作的取舍结果。对于这些解剖图而言,文化观念的差别所导致的结果是,它们因皇帝之命而被传入中国,又在皇帝的命令下被禁止进一步的传播,只有宫中的极少数人得以见到这些解剖图。

形神之间——早期西洋医学入华史稿

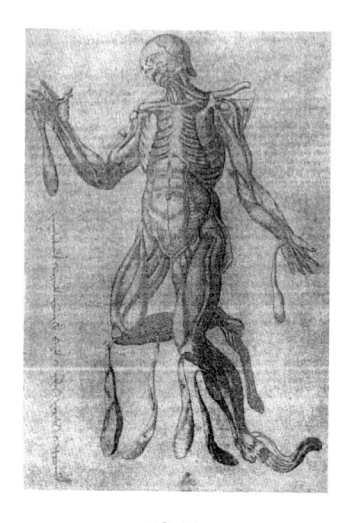

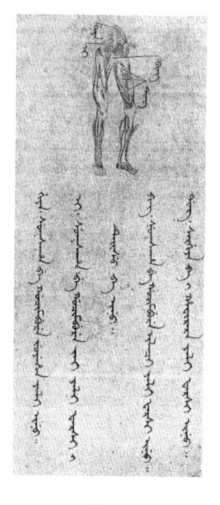

图 46

图 47

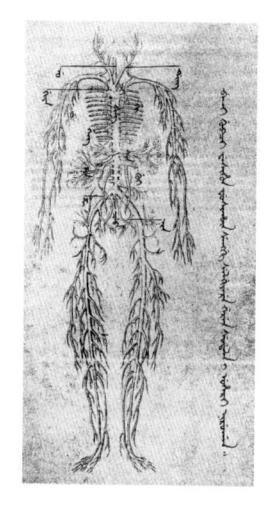

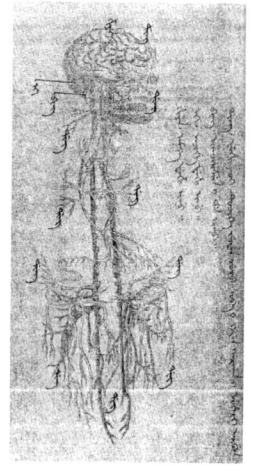

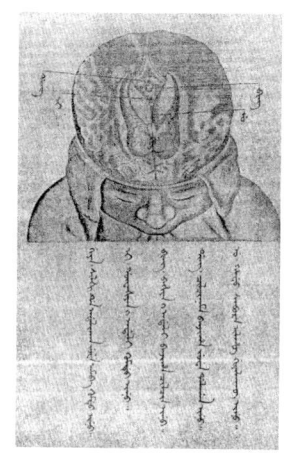

图 48

图 49

图 50

第七章　西洋解剖图的传入、传播与演变

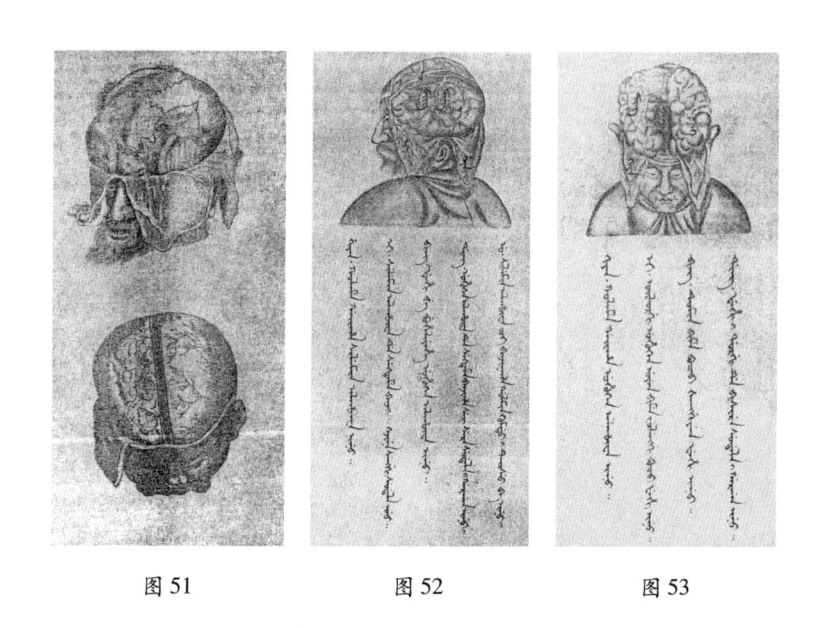

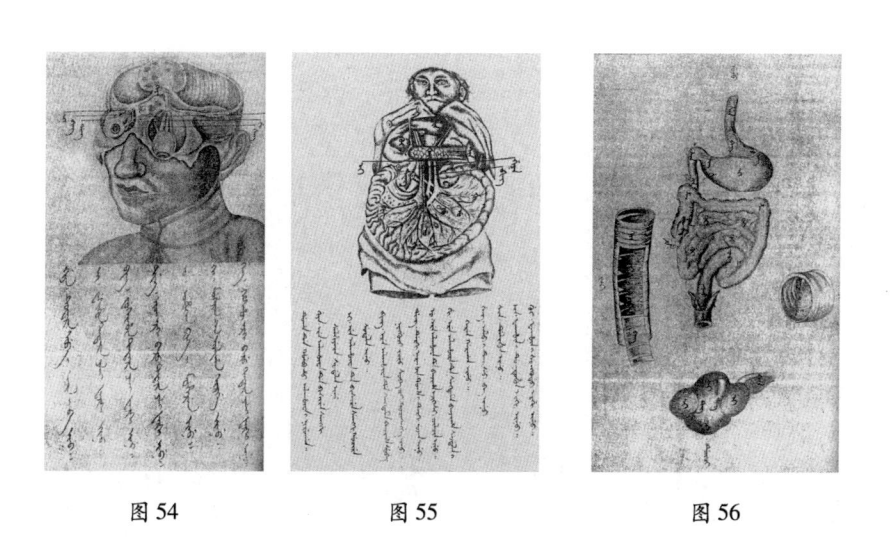

图 51　　　　　　图 52　　　　　　图 53

图 54　　　　　　图 55　　　　　　图 56

图 57　　　　　　　　图 58　　　　　　　　图 59

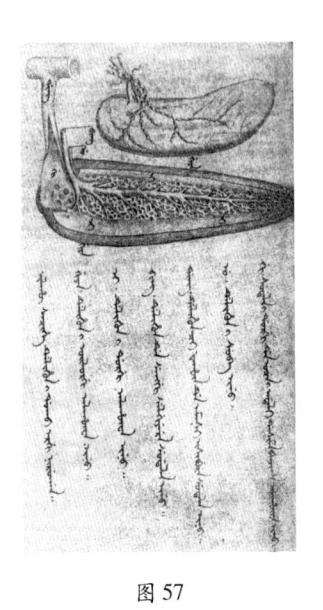

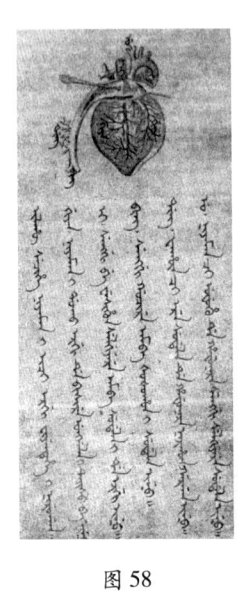

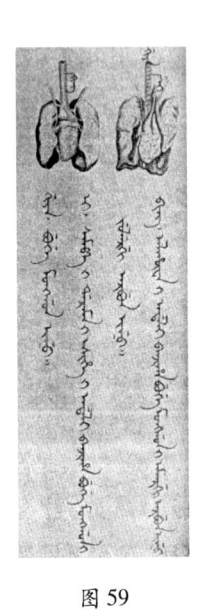

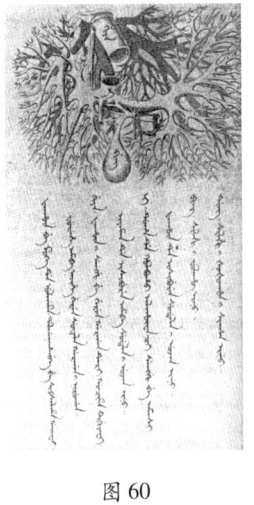

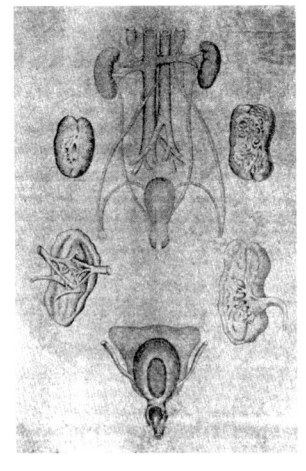

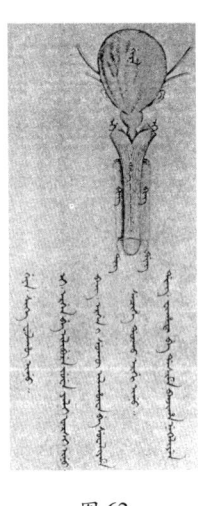

图 60　　　　　　　　图 61　　　　　　　　图 62

第七章　西洋解剖图的传入、传播与演变

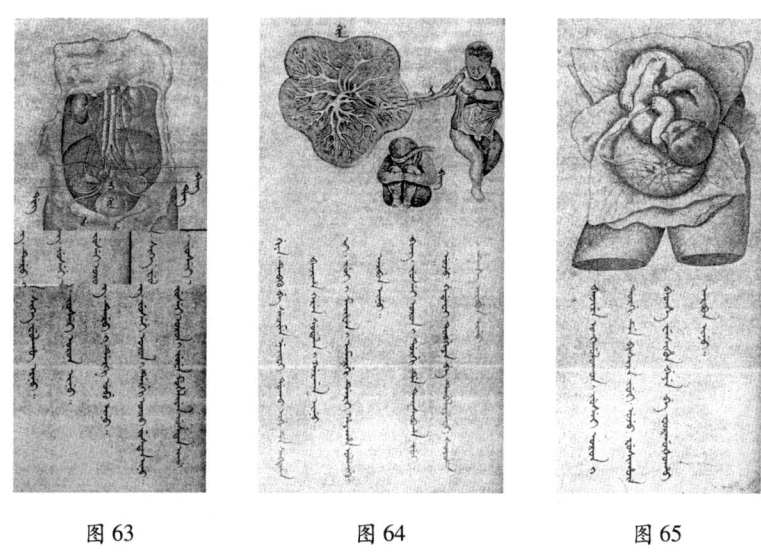

图63　　　　　　　图64　　　　　　　图65

图44—65 为《格体全录》抄本中的部分解剖图

　　《格体全录》中的解剖图是由宫廷画师奉皇帝之命、在传教士的指导下完成的,故质量较高。而《人身图说》中解剖图的流传就没有这么幸运了。《人身图说》译稿中的解剖图应该也是非常精美的,可惜早已散佚,我们无法对其进行讨论。《图说》中的 21 幅解剖图被称为"五脏躯壳图形"。现存抄本中的这些图形,除了"血脉二络正面图"、"血脉二络背面之图"等几幅尚较为清楚之外,大多绘制得均非常拙劣,几乎是"涂鸦"之作。虽然个别图也稍作明暗处理,但是由于抄写者不谙西方阴影技巧和透视法,故若从使用的角度而言,这些图基本上是不可用的。清代学者姚衡在读过一份《人身说概》的抄本,并将《图说》中的解剖图与他在书市中所见西洋原书中图进行比较后写道:

　　　　西儒学重试验,故人身脏腑筋络皆刳剔配图,使画工绘之,若分、若合、若连、若断,一一载之图中。此邓玉函所译述而毕拱辰所润定者,名曰《人身说概》,其论极为精确,实坚学之津梁也。原书皆西国文字,非是不能传于东土,惟各图从重加影,刻失线法,远近深浅之

455

意,视之不能了然,然向于厂肆购得西庠韦笥,则表里分明,无不洞彻,安得妙手重拳附于兹编耶?[1]

"从重加影"一语表明,姚衡所见抄本的抄写者也想通过明暗对比手法加强效果,怎奈水平有限,加上"刻失线法",不懂运用透视法,导致"远近深浅之意,视之不能了然"。有的抄写者似乎注意到了由于不懂西方绘画技巧而使解剖图的效果受到影响,故在《人身说概》北京大学图书馆所藏抄本后附有毕方济《画答》中的大部分内容,[2]其意或在于提高解剖图的绘画质量。毕方济在《画答》中讲解了人体肖像画的画法,包括如何画发、额、五官、须、肩、胸、腹、手足和形体等,毕方济并没有介绍阴影、透视等表现手法,其作《画答》之目的乃是将人体及其形象与天主教义联系起来,如所谓"吾徒二足履地,首向天,独抱升腾之志,此其俯仰之故,不可不审也"。[3]中国抄写者虽然抄录了《画答》的内容,不过从北大图书馆藏《人身图说》抄本(从笔迹判断此抄本与北大藏《人身说概》抄本为同一抄写者)中的解剖图来看,《画答》所述之绘画技巧完全没有得到贯彻。在清前期,尤其在康熙、雍正、乾隆三朝的宫廷中,有多位西洋传教士画师效力,并将西洋画的绘画技法传入中国。地方大员如年希尧等也参与推广西洋画法,年希尧曾编撰《视学精蕴》(1729年首版,1735年再版),介绍西方透视法,他将西洋视学与中国固有透视画法进行比较后,肯定了西洋透视画法的优势,他说"定点引线之法""无一不可穷神尽秘而得其真者"。西洋画法传入中国后,在中国绘画艺术界包括宫廷画师

---

[1] 姚衡的这篇跋见于中国国家图书馆藏《人身说概》、《人身图说》合订本前。姚衡对解剖图的评价,所指实为《人身图说》中之图,所以姚衡此《跋》,应该是《说概》、《图说》二书的跋。现存《图说》、《说概》二书的清代抄本,多为两书合订,故当时一些学者将此二书统称为《人身说概》。

[2] 见《人身说概》北京大学图书馆藏抄本之末,其他抄本未见有摘抄《画答》者。毕方济《画答》,BNF: Chinois 3385,另有抄本藏徐家汇藏书楼,影印本收入《徐家汇藏书楼明清天主教文献》第一册。

[3] 毕方济:《画答》,第2页;亦见于《人身说概》卷下,北京大学藏抄本,第21页。

第七章　西洋解剖图的传入、传播与演变

和民间艺术家中都产生了影响,〔1〕但其影响范围似未扩展到中国医学界,西方文艺复兴时期解剖学与艺术完美结合的现象在中国始终没有出现。而由于抄本中解剖图的质量太差,很难辨认,故抄写者绘画技法的缺乏也在一定程度上给早期传入之西洋解剖学的进一步传播造成了阻碍。

《人身图说》抄本的抄写者也从中国传统审美与伦理的角度,对西洋解剖图进行了一些改动。比如"周身正面骨图"在原著中是一副完整的骨骼图,而在《图说》中却有了头发、五官和胡须;"正面全身图"中在生殖器部位用文字(外阴)代替了原著的写实;西文原本中象征死亡的铁锹(用以掘墓)和大镰刀(死神屠杀的工具)在中文抄本中均不见了。〔2〕显然,在欧洲被奉为精品的精美人体解剖图,在中国人看来,既有些可怖,又有些淫秽。维萨里著作中的插图,在欧洲引起了轰动,但在中国却似乎引起了恐慌和恐惧。《人身图说》和《钦定格体全录》在中国的流传和影响范围很小,文化与审美观念的差异是共同的原因。

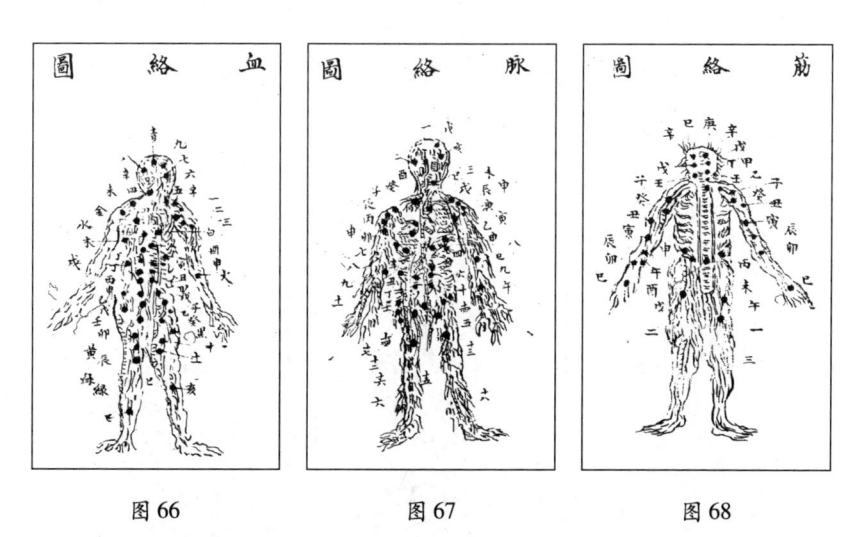

图 66　　　　　　图 67　　　　　　图 68

---

〔1〕 参见莫小也:《十七——十八世纪传教士与西画东渐》,杭州:中国美术学院出版社,2002 年。关于年希尧《视学》,见该书第 234—238 页。

〔2〕 参见钟鸣旦:《昂布鲁瓦兹·帕雷〈解剖学〉之中译本》,第 273—274 页。

图 69　周身背面骨图

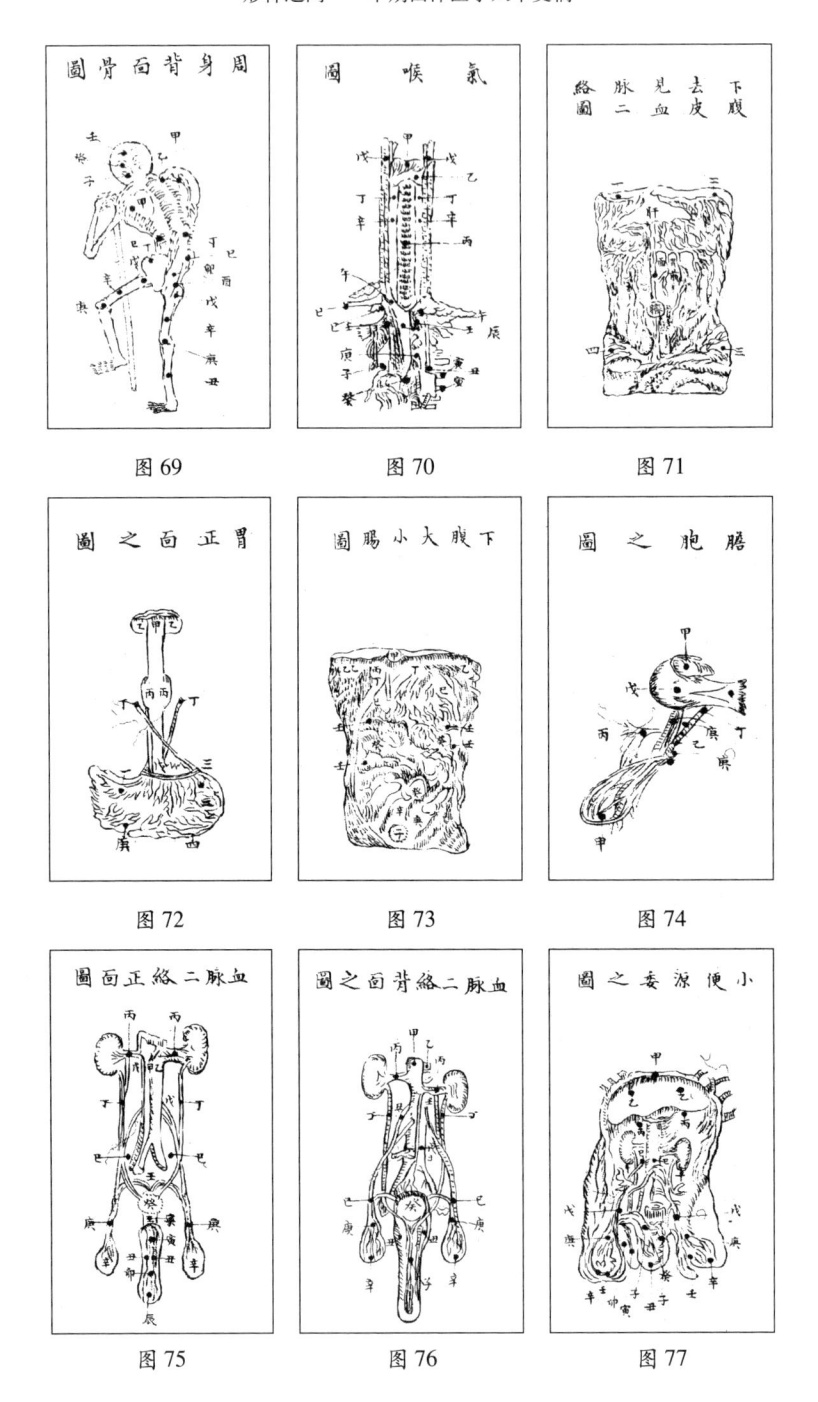

图 70　气喉图

图 71　下腹皮去见脉络血二图

图 72　胃正面之图

图 73　下腹大小肠图

图 74　膀胞之图

图 75　血脉二络正面图

图 76　血脉二络背面图

图 77　小便源委之图

第七章　西洋解剖图的传入、传播与演变

| 图78 | 图79 | 图80 |

膀胱外阴之图　　子宫之图　　男女别分肢分之图

图66—80为《人身图说》中的部分解剖图

在西方艺术中,头盖骨和骨骼常作为死的象征而成为艺术题材,而在中国的绘画艺术作品中,很少将人体骨架作为题材画入作品中,[1]显然在中国艺术家看来这种丑陋而且令人恐惧的东西是不宜入画的,除非用以表现魔鬼的形象。曾画过很多佛像的清代江都画家罗聘[2],或曾见过《人身图说》,并以其中的人体骨骼图为素材,画成数幅《鬼趣图》,以呈现幽灵世界的氛围,藉以体现佛教灵魂转世中的"饿鬼"形象。钟鸣旦先生将《鬼趣图》与维萨里和帕雷著作中的骨骼图作对比后发现,两者有明显的渊源关系,并据此认为"通过把西方医学转变成奇怪的灵魂和精神世界,罗聘把这些骨骼图重植于一个与其来源所处的环境非常相似的环境

---

[1]　从留传下来的画作中来看,明代以前,只有南宋画家李嵩曾以人体骨骼为题材作过画。参见 IDEMA, Wilt L., "Skulls and Skeletons in Art and on Stage", in L. Blussé & H. T. Zurndorfer (eds.), *Conflict and Accommodation in Early Asia: Essays in Honour of Erik Zürcher*, Leiden: E. J. Brill, 1993, pp.191-215. 引自钟鸣旦:《昂布鲁瓦兹·帕雷〈解剖学〉之中译本》,第278—279页。

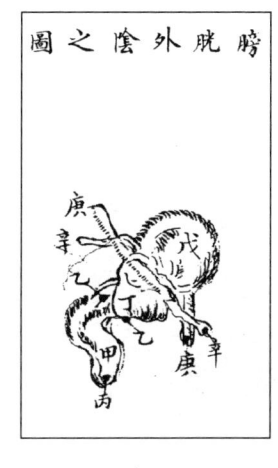

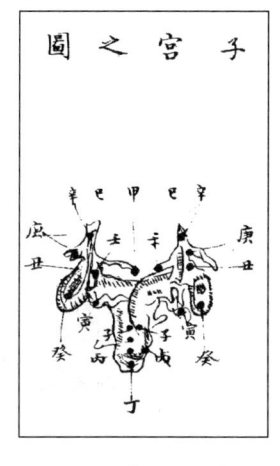

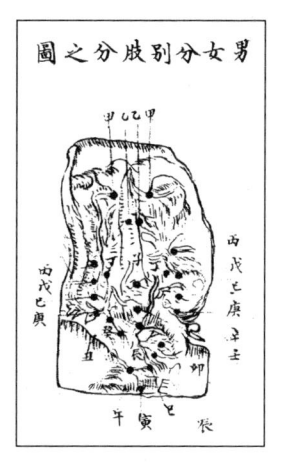

[2]　罗聘(1733—1799),字两峰,史载其"淹雅工诗,从(金)农游,称高足弟子,画无不工。耽禅悦,梦入招提曰花之寺,仿佛前身,自号花之寺僧。多摹佛像,又画鬼趣图,不一本。游京师,跌宕诗酒,老而益贫",见《清史稿》列传二九一,艺术三。关于罗聘及其《鬼趣图》的研究,参见庄申:《罗聘与其鬼趣图——兼论中国鬼画之源流》,《中央研究院历史语言研究所集刊》第四十四本,第三分,第403—443页;第435—443页附有11幅鬼图。

中,即一种科学与宗教在其中整合为一体的世界观"。[1] 只不过一个为基督教的世界观,一个为佛教的世界观。

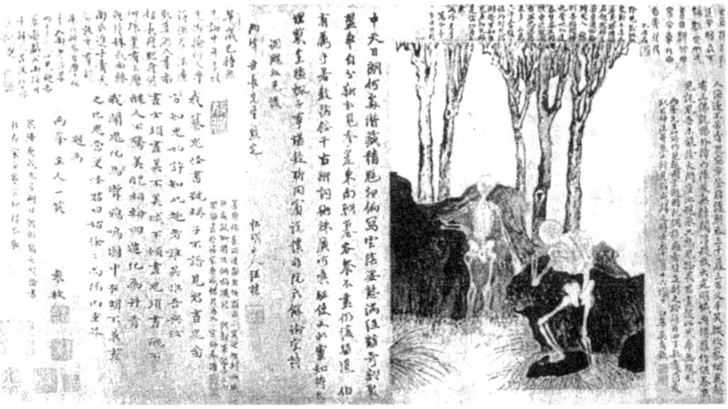

图 81

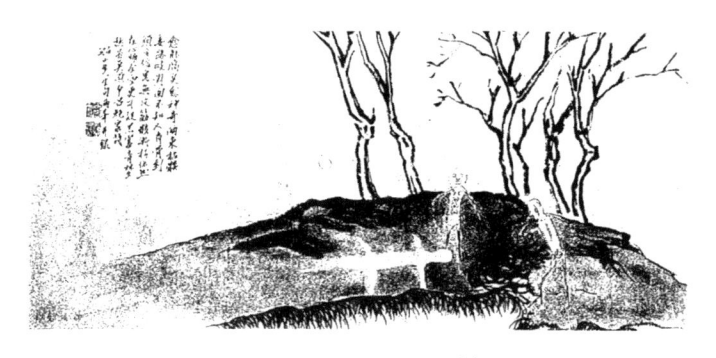

图 82　罗聘《鬼趣图》[2]

---

〔1〕　钟鸣旦:《昂布鲁瓦兹·帕雷〈解剖学〉之中译本》,第 279 页。
〔2〕　这两幅《鬼趣图》见钟鸣旦:《昂布鲁瓦兹·帕雷〈解剖学〉之中译本》,第 280—281 页。

余　　论

　　无论是传统中医还是传统西医,其理论都具有较强的哲学思辨色彩,与具体的诊断、治疗技术往往貌合神离。传统中医中的阴阳五行、气等理论如此,传统西医中的四元素、四液说也是如此。传统医学比现代医学有着更为丰富的内涵,往往与宗教神学、伦理道德、思想观念等有着非常紧密的联系,因而传统中外医学的交流史,也往往体现出宗教、思想和伦理等方面交流的内容。早期西医入华明显表现出这样的特征,因此本书力图超越医学的层面,将这一主题置于更为广阔的文化和社会脉络之中,希望揭示这段医学文化交流史的真正内涵。

　　本书上下两编,上编从行医与传教(即治疗身体与拯救灵魂)关系的角度,研究早期天主教传教士在华的医疗活动;下编从医学与性学(即两种不同的身体认知路径)关系的角度,研究早期入华的西洋医学知识。上下两编合起来所探讨的一个主要问题,就是从医学的角度考察传统中西"人观"的相遇,而传统中西"人观"的核心内容是对形神(精神、灵魂)关系的探索与认识。

　　书虽写完,却意犹未尽,很多问题尚未涉及,或者即使有所涉及但仍讨论得不够深入。16—18世纪随着中西海上交通的逐渐频繁,中西药物的交流规模扩大,作为研究早期西洋医学入华史的专书,没有对此期传入的大量西洋药物及药物学进行专门研究,是个不小的缺憾。早期西医东来,不仅传入中国,深受传统中医影响的东亚其他国家,如朝鲜、日本、越南等,在16—18世纪亦受西洋医学的影响。也就是说,此期中西医的相遇,不仅发生在中国,也发生在东亚乃至东南亚的其他地区,因此以更为广阔的视野研究中西医学的相遇,应能对此问题进一步深化,但这方面的对比研究是本书所未涉及的。明末传入的西洋医学,至康熙朝,尤其是嘉庆朝、道光朝以后,中国学界才给予较多的回应,而且有一个现象,就是给予回应的中国士人大多来自江南,这些都是值得重视而在本书中没有得到反映的问题。学术研究永无止境,对于这些问题,只能留待日后了。

学友周保巍在看过本书下编后对我说:其中的每个具体问题都可以扩充至10万字左右的论文。对于这一委婉的批评,我是无条件接受的,因为本书对很多问题的讨论远未深入。我也想起了陈寅恪的一句话:"依照今日训诂学之标准,凡解一字,即是作一部文化史。"[1]本书涉及的诸多概念,比如心、脑、脉、络、魂、魄、行、气、天、地、阴阳、太极,等等,其内涵与外延在中西文化首次相遇之时都曾发生过变化,这种变化体现了西学传入后对中国人固有观念的深刻影响。对这些概念、语词在西学入华后内涵的演变进行专门研究,写成专著或长文,当然有助于此领域研究的深化,但对于我而言,暂时还无能为力,一方面因为当初博士论文选题即为早期西洋医学入华史,无法在规定时间内将诸多问题均进行深入系统的研究,而更为主要的原因在于,本人治学经历尚短,读书尤其不多,对更为深层次的问题还缺乏十足的功力。不过从语言、概念演变的角度研究中西文化交流史,的确是一个很好的路径。本书虽有粗浅的尝试,但更为深入、系统的研究,只能等到补充足够的相关知识以后,再进一步进行了。

也有学者问我,这项研究属于哪一门史学?是社会史或宗教史,文化

---

[1] "陈寅恪致沈兼士,1936年4月18日",《陈寅恪集·书信集》,三联书店,2001年。

余　论

史或医疗史，还是社会医疗史？20世纪以来，传统史学经受了各种挑战，各种新的史学流派不断涌现，史学理论和方法可谓百花齐放。但我却有些跟不上潮流，对各种新兴流派的理论与观点涉猎不多，学习不足。这本书只是一个普通的中西文化交流史著作，在史学理论和方法上既不属于哪个流派，更没有多少创见。我只是从16—18世纪西医入华的角度，上编主要以西文原始文献为主，考察传教士在华行医活动及其与传教之关系；下编则主要以传教士中文作品为主，考察西洋医学（尤其是解剖生理学）传入的途径与内容，并结合中文文献探讨入华西医的影响。但不可否认的是，本书在发掘中文史料方面还远远不够，导致对西医入华之影响方面谈得还很不深入。此亦为需要来日进一步补充之处。

一部著作的第一位批评者，应该是作者本人。以上对本书的诸多不足之处作了简单归纳，算是"自我批评"吧。至于书中其他方面的不足，以及或许存在的可取之处，就留给本书的读者评判吧。

参考文献

缩 略 语

AHM/SCM, Arquivos Históricos de Macao/Santa Casa de Misericórdia.

AIA, *Archivo Ibero-Americano*.

ARSI, Archivum Romanum Societatis IESU.

BA, Biblioteca da Ajuda.

BNF, Bibliothèque Nationale de France.

SF, *Sinica Franciscana*

II   Anastasius van den Wyngaert (ed.), *Relationes et Epistolas Fratrum Minorum Saeculi XVI et XVII*, Quaracchi, 1933.

III Anastasius van den Wyngaert (ed.), *Relationes et Epistolas Fratrum Minorum Saeculi XVII*, Quaracchi, 1936.

IV Anastasius van den Wyngaert (ed.), *Relationes et Epistolas Fratrum Minorum Saeculi XVII et XVIII*, Quaracchi-Firenze, 1942.

V   Anastasius van den Wyngaert & Georges Mensaert (eds.), *Relationes et Epistolas Illmi D. Fr. Bernardini della Chiesa O. F. M.*, Roma, 1954.

VI Georges Mensaert (ed.), *Relationes et Epistolas Primorum Fratrum Minorum Italorum (Saeculi XVII et XVIII)*, Roma, 1961.

参考文献

VII Georges Mensaert, Fortunato Margiotti & Antonio Sisto Rosso (eds), *Relationes et Epistolas Fratrum Minorum Hispanorum in Sinis qui a. 1672 – 1681 Missionem Ingressi Sunt*, Roma, 1965.

VIII Georges Mensaert (ed.), *Relationes et Epistolas Fratrum Minorum Hispanorum in Sinis qui a. 1684 – 1692 Missionem Ingressi Sunt*, Roma, 1975.

IX Fortunato Margiotti (ed., with Gaspar Han & Antolín Abad), *Relationes et Epistolas Fratrum Minorum Hispanorum in Sinis qui a. 1697 – 1698 Missionem Ingressi Sunt*, Madrid, 1995.

X Antonio Sisto Rosso (ed., with Gaspar Han & Antolín Abad), *Relationes et Epistolas Fratrum Minorum Hispanorum in Sinis qui a. 1696 – 1698 Missionem Ingressi Sunt*, Madrid, 1997.

《罗马天主教文献》：钟鸣旦、杜鼎克编：《耶稣会罗马档案馆明清天主教文献》，十二册，台北：利氏学社，2002年。

《徐家汇天主教文献》：钟鸣旦、杜鼎克、黄一农、祝平一等编：《徐家汇藏书楼明清天主教文献》，五册，台北：辅仁大学神学院，1996年。

古　籍

【中文】

艾儒略：《性学觕述》，《罗马天主教文献》第六册。

艾儒略：《西学凡》，四库存目子部杂家类，第93册。

艾儒略：《职方外纪》，《天学初函》本。

艾儒略：《口铎日抄》，《罗马天主教文献》第七册。

艾儒略：《圣梦歌》，《罗马天主教文献》第六册。

巴多明：《钦定格体全录》(满文)，巴黎自然科学史图书馆藏本，编号MS2009。

班固撰，颜师古注：《汉书》，北京：中华书局，1962年。

毕方济：《睡画二答》，《罗马天主教文献》第六册；《徐家汇天主教文献》第一册；BNF：Chinois 3385。

毕方济：《灵言蠡勺》，《天学初函》第二册。

薄树人主编：《中国科学技术典籍通汇天文卷》，郑州：河南教育出版社，

1993年。

柏应理:《一位中国奉教太太——许母徐太夫人甘第大传略》,徐允希译,台中:光启出版社,1965年。

陈维崧:《陈迦陵词全集》,《四部丛刊》初编集部。

陈薰:《开天宝钥》,BNF:Chinois 7043。

陈薰:《天儒合一论》,BNF:Chinois 7043。

陈垣辑:《康熙与罗马使节关系文书》,台北:学生书局,1973年。

邓玉函:《人身说概》抄本,BNF:Chinois 5130/5131;中国国家图书馆,01741;北京大学图书馆;上海图书馆。

董仲舒:《春秋繁露》,《四库全书》经部春秋类。

杜赫德编:《耶稣会士中国书简集》Ⅰ-Ⅵ,第一卷郑德弟、吕一民、沈坚译,第二、六卷郑德弟译,第三卷朱静译,第四卷耿昇译,第五卷吕一民、沈坚译,郑州:大象出版社,2001,2005年。

段成式:《酉阳杂俎》,《四库全书》子部小说家类琐记之属。

《二程外书》,《四库全书》子部儒家类。

《二程遗书》,《四库全书》子部儒家类。

方以智:《物理小识》,王云五主编:《万有文库》第二集,商务印书馆,民国二十六年(1937)。

方以智:《东西均》,庞朴注释,中华书局,2001年。

方以智:《通雅》,中国书店据清康熙姚文燮浮山此藏轩刻本影印,1990年。

费尔南·门德斯·平托:《远游记》,金国平译,葡萄牙航海大发现事业纪念澳门地区委员会、澳门基金会、澳门文化司、东方葡萄牙学会出版,1999年。

傅汎际译义,李之藻达辞:《名理探》,台北:台湾商务印书馆重刻本,1965年。

《黄庭内景经》,《道藏》本。

高一志:《空际格致》,《天主教东传文献三编》第二册。

高一志:《童幼教育》,《徐家汇天主教文献》第一册。

高一志:《斐录答汇》,《罗马天主教文献》第十二册。

郭纳爵:《烛俗迷》,BNF:Chinois 7147。

韩愈:《原性》,《四库全书》集部总集类《唐宋八大家文抄》卷九。

参 考 文 献

和珅等撰:《钦定大清一统志》,《文渊阁四库全书》本。

合信:《全体新论》,丛书集成本。

洪度贞:《圣母会规》,《罗马天主教文献》第十二册。

洪度贞:《天主耶稣苦会规》,《罗马天主教文献》第十二册。

黄伯禄:《正教奉褒》,上海慈母堂重印,1895 年。

黄佐:嘉靖《广东通志》,嘉靖四十年(1561)刻本。

《会规总要》,《罗马天主教文献》第十二册。

康熙御制:《性理大全》,《四库全书》子部儒家类。

崑冈等撰:《钦定大清会典》,台北:新文丰出版公司,据光绪二十五年刻本影印,1976 年。

赖蒙笃:《形神实义》,福安:长溪天主堂刊本,1673 年。ARSI:*Japonica-Sinica* I,117;BNF:Chinois 6969/6970。

利安当:《天儒印说》,《天主教东传文献续编》第二册。

利类思:《狮子说》,1678 年北京刻本,BNF:Chinois 5444。

利类思:《圣事礼典》,《罗马天主教文献》第十一册。

利类思:《超性学要》,康熙十六年(1677)刻本,北京图书馆藏公教教育联合会 1930—1931 年重刊本。

利玛窦、金尼阁:《利玛窦中国札记》,何高济、王遵仲、李申译,何兆武校,中华书局,1983 年。

利玛窦:《天主实义》,《天学初函》本及《利玛窦中文著译集》本。

利玛窦:《圣经约录》,《罗马天主教文献》第一册。

利玛窦:《乾坤体义》,《利玛窦中文著译集》本。

利玛窦:《四元行论》,《利玛窦中文著译集》本。

利玛窦:《译几何原本引》,《利玛窦中文著译集》。

利玛窦:《利玛窦书信集》上,罗渔译,光启出版社、辅仁大学出版社,1986 年。

利玛窦:《西国记法》,《天主教东传文献》本。

利玛窦、罗明坚:《葡汉辞典》,葡萄牙国家图书馆、东方葡萄牙学会、旧金山利玛窦中西文化历史研究所联合出版,2001 年。

李清馥:《闽中理学渊源考》,《四库全书》史部传记类总录之属。

李时珍：《本草纲目》，人民卫生出版社，1957年影印本。

李攸：《宋朝事实》，中华书局重印商务印书馆国学基本丛书原本，1955年。

李之藻辑：《天学初函》，台北：学生书局，1965年。

刘献廷：《广阳杂记》卷二，中华书局，1957年。

罗光：《教廷与中国使节史》，台北：传记文学出版社，1983年再版。

罗明坚：《天主实录》，《罗马天主教文献》第一册。

罗雅谷：《哀矜行诠》，《罗马天主教文献》第五册。

罗雅谷：《人身图说》，北京大学图书馆藏本。

罗耀拉：《耶稣会会宪》，侯景文译，台北：光启出版社，1967年。

罗耀拉：《神操》第235号，房志荣译，台北：光启出版社，1999年再版。

陆安多尼、沈若翰、周路加撰：《奉天学徐启元行实小记》，《徐家汇天主教文献》第三册。

陆希言：《澳门记》，BNF：Chinois 7043。

陆仲息：《哀矜十四端论》，BNF：Chinois 7043。

马国贤：《清廷十三年——马国贤在华回忆录》，李天纲译，上海古籍出版社，2004年。

孟儒望：《天学略义》，《天主教东传文献续编》第二册。

南怀仁：《吸毒石原由用法》，BNF：Chinois 5321/5322。

南怀仁：《灵台仪象志》，《中国科学技术典籍通汇天文卷》第七分册。

《难经》，牛兵占注，中医古籍出版社，2004年。

仇巨川：《羊城古钞》，陈宪猷校注，广东人民出版社，1993年。

邱熺：《引痘略》，北京中医研究院图书馆藏。

邱熺：《引痘题咏》，北京中医研究院图书馆藏。

屈大均：《广东新语》，中华书局，1985年。

《仁会》，BNF：Chinois 7348。

阮元校刻：《十三经注疏》，北京：中华书局，1980年。

申良翰：康熙《香山县志》，中山图书馆藏本。

沈德符：《万历野获编》，北京：中华书局，2004年。

沈之问：《解围元薮》，裘庆元辑《秘本医学丛书》第八册，上海书店，1983年。

参考文献

《圣祖仁皇帝实录》，中华书局影印本，1985年。

《圣祖五幸江南全录》，《丛书集成续编》史地类。

石振铎：《本草补》，《罗马天主教文献》第十二册。

宋慈：《宋提刑洗冤集录》，《续修四库全书》子部法家类，第972册。

孙思邈：《眼科秘诀》，人民卫生出版社，1984年。

孙一奎：《医旨绪余》，《四库全书》子部医家类。

汤若望：《主制群征》，《天主教东传文献续编》第二册。

汤若望：《远镜说》，BNF：Chinois 5657。

《天主教要》，《罗马天主教文献》第一册。

卫匡国：《鞑靼战纪》，戴寅译，杜文凯编：《清代西人见闻录》，中国人民大学出版社，1985年。

汪昂：《本草备要》，谢观、董丰培评校，重庆大学出版社，1996年。

王丰肃：《教要解略》，《罗马天主教文献》第一册。

王宏翰：《医学原始》四卷，上海科学技术出版社1989年影印本；九卷本抄本，藏日本内阁文库汉籍部。

王宏翰：《乾象坤图格镜》，康熙三十年（1691）稿本，浙江大学西溪校区图书馆。

王宏翰：《古今医史》，《续修四库全书》子部医家类，第1030册；上海图书馆藏抄本。

王宏翰：《四诊脉鉴大全》，《续修四库全书》子部医家类，第999册，据中国中医研究院图书馆藏康熙三十三年刻本影印。

王宏翰：《性原广嗣》，云南中医学院图书馆。

王圻、王思义：《三才图绘》，上海古籍出版社，1988年。

王清任：《医林改错》，人民卫生出版社，1976年。

王焘：《外台秘要》，《四库全书》子部医家类。

王学权：《重庆堂随笔》，施仁潮、蔡定芳点注，江苏科技出版社，1986年。

吴相湘主编：《天主教东传文献》，台北：学生书局，1965年。

吴相湘主编：《天主教东传文献续编》三册，台北：学生书局，1966年。

吴相湘主编：《天主教东传文献三编》六册，台北：学生书局，1972年。

吴曾：《能改斋漫录》，《四库全书》子部杂家类。

希波克拉底：《希波克拉底文集》，赵洪钧、武鹏译，徐维廉、马堪温校，合肥：安徽
　　科技出版社，1990年。

夏瑰琦编：《圣朝破邪集》，香港：建道神学院，1996年。

夏玛第亚：《性说》，《罗马天主教文献》第十册。

萧晓亭：《疯门全书》，粤东敬业堂重刻本，1845年。

《新旧约全书》，香港：圣经公会，1984年。

熊三拔：《泰西水法》，《天学初函》本。

熊明遇：《格致草》，《中国科学技术典籍通汇天文卷》第六分册。

徐光启：《规诫箴赞》，《罗马天主教文献》第八册。

徐光启：《辟妄》，《天主教东传文献》第二册；《罗马天主教文献》第九册。

许慎：《说文解字》，中华书局，1963年。

薛己：《外科心法》，湖北科学技术出版社，1984年。

薛瑄：《读书录》，《四库全书》子部儒家类。

亚里士多德：《灵魂论及其他》，吴寿彭译，北京：商务印书馆，1999年。

杨光先：《不得已》，陈占山校注，黄山书社，2000年。

杨继洲：《针灸大成》，人民卫生出版社，2006年。

杨廷筠：《代疑篇》，《天主教东传文献》本。

姚元之：《竹叶亭杂记》，中华书局，1982年。

殷铎泽：《耶稣会例》，BNF：Chinois 7445。

印光任、张汝霖：《澳门纪略》，广东高等教育出版社，1988年。

俞弁：《续医说》，上海科学技术出版社，1984年。

俞正燮：《癸巳类稿》卷十四，涂小马、蔡建康、陈松泉点校，辽宁教育出版社，
　　2001年。

曾德昭：《大中国志》，何高济译，上海古籍出版社，1998年。

张介宾：《类经图翼》，《四库全书》子部医家类。

张介宾：《类经附翼》，《四库全书》子部医家类。

张廷玉等撰：《明史》，北京：中华书局，1974年。

张象灿：《家礼合教录》，《罗马天主教文献》第九册。

张星曜、洪济：《辟略说条驳》，《罗马天主教文献》第九册。

张载:《张子全书》,《四库全书》子部儒家类。

张志聪:《黄帝内经集注》,浙江古籍出版社,2002年。

赵尔巽、柯劭忞等撰:《清史稿》,北京:中华书局,1976年。

赵岐、孙奭:《孟子注疏》,《四库全书》经部四书类。

赵与时:《宾退录》,上海古籍出版社,1983年。

《脏腑证治图说人镜经》,故宫珍本丛刊,海南出版社,2000年。

赵献河:《医贯》,《续修四库全书》本。

赵学敏:《本草纲目拾遗》,香港:商务印书馆,1977年。

郑复光:《费隐与知录》一卷,续修四库全书第1140册。

郑光祖:《醒世一斑录》五卷附编三卷杂述八卷,续修四库全书第1139—1140册。

郑元良:《郑氏家传女科万金方》,珍本医籍丛刊本,中医古籍出版社,1998年。

中国第一历史档案馆、澳门基金会、暨南大学古籍研究所合编:《明清时期澳门问题档案文献汇编》六册,北京:人民出版社,1999年。

中国第一历史档案馆编:《清中前期西洋天主教在华活动档案史料》四册,中华书局,2003年。

中国第一历史档案馆编:《康熙朝汉文朱批奏折汇编》,档案出版社,1984年。

中国第一历史档案馆编:《康熙朝满文朱批奏折全译》,北京:中国社会科学出版社,1996年。

中国第一历史档案馆编:《澳门问题明清珍档荟萃》,澳门基金会,2000年。

朱熹:《四书章句集注》,《四库全书》经部四书类。

朱熹:《晦庵集》,《四库全书》集部别集类。

朱熹:《朱子语类》,《四库全书》子部儒家类。

朱熹:《四书大全》,《四库全书》经部四书类。

《诸子集成》,上海书店,1986年。

祝淮:道光《重修香山县志》,台北:学生书局,1985年。

【西文】

ABREU, Joseph Rodriguez de, *Luz de Cirurgioens embarcadissos que trata das doenças epidemicas de que costumão enfermar ordinariamente todos, os que embarcão para* as partes ultramarinas, Offerecida Á Magestade do Serenissimo Rey de Portugal D. João V Nosso Senhor pelo Doutor Joseph Rodriguez de Abreu, médico Ulyssiponense. Lisboa: Officina de Antonio Pedrozo Galram, 1711.

ADUARTE, D., O. P., *Historia de la Provincia del Santo Rosario de la Orden de Predicadores en Filipinas, Japón y China*, Manila. Reimpresión del original de 1640, Madrid, 1962.

AHM/SCM, N. 302, Microfilm A0370, N. 277, microfilmA0367.

Archives du Séminaire des Missions Étrangères de Paris, section "Chine", vol. 434.

ARESTA, António e OLIVEIRA, Celina Veiga de (ed.), *O Senado, Fontes Documentais para a História do Leal Senado de Macau*, Macau: Leal Senado, 1998.

Arquivos de Macau, 1929 – 1979.

BA, *Jesuítas na Ásia*, 61 Volumes.

Colleção de Várias Receitas e Segredos particulares das principais boticas da nossa Companhia de Portugal, da Índia, de Macao e do Brazil compostos e experimentadas pelos melhores Médicos, e Boticarios mais celebres que tem havido nessas partes. Aumentada com algunsíndices e noticias curiosas necessarias para a boa direcção e acerto contra as enfermidades, Roma, 1766. ARSI, Cód., OPP. NN 17, páginas (I-XVIII) – 610 (I – IX): 688.

Compromisso da Mizericordia de Macau, Ordenado, e Acceitado em Janeiro de MDCXXVII para Maior Gloria de Deos, e da Virgem Nossa Senhora, Macau: Typographia Activa de João José da Silva e Sousa, 1843.

COSTA, Christovão da, *Tractado de las drogas y medicinas de las Indias Orientales*, Burgos, 1578. Edição de Jaime Walter, Junta de Investigações do Ultramar, 1964.

GOUVEIA, António de, *Cartas Ânuas da China: (1636, 1643 a 1649)*, ed., introdução e notas de Horácio P. de Araújo. Macau: IPOR; Lisboa: Biblioteca Nacional, 1998.

JOSSON, H., et WILLAERT, L. (ed.), *Correspondance de Ferdinand Verbiest de la*

Compagnie de Jésus (1623 – 1688), *Directeur de L'Observatoire de Pékin*, Bruxelles: Palais des Académies, 1938.

MONARDIS, Nicolai, *Dos Libros, El Vno Qve Trata de todas las cosas que traen de nuestras Indias Occidentales, que siruen al vso de la Medicina, y el otro que trata de la Piedra Bezaar...*, Sevilla, 1569.

Mss. da Biblioteca Nacional de Lisboa, Secção de Reservados. Cod. 637.

OLIVEIRA E COSTA, João Paulo, & PINTO, Ana Fernandes (eds.), *Cartas Ânuas do Colégio de Macau* (1594 – 1627), CTMCDP Macau & Fundação Macau, 1999.

ORTA, Garcia de, *Coloquios dos Simples e Drogas da India*, Imprensa Nacional, Lisboa, 1891.

近人研究

【中文】

阿玛罗:《中医对圣保禄学院药房的影响》,杨平译,《文化杂志》第30期(1997年春),第81—91页。

阿玛罗:《著名的果阿强心石》,《文化杂志》第7、8期,1988年10月,1989年5月。

安德鲁·迪克森·怀特:《基督教世界科学与神学论战史》,鲁旭东译,广西师范大学出版社,2006年。

布莱恩·特纳:《身体与社会》,马海良、赵国新译,春风文艺出版社,2000年。

蔡鸿生:《仰望陈寅恪》,中华书局,2004年。

蔡鸿生:《唐代九姓胡与突厥文化》,中华书局,1998年。

蔡鸿生:《尼姑谭》,中山大学出版社,1996年。

蔡鸿生:《俄罗斯馆纪事》,广东人民出版社,1994年。

蔡璧名:《身体与自然——以〈黄帝内经素问〉为中心论古代思想传统中的身体观》,台湾大学出版委员会,1997年。

常建华:《明代溺婴问题初探》,张国刚主编:《中国社会历史评论》第四辑,商务印书馆,2002年,第121—136页。

曹增友:《传教士与中国科学》,北京:宗教文化出版社,1999年。

陈邦贤:《中国医学史》,上海书店出版社,1984年。

陈邦贤:《西洋医学传入中国的经过》,《出版周刊》第225期,1937年3月。

陈可冀主编:《清宫医案研究》,北京:中医古籍出版社,1990年。

陈来:《宋明理学》,上海:华东师范大学出版社,2004年。

陈明:《殊方异药——出土文书与西域医学》,北京大学出版社,2005年。

陈万成、罗婉薇:《汤若望的〈主制群征〉与翻译》,《中国典籍与文化》,2004年第1期,第97—105页。

陈垣:《高嘉淇传》,《光华医事卫生杂志》第2期,1910年9月。

陈垣:《陈垣学术论文集》第一集,中华书局,1980年。

陈垣撰、陈智超编:《陈垣早年文集》,台北:"中研院"文哲所,1992年。

程之范:《北医所存〈人身说概〉与〈人身图说〉的来源》,《中华医史杂志》第36卷第3期(2006),第156页。

崔维孝:《明清之际西班牙方济会在华传教研究(1579—1732)》,中华书局,2006年。

崔维孝:《石铎琭神父的〈本草补〉与方济各会在华传教研究》,《社会科学》2007年第1期,第124—133页。

大公:《西医在中国的沿革》,《广西卫生旬刊》1935年6—7月,第1—4期。

戴思博:《从秦代至唐代的中医经典理论》,《法国汉学》第六辑,中华书局,2002年。

丹皮尔:《科学史及其与哲学和宗教的关系》,李珩译,张今校,商务印书馆,1997年。

邓铁涛、程之范主编:《中国医学史·近代卷》,北京:人民卫生出版社,2000年。

丁珏:《方以智——中西医学会通思想的启蒙者》,《中华医史杂志》第24卷第2期(1994),第85—90页。

董少新:《澳门早期的流行疾病与中西医学文化交流》,《澳门杂志》第26期,2002年2月,第58—69页;《澳门杂志》第27期,2002年4月,第78—83页。

董少新:《十九世纪前期西医在广州口岸的传播》,《海交史研究》2002年第2期。

董少新:《邱熺与牛痘在华之传播》,《广东社会科学》2007年第1期,第134—

140 页。

董少新:《南怀仁神父对西医入华的贡献》,《澳门杂志》第 51 期(2006 年 4 月),第 68—76 页。

董少新:《从艾儒略〈性学觕述〉看明末清初西医入华与影响模式》,《自然科学史研究》第 26 卷第 1 期(2007 年),第 64—76 页。

董少新:《〈印度香药谈〉(1563)与中西医药文化交流》,《文化杂志》第 49 期(2003 年冬季刊),第 97—110 页。

董少新:《里斯本阿儒达图书馆藏〈耶稣会士在亚洲〉评介》,《澳门研究》第 30 期(2005 年 10 月),第 197—207 页。

多明戈斯·桑托斯:《澳门—远东第一所西方大学》,Tipografia Welfare Limitada,1994。

杜正胜:《医疗、社会与文化——另类医疗史的思考》,《新史学》第 8 卷第 4 期(1997)。

杜正胜:《作为社会史的医疗史——并介绍"疾病、医疗和文化"研讨小组的成果》,《新史学》第 6 卷第 1 期(1995)。

杜正胜:《形体、精气与魂魄:中国传统对"人"认识的形成》,《新史学》第 2 卷 3 期(1991),第 1—65 页。

范行准:《古代中西医药之关系》,《中西医药》第 1 卷(1935)第 1、2 期,第 2 卷(1936)第 1、3、4、5、10、11、12 期。

范行准:《明季西洋传入之医学》,中华医史学会钧石出版基金委员会,1943 年。

范行准:《中国医学史略》,北京:中医古籍出版社,1986 年。

方豪:《中西交通史》,长沙:岳麓书社,1987 年。

方豪:《中国天主教史人物传》,中华书局,1988 年。

方豪:《方豪六十自定稿》,台北:学生书局,1969 年。

冯锦荣:《明末熊明遇父子与西学》,《明末清初华南地区历史人物功业研讨会论文集》,香港中文大学历史系,1993 年。

费赖之:《在华耶稣会士列传及书目》,冯承钧译,中华书局,1995 年。

傅斯年:《性命古训辩证》,广西师范大学出版社,2006 年。

葛兆光:《中国思想史》第二卷,复旦大学出版社,2001 年。

葛兆光:《域外中国学十论》,复旦大学出版社,2002年。

关雪玲:《康熙朝宫廷中的西洋医事活动》,《故宫博物院院刊》2004年第1期,第99—111页。

郭霭春主编:《中国分省医籍考》上册,天津科学技术出版社,1984年。

郭蕾:《中医学天人相应论的研究》,博士论文,山东中医药大学中医基础理论,2001年。

郭文华:《〈泰西人身说概〉初探——以毕拱辰与其成书为中心》,龙村倪、叶鸿洒主编:《第四届科学史研讨会汇刊》,"中研院"科学史委员会,南港,1996年,第85—106页。

韩琦:《中国科学技术的西传及其影响(1582—1793)》,河北人民出版社,1999年。

郝先中:《近代中医存废之争研究》,华东师范大学人文学院历史系博士论文,2005年4月。

核堂:《〈人身说概〉底本之发现》,《医史杂志》第2卷第3、4期,1948年6月。

何小莲:《西医东渐与文化调适》,上海古籍出版社,2006年。

黄时鉴、龚缨晏:《利玛窦世界地图研究》,上海古籍出版社,2004年。

黄一农:《两头蛇:明末清初的第一代天主教徒》,新竹:清华大学出版社,2005年。

金国平、吴志良:《葡人入据澳门开埠历史渊源新探》,《文化杂志》中文版,第43期,2002年夏季刊。

江滢河:《澳门与康熙十七年葡萄牙贡狮》,蔡鸿生主编:《澳门史与中西交通研究》,广东高等教育出版社,1998年。

蒋竹山:《明清华南地区有关麻风病的民间疗法》,《大陆杂志》第90卷第4期,1995年。

卡斯蒂廖尼:《医学史》,程之范主译,广西师范大学出版社,2003年。

李传斌:《医学传教士与近代中国西医翻译名词的确定与统一》,《中国文化研究》2005年第4期,第50—56页。

李欢:《清宫旧藏满文〈西洋药书〉》,《紫禁城》1999年第4期。

李建民主编:《生命与医疗》,北京:中国大百科全书出版社,2005年。

参考文献

李经纬主编:《中外医学交流史》,湖南教育出版社,1998年。

李向玉:《澳门圣澳禄学院研究》,澳门日报出版社,2001年。

李尚仁:《十九世纪后期英国医学界对中国麻风病情的调查研究》,《中央研究院历史语言研究所集刊》第七十四本,第三分,2003年。

李奭学:《中译第一首英诗——艾儒略〈圣梦歌〉初探》,《中国文哲研究集刊》第30期(2007年3月),第87—142页。

李天纲:《中国礼仪之争:历史,文献和意义》,上海古籍出版社,1998年。

梁其姿:《施善与教化——明清的慈善组织》,河北教育出版社,2001年。

梁其姿:《中国麻风病概念演变的历史》,《"中研院"历史语言研究所集刊》第七十本,第二分,1999年。

梁其姿:《麻风隔离与近代中国》,《历史研究》2003年第5期。

梁其姿:《十七、十八世纪长江下游之育婴堂》,《中国海洋发展史论文集》第一辑,台北:"中研院"中山人文社会科学研究所,1984年,第97—130页。

廖育群:《医者意也——认识中医》,广西师范大学出版社,2006年。

廖育群:《古代解剖知识在中医理论建立中的地位和作用》,《自然科学史研究》第6卷第3期(1987)。

林富士:《"疾病的历史"研讨会纪要》,《中华医史杂志》第30卷第4期(2000),第247—248页。

林华:《康熙皇帝与西医西药》,《新视野》1997年5月,第55—56页。

林华、余三乐、钟志勇、高智瑜编:《历史遗痕——利玛窦及明清西方传教士墓地》,中国人民大学出版社,1994年。

林金水:《明清之际士大夫与中西礼仪之争》,《历史研究》1993年第2期,第20—37页。

林悟殊:《唐代景教再研究》,中国社会科学出版社,2003年。

林中泽:《晚明中西性伦理的相遇——以利玛窦〈天主实义〉和庞迪我〈七克〉为中心》,广东教育出版社,2003年。

刘力红:《思考中医——对自然与生命的时间解读》,广西师范大学出版社,2003年第二版。

刘潞主编:《清宫西洋仪器》,香港:商务印书馆,1998年。

刘文英、曹田玉:《梦与中国文化》,北京:人民出版社,2003年。

刘永明:《道教炼养学的医学理论创造——脑学说与身神系统》,南京大学历史系博士论文,2003年5月。

龙思泰:《早期澳门史》,吴义雄、郭德炎、沈正邦译,章文钦校注,北京:东方出版社,1997年。

罗光:《利玛窦传》,台北:辅仁大学出版社,1982年,第三版。

罗丽达:《允禵足疾与西洋大夫的一篇满文史料》,《历史档案》,1993年第3期,第129—130页。

罗素:《罗素文集》,改革出版社,1996年。

罗伊·波特:《剑桥医学史》,张大庆译,长春:吉林人民出版社,2000年。

罗炽:《方以智评传》,南京大学出版社,2001年。

马伯英、高晞、洪中立:《中外医学文化交流史——中外医学跨文化传通》,上海:文汇出版社,1993年。

马伯英:《中国的人痘接种术是现代免疫学的先驱》,《中华医史杂志》第25卷第3期(1995年7月),第139—144页。

马西尼:《现代汉语词汇的形成——十九世纪汉语外来词研究》,黄河清译,上海:汉语大词典出版社,1997年。

麦克尼尔:《瘟疫与人》,杨玉龄译,陈建仁导读、审订,台北:天下远见出版股份有限公司,2004年,第二版。

米歇尔·福柯:《疯癫与文明》,刘北成、杨远婴译,三联书店,2003年第二版。

莫小也:《十七——十八世纪传教士与西画东渐》,杭州:中国美术学院出版社,2002年。

牛亚华:《〈人身说概〉与〈人身图说〉研究》,《自然科学史研究》第25卷第1期(2006),第50—65页。

牛亚华:《中日接受西方解剖学之比较研究》,西北大学科学技术史博士论文,2005年。

区结成:《当中医遇上西医——历史与省思》,北京:三联书店,2005年。

潘吉星:《康熙帝与西洋科学》,《自然科学史研究》第3卷第2期(1984)。

佩雷菲特:《停滞的帝国——两个世界的撞击》,王国卿等译,三联书店,1993年。

参考文献

彭兴:《李时珍与西洋医学》,《甘肃社会科学》1983(6)。

彭泽益:《广州洋货十三行行商倡导对外洋牛痘法及荷兰豆的引进与传播》,《九州学刊》第4卷1期(1991年4月),第73—83页。

朴顺天:《心神理论研究》,博士论文,北京中医药大学中医医史文献,2002年。

戚印平:《日本早期耶稣会史研究》,北京:商务印书馆,2003年。

戚印平:《东亚近世耶稣会史论集》,台湾大学出版中心,2004年。

钱穆:《灵魂与心》,桂林:广西师范大学出版社,2004年。

邱丽娟:《清乾隆至道光年间秘密宗教医者的研究》,《台湾师大历史学报》第37期(2007年9月),第85—118页。

荣振华:《在华耶稣会士列传及书目补编》,耿昇译,中华书局,1995年。

山田庆儿:《古代东亚哲学与科技文化》,辽宁教育出版社,1996年。

沈国威:《近代汉字学术用语的生成与交流——医学用语篇》,《文林》第30号(1996),第58—94页,第31号(1997),第1—17页。

沈国威:《日本的兰学译词与近代汉字新词的创造》,《中国学术》总第23辑(2005年3月),北京:商务印书馆,2005年,第152—186页。

施白蒂:《澳门编年史》,小雨译,澳门基金会,1995年。

石增荣:《中日二国西医输入之经过》,《民国医学杂志》第9期,1929年9月。

薮内清:《西欧科学与明末》,《日本学者研究中国史论著选译》十,中华书局,1992年。

宋岘:《回回药方考释》,中华书局,2000年。

谭达先:《〈澳门纪略〉风信传说试析》,《澳门杂志》第16、17期,第34—42、57—67页。

王玉兴:《试论中医学的哲学基础——气一元论》,《北京中医药大学学报》19卷3期(1996),第12—15页。

汪茂和:《康熙皇帝与自然科学》,《南开学报》1980年第3期,第59—67页。

卫青心:《法国对华传教政策》,黄庆华等译,北京:社会科学出版社,1991年。

吴伯娅:《康雍乾三帝与西学东渐》,宗教文化出版社,2002年。

吴莉苇:《试论文化交流中的误读与创造》,第二届国际青年学者汉学会议(台湾新竹清华大学,2004年11月)论文。

吴云瑞:《中俄医学交流史略》,《医史杂志》第一卷,第一期,1947年3月。

伍连德:《西医入中国史考》,《东北防疫站处报告》第7期,1931年8月。

夏伯嘉:《宗教信仰与梦文化——明清之际天主教与佛教的比较探索》,《中央研究院历史语言研究所集刊》第76本第2分,2005年。

肖国士、唐由之等编著:《眼科学说源流》,北京:人民卫生出版社,1996年。

萧璠:《汉宋间文献所见古代中国南方的地理环境与地方病及其影响》,《中央研究院历史语言研究所集刊》第六十三本第一分,1993年4月,第67—171页。

谢德秋:《医学五千年(外国医学史部分)》,北京:原子能出版社,1992年。

谢蜀生、张大庆:《中国人痘接种术向西方的传播及影响》,《中华医史杂志》第30卷第3期(2000年7月),第133—137页。

谢和耐:《中国与基督教——中西文化的首次撞击》,耿昇译,上海古籍出版社,2003年。

谢和耐:《中国人的智慧》,何高济译,上海古籍出版社,2004年。

熊秉真:《幼幼:传统中国的襁褓之道》,台北:联经,1995年。

徐光台:《明末西方四元素说的传入》,《清华学报》新二十七卷第三期(1997),第347—380页。

徐光台:《明末清初西学对中国传统占星气的冲击与反应:以熊明遇〈则草〉与〈格致草〉为例》,《暨南史学》第四辑,第284—303页。

徐光台:《明末清初中国士人对四行说的反应:以熊明遇〈格致草〉为例》,《汉学研究》第17卷第2期(1999年12月),第1—30页。

徐海松:《王宏翰与西学新论》,黄时鉴主编《东西交流论谭》第二集,上海文艺出版社,2001年,第131—147页。

徐萨斯:《历史上的澳门》,黄鸿钊、李保平译,澳门基金会,2000年。

徐树民:《祖国医学与气一元论》,《浙江中医杂志》25卷4期(1990),第148—150页。

徐仪明:《性理与岐黄》刘序,中国社会科学出版社,1997年。

徐宗泽:《明清间耶稣会士译著提要》,上海书店出版社,2006年。

薛公绰编著:《世界医学史概要》,北京:学苑出版社,1995年。

亚马多·高德胜:《欧洲第一个赴华使节:佩莱斯及其东方志》,澳门文化学会,

1990年。

鄢良:《人身小天地——中国象数医学源流》(时间医学卷),华艺出版社,1993年。

晏路:《康熙和在华西洋传教士的科学技术活动》,《满族研究》1993年第3期,第17—25页。

杨福绵:《利玛窦和罗明坚的〈葡汉辞典〉》,《葡汉辞典》2001年版,第99—145页。

杨念群:《再造"病人"——中西医冲突下的空间政治(1832—1985)》,中国人民大学出版社,2006年。

杨儒宾:《儒家身体观》,台北:"中央研究院"中国文哲研究所筹备处,1998年。

杨森富:《中国基督教史》,台北:商务印书馆,1968年。

姚伯麟:《明清两代西洋医学传入中国之史的考察》,《日新治疗》第121期,1936年4月。

伊广谦:《范行准传略》,《中华医史杂志》第28卷第4期(1998年10月),第244—245页。

余新忠:《清代江南的瘟疫与社会———一项社会史的研究》,中国人民大学出版社,2003年。

余英时:《方以智晚节考》,北京:三联书店,2004年。

余宗发:《云梦秦简中思想与制度钩摭》,文津出版社,1992年。

袁媛:《中国早期部分生理学名词的翻译及演变的初步探讨》,《自然科学史》第25卷第2期(2006),第170—181页。

翟双庆:《脏腑与神关系理论的研究》,博士论文,北京中医药大学中医学内经,2000年。

张大庆:《高似兰:医学名词翻译标准化的推动者》,《中国科技史料》第22卷第4期(2001),第324—330页。

张廷茂:《明清时期澳门海上贸易史》,澳门:澳亚周刊出版有限公司,2004年。

张晓林:《天主实义与中国学统——文化互动与诠释》,学林出版社,2005年。

张先清:《康熙三十一年容教诏令初探》,《历史研究》2006年第5期,第72—87页。

张慰丰:《早期西洋医学传入史略》,《中华医史杂志》第11卷第1期(1981),第1—5页。

章文钦:《澳门历史文化》,中华书局,1999年。

章文钦:《澳门诗词笺注》,澳门特别行政区文化局、珠海出版社,2003年。

赵百岁、宝音图、杨阿民:《最早被译成蒙古文的西医学著作——〈格体全录〉》,《中国民族民间医药杂志》1996年第1期,第36—39页。

赵博:《气一元论与〈内经〉气化理论形成的探讨》,《陕西中医》28卷1期(2007),第70—73页。

赵洪钧编著:《近代中西医论争史》,安徽科学技术出版社,1989年。

赵璞珊:《合信〈西医五种〉及其在华影响》,《近代史研究》,1991年,第2期。

赵璞珊:《西洋医学在中国的传播》,《历史研究》1980年第3期,第37—48页。

赵璞珊:《方以智的医药论述和见解》,《中华医史杂志》第23卷第2期(1993),第65—67页。

郑洪:《五脏相关学说理论研究与临床分析》,广州中医药大学博士论文,2002年4月。

甄雪燕、郑金生:《石振铎〈本草补〉研究》,《中华医史杂志》第32卷第4期(2002年10月),第205—207页。

钟鸣旦:《昂布鲁瓦兹·帕雷〈解剖学〉之中译本》,《自然科学史研究》第21卷第3期(2002年),第269—282页。

钟鸣旦:《"格物穷理":17世纪西方耶稣会士与中国学者间的讨论》,魏若望编:《南怀仁(1623—1688)——鲁汶国际学术研讨会论文集》,北京:社会科学文献出版社,2001年,第454—479页。

周济:《新医东渐史之研究》,《中西医药》第2卷第4期,1936年4月。

周与沉:《身体:思想与修行——以中国经典为中心的跨文化观照》,中国社会科学出版社,2005年。

周振鹤:《逸言殊语》,浙江摄影出版社,1998年。

周振鹤、游汝杰:《方言与中国文化》(第二版),上海人民出版社,2006年。

周作人:《秉烛后谈》,河北教育出版社,2002年。

祝平一:《身体、灵魂与天主——明末清初西学中的人体生理知识》,《新史学》七卷二期(1996),第47—112页。

祝平一:《通贯天学、医学与儒学:王宏翰与明清之际中西医学的交会》,《中央研究院历史语言研究所集刊》第七十本第一分(1999),第165—201页。

祝平一:《天学与历史意识的变迁——王宏翰的〈古今医史〉》,《中央研究院历史语言研究所集刊》,第七十七本第四分(2006),第1—37页。

祝亚平:《中国最早的人体解剖图——烟萝子〈内境图〉》,《中国科技史料》第13卷第2期(1992),第61—65页。

朱晟、何端生:《中药简史》,广西师范大学出版社,2007年。

朱维铮主编:《利玛窦中文著译集》,复旦大学出版社,2001年。

卓新平主编:《基督教小辞典》,上海辞书出版社,2001年。

邹振环:《晚清西方地理学在中国——以1815至1911年西方地理学译著的传播与影响为中心》,上海古籍出版社,2000年。

【日文】

东野利夫:《南蛮医アルメイダ:战国日本を生きぬいたポルトガル人》,东京:柏书房,1993年。

杉木つとむ:《解体新书の时代》,早稻田大学出版社,1987年。

【西文】

AMARO, Ana Maria, *Contribuição para o Estudo da Flora Médica Macaense*, Macau: Imprensa Nacional, 1965.

AMARO, Ana Maria, *Medicina Popular de Macau*, Lisboa: Tese de Doutoramento Apresentada na Faculdade de Ciências Sociais e Humanas da Universidade Nova de Lisboa, 1988.

AMARO, Ana Maria, *Introdução da Medicina Ocidental em Macau e as Receitas de Segredo da Botica do Colégio de São Paulo*, Instituto Cultural de Macau, 1992.

ALCOBENDAS, Severiano, "Religiosos médicos de la Provincia de San Gregorio Magno de Filipinas", in *AIA*, Tomo 36/37, 1933/1934.

BANTUG, Jose P., *Bosquejo Histórico de la medicina hispano-pilipina*, Cultura

Hispánica, año (1952).

BARRY, Jonathan and JONES, Colin (eds.), *Medicine and Charity before the Welfare State*, London: Routledge, 1991.

BERNARD, Henri, "Notes on Introduction of the Natural Sciences into the Chinese Empire", *Yenching Journal of Social Studies* 3 (1941), pp. 220 – 240.

BOXER, Charles Ralph. *Two Pioneers of Tropical Mecicine: Garcia d'Orta and Nicolás Monardes*, The Hispanic & Luso-Brazilian Councils, London, 1963.

BOXER, Charles Ralph, *A Note on the Interaction of Portuguese and Chinese Medicine at Macao and Peking ($16^{th}-18^{th}$)*, Macau, Imprensa Nacional, 1974.

BOXER, Charles Ralph, *Estudos para a História de Macau, Séculos XVI a XVIII*, 1°Tomo, Lisboa: Fundação Oriente, 1991.

CADBURY, William Warder and JONES, Mary Hoxie, *At the Point of a Lancet, One Hundred years of the Canton Hospital*, Shanghai, Kelly and Walsh, Limited, 1935.

CARMONA, Mário, *O Hospital Real de Todos-Os-Santos da Cidade de Lisboa*, Editora não definita. 1954.

CARVALHO, A. Silva, "Elementos para a História da Medicina Naval Portuguesa", in *Anais da Marinha*, Tomo IV, n°2, Abril, 1941.

CATANHEDA, Fernão Lopes de, *História do Descobrimento & Conquista da Índia pelos Portugueses*, 3ª ed., Coimbra, 1924.

CHAN, Albert, S. J., *Chinese Books and Documents in the Jesuit Archives in Rome*, New York: M. E. Sharpe, 2001.

CHOA, G. H., *"Heal the Sick" was Their Motto, The Protestant Medical Missionaries in China*, Hong Kong: The Chinese University Press, 1990.

COLVIN, Thomas B., *The Balmis Expedition: In Quest of the Antidote to Smallpox*, A paper delivered at the Fil-Hispano National Day Conference, Bulacan, 30 June 2003.

COSTA, P. J. Peregrino da, *Medicina Portuguesa no Extremo-Oriente, Sião, Molucas, Japão, Cochichina, Pequim, Macau, Séculos XVI a XX*, Bastorá:

参考文献

Tipografia Rangel, 1948.

DEHERGNE, Joseph, S. I., "La Chine du Sud-Est: Guangxi (Kwangsi) et Guangdong (Kwuangtung), Étude de Géographie Missionnaire", in *Archivum Historicum Societatis Iesu*, Extractum e Vol. XLV -1976.

DONG Shaoxin, "Odes on Guiding Smallpox out. Qiu Xi's Contribution to Vaccination in China", in *Cultural Review* (International Edition), Macau: Instituto Cultural de Macau, April, 2006, pp. 99 - 111.

DRUETT, Joan, *Rough Medicine, Surgeons at Sea in the Age of Sail*, New York: Routledge, 2000.

ESPARTEIRO, A. Marques, "A Higiene nas Naus de Viagem em meados do século XVIII", in *Boletim da Soc. de Geografia de Lisboa*, Out-Dez. de 1958.

FICALHO, Conde de, *Garcia da Orta e o Seu Tempo*, Lisboa: Imprensa Nacional, 1886.

FINGER, Stanley, *Minds Behind the Brain, A History of the Pioneers and Their Discoveries*, Oxford University Press, 2000.

FRENCH, Roger, *Dissection and Vivisection in the European Renaissance*, Aldershot: Ashgate, 1999.

GABRIELI, G., "Giovanni Schreck Linceo, gesuita e missionario in Cina e le sue lettere dall'Asia", *Rendiconti della Reale Accademia dei Lincei, Classe di Scienze Morali, Storiche e Filosofiche*, s. VI, 12, 5 - 6, 1936, pp. 462 - 514.

GOLVERS, Noël, *François de Rougemont, s. j., Missionary in Ch'ang-Shu (Chiang-Nan), a Study of the Account Book (1674 - 1676)*, Leuven University Press & Ferdiand Verbiest Foundation, 1999.

GOMES, Fernando Amaral, "Contribuição para o Estudo da Medicina Portuguesa no Período da Expansão", in *Congresso Internacional de História dos Descobrimentos*, Actas, Vol. IV, Lisboa, 1961.

GONZALEZ, Jose Maria, O. P., *Historia de las Misiones Dominicanas de China*, Tomo I-V, Madrid: Imprenta Juan Bravo, 1955 - 1967.

GONZALEZ, Jose Maria, O. P., *Misiones Dominicanas en China (1700 - 1750)*, 2 vols, Madrid: Consejo Superior de Investigaciones Cientificas, 1952 -1958.

GRACIAS, Fátima da Silva, *Beyond the Self*, Santa Casa da Misericórdia de Goa, Panjim: Surya Publications, 2000.

GULICK, Edward V., *Peter Parker and the Opening of China*, Cambridge, Massachusetts: Harvard University Press, 1973.

HANSON, Marta E., The Significance of Manchu Medical Sources in the Qing, in WADLEY, Stephen and NAEHER, Carsten (eds.), *Proceeding of the First North American Conference on Manchu Studies (Portland, OR, May 9 - 10, 2003)*, Wiesbaden: Harrassowitz, 2006, pp. 131 - 175.

HOLLER, Ursula, "*Taixi renshen shuogai: Ein anatomischer Text aus dem frühen 17. Jahrhundert in China*", Ludwig-Maximilians-Universität, München, Magisterarbeit, 1993.

HSIA Po-Chia, Dreams and Conversions: A Comparative Analysis of Catholic and Buddist Dreams in Ming and Qing China, Part I, The Journal of Religious History, Vol. 29, No. 3, October 2005, pp. 223 - 240.

HUARD, Pierre, "La diffusion de l'anatomie européenne dans quelques secteurs d'Asie", *Archives Internationales d'Histoire des Sciences* 32 (Paris 1953), pp. 266 -278.

HUARD, Pierre, "L'Asie Orientale et le Corps Humain", *Aesculape* 39 (1956), pp. 3 - 22.

HUARD, Pierre and WONG Ming, "Ribeiro Sanches", in *Histoire de la Médicine*, num. Especial 4, Paris, 1963, pp. 96 - 103.

HUARD, Pierre and WONG Ming, *Chinese Medicine*, New York, 1969.

JOHNSSON, J. W. S., *L'Anatomie Mandchoue et les Figures de Th. Bartholin, Étude d'Iconographie Comparée*, København, 1928.

LATOURETTE, Kenneth Scott, *A History of Christian Missions in China*, New York: The Macmillan Company, 1932.

LEJEUNE, *As Contribuições de Portugal para a História da Medicina*, Lisboa, 1938.

LEMOS, Maximiano, *Ribeiro Sanches*; *a sua vida e a sua obra*, Oporto, 1911.

参考文献

LIBBRECHT, Ulrich, "Introduction of the Lapis Serpentinus into China, a Study of the *Hsi-Tu-Shih* of F. Verbiest, s. j. ", in *Orientalia Lovaniensia Periodica* 18 (1987), pp. 209 - 237.

LJUNGSTEDT, Anders, *A Brief Account of an Ophthalmic Institution During the Years 1827 - 1832 at Macao*, Canton, 1834.

LIPPIELLO, Tiziana & MALEK, Roman (eds.), " *Scholar from the West*": *Giulio Aleni S. J.* (*1582 - 1649*) *and the Dialogue between Christianity and China*, Nettetal: Steyler Verlag, 1997.

LLOYD, Geoffrey, and SIVIN, Nathan, *The Way and the Word, Science and Medicine in Early China and Greece*, Yale University Press, 2002.

LUK, B. H. - K. , " Aleni Introduces the Western Academic Tradition to Seventeenth-Century China: A Study of the *Xixue fan*", in "*Scholar from the West*": *Giulio Aleni S. J.* (*1582 - 1649*) *and the Dialogue between Christianity and China*, Monumenta Serica monograph series, XLII, Nettetal, 1997, pp. 479 -518.

MACHADO, F. (ed.), *História Trágico-Marítima*, Vol. III, Porto, 1937.

MARGIOTTI, Fortunato, (Bernward H. Willeke, trans.) " Ein Bruder für die Brüder: Antonio de la Concepción", in Arnulf Camps & Gerfried W. Hunold (eds.), *Erschaffe mir ein neues Volk: Franziskanische Kirchlichkeit und missionarische Kirche*, Mettingen: Brasilienkunde Verlag, 1982, pp. 214 -235.

MARQUES, Mário Gomes & CULE, John, *The Great Maritime Discoveries and World Health*, Lisboa: Escola Nacional de Saúde Pública Ordem dos Medicos Institutos de Sintra, 1991.

MENEGON, Eugenio, *Ancestors, Virgins, and Friars: The Localization of Christianity in Late Imperial Mindong (Fujian, China)*, *1632 - 1863*, Ph. d Thesis of University of California, Berkeley, 2002.

MINAMIKI, George, *The Chinese Rites Controversy: From Its Beginning to Modern Times*, Chicago: Loyola Univ. Press, 1985.

MIRA, Ferreira de, *História da Medicina Portuguesa*, Lisboa: Empresa Nacional de

Publicidade, 1947.

MISH, J. L. , "Creating an Image of Europe for China: Aleni's Hsi-fang-ta-wen 西方答问", *Monumenta Serica* 23(1964).

Mission Catholique des Lazaristes à Pékin, *Catalogue de la Bibliothèque du Pé-T'ang*, Pékin, Imprimerie des Lazaristes, 1949, Société d'Edition "Les Belles Lettres", Paris, 1969.

MUNGELLO, David E. (ed.), *The Chinese Rites Controversy: Its History and Meaning*, Nettetal: Steyler Verlag, 1994.

NEEDHAM, Joseph, *Science and Civilisation in China*, vol. 2, Cambridge: Cambridge University Press, 1962.

NEEDHAM, Joseph, and LU Gwei-Djen, *Science and Civilisation in China*, volume 6, *Biology and Biological Technology*, part vi: *Medicine*, edited and with an introduction by Nathan Sivin, Cambridge University Press, 2000.

NOGUEIRA, Fernando A. R. , "Luís de Almeida and the Introduction of European Medicine in Japan", in MARQUES, Mário Gomes & CULE, John (eds), *The Great Maritime Discoveries and World Health*, Escola Nacional de Saúde Pública Ordem dos Medicos Instituto de Sintra, Lisboa, 1991.

O'NEILL, Charles E. , & DOMÍNGUEZ, Joaquín M. , *Diccionario Histórico de la Compañía de Jesús*, Institutum Historicum, S. I. , Roma, 2001.

PAN Fengchuan, "The Dialogue on *Renxue*. Giulio Aleni's Writings on the Philosophy of the Soul and the Responses of the Chinese Scholars", in LIPPIELLO, Tiziana, and MALEK, Roman (eds.), *"Scholar from the West": Giulio Aleni S. J. (1582 - 1649) and the Dialogue between Christianity and China*, Nettetal: Steyler Verlag, 1997, pp. 527 - 538.

PELLIOT, Paul, *Inventaire Sommaire des Manuscrits et Imprimés Chinois de la Bibliothèque Vaticane*, Revised and edited by TAKATA Tokio, Kyoto: Istituto Italiano di Cultura, Scuola di Studi sull' Asia Orientale, 1995.

PETERSON, Willard J. , "Fang I-chih: Western Leaning and the *Investigation of Things*", in BARY, Williams Theodore de (ed.), *The Unfolding of Neo-*

参 考 文 献

Confucianism, New York: Columbia University Press, 1975, pp. 369 - 411.

PETERSON, Willard J., "Western Natural Philosophy Published in late Ming China", in *Proceeding of the American Philosophical Society*, vol. 117, no. 4, August 1973.

PINA, Luiz de, *Na Rota do Imprério, a Medicina Embarcada nos Séculos XVI e XVIII*, separata do IV volume do *Arquivo Histórico de Portugal*, Lisboa, 1940.

PIRES, Benjamim Videira, S. J., "Nasce o dia em Amacao", in *Brotéria*, vol. LXXIX, n°6, Desembro, 1964, Lisboa.

PIRES, Benjamim Videira, s. j., "Físicos e Cirurgiões, em Macau, sobretudo desde 1719 a 1802", in *Religião e Pátria*, AHM, PPR. 028, mic. b0423.

PISSURLENCAR, Panduronga S. S., *Regimentos das Fortalezas da Índia, Estudos e Notas*, Bastorá: Tip. Rangel, 1951.

ROCHA, Leopoldo da, *As Confrarias de Goa, Séculos XVI-XX*, Lisboa: Centro de Estudos Históricos Ultramarinos, 1973.

ROSNER, Erhard, "Über die Einflüsse der Jesuitenmission des 17. und 18. Jahrhunderts auf die Medizin in China", in *Medizinhistorisches Journal* 5 (1970), pp. 106 - 114.

ROSSO, Antonio Sisto, "Pedro de la Piñuela, O. F. M., Mexican Missionary to China and Author", in *Franciscan Studies* 8(1948).

SALDANHA, António Vasconcelos de, *De Kangxi para o Papa, pela via de Portugal. Memória e Documentos relativos à intervenção de Portugal e da Companhia de Jesus na questão dos Ritos Chineses e nas relações entre o Imperador Kangxi e a Santa Sé*, Instituto Português do Oriente, 2002.

SAUNDERS, John B. de C. M. & LEE, Francis R., *The Manchu Anatomy and its Historical Origin*, Taipei: Li Ming Cultural Enterprise, 1981.

SHIGEHISA Kuriyama, *The Expressiveness of the Body and the Divergence of Greek and Chinese Medicine*, New York, Zone Books, 1999.

SCHILLING, Dorotheus, O. F. M., *Os Portugueses e a Introdução da Medicina no Japão*, Coimbra: Instituto Alemão da Universidade de Coimbra, 1937.

SILVA, Pedro José da, *Elogio Histórico e Noticia Completa de Thomé Pires*, Lisboa: Typ. Franco-Portugueza, 1866.

SILVA, Vítor de Albuquerque Freire, *O Hospital Real de Goa, 1510 – 1610, Contribuição para o Estudo da sua História e Regimentos*, Dissertação de Mestrado em História dos Descobrimentos e da Expansão Portuguesa, Universidade de Lisboa, 1997.

SOARES, José Caetano, *O Hospital da Santa Casa de Misericórdia em Macau, Relatório do 1.° Periodo contratual (1916 – 1926) com uma "Notícia Histórica" apensa*, Macau: Tip.: Mercantil de N. T. Fernandes e Filhos, 1927.

SOARES, José Caetano, *Macau e a Assistência (Panorama Médico-Social)*, Lisboa: Agência Geral das Colónias, 1950.

SOUSA, Ivo Carneiro de, "O Compromisso primitivo das Misericórdias Portuguesas (1498 – 1500)", em *Revista da Faculdade de Letras. História*, Universidade do Porto, II.ª Série, vol. XIII, Porto, 1996.

SOUSA, José Manuel de, e CARVALHO, Faro Nobre, *IV Centenário da Santa Casa da Misericórdia de Macau, 1569 – 1969*, Macau: Impressa Nacional, 1969.

STANDAERT, Nicolas, "The Classification of Sciences and the Jesuit Mission in Late Ming China", in Jan A. M. De Meyer & Peter M. Engelfriet (eds.), *Linked Faiths: Essays on Chinese Religions and Traditional Culture in Honour of Kristofer Schipper*, Leiden: Brill, 2000.

STANDAERT, Nicolas (ed.), *Handbook of Christianity in China*, Volume One: 635 –1800, Leiden, Boston and Köln: Brill, 2001.

STANDAERT, Nicolas, *Methodology in View of Contact Between Cultures: The China Case in the 17th Century*, Centre for the Study of Religion and Chinese Society, Chung Chi College, The Chinese University of Hong Kong, 2002.

STARY, Giovanni, "The Kangxi emperor's linguistic corrections to Dominique Parrenin's translation of the 'Manchu Anatomy'", in *Altai Hakpo* 13: 41 – 60, Journal of the Altaic Society of Korea (Seoul), 2003.

TALPE, Lode, "The Manchu-text of the *Hsi-Tu-Shih* (吸毒石) or Lapis

参 考 文 献

Serpentinus", in *Orientalia Lovaniensia Periodica* 22 (1991), pp. 215-234.

TEIXEIRA, Manuel, *A Medicina em Macau*, vol. I-IV, Macau: Imprensa Nacional, 1975-1976.

TEIXEIRA, Manuel, *Macao no Século XVII*, Direcção dos Serviços de Educação e Cultura, 1981.

TEIXEIRA, Manuel, *Melchior Carneiro, Fundador da Santa Casa da Misericórdia de Macau*, Composto e Impresso na Tipagrafia da Missão do Padroado, 1969.

VAN HÉE, Louis, "Les anciens Jésuites et la médecine en Chine", *Xaveriania* 135 (1935), pp. 67-89.

VERHAEREN, H. (惠泽霖), "Aperçu historique de la Bibliothèque du Pét'ang," in *Catalogue de la Bibliothèque du Pé-T'ang, Pékin*, Beijing: Imprimerie des Lazaristes, 1949.

VIEGAS, Artur, "Ribeiro Sanches e os Jesuitas", in *Revista de Historia*, Vol. IX, Lisboa, 1921, pp. 81-87, 227-231.

VIEGAS, Artur, "Ribeiro Sanches e o Padre Polycarp de Sousa, Terceiro bispo de Pekin", in *Revista de Historia*, Vol. X, Lisboa, 1921, pp. 241-263.

WALRAVENS, Hartmut, "Medical Knowledge of the Manchu and the Manchu Anatomy", *Études mongoles et sibériennes* 27 (1996), pp. 359-374.

WALTER, Jaime, "Simão Alvares e o seu rol de drogas da Índia", in *Studia*, nº 10, Julho de 1962.

WILLEMSE, David, *António Ribeiro Sanches, élève de Boerhaave, et son importance pour la Russie*, Leiden, 1966.

WILLS, Jonh E., Jr., *Embassies and Illusions, Dutch and Potuguese Envoys to K'ang-hsi, 1666-1687*, Harvard University, 1984.

WONG, K. Chimin (王吉民), WU, Lien-teh (伍连德), *History of Chinese Medicine*, Shanghai, 1932.

YOUNG, Kue-Hing T. & SASK, Regina, "French Jesuits and the 'Manchu Anatomy': How China Missed the Vesalian Revolution", *Canadian Medical Association Journal* 111(1974), pp. 565-568.

【网址】

http://www.ihp.sinica.edu.tw/~medicine/book/body.PDF

http://www.nsauxiliadora.org.br/santos/scosmeedamiao.htm

http://edu.sina.com.cn/en/2003-01-17/8752.html

http://vesalius.northwestern.edu/

http://www.nlm.nih.gov/exhibition/historicalanatomies/vesalius_home.html

后　记

　　自1982年入小学至今,26载的求学经历中,经过了无数次的各类考试,只有一次考试没有及格,就是初一历史期中考试,记得那次仅得了54分。中学六年的历史课成绩一直平平,或许正是因为中学时代没有学好历史的原因吧,上大学时,命运安排我入了历史系,继续学习历史,没想到从此与历史结缘,读史、治史竟成了我的职业。

　　历史有什么用?自从到大学读历史系以来,不知有多少人、多少次问我这个问题,我也曾多次以这个问题来问自己。我经常以"大用无用"之类的话来应付别人,安慰自己,但说实话,对于这个问题,我至今还没有找到一个令人满意的答案。我们这一代读历史系的人,绝大多数都是"历史"选择了我们,而不是相反。记得刚入大学的时候,一位老师让全班中报考历史专业的同学举手,结果只有一个人举了手,其他所有的同学都是"服从调配"而入历史系的。唯一举手的人就是我,而我高考的第一志愿是外语专业,"世界历史"是我的第四志愿,之所以填了这个专业,仅仅是因为怕考不上大学。与那些热门专业的同学相比,我们这些历史系的学生感觉有些自卑,内心充满了对未来的迷茫。历史系学生考研的比例在所有专业中都是很高的,这很大程度上是因为我们在人才市场上实在处于劣势。我们很多同学都将读研比喻成"死缓",因为读研的时候,对未来似乎更加迷茫了,于是攻读博士学位也便成为一种不错的选择。我们这一代的史学博士,很多都是这么来的,我也一样。对历史有兴趣吗?读史过程中有乐趣吗?有一些吧,但好像不多。我们与历史学之间,似乎成了一种老夫妻的关系,日久生情,但缺少激情,一生相伴,是因为已经成为一种习惯。

2004年博士毕业,踏上工作岗位。接踵而来的是对发表论著、获得项目数量的要求,大量的数据和申请表格使原本不多的读书乐趣也打了折扣,读书时间被堆砌文章和完成项目所占据,读书的愉悦变成了查资料的烦闷,学问方面无甚长进。本书上下两编分别是在我的博士论文和博士后出站报告的基础上修订而成,自我感觉仍存在很多缺憾,故标题中加入一个"稿"字,希望在读了更多的书以后,再来修订。但这并非一种逃避学界批评的策略,任何有理有据的批评我都是欢迎和接受的,批评意见越多,越有利于我将来对拙著的修订。由于所论主题属于偏门,研究水平也还有限,想必仔细阅读本书的读者不会很多吧。但哪怕只有几个读者从中有所收获,有所启发,我也可以对"历史是否有用"这个问题给自己一个肯定的答案了,这八年的付出也算有所回报。

虽然从1994年便开始进入历史专业,但是真正将我带入史学之门的是业师章文钦教授。记得初次拜见章师,他便骑自行车带着我,沿着一条泥泞的小路,从中山大学后门一直走到赤岗塔下,一路给我讲解治学与做人之道。硕士期间写过的第一篇小文,章师为我作了数十处修改,那几页被改得"面目全非"的稿件我至今珍藏匣中,时刻提醒自己作文要严谨。近十年来,无论我身在何处,都不断受到章师的帮助与鼓励。是书之成,凝结了章师的心血与期望。

业师林悟殊教授对学生一向严格要求,每当我有些沾沾自喜之时,林师就会给以厉面,使我时刻保持头脑清醒,认识自己的不足。博士论文初稿完成之时,林师积劳成疾,还在病榻上批改我的文稿,每念及此,我内心都充满了感激与内疚。论文答辩通过之后,林师一再提醒我,"虽然被评为优秀,但自己一定要知道,还差得远!"棒喝之声至今仍萦绕于耳际。

后　记

求学康乐园最大的快乐，就是聆听蔡鸿生先生的讲座了。蔡老师学富五车，每次讲座都旁征博引，妙语连珠，诗词歌赋，信手拈来，引领我们在"学境"[1]中徜徉，让我们感受到史学的真正魅力。蔡老师让我们懂得如何处理好治学、治心与治生，学问、学位与学风的关系；针对我们缺少通识的"营养不良"状况，给我们开了"一钱丸、二陈汤"（即研读钱钟书、陈寅恪、陈垣的著作）的进补良方。不记得多少次在永芳堂内向蔡老师问学，每次都是一两个小时的长谈，从选题到构思，从资料到视野，从行文到方法，都给予我很多建议和启发。蔡老师精思所得的很多观点，都是晚辈日后治学道路上的路标和努力方向。

2005年入复旦大学历史地理研究所进行博士后研究工作，有幸入周振鹤先生门下继续深造。周师治学重实证，考据精深，有宽广的学术视野，两年来聆听教诲，拜读著作，使我的学术视野得以扩大。周师要求我大量阅读明清时期的文集、笔记，搜寻西学影响的蛛丝马迹，怎奈这两年俗事缠身，浪费了许多光阴，直接导致本书下编在探讨西医入华之影响方面存在不足，有负周师之期望。而周师于百忙之中为拙著作序，并提出多处修订意见提携之恩，学生感激不尽。

2007年11月，我来到台湾清华大学历史所进行博士后研究，半年多以来，深受黄一农先生的教诲和关爱。黄师教导我如何进行学术生涯规划、学术生活管理、如何构建自己的知识地图，以及如何迎接新时代史学研究的各类挑战。黄师的许多治学理念颇具前瞻性，对我而言则是可以受用终生的。

近几年，大学不断扩招，很多专业的硕士、博士也开始"批量生产"，甚至出现一个导师同时带几十个研究生的情况，学生一年也难得见导师一面。与这些学生相比，我在求学过程中所遇到的每一位导师，对我的培养都是传统的师父带徒弟式的，除了感到幸运之至而外，诸位恩师对我的

---

[1] 蔡鸿生先生有《学境》一书，2001年由香港博士苑出版社出版，其中一些篇章即是讲座的内容。

教导与期望是应该永远铭记于心的。

博士论文答辩委员有：中山大学蔡鸿生教授、姜伯勤教授、胡守为教授、梁碧莹教授，福建师范大学林金水教授，华南师范大学林中泽教授，暨南大学卢苇教授；博士后出站报告答辩委员有：复旦大学周振鹤教授、邹逸麟教授、葛剑雄教授、姚大力教授、樊树志教授、张广智教授、吴景平教授。他们对我的论文均给予了很多有价值的批评意见，在此一并表示感谢。

2001—2003年访学欧洲期间，里斯本中葡关系研究中心金国平先生，比利时鲁汶大学钟鸣旦（Nicolas Standaert，S. J.）教授，杜鼎克（Adrian Dudink）博士和高华士（Nöel Golvers）教授，波士顿大学梅欧金（Eugenio Menegon）博士，法国国家图书馆东方手稿部主任蒙曦（Nathalie Monnet）女士、法国国家科学研究中心詹嘉玲（Catherine Jami）博士，梵蒂冈图书馆余东女士，卡蒙斯学会Américo Martins Rodrigues讲师，里斯本科技大学东方学院萨安东（António Vasconcelos de Saldanha）研究员，Rui Manuel Loureiro博士，里斯本澳门科技文化中心图书馆馆员Elisabetta Colla小姐和Cristina Costa小姐，或为我提供过重要的参考资料，或向我提出参考意见，对他们的大力帮助，深表谢意。

多次赴澳门调研期间，澳门大学范岱克（Paul van Dyke）教授，澳门历史档案馆刘芳女士，《文化杂志》中文版主编黄晓峰先生，澳门基金会吴志良博士，《澳门》杂志社编辑陈炜恒先生，澳门政府教育暨青年司陈继春先生，澳门中华教育会刘羡冰女士，澳门大学彭海玲教授，澳门特别行政区政府谭嘉华小姐，均曾为我提供很多帮助。其中陈炜恒先生一直非常关心我的研究，让我感到遗憾的是，在拙著尚未问世之时，他已因病英年早逝。

曾经帮助过我的海内外学者还有，暨南大学张廷茂教授、汤开建教授、赵利锋副教授，中国科学院自然科学史研究所研究员韩琦、吴旻伲俪，孙承晟博士，台湾清华大学徐光台教授，周维强博士，史甄陶博士，台湾"中央研究院"祝平一研究员，台湾中国文化大学郑贞铭教授，中国社科

后　　记

院历史所万明研究员，中国中医研究院医史研究室郑金生研究员，浙江大学黄时鉴教授、戚印平教授、龚缨晏教授、莫小也教授，复旦大学葛兆光教授、李天纲教授；同学殷小平、曾玲玲、张小贵、魏雅丽、李华彦、周保巍等均曾帮我校对初稿。在此对他们的帮助致以谢意。

葡萄牙东方基金会（Fundação Oriente）、东方葡萄牙学会（IPOR）、澳门文化局均曾为我提供奖学金，使我得以多次赴欧洲和澳门学习葡语并收集资料，本项研究是与他们的资助分不开的。

最后，感谢我的家人一直以来对我的包容与照顾。

2007 年 9 月 19 日凌晨于
上海佳龙寓所
2008 年 5 月 31 日修订于
台湾清华大学历史所

再版补记

拙著自 2008 年出版以来，获得了学界的一些好评，也收到了一些指正意见。这些都是我进一步完善拙著的动力，我深表谢意。

近年来，我也发现拙著多次被大规模抄袭，尤其是前三章，多次被他人"整合"到自己的书中，却不注明出处，令人不齿。

借本书再版之机，我对拙著做了十三处小的修订。拙著出版以来，学界对相关问题又有了一些新的研究。本次修订未将这些新成果吸收进来，因此本次再版不算作"修订版"。我一直留意新出之研究和新史料，以期将来出一个修订版。

作者
2020 年 1 月 30 日

图书在版编目(CIP)数据

形神之间:早期西洋医学入华史稿/董少新著. —上海:
上海古籍出版社,2012.12(2020.4重印)
(复旦文史丛刊)
ISBN 978-7-5325-6647-1

Ⅰ.①形… Ⅱ.①董… Ⅲ.①现代医药学-医学史-中国-明清时代 Ⅳ.①R-092

中国版本图书馆 CIP 数据核字(2012)第 216772 号

复旦文史丛刊

形神之间
——早期西洋医学入华史稿

董少新 著

上海古籍出版社出版、发行

(上海瑞金二路 272 号 邮政编码 200020)

(1) 网址:www.guji.com.cn
(2) E-mail:guji1@guji.com.cn
(3) 易文网网址:www.ewen.co

常熟新骅印刷有限公司印刷

开本 635×965 1/16 印张 32 插页 5 字数 444,000
2012 年 12 月第 1 版 2020 年 4 月第 2 次印刷
ISBN 978-7-5325-6647-1
R·86 定价:128.00 元

如有质量问题,请与承印公司联系

复旦文史丛刊（精装版）

《动物与中古政治宗教秩序》　　　　　　陈怀宇 著

《利玛窦：紫禁城里的耶稣会士》　　　　〔美〕夏伯嘉 著

　　　　　　　　　　　　　　　　　　　向红艳 李春园 译　董少新 校

《朝鲜燕行使与朝鲜通信使：使节视野中的中国·日本》

　　　　　　　　　　　　　　　　　　　〔日〕夫马进 著　伍跃 译

《禅定与苦修：关于佛传原初梵本的发现和研究》　刘震 著

《从万国公法到公法外交：晚清国际法的传入、诠释与应用》

　　　　　　　　　　　　　　　　　　　林学忠 著

《中国近代科学的文化史》　　　　　　　〔美〕本杰明·艾尔曼 著

　　　　　　　　　　　　　　　　　　　王红霞 姚建根 朱莉丽 王鑫磊 译

《礼仪的交织：明末清初中欧文化交流中的丧葬礼》

　　　　　　　　　　　　　　　　　　　〔比利时〕钟鸣旦 著　张佳 译

《宋代民众祠神信仰研究》　　　　　　　皮庆生 著

《形神之间：早期西洋医学入华史稿》　　董少新 著

《明末江南的出版文化》　　　　　　　　〔日〕大木康 著　周保雄 译

《日本佛教史：思想史的探索》　　　　　〔日〕末木文美士 著　涂玉盏 译

《东亚的王权与思想》　　　　　　　　　〔日〕渡边浩 著　区建英 译